Alex G. Chomenko

Atlas zur Interpretation von Pantomographieaufnahmen der Kiefergesichtsregion

Atlas zur Interpretation von Pantomographieaufnahmen der Kiefergesichtsregion

Alex G. Chomenko, D.D.S.
Assistant Clinical Professor of Dentistry
Albert Einstein College of Medicine
Bronx, New York

Deutsche Ausgabe
übersetzt und bearbeitet von

Zahnarzt Wilhelm Stürzekarn
Dr. med. dent. Gunda Wiese
Dr. med. Hanno Wiese

Quintessenz Verlags-GmbH
Berlin, Chicago, London, São Paulo und Tokio 1987

Titel der amerikanischen Originalausgabe:
„Atlas for Maxillofacial Pantomographic Interpretation“

quintessenz bibliothek

Lithographieherstellung: Industrie- und Presseklischee, Berlin
Satz, Druck und Bindearbeiten: Franz W. Wesel GmbH & Co. KG., Baden-Baden

ISBN 3 87652 540 3

In memory of Irene and Gregory

Honour thy father and mother. Live so as to be an honour to them tho' they are dead.

Benjamin Franklin

Inhaltsverzeichnis

Vorwort

Die pantomographische Röntgentechnik ist mittlerweile zu einem Standardverfahren entwickelt worden. Ihre Bedeutung bei der Diagnose und Behandlung von Erkrankungen der Zähne und des Kiefers wächst stetig. Die Kenntnis ihrer Vor- und Nachteile ist für eine effektive Ausnutzung dieser neuen Verfahrensweise unerläßlich.

Dr. *Chomenko* begann eine Reihe von Studien, die dazu dienen sollten, viele der Fragen zu beantworten, die die frühen Benutzer der Röntgenpantomographie verwirrten. Gründlichste Vorgehensweise und der Blick eines Fotografen zusammen mit großer intellektueller und wissenschaftlicher Neugier und Hingabe führten schließlich zur Veröffentlichung mehrerer viel gelesener Artikel und dann zur Herausgabe dieses Buches.

Es ist ein außerordentliches Buch, geschrieben, um zu unterrichten und zu erklären. Es ist sowohl ein Nachschlagewerk als auch eine umfassende Untersuchung und ermöglicht dem Leser zusätzlich eine Selbstbeurteilung. Die Auswahl der Röntgenaufnahmen und Illustrationen ist ausgezeichnet und ihre Wiedergabe durch den Quintessenz-Verlag von höchster Qualität.

Als aktives Mitglied der Abteilung für Zahnmedizin des Albert Einstein College of Medicine und des Montefiore Medical Center ist Dr. *Alex Chomenko* sowohl Lehrer als auch Kliniker und Forscher. Dieses Buch soll dazu dienen, sein hart erarbeitetes Wissen mit seinen Kollegen zu teilen.

Norman Trieger, D.M.D., M.D.
Chairman, Department of Dentistry and
Oral and Maxillofacial Surgery
Montefiore Hospital and Medical Center

Danksagung

Dieser Atlas basiert auf meinen Vorlesungen für die Assistenzärzte des Albert Einstein College of Medicine der Yeshiva University und des Montefiore Medical Center. Besonderen Dank schulde ich all den Assistenten, die durch ihre Fragen, Kommentare, Kritik und Vorschläge meine Darlegungen verbessert haben.

Ganz besonders danken möchte ich den Kollegen, durch deren Mithilfe die Herausgabe dieses Atlas möglich wurde: Dr. *Norman Trieger* für seinen Ansporn, Dr. *Joel Friedman* für seinen technischen Rat, Dr. *Raymon Smithea* und Dr. *Donald Sadowsky* schließlich dafür, daß sie mir Zugang zu ihrem Röntgenarchiv und -gerät gestattet haben.

Das Material für die Illustrationen wurde aus den Archiven des Albert Einstein College of Medicine der Yeshiva University und des Montefiore Medical Center ausgewählt. Die im folgenden Genannten erlaubten großzügig die Wiedergabe von Aufnahmen aus ihren Sammlungen: Dr. *Milton Berkman* (Abb. 10-14, 16-4a bis c), Dr. *Harold Diner* (Abb. 12-13a bis c), Dr. *Michael Erlichman* (Abb. 18-11a bis c), Dr. *Harold Ginsburg* (Abb. 3-6b, 10-8a und b, 14-6a und b), Dr. *Douglas Goldsmith* (Abb. 13-7), Dr. *Lynn Greene* (Abb. 6-6), Dr. *David Rothschild* (Abb. 13-11a bis d, 16-6a bis c), Dr. *Donald Sadowsky* (Abb. 10-13a bis c), Dr. *Safwat Salama* (Abb. 5-10a und b), Dr. *Ira Sturman* (Abb. 13-6a und b), Dr. *Ralph Szilagyi* (Abb. 11-2a, 12-15a bis c), Dr. *Norman Trieger* (Abb. 4-3a und b, 12-1a und b, 12-2b, 12-8, 12-9a und b, 13-8, 13-12a bis c, 14-9a und b, 14-10a bis c, 16-2a bis d, 16-3a bis d, 16-5a und b, 16-7a bis c, 23-6a bis c) und Dr. *Jeffery White* (Abb. 13-12a bis c).

Mein Dank gilt schließlich *Ellen Hegarty* und *Greg Chomenko,* die bei der Anfertigung des Manuskriptes halfen.

Alex G. Chomenko

Einführung

Dieser Atlas hilft, die drei häufigsten Fehler bei der Interpretation von Pantomographieaufnahmen des Kiefer-Gesicht-Bereiches zu vermeiden: 1. das Unvermögen, Röntgenartefakte und anatomische Veränderungen zu unterscheiden, 2. Kieferdefekte falsch zu analysieren und 3. pantomographische und konventionelle Röntgenergebnisse falsch in Beziehung zu setzen. Das Erkennen der Abweichungen der Anatomie, der Unterschiede verschiedener Geräte und von Bilddiskrepanzen ist Voraussetzung für eine exakte pantomographische Interpretation. Das Aussehen der Kiefer auf den Pantomographieaufnahmen ist abhängig von der Art des verwendeten Röntgengerätes und der Positionierung des Patienten. Fehler in der Positionierung verursachen Bilddiskrepanzen, die von den herkömmlichen Bildunterschieden abgegrenzt werden müssen.

Aussagen über Kieferdefekte beinhalten eine korrekte Analyse von Strukturveränderungen wie Knochenzerstörung, Knochenneubildung und Ausdehnung oder Verlagerung von anatomischen Teilen. Die traditionelle „hit or miss"-Haltung der radiologischen Beurteilung von Läsionen, bei der der Radiologe das Röntgenbild mit früher gesehenen Läsionen vergleicht, wird auf diese Weise vermieden.

Bei der Interpretation von Läsionen ist eine genaue Korrelation von pantomographischen und konventionellen Röntgenergebnissen unabdingbar. Während konventionelle Aufnahmen ein zusammengesetztes Bild aller Gewebsschichten zeigen (Superpositionsbild), liefern Pantomographieaufnahmen ein scharfes Bild einer ausgewählten Gewebsschicht und reduzieren Schattenüberlagerungen. Auf Pantomographieaufnahmen erscheinen Läsionen daher deutlich anders als auf konventionellen Aufnahmen.

Dieser Atlas ist gedacht als ein Nachschlagewerk für Radiologen, Studenten, Assistenten und praktizierende Zahnärzte. Viele Abbildungen helfen beim täglichen Gebrauch dieses Atlas. Eine detaillierte Inhaltsübersicht weist auf die wichtigsten Elemente der Pantomographieinterpretation hin. Abhandlungen sind en detail illustriert und enthalten viele Reproduktionen von Röntgenaufnahmen in Originalgröße sowie Übungen zur Selbstprüfung, die die Beurteilung von typischen Aufnahmen verlangen. Theorie und Praxis stehen stets in direkter Beziehung zueinander und machen den Atlas zu einem vielseitigen Instrument für Leser mit unterschiedlicher Fachrichtung und Fortbildungsstufe.

Die Klassifikation und Terminologie der Krankheiten wurde entsprechend der Benennung der „International Classification of Diseases to Dentistry and Stomatology (ICD-DA)" (World Health Organization, 2. Auflage, 1978) vorgenommen. Die ICD-DA Kodierungen für alle gezeigten Läsionen sind im Anhang A zu finden.

Teil 1 Grundprinzipien der Pantomographie

Kapitel 1

Die Schärfeebene und Schärfezone

Die Pantomographie liefert ein scharfes Bild einer ausgewählten gekrümmten Gewebefläche. Schattenüberlagerungen werden durch eine spezielle Röntgentechnik reduziert: Tubus und Film rotieren in entgegengesetzter Richtung über einem stehenden Objekt (den Kiefern); Gewebe und Film werden von einem schmalen Röntgenstrahl belichtet; der Film bewegt sich mit derselben Geschwindigkeit wie die gewünschte Gewebeschicht, die auf die Filmoberfläche projiziert wird (*van Aken,* 1973; *Nystrom* und *Welander,* 1971; *Phillips,* 1967; *Paatero,* 1954; *Manson-Hing,* 1976).

Funktionsweise des Pantomographen

Das Gerät ist so gebaut, daß es von den Kieferbögen mit Hilfe eines schmalen rotierenden Röntgenstrahles und eines sich bewegenden Filmes ein scharfes Übersichtsbild produziert. Die wichtigsten Teile eines Pantomographen zeigt Abb. 1-1. Das Gerät besteht aus einer Röntgenquelle (A), einem Kassettenhalter mit einer verbleiten Frontscheibe (B), zwei Strahlenöffnungen – einem schmalen Spalt im Tubus (C) und einem größeren Spalt in der Kassette (D) –, einer Halterung zur Positionierung der Kiefer (E) und einer mechanischen Verbindung (F) zwischen Filmkassette (G) und Strahlenquelle. Während des Röntgens bewegen sich die Filmkassette und die Röntgenquelle auf einem präzis vorgegebenen Weg.

Betrachten Sie bitte Abb. 1-2. Der Filmkassettenhalter (B) und die Röntgenquelle (A) kreisen vor bzw. hinter dem Kopf des Patienten. Der Strahl (H) bewegt sich horizontal um seine Achse (O), die als *Strahlenrotationszentrum* bezeichnet wird. Das Rotationszentrum kann entweder stehen oder ständig in Bewegung sein, abhängig davon, welche Art von Gerät benutzt wird. Die Filmkassette (G) wird dann durch die Öffnung (D) des Kassettenhalters belichtet. Die Filmgeschwindigkeit steht in Beziehung zur Geschwindigkeit der durch den Kieferbogen geschwächten Röntgenstrahlung. Während der Strahl durch beide Seiten des Kieferbogens hindurch muß, wird nur die filmnahe Seite scharf wiedergegeben.

Der Aufnahmevorgang beginnt am Processus mastoideus, setzt sich fort in einer elliptischen Bahn entsprechend dem Kieferbogen und endet am kontralateralen Processus mastoideus (Abb. 1-3). Der Strahl durchdringt den Ramus und die Kondylen schräg, aber die Kieferbögen werden senkrecht passiert, um Überlagerungen von Zähnen zu vermeiden. Das resultierende Bild ist eine scharf umrissene Aufnahme der zentralen Kieferschicht, während die bukkalen und lingualen kortikalen Schichten des Kiefers verwischt sind. Eine Trennung der Schatten wird durch eine Methode des kontrollierten Verwischens erreicht, die im folgenden beschrieben ist.

Schattentrennung

Der schmale rotierende Strahl führt zu sich bewegenden Schatten der Kiefer. Wenn der Film während der Projektion stehenbleibt,

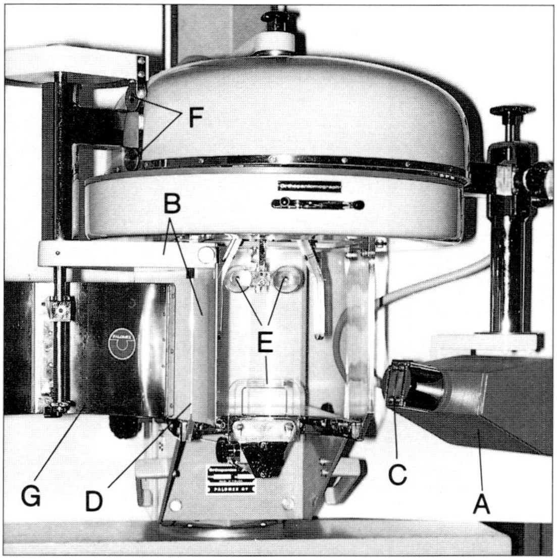

Abb. 1-1 Maschinenteile, die im Text erläutert werden.

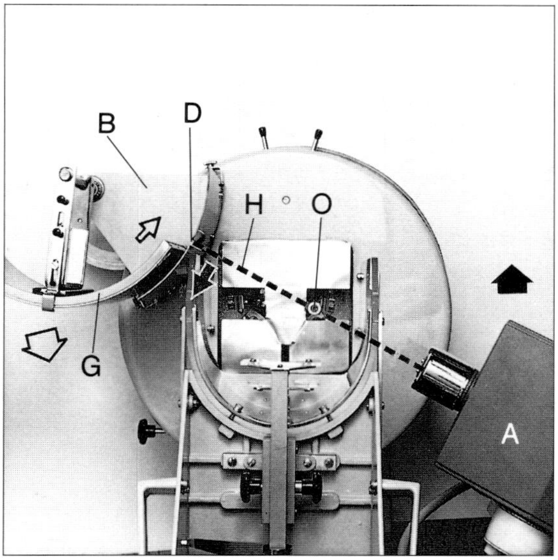

Abb. 1-2 Bewegungsrichtungen von Röntgenquelle (⬍) und -strahl (➡), Kassettenhalter (⇨) und Film (⇨).

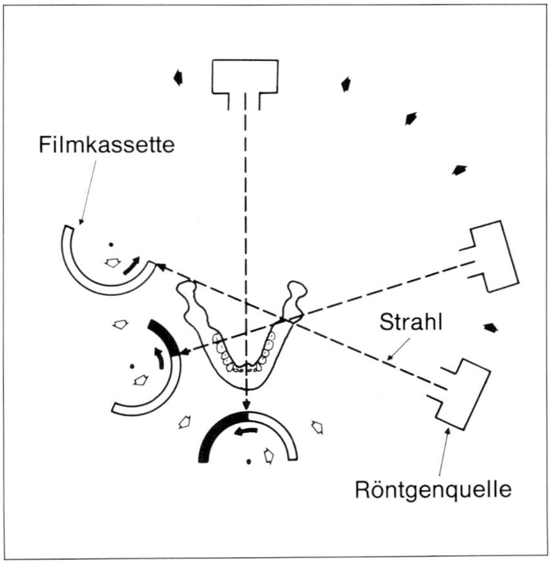

Abb. 1-3 Aufnahmevorgang.

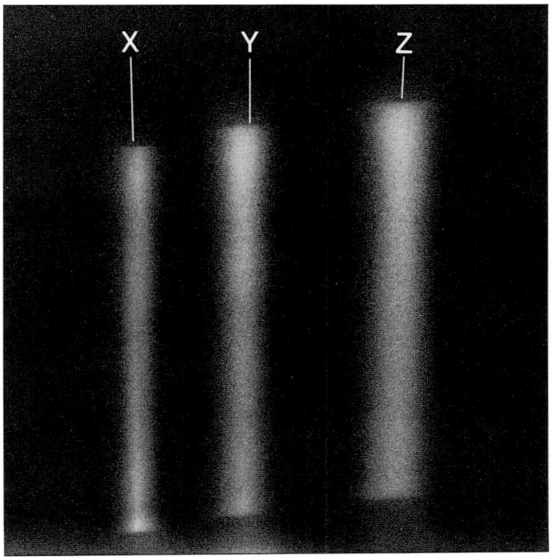

Abb. 1-4 Auswirkung der Röntgenstrahlbewegung auf das Bildmuster.

werden entsprechend ihrer Bewegung alle Schatten auf der Filmoberfläche verzerrt sein. Betrachten Sie zum Beispiel die drei identischen Drahtobjekte in Abb. 1-4, die in unterschiedlichen Abständen vom Strahlenrotationszentrum positioniert sind. Ihre Umrisse sind durch Verwischung nahezu ausgelöscht. Objekt Z, das dem Rotationszentrum am nächsten ist, zeigt die stärkste Verwischung, während Objekt X, das am weitesten vom Zentrum entfernt ist, am wenigsten verwischt erscheint. Im Gegensatz dazu wird, wenn sowohl Filmbewegung als auch Strahlenbewegung eingesetzt werden, eine Trennung der Strukturen erreicht. Während die Strahlenbewegung allein lediglich einige Strukturen weniger verwischt erscheinen läßt als andere, ergibt eine kombinierte Strahl- und Filmbewegung eine kontrollierte Verwischung. Beachten Sie das Aussehen derselben Objekte in Abb. 1-5. Hier erscheint das zentrale Objekt Y deutlich, während X und Z verwischt bleiben. Die Filmbewegung reduziert die Schattenbewegungen der gewünschten Gewebeschicht am Film. Daher ist nur die Gewebeschicht scharf, die mit derselben Geschwindigkeit projiziert wird, die auch der Film hat. Sie wird deshalb *Schärfeebene* genannt. Gewebeschichten vor und hinter dieser Ebene sind mit zunehmendem Abstand immer stärker verwischt.

Betrachten Sie Abb. 1-6. Bilder zentral gelegener Kieferstrukturen, die in der Schärfeebene liegen (C), bleiben scharf, weil sich ihre Projektion auf die Filmoberfläche um exakt die gleiche Strecke bewegt wie der Film (F). Strukturen bukkal (B) und lingual (L) von dieser Fläche sind unscharf, weil die Bewegung jeweils entsprechend stärker oder geringer als die des Films ist. Die Unschärfe nimmt mit der Entfernung von der Schärfeebene zu. Das menschliche Auge kann jedoch Verwischungen über ein gewisses Maß hinaus nicht wahrnehmen. Die Schärfeebene stellt somit in der Praxis einen Bereich mit einer gewissen Dicke dar und wird daher *Schärfezone, Bildebene* oder *Fokusrinne* genannt (Abb. 1-7). Die tatsächliche Form der Fokusrinne variiert in Abhängigkeit vom benutzten Gerät.

Verschiedene Gerätecharakteristika

Die Form der Schärfeebene und die Breite der Fokusrinne unterscheiden sich entsprechend der Art des Röntgengerätes folgendermaßen (Abb. 1-8):

1. Die *Geschwindigkeit des Films* (V_F) relativ zur Geschwindigkeit des Röntgenstrahles (V_B) bestimmt die Form der Schärfeebene (P). Der Abstand (R) der Schärfeebene zum Strahlenrotationszentrum ändert sich entsprechend dem Geschwindigkeitsverhältnis. Ein konstantes Verhältnis würde eine zylindrische Kieferfläche wiedergeben. Jedoch wird durch Änderung des Geschwindigkeitsverhältnisses während der Aufnahme eine elliptische Fläche, die annähernd die Form des Kieferbogens hat, wiedergegeben.
2. Das *räumliche Verhältnis der Schärfeebene (P), des Strahlenrotationszentrums (O) und des Brennpunktes zueinander* beeinflußt die Breite der Fokusrinne (FT). Die Breite wird vermindert, wenn der Abstand (R) von der Schärfeebene zum Strahlenrotationszentrum kleiner wird oder wenn der Abstand (D_1) vom Strahlenrotationszentrum zum Brennpunkt vergrößert wird.
3. Die *Breite des Röntgenstrahles* (B) auf dem Film beeinflußt ebenfalls die Breite der Fokusrinne. Sie wird weiter, wenn die Strahlbreite vermindert wird. Der Strahl ist schmal genug, um die Kieferbögen scharf wiederzugeben, und so breit, daß er Strukturen, die außerhalb der Kieferbögen liegen, verwischt (*Hudson* et al., 1957).

Umfassende Überblicke über die Methode der Pantomographie sind enthalten in Artikeln von *Paatero* (1954), *Hudson* et al. (1957) und *van Aken* (1973). Für eine detaillierte Analyse der Gerätecharakteristika gibt es ein mathematisches Modell von *Welander* (1974).

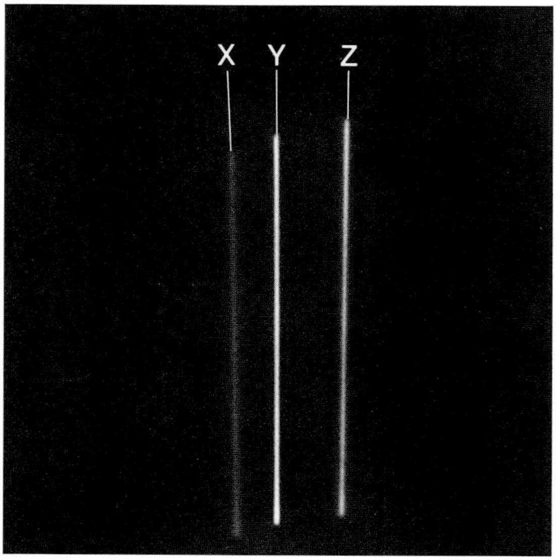

Abb. 1-5 Auswirkung von Röntgenstrahl- und Filmbewegung auf das Bildmuster.

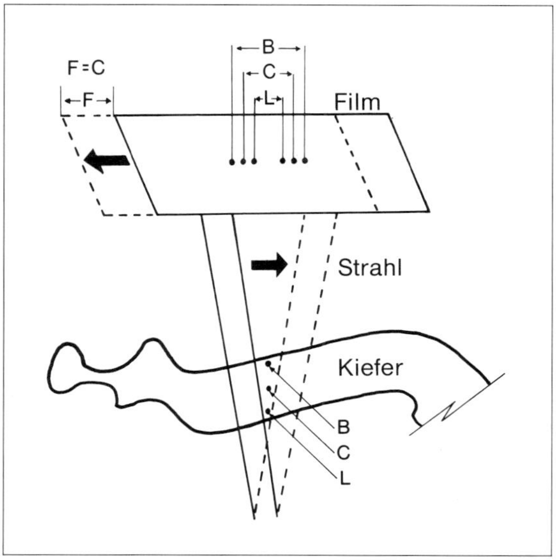

Abb. 1-6 Verwischung von Punkten, die außerhalb der Schärfeebene liegen.

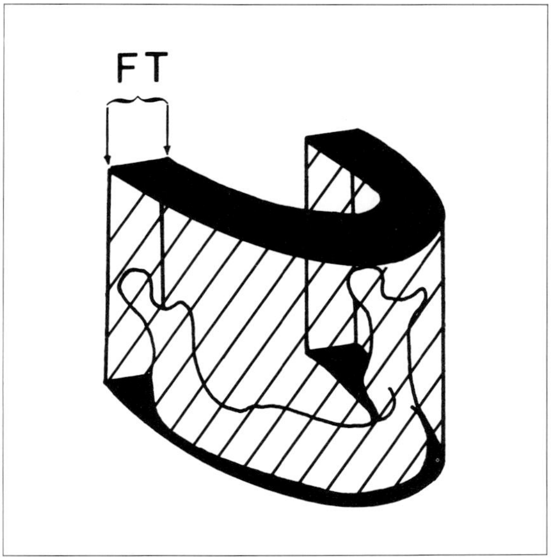

Abb. 1-7 Dreidimensionale Fokusrinne (FT).

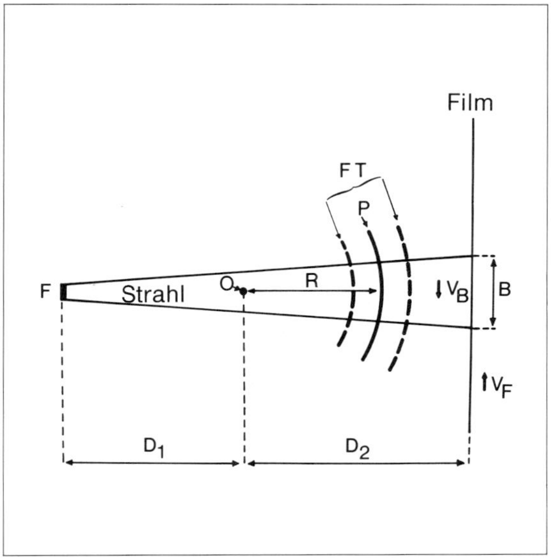

Abb. 1-8 Gerätecharakteristika.

Breite der Fokusrinne

Die Tiefe des sichtbaren Bereiches wurde willkürlich festgelegt. Theoretisch finden sich Verwischungen vor und hinter der Schärfeebene und werden mit zunehmendem Abstand davon stärker. Dennoch bleibt, wie versuchsweise ermittelt wurde, das Bild scharf, bis bei einer merklichen Schwelle von 0,2 mm (halbschattig) Unschärfe beginnt (*Schinz* et al., 1968). Dies ergibt eine verwischungsfreie Zone auf beiden Seiten der Schärfeebene. Vor und hinter dieser Zone reduzieren die zunehmenden Verwischungen die Deutlichkeit der Aufnahme.

Der Verlust von Bilddetails setzt die diagnostischen Grenzen. Es existiert jedoch kein abrupter Bildschärfewechsel, der exakt die Grenzen der Fokusrinne definieren ließe, wie in Abb. 1-9a und b gezeigt wird. Von einem Drahtobjekt (1,02 mm Durchmesser), das in einem Neigungswinkel von 45° zur Schärfeebene lag, wurde eine pantomographische Aufnahme gemacht. Außerdem wurde eine konventionelle Röntgenaufnahme hergestellt, die das Verhältnis von Film, Röntgenquelle und Objekt beim Pantomographen reproduzierte. Das Phantomobjekt ist dem Entwurf ähnlich, den *Freedman* und *Matteson* (1977) für eine Untersuchungsreihe über die Fokusrinne benutzten. Beachten Sie die verwischungsfreie Zone (FT) und das allmähliche Verwischen vor (F) und hinter (B) der Zone, die auf einer normalen Röntgenaufnahme mit einfachem Film nicht zu sehen sind.

Die Breite der Fokusrinne variiert in Abhängigkeit von den Kieferabschnitten ebenso wie in Abhängigkeit vom benutzten Gerät. Da die Schärfekriterien sehr uneinheitlich sind und es bisher keine Methode gibt, die Breite der Fokusrinne zu messen oder abzuleiten, kamen die verschiedenen Untersucher zu sehr unterschiedlichen Ergebnissen (Tab. 1-1).

Die Ergebnisse von *Lund* und *Manson-Hing* (1975a) ermöglichen einen Vergleich der Fokusrinnendimensionen bei verschie-

Tabelle 1-1 Fokusrinnenbreiten bei verschiedenen Geräten

	Rinnenbreite in mm		
Gerät	posteriorer Kiefer	anteriorer Kiefer	Autor
Orthopantomograph	16	4,6	*Paatero* (1958)**
	26	8	*Lund* und *Manson-Hing* (1975a)*
	16	5	*Tammisalo* (1964)**
Orthopantomograph OP-5	20	9	*Schneider* (1982)**
Panorex	14,6	20,3	*Freedman* und *Matteson* (1977)*
	24	30	*Lund* und *Manson-Hing* (1975a)*
	14	24	*Brown* et al. (1972)*
Panorex 2			
Schrittverfahren	24	25	*Pun* (1982)**
Durchgangsmodus	25	5,2	
Panellipse	31	5	*Lund* und *Manson-Hing* (1975a)*

* Direkt gemessen.
** Mathematisch abgeleitet.

Abb. 1-9a und b Verwischungen an den Grenzen der Fokusrinne.

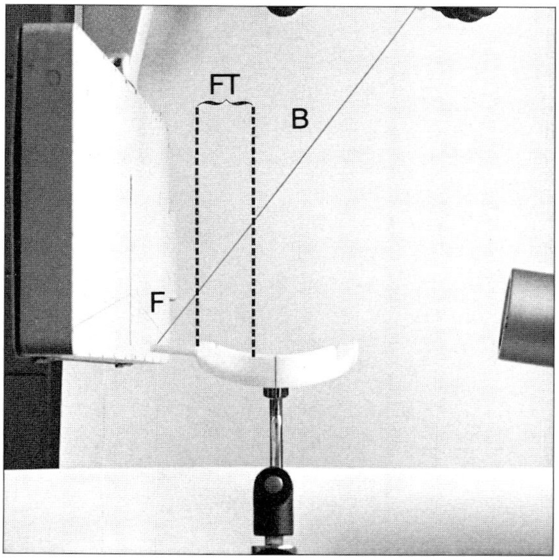

Abb. 1-9a Position des Drahtobjektes während der Pantomographie, Erläuterung im Text.

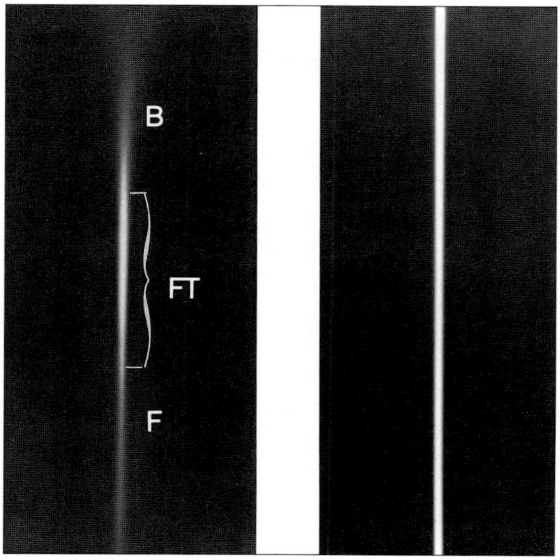

Abb. 1-9b Resultierendes Bildmuster auf dem Pantomogramm (links) und dem normalen Film (rechts).

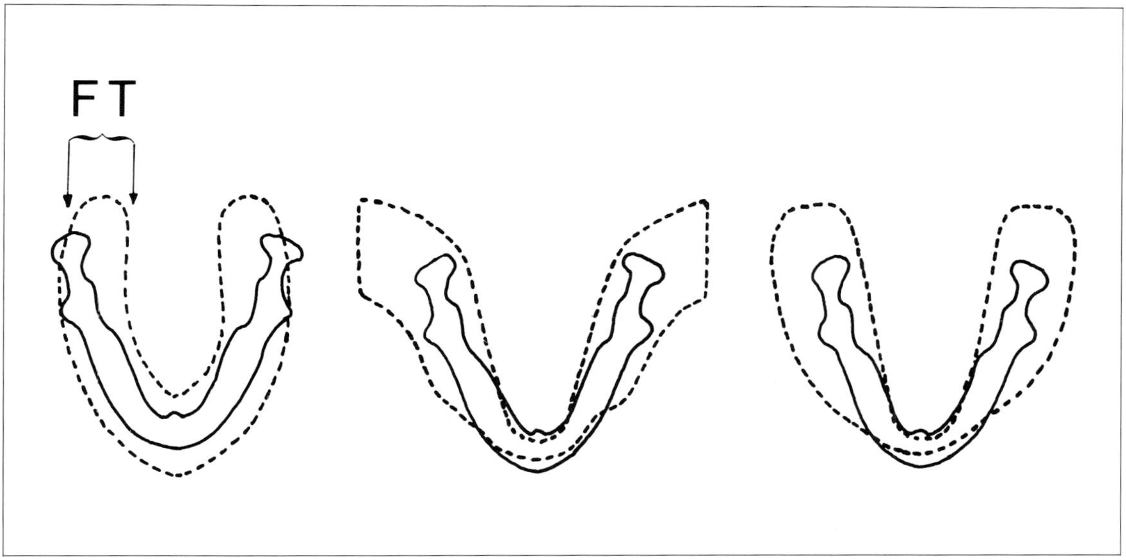

Abb. 1-10 Position der Fokusrinne (FT) zum Kiefer bei Panorex- (links), Orthopantomograph- (Mitte) und Panellipseaufnahmen (rechts) (basierend auf den Untersuchungen von *Lund* und *Manson-Hing,* 1975a).

denen Geräten. Hier zeigten die einheitlichen Schärfekriterien und Meßmethoden eine ziemlich gleichmäßige und breite Panorexrinne, während die Orthopantomograph- und Panellipserinnen in den posterioren Kieferabschnitten breit, in den anterioren Abschnitten jedoch außerordentlich schmal waren (Abb. 1-10).

In einer anderen Arbeit fanden *Lund* und *Manson-Hing* (1975b) eine Übereinstimmung der Fokusrinnen von Panorex, Orthopantomograph und Panellipse mit den Zahnbögen von schwarzen und weißen Patienten. Sie berichteten, daß Patienten mit normaler Okklusion recht ähnliche Zahnbögen haben oder signifikante Unterschiede der Zahnpositionen in verschiedenen Altersgruppen, Rassen oder zwischen den Geschlechtern. Alle drei Fokusrinnen schlossen die posterioren Zahnpositionen mit ein, aber nur die Panorexrinne enthielt auch alle anterioren Zahnpositionen, während Orthopantomograph und Panellipse diese nahe der Grenze der Rinne zeigten. Eine ähnliche Arbeit mit

Tabelle 1-2 Tatsächliche Ausmaße der Geräteunterschiede*

Gerät	Kieferbereich	P: Schärfeebene	R: Abstand der Schärfeebene zum Strahlenrotationszentrum	D_1: Abstand vom Strahlenrotationszentrum zum Brennpunkt	D_2: Abstand vom Film zum Strahlenrotationszentrum	Strahlenbreite auf dem Film
Orthopantomograph	Molaren	fixiert	85	254	203	8
	Schneidezähne		26	312	151	
Orthopantomograph OP-5	Molaren	fixiert	52	317	146	4–6**
	Schneidezähne		26	343	120	
Panellipse		Veränderung				
	Molaren	maximal	120	284	197	6,35
	Schneidezähne		48	356	125	
	Molaren	minimal	65	339	142	
	Schneidezähne		26	378	103	
Panorex	Molaren	fixiert (beim Erwachsenen)	50	305	127	7
	Schneidezähne		60	305	127	
Panorex 2						
Schrittverfahren	Molaren	fixiert	53	295	133	5
	Schneidezähne		57	295	133	5
Durchgangsmodus	Molaren	fixiert	53	295	133	5
	Schneidezähne		20	335	93	5

* Basierend auf persönlichen Mitteilungen von *H. Schneider* (1978 und 1982) von der Siemens Corp. (Orthopantomograph, altes Modell und OP-5), *W. T. Hayes* (1978) von der General Electric Co. (Panellipse), *J. Flynn* (1978) von der Pennwalt Corp. (Panorex) und Dr. *T. P. Pun* (1982) von der Pennwalt Corp. (Panorex 2).

** Patentierte V-Form.

Abb. 1-11a bis f Position der Fokusrinne (FT) und der Schärfeebene (P) zum Kiefer.

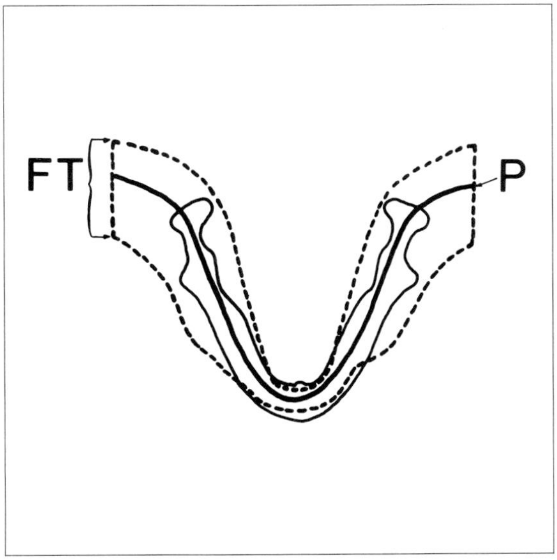

Abb. 1-11a Orthopantomograph (mit Genehmigung der Siemens Corp.).

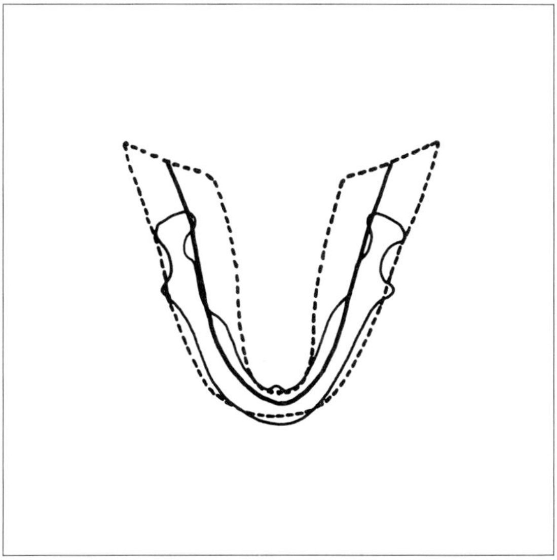

Abb. 1-11b Orthopantomograph OP-5 (mit Genehmigung der Siemens Corp.)

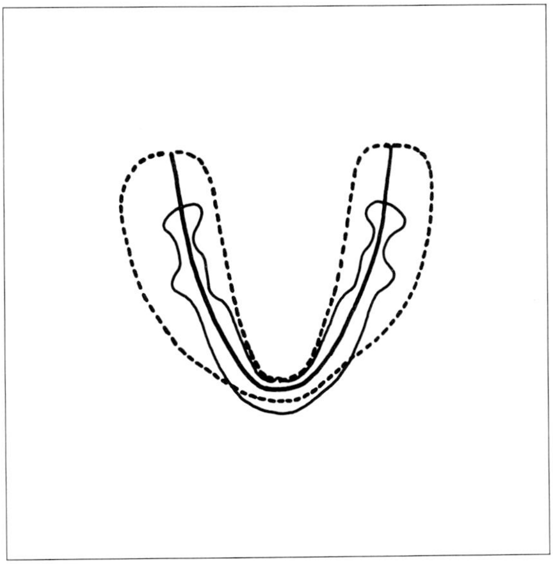

Abb. 1-11c Panellipse (mit Genehmigung der General Electric Co.).

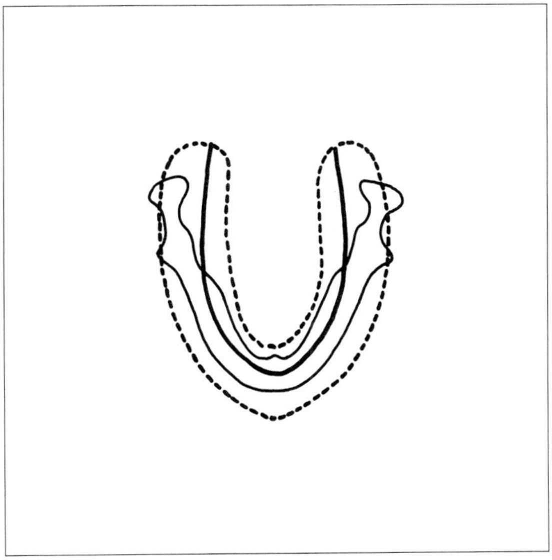

Abb. 1-11d Panorex (mit Genehmigung der S. S. White Division of Pennwalt Corp.).

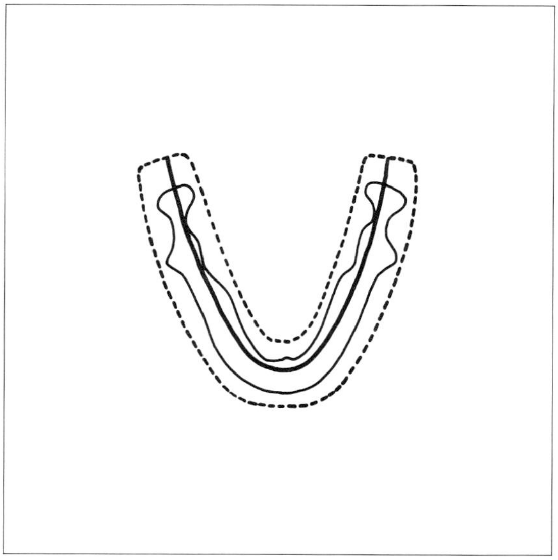

Abb. 1-11e Panorex 2, Schrittverfahren (mit Genehmigung der S. S. White Division of Pennwalt Corp.).

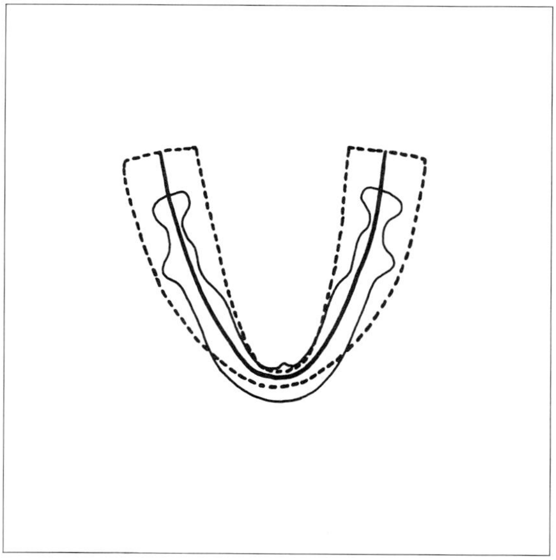

Abb. 1-11f Panorex 2, Durchgangsmodus (mit Genehmigung der S. S. White Division of Pennwalt Corp.).

mongoloiden Patienten zeigte, daß deren Zahnpositionen innerhalb des Feldes liegen, das auch für weiße und schwarze Patienten ermittelt worden war (*Manson-Hing* et al., 1976).

Fokusrinnenvariationen bei verschiedenen Geräten

Alle Geräte haben eine Fokusrinne, deren Form ähnlich der der Kieferbögen ist. Die Größe einzelner Abschnitte ist jedoch bei den Geräten sehr unterschiedlich, weil jeder Hersteller die Bauweise des Gerätes so modifiziert hat, daß normale Abweichungen von Kiefergrößen bei den Patienten berücksichtigt werden. Da jedes Gerät seine spezifische Fokusrinne hat, muß der Radiologe mit der Rinnenform seines Gerätes ebenso vertraut sein wie mit der Rinnenform anderer Geräte. Die Gerätevariablen in Tabelle 1-2 und die Fokusrinnen- und Schärfeebenenillustrationen in Abb. 1-11a bis f wurden von den Herstellern zur Verfügung gestellt. Obwohl die Illustrationen unterschiedliche Schärfekriterien und Meßmethoden bei den Herstellern widerspiegeln, sind sie zur ungefähren Darstellung individueller Fokusrinnengrößen gut zu gebrauchen.

Einzelne Fokusrinnenvariationen und Unterschiede der Rinnendimensionen zwischen den Geräten sind am besten durch Überprüfung der Variablen R und D_1 zu verstehen. Wie schon vorher beschrieben, ist die relative Breite der Rinne direkt proportional zu R, aber umgekehrt proportional zu D_1. Die Position der Schärfeebene verändert sich ebenso wie R. Beachten Sie beispielsweise die Unterschiede der Schärfeebenen und Fokusrinnen des Panorex-2-Gerätes in Abb. 1-11e und f. Beim Schrittverfahren ist die Rinnenbreite annähernd einheitlich und zeigt nur leichte Differenzen in der Gerätevariable R. Wenn im Gegensatz dazu das Gerät im Durchgangsmodus benutzt wird, verändert sich die Rinnenbreite erheblich. Hier sind die dimensionalen Unterschiede zwischen anterior und posterior, R und D_1 beachtlich, und es resultiert eine anterior extrem enge und posterior weite Rinne. Da die anteriore Rinne nur ein Fünftel der Breite der posterioren Rinne hat, ist die Positionierung der Kiefer sehr schwierig, wenn das Panorex-2-Gerät im Durchgangsmodus gebraucht wird.

Eine große Zahl verschiedener pantomographischer Geräte von mindestens 20 verschiedenen Firmen ist erhältlich. *Manson-Hing* (1976) stellt in seinen Arbeiten eine detaillierte Analyse der Funktionsmerkmale der meisten pantomographischen Geräte zur Verfügung.

Literatur

1. *Brown, C. E., A. C. Christen,* und *A. C. Jerman:* Dimensions of the focal trough in panoramic radiography. J Am Dent Assoc 84:843–847, 1972.
2. *Flynn, J.:* Persönliche Mitteilung. Pennwalt Corporation, S. S. White Dental Products International, Holmdel, N. J., 1978.
3. *Freedman, M. L.,* und *S. R. Matteson:* Fine structure of the Panorex image. Oral Surg 43:631–642, 1977.
4. *Hayes, W. T.:* Persönliche Mitteilung. General Electric Co., Medical Systems Division, Milwaukee, Wis., 1978.
5. *Hudson, D. C., J. W. Kumpula,* und *G. A. Dickson:* A panoramic x-ray dental machine. US Armed Forces Med J 8:46–55, 1957.
6. *Lund, T. M.,* und *L. R. Manson-Hing:* A study of the focal troughs of three panoramic dental x-ray machines. Part 1. The area of sharpness. Oral Surg 39:318–328, 1975a.
7. *Lund, T. M.,* und *L. R. Manson-Hing:* Relations between tooth positions and focal troughs of panoramic machines. Oral Surg 40:285–293, 1975b.
8. *Manson-Hing, L. R.:* Panoramic Dental Radiography. Charles C. Thomas, Springfield, Ill., 1976.
9. *Manson-Hing, L. R., T. M. Lund,* und *T. Ohba:* Japanese tooth positions and their relation to panoramic radiography. Oral Surg 41:797–802, 1976.
10. *Nystrom, O.,* und *U. Welander:* Image producing geometry and tomography in roentgenologic narrow beam methods. Swed Dent J 64:641–655, 1971.
11. *Paatero, Y. V.:* Pantomography in theory and use. Acta Radiol 41:321–335, 1954.
12. *Paatero, Y. V.:* The shape and size of the image and the thickness of the image layer in Orthopantomography. Suom Hammaslaak Toim 54:267–273, 1958.
13. *Phillips, J. E.:* Principles and function of the Orthopantomograph. Oral Surg 24:41–49, 1967.
14. *Pun, T. P.:* Persönliche Mitteilung. Pennwalt Corporation, S. S. White Dental Products International, Sunnyvale, Calif., 1982.
15. *Schinz, H. R.,* et al.: Roentgen-Diagnostics, Vol. I. General Principles and Methods. 2nd Amer. ed. Grune and Stratton, New York, 1968, p. 10.
16. *Schneider, H.:* Persönliche Mitteilung. Siemens Corp., Dental Division Iselin, N. J., 1978 und 1982.
17. *Tammisalo, E. H.:* The dimensional reproduction of the image layer in Orthopantomography. Suom Hammaslaak Toim 60:2–12, 1964.
18. *van Aken, J.:* Reports of councils and bureaus. Panoramic x-ray equipment. J Am Dent Assoc 86:1050–1059, 1973.
19. *Welander, U.:* A mathematical model of narrow beam rotation methods. Acta Radiol 15:305–317, 1974.

Kapitel 2

Verwischung und Verzerrung

Mehrere Faktoren tragen zur Bildunschärfe und -verzerrung in der Pantomographie bei: 1. die Schattenbewegungen auf dem Film, 2. die räumlichen Beziehungen zwischen der Schärfeebene, dem Film und der Röntgenquelle, 3. die Ausrichtung des Zentralstrahles auf die Kiefer und 4. die Verstärkerfolie. Die unter Ziffer 1 und 2 genannten Faktoren sind am besten im Zusammenhang zu verstehen.

Schattenbewegungen und räumliche Verhältnisse

Lagebeziehung des Objektes zur Schärfeebene

Der wichtigste Einzelfaktor, der die Bildschärfe und -größe beeinflußt, ist die Lagebeziehung des Objektes (der Kiefer) zur Schärfeebene. Die Bewegungsverwischung und -verzerrung verstärkt sich mit zunehmendem Abstand des Objektes von der Schärfeebene. Zeichnerische Unschärfe und Vergrößerung nehmen proportional mit der Entfernung vom Film zur Schärfeebene zu.

Eine Analyse des Bildmusters in verschiedenen Abständen von der Schärfeebene ist zweckmäßig, um die Verwischungs- und Verzerrungscharakteristika aufzuzeigen. Dazu wurde ein Phantomobjekt (ein zu einem Quadrat gebogener Draht) zunächst auf der Schärfeebene und anschließend in unterschiedlichen Abständen von dieser Ebene aufgenommen und auf gleichartigen Film/Folien-Kombinationen wiedergegeben. Die Filmergebnisse, dargestellt in Abb. 2-1a bis d, sind wie folgt zu verstehen:

1. *Auf der Schärfeebene* gibt es keine Bewegungsverwischung oder -verzerrung, weil sich die Schatten um exakt dieselbe Distanz bewegen wie der Film. Dennoch ist das Bild wegen des Abstandes von der Schärfeebene zum Film vergrößert und leicht verwischt.

2. *Nahe den Krümmungen der Fokusrinne* ist eine leichte Bewegungsverwischung und -verzerrung zu finden. Senkrechte Linien sind stärker verwischt als horizontale. Eine senkrechte Vergrößerung ist stärker an der äußeren Krümmung als an der inneren Krümmung der Rinne, weil die innere Krümmung weiter vom Film entfernt ist. Die waagerechte Dimension ist ebenso betroffen; allerdings bestimmt die Schattenbewegung am Film die resultierende horizontale Bildgröße. Besonders Schatten von der äußeren Krümmung werden über ein kleineres Filmareal projiziert. Die Länge ihrer Abbildung ist vermindert. Schatten der inneren Krümmung werden über ein größeres Filmareal projiziert; ihre Bildlänge ist vergrößert. Ungleiche Vergrößerung von vertikalen und horizontalen Bilddimensionen wird als Verzerrung gesehen.

3. *Außerhalb der Fokusrinne* gibt es eine erhebliche Bewegungsverwischung und -verzerrung der vertikalen und horizontalen Bildanteile (die Krümmung der horizontalen Linien gibt die Veränderungen

Abb. 2-1a bis d Verwischungs- und Verzerrungsmuster (das Größenverhältnis der Reproduktion zum Original ist bei den Abbildungen 2-1b bis d identisch).

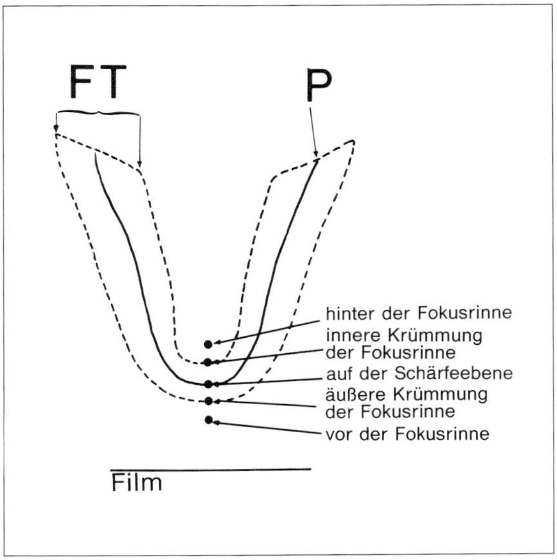

Abb. 2-1a Position des Phantomobjektes zur Schärfeebene (P) und zur Fokusrinne (FT).

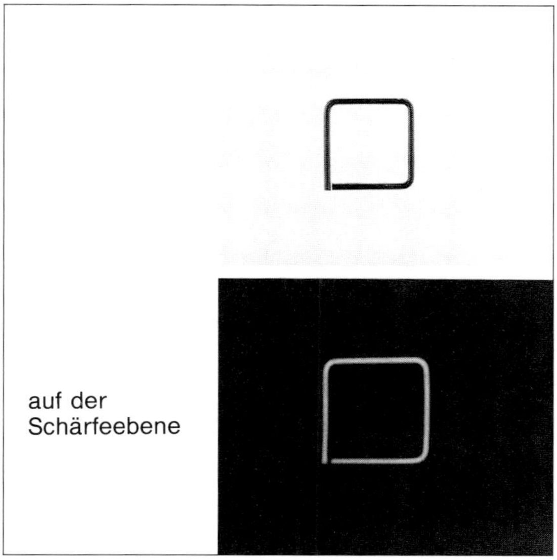

Abb. 2-1b Photographie des Phantomobjektes (oben) und Bildmuster (unten).

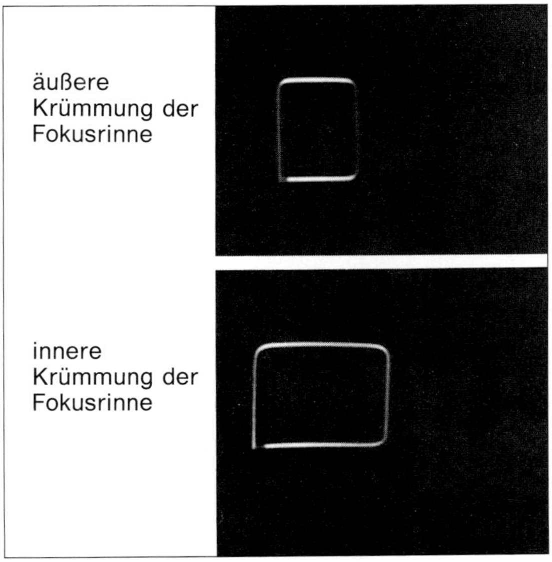

Abb. 2-1c Das Bildmuster nahe der Krümmung der Fokusrinne.

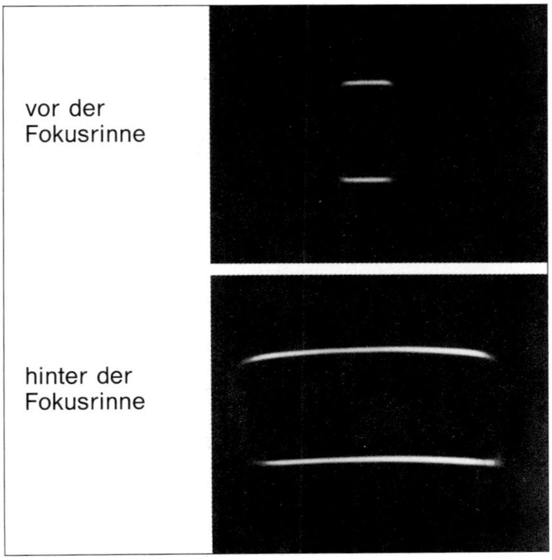

Abb. 2-1d Das Bildmuster außerhalb der Fokusrinne.

des Film-Phantomobjekt-Abstandes wieder). Die vertikalen Linien werden durch die Verwischung fast gänzlich gelöscht. Die vertikale Vergrößerung ist hinter der Rinne stärker als davor. Die horizontale Dimension ist in bezug auf die Positionierung empfindlicher als die vertikale Dimension, was hinter der Rinne zu einer größeren Verzerrung als vor der Rinne führt.

Eine Überprüfung der jeweiligen Bildmuster zeigt, daß noch weitere Faktoren die Verwischung und Verzerrung beeinflussen. Zu diesen Faktoren gehören die Ausrichtung des Objektes zur Strahlenbewegung und die Größe und Dichte des Objektes.

Ausrichtung zur Strahlenbewegung

Das Verwischungsmuster wird hauptsächlich durch die Ausrichtung des Objektes zur Strahlenbewegung bestimmt. Eine maximale Verwischung ergibt sich nur, wenn die Längsachse des Objektes senkrecht zur Richtung der Strahlenbewegung steht. Wenn die Längsachse des Objektes dagegen parallel dazu steht, ist die Kontur nicht verwischt, sondern nur verlängert (*Littleton,* 1976). Diese Erscheinungen werden in Abb. 2-2 gezeigt. Hier sind drei identische Drähte einmal vertikal, einmal horizontal und einmal schräg zur Strahlenbewegung *(Pfeil)* ausgerichtet. Das Phantomobjekt dieses Pantomogramms war 5 mm hinter der Fokusrinne positioniert. Beachten Sie, daß eine Verwischung des senkrechten Objektes und in geringerem Ausmaß des schrägen Objektes zu sehen ist, während das waagerechte Objekt scharf abgebildet ist.

Dichte und Größe des Objektes

Die Verwischung steht außerdem in direktem Zusammenhang mit der Dichte und Dicke des Objektes. Beachten Sie in Abb. 2-3, daß sich die Verwischung zweier Objekte unterschiedlicher Dichte, aber gleicher Größe, die 5 mm hinter der Fokusrinne aufgenommen werden, unterscheidet. Das dichtere Objekt ist weniger verwischt. Wenn zwei Objekte derselben Dichte, aber unterschiedlicher Dikke, 5 mm hinter der Fokusrinne gefilmt werden, erscheint das dickere Objekt weniger verwischt, wie in Abb. 2-4 gezeigt wird. Sehr dichte Objekte außerhalb der Fokusrinne, deren Konturen nicht ausgelöscht sind, erhöhen die Dichte der Bilder, die von der Rinne stammen. Diese Dichteerhöhung kann Konturartefakte erzeugen, wie in Teil 2 dieses Atlas erklärt wird.

Das Verzerrungsmuster ist zum größten Teil durch die Position des Objektes bezüglich der Schärfeebene festgelegt. Die horizontale Ausdehnung des Bildes resultiert aus der Schattenbewegung am Film ebenso wie aus den zusätzlichen Schatten der Verwischung, die eine Verlängerung hinter und eine Verengung vor der Schärfeebene hervorrufen. Außerhalb der Fokusrinne gehen Verwischung und Verzerrung Hand in Hand; innerhalb der Rinne bestimmt jedoch allein die Schattenbewegung das Verzerrungsmuster. Hier verändert sich die Verzerrung umgekehrt zum Durchmesser der Fokusrinne (*Tammisalo,* 1964). Dieser Gesichtspunkt wird in Abb. 2-5 dargestellt. Zwei gleichgroße Stahlball-Phantomobjekte wurden in der gleichen Entfernung von der Schärfeebene (P) plaziert, aber in verschieden breiten Gebieten der Fokusrinne (FT). Beachten Sie, daß das horizontale Ausmaß beider Phantomobjekte geschrumpft zu sein scheint, daß aber die Verzerrung im breiteren Abschnitt der Rinne geringer ist.

In der praktischen Anwendung begrenzt die Verzerrung den Wert des Pantomogramms für Kieferbemessungen (*Kite* et al., 1962; *Christen* und *Segreto,* 1968; *McIver* et al., 1973). Sowohl die Gesamtgröße der Kiefer als auch die einzelnen Kieferstrukturdimensionen sind wie folgt verändert: Die Bildgröße ist disproportional bezüglich Länge und Höhe der Kiefer. Nur Kieferstrukturen in der Schärfeebene werden horizontal und vertikal gleichmäßig vergrößert. Die Vergrößerung nimmt mit der Entfernung der Ebene vom Film zu. Tabelle 2-1 zeigt die Verän-

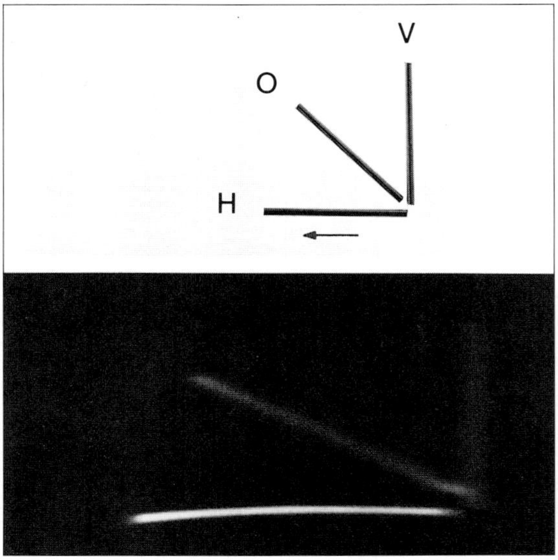

Abb. 2-2 Auswirkung der Phantomobjektorientierung auf die Verwischung. Phantomobjekt (oben) und resultierendes Bildmuster (unten).

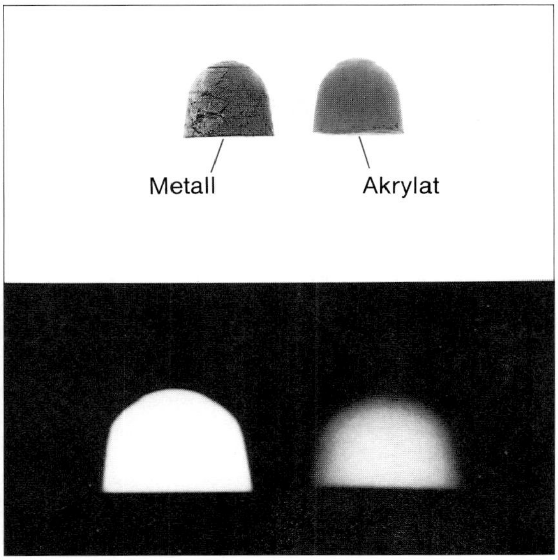

Abb. 2-3 Auswirkung der Objektdichte auf die Verwischung. Phantomobjekte (oben) und ihre resultierenden Bildmuster (unten).

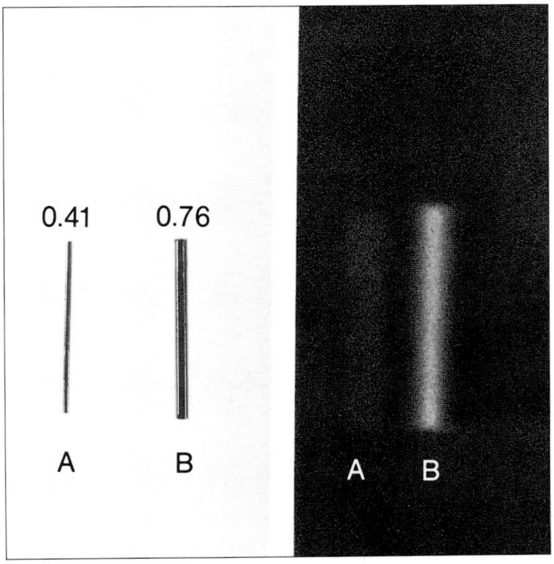

Abb. 2-4 Auswirkung der Objektdicke auf die Verwischung. Phantomobjekte mit Drahtdurchmesser in mm (links) und ihre Bildmuster (rechts). Draht A wird durch die Verwischung fast gänzlich gelöscht.

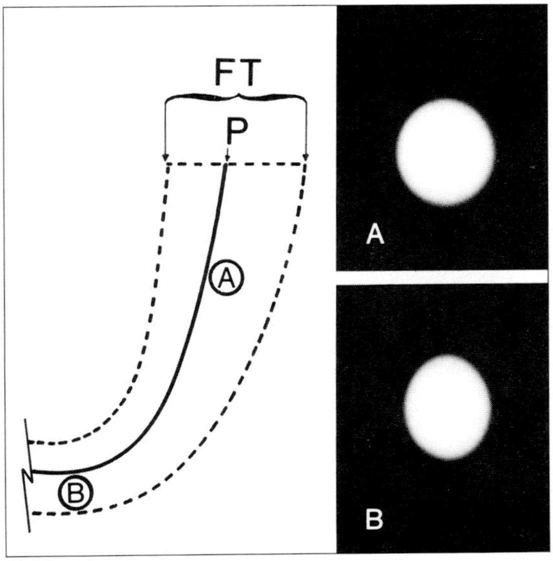

Abb. 2-5 Auswirkung der Fokusrinnenbreite auf die Verzerrung. Zeichnung der Phantomobjektpositionen (links) und die entsprechenden Bildmuster (rechts).

derungen der Vergrößerung bei einzelnen Geräten und die Unterschiede zwischen verschiedenen Geräten. Die Ergebnisse spiegeln die Unterschiede von Röntgenquelle-Ebene- und Ebene-Film-Abständen wider (vergleiche Tabelle 1-2).

Die Kieferstrukturen vor und hinter der Schärfeebene sind gleichermaßen vergrößert; indessen bestimmt die Schattenbewegung am Film selbst die endgültige horizontale Größe, wie zuvor beschrieben. Die Verzerrung der waagerechten Dimension des Bildes kann beträchtlich sein. *Lund* und *Manson-Hing* (1975) fanden heraus, daß die Bilddimensionen der Fokusrinne zwischen verschiedenen Geräten nur leicht variieren; allerdings gab es große Unterschiede zwischen der horizontalen und vertikalen Bilddimension bei jedem Gerät.

Das Verzerrungsmuster resultiert aus dem dreidimensionalen Charakter der Kieferstruktur. Beispielsweise können Teile desselben Zahnes unterschiedliche Grade horizontaler Verzerrung aufweisen. Betrachten Sie die anatomischen und röntgenologischen Erscheinungen der Unterkieferschneidezähne in Abb. 2-6. Da die vertikale Achse beider Zähne bukkal geneigt ist, sind ihre Kronen, die vor der Schärfeebene stehen, verkürzt, während ihre Wurzeln, die hinter der Ebene liegen, verlängert sind.

Strahlenrichtung auf die Kiefer

Die Lagebeziehung zwischen den anatomischen Teilen auf dem Film hängt ab von der Ausrichtung des Röntgenstrahles auf die Kiefer. Nur die Strukturen lotrecht zum Strahl werden in ihrem wahren Verhältnis abgebildet. Die Richtung des Strahles zur Schärfeebene wird von den Herstellern fixiert, um Verzerrungen und Überlagerungen wichtiger Kieferstrukturen auf dem Film zu vermindern (*Paatero,* 1961):

1. *Die vertikale Ausrichtung des Strahles* wird um ungefähr 9° zur Schärfeebene geneigt. Wenn die Kiefer in der Ebene positioniert sind, steht der Strahl lotrecht zur vertikalen Kieferfläche (Abb. 2-7). Auf diese Weise wird eine Überlagerung des Processus palatinus des Oberkiefers mit den Wurzelspitzen der Oberkieferzähne vermieden.
2. *Die horizontale Ausrichtung des Strahles* ist bestimmt durch die Lage des Rotationszentrums während der Aufnahme. Wenn die Kiefer in der Schärfeebene liegen, bleibt der Strahl lotrecht zur horizontalen Biegung der Zahnbogen, um Überlagerungen von Zähnen möglichst gering zu halten, aber er durchdringt die Kondylen und den Ramus schräg (Abb. 2-8). Geräteunterschiede bezüglich der Bilder werden in Teil 2 dieses Atlas gezeigt.

Tabelle 2-1 Ermittelte Vergrößerungen an der Schärfeebene

Gerät	Kieferabschnitt	Bildvergrößerung in %	Quelle*
Orthopantomograph OP-5	Ramus	23	Siemens Corp.
	Molaren	26	
	Schneidezähne	26	
Panellipse	Ramus	19	General Electric Co.
	Molaren	19	
	Schneidezähne	19	
Panorex	Ramus	17	S. S. White Division of Pennwalt Corp.
	Molaren	18	
	Schneidezähne	18	

* Die Informationen wurden auf Anfrage des Autors von den technischen Abteilungen dieser Hersteller zur Verfügung gestellt.

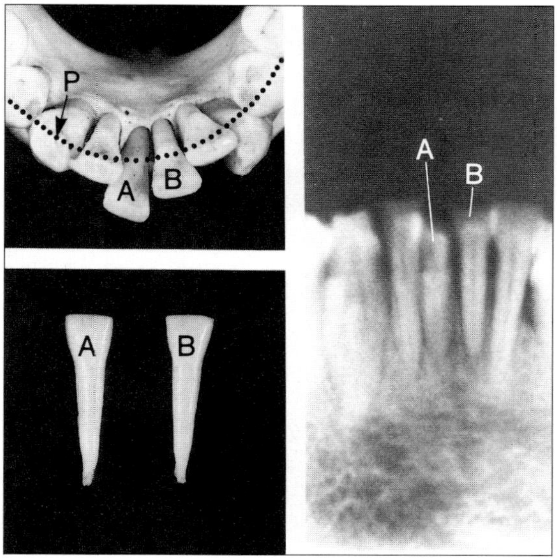

Abb. 2-6 Vergleich der horizontalen Verzerrung von Zahnkrone und -wurzel. Mittlere Unterkieferschneidezähne (A, B) von okklusal (oben links) und von frontal (unten links). Der Pantomogrammausschnitt (rechts) zeigt dieselben Zähne.

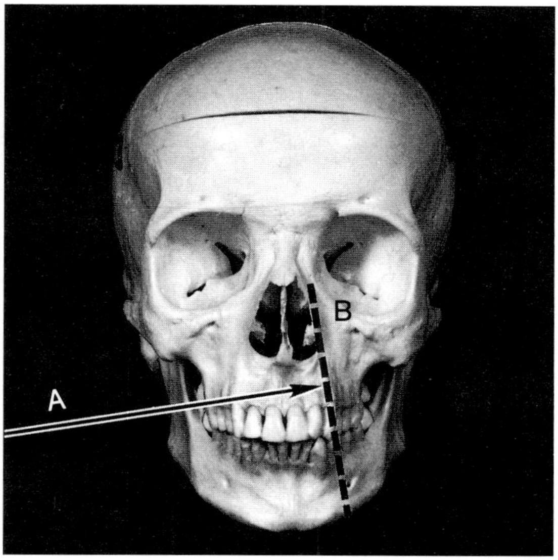

Abb. 2-7 Vertikale Ausrichtung des Röntgenstrahls (A) zur vertikalen Neigung (B) der Kiefer.

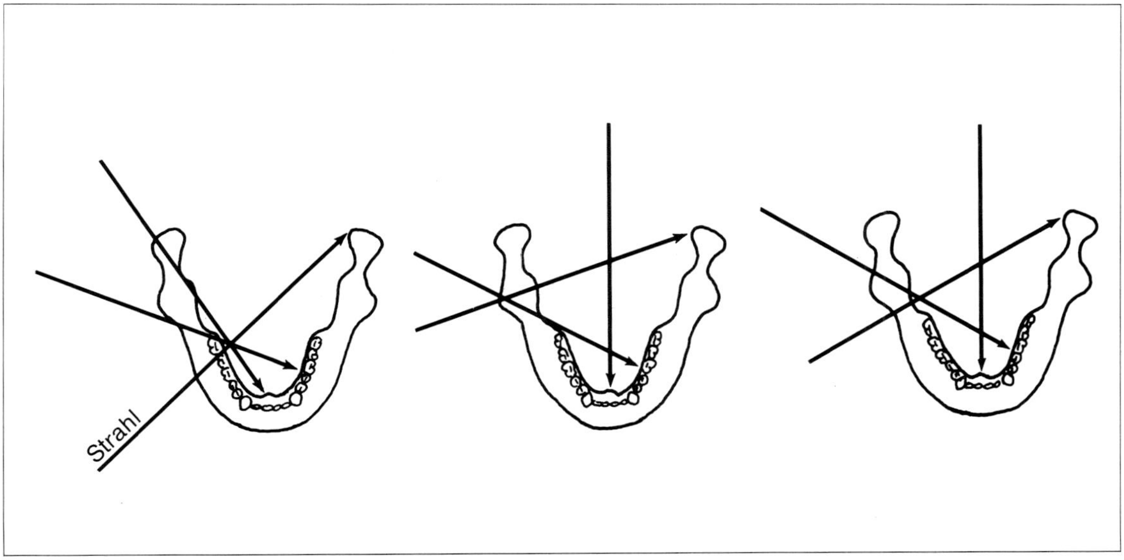

Abb. 2-8 Horizontale Ausrichtung des Röntgenstrahles auf die Kiefer bei Panorex (links), Orthopantomograph (Mitte) und Panellipse (rechts).

Verstärkerfolie

In der Pantomographie werden Verstärkerfolien benutzt, die die Strahlendosis reduzieren und den Bildkontrast für eine bessere Detailsichtbarkeit verstärken sollen. Eine direkte Filmbelichtung ohne Folie braucht eine annähernd 16mal so große Strahlung wie eine Film/Folien-Kombination. Außerdem ergibt eine direkte Belichtung ein Bild mit schlechter Kontrastauflösung, so daß die Unterschiede aneinandergrenzender Röntgendichten schwer zu sehen sind. Folien verbessern den Bildkontrast, woraus größere Dichteunterschiede resultieren; Details sind klarer zu erkennen. Dennoch ist ihr Bild weniger scharf als bei direkter Belichtung (Abb. 2-9a und b). Daher tragen Verstärkerfolien zur Gesamtunschärfe der Pantomogramme mit bei. Während die Filmkörnung und die Emulsionsdicke ebenfalls die Bildschärfe beeinflussen, sind ihre Unterschiede von Film zu Film nur gering, und ihre Auswirkung auf das Bild ist gewöhnlich unterhalb der Wahrnehmbarkeitsgrenze (*Thunty* und *Manson-Hing,* 1976).

Zu den wichtigsten Anteilen einer Folie, gezeigt in Abb. 2-10, gehören eine starke, flexible Plastikträgerfolie, eine Reflexionsschicht, die das Licht auf den Film zurücklenkt, eine Lumineszenzschicht, in der die Röntgenstrahlen mit Kristallen reagieren, und eine Plastikschutzschicht, die Abnutzung verhindert und eine einfache Säuberung der Folie ermöglicht (DuPont & Co., 1970). Lumineszierende Salze in der Lumineszenzschicht absorbieren die Röntgenstrahlung und emittieren ein Fluoreszenzlicht. Das ausgesendete Licht ergibt mehr als 95 % der Filmbelichtung. Die restliche Belichtung stammt von direkter Röntgenstrahlung, wie in Abb. 2-11 gezeigt wird. Eine große Anzahl unterschiedlicher lumineszierender Kristalle wird für moderne Folien verwendet. Das gebräuchlichste Material war ursprünglich Kalziumwolframat, aber neue Nichtkalziumwolframatsubstanzen ergeben eine größere Lumineszenz. Die Art des Materials und der Aufbau der Folie bestimmen die Folienschärfe und -empfindlichkeit folgendermaßen: In Kalziumwolframatfolien sind Schärfe und Empfindlichkeit direkt voneinander abhängig, beide nehmen mit der Größe der Kristalle und der Dicke der Lumineszenzschicht zu. Große Kristalle verursachen die Körnigkeit, die die Schärfe vermindert; ihre Auswirkung auf das Bild ist aber vernachlässigbar. Der Hauptfaktor, der die Empfindlichkeit der Kalziumwolframatfolien beeinflußt, ist die Dicke der Lumineszenzschicht. Eine dickere Schicht verstärkt die Lichtabsorption, aber die Lichtstreuung nimmt ebenso zu, was eine größere Unschärfe bewirkt. Außerdem erhöht die Reflexionsschicht die Lichtabsorption und -streuung und trägt ebenfalls zur Unschärfe bei. Zusammenfassend erhält man eine bessere Bildschärfe mit weniger empfindlichen Folien und einen Verlust von Bildschärfe mit hochempfindlichen Folien (Tab. 2-2).

Tabelle 2-2 Unschärfe und Empfindlichkeit von Kalziumwolframatfolien

Cronex Xtra-Life* Folien, aufgelistet nach zunehmender Unschärfe	Relative Empfindlichkeit
Detail	1
Lichtstarke Details	2
Par Speed**	4
Hi-Plus	8

* Registriertes DuPont-Warenzeichen für Folien.
** Unter Berücksichtigung von Standardmessungen in der Radiologie.

Abb. 2-9a und b Folienunschärfe, demonstriert an einem getrockneten menschlichen Unterkiefer.

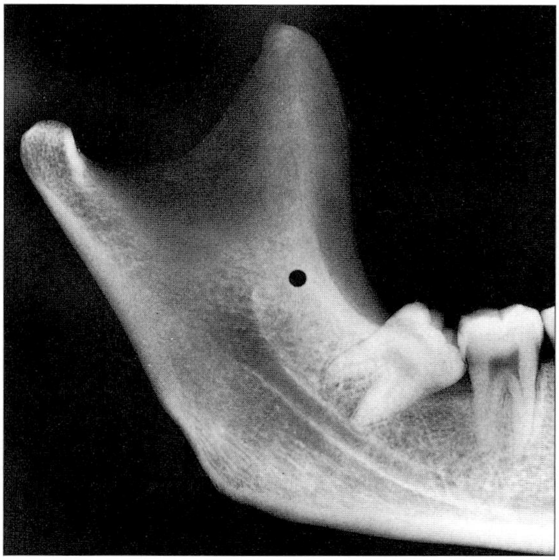

Abb. 2-9a Resultierendes Bildmuster bei direkter Filmbelichtung.

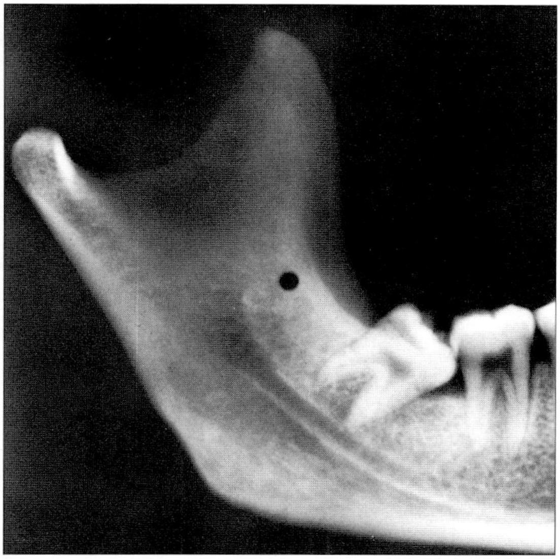

Abb. 2-9b Bildmuster bei Film/Folien-Kombination.

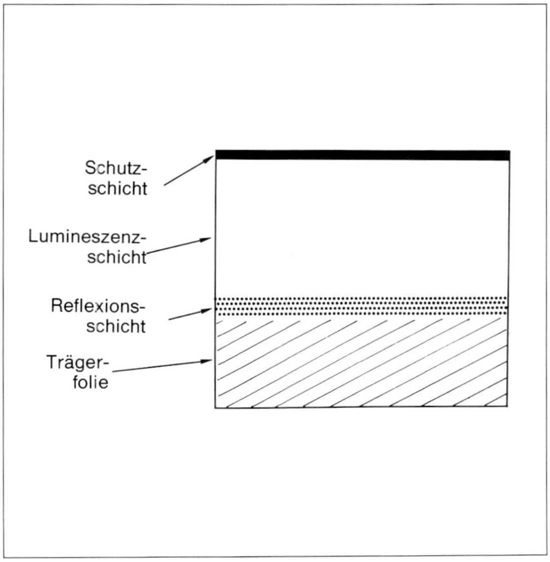

Abb. 2-10 Die einzelnen Folienteile (im Querschnitt).

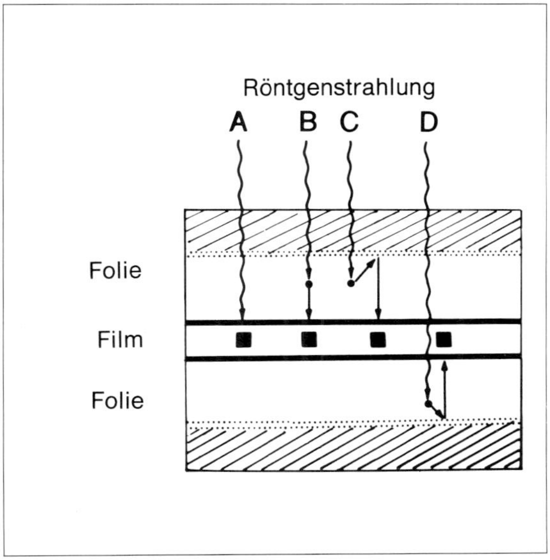

Abb. 2-11 Folienverstärkung (B, C, D) durch lumineszierende Kristalle (Punkte), die Licht aussenden (Pfeile). Direkte Belichtung (A) erzeugt ein Bildmuster (Kästen).

Verglichen mit Kalziumwolframat ergeben die Nichtkalziumwolframatsubstanzen eine höhere Filmempfindlichkeit, ohne die Bildschärfe zu beeinträchtigen. Sie absorbieren mehr Röntgenstrahlen und emittieren mehr Licht, so daß ihre Lumineszenz annähernd zweimal so groß ist wie die von Kalziumwolframat (*Venema*, 1979).

In der Praxis ergeben nur mittel- oder hochverstärkende Folien genügend Bildverstärkung für den Gebrauch in der Pantomographie. Tabelle 2-3 zeigt eine Liste der Merkmale von häufig verwendeten Folien.

Beachten Sie, daß die Kodak X-Omatic Normalfolie keine Reflexionsschicht hat und eine stark lumineszierende Substanz enthält. Dies bewirkt eine Folienschärfe, die die von DuPont Par Speed übertrifft, und eine Folienempfindlichkeit, die der von DuPont Hi-Plus gleicht. Für alle Folien in Tabelle 2-3 braucht man einen blauempfindlichen Film. Da das Emissionsspektrum der Folie sich entsprechend dem verwendeten Lumineszenzmaterial ändert, muß die Filmempfindlichkeit mit der Lichtemission der Folie zusammenpassen. Bei allen Folien wird ein Empfindlichkeitsverlust auftreten, wenn der Film nicht der Folienemission angepaßt ist (*Christensen* et al., 1972).

Mehrere Faktoren beeinflussen die Auswahl der Film/Folien-Kombination; dazu gehören die Bewegungsverwischung, ein geringer Gegenstandskontrast und die Körnung. Im allgemeinen ist die Erkennbarkeit röntgenologischer Details von der Schärfe ebenso abhängig wie vom Kontrast. Die Bildschärfe wird durch die Folie beeinflußt, während der Kontrast durch Filmart und -entwicklung bestimmt ist. In der Pantomographie spielt der Kontrast bei der Wahrnehmung radiologischer Details eine größere Rolle als die Schärfe, weil das Bild naturgemäß verwischt ist. Hier trägt eine schärfere Folie nur wenig zum besseren Bilddetail bei. Allerdings werden unscharfe Bilder besser beurteilbar, wenn der Kontrast gut ist, und schlechter beurteilbar, wenn der Kontrast gering ist. Betrachten Sie Abb. 2-12a bis d; die Detailerkennbarkeit der Trabekel ist auf der Film/Folien-Kombination für starken Kontrast besser als auf der mittelkontrastierten Kombination. Bei geringem Gegenstandskontrast und erhöhter Strahlenhärte zur Gewebedurchdringung ist auch eine Film/Folien-Kombination für starken Kontrast erforderlich.

Eine unregelmäßige oder körnige Bilddichte, die in erster Linie durch die Fluktua-

Tabelle 2-3 Vergleich von Pantomographiefolien*

Folienauflistung nach zunehmender Unschärfe	Relative Unschärfe**	Relative Empfindlichkeit***	Lumineszenzmaterial
Kodak X-Omatic Regular	2,2	1,6	Bariumstrontiumsulfat
DuPont Par Speed	2,0	0,8	Kalziumwolframat
DuPont Hi-plus	1,8	1,6	Kalziumwolframat

* Basierend auf *Rao* et al. (1978).

** Die Unschärfe (ausgedrückt in NE) wurde errechnet über die Transformationsfunktions-(MTF-)Kurven durch numerische Integration.

*** Die relative Unschärfe der getesteten Film/Folien-Kombinationen wurden auf den Wert 0,8 für Par Speed Folien mit Kodak XRP Filmen gerundet.

Abb. 2-12a bis d Auswirkungen des Kontrastes auf die Erkennbarkeit von Bilddetails. Panellipseaufnahmen desselben Patienten zeigen die linken Kiefer, aufgenommen mit 80 kV und 8 mA mit zwei verschiedenen Film/Folien-Kombinationen.

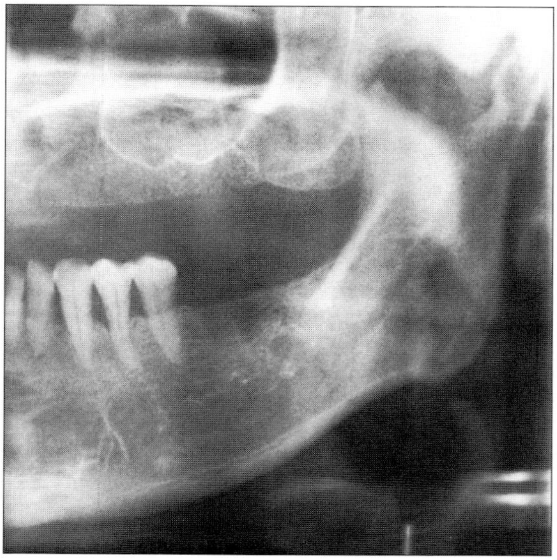

Abb. 2-12a Kodak SB Film und DuPont Par Speed Folie für mittleren Kontrast (Pantomogrammausschnitt).

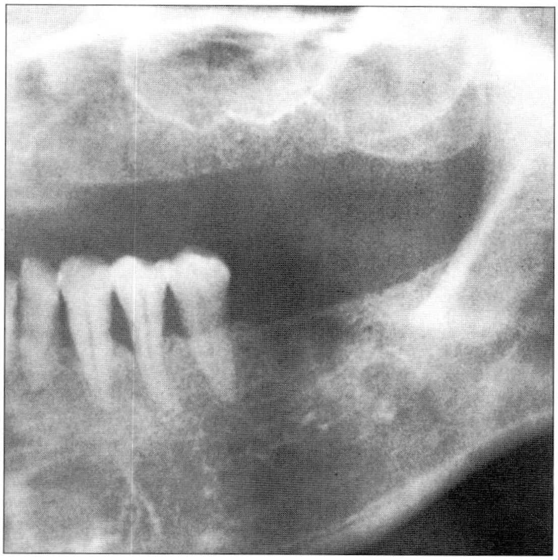

Abb. 2-12b Kodak SB Film und DuPont Par Speed Folie für mittleren Konstrast (Reproduktion im Maßstab 1:1).

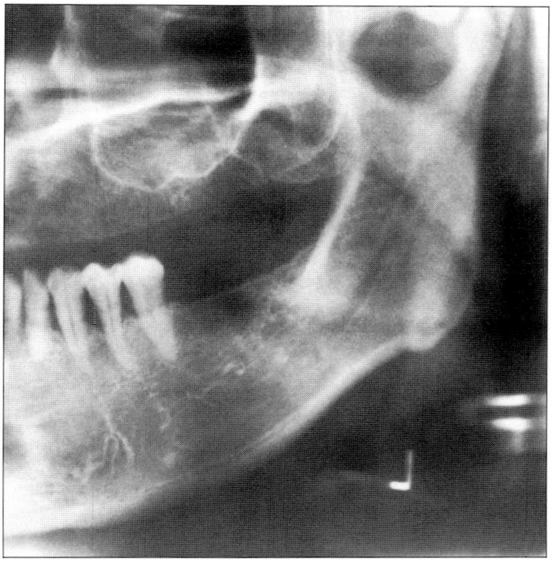

Abb. 2-12c Kodak Blue Brand Film und DuPont Par Speed Folie für starken Kontrast (Pantomogrammausschnitt).

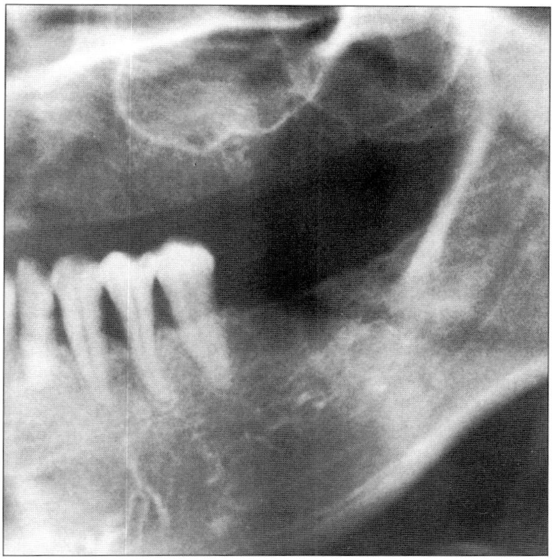

Abb. 2-12d Kodak Blue Brand Film und DuPont Par Speed Folie für starken Kontrast (Reproduktion im Maßstab 1:1).

tion der Röntgenphotonen im Strahl verursacht wird, beeinträchtigt die Erkennbarkeit von Niedrigkontrastbildern (*Rossmann,* 1963). *Barnes* und *Witten* (1974) fanden, daß bei tomographischen Untersuchungen mehr Details sichtbar waren mit niedrigempfindlichem Film und hochempfindlicher Folie als mit hochempfindlichem Film und niedrigempfindlicher Folie. Die hochempfindliche Folie verursacht eine größere Körnungsverwischung, während für den niedrigempfindlichen Film größere Röntgenstrahlenphotonen erforderlich sind, die auch die Körnung reduzieren.

Man kann von vielen Firmen eine große Zahl pantomographischer Filme kaufen. Tabelle 2-4 ist eine Liste der wichtigeren Charakteristika mehrerer Film/Folien-Kombinationen mit Kodakfilmen und verschiedenen Folien.

Eine verständliche Übersicht über die Leistungsfähigkeit einiger kommerzieller Film/Folien-Kombinationen enthalten Arbeiten von *Rao* et al. (1978), *Skucas* und *Gorski* (1980) und *Reynolds* et al. (1976). Ihre Ergebnisse basieren auf präzisen Analysen und objektiven Vergleichen wichtiger Faktoren in bezug auf den Aussagewert der verschiedenen Film/Folien-Kombinationen in der klinischen Anwendung. Dabei müssen die persönlichen Präferenzen des Radiologen ebenfalls in Betracht gezogen werden.

Die Folien sind innerhalb der Kassette paarweise montiert mit einem dazwischen eingelegten Film. Jede Folie wird mit einer Seriennummer an der Kante gekennzeichnet (Abb. 2-13). Diese Nummern werden während der Aufnahme auf dem Film fixiert und geben so die Möglichkeit, eine problematische Folie herauszufinden (Abb. 2-14). Die Kassette ist entweder starr oder flexibel gebaut. Die starre Version besteht aus einem Metallrahmen mit einer röntgenstrahlendurchlässigen Plastik- oder Leichtmetallfront und einer Schwermetallrückseite (Abb. 2-15). Die flexible Kassette besteht ganz aus Plastik und muß auf einem starren Filmhalter gegen Verbiegen gesichert sein (Abb. 2-16). Die Kassette ist notwendig, um einen gleichmäßigen Kontakt zwischen dem Film und der Folie zu gewährleisten und um den Film vor Licht zu schützen. Ein schlechter Film/Folien-Kontakt während der Aufnahme vermindert Bildschärfe und -kontrast. Dieser und andere häufige Folienfehler sind in Teil 6 dieses Atlas illustriert und erklärt.

Tabelle 2-4 Vergleich von pantomographischen Film/Folien-Kombinationen*

		Relative Filmempfindlichkeit mit Folien**		
Filmwarenzeichen von Kodak	Kontrast	hochempfindliches $CaWO_4$	mittelempfindliches $CaWO_4$	Kodak X-Omatic regulär
Blue Brand	hoch	250	120	200
X-Omat RP	hoch	250	100	200
Kodak SB***	mittel	250	120	200
X-Omat S	mittel	400	150	300
X-Omat G	hoch	120	60	100

* Die Tabelle basiert auf der Kodak-Veröffentlichung „Kodak Film/Folien-Kombinationen zur Umwandlung von Energie in Bilder (1981)" und persönlichen Mitteilungen von *Murray Allen* und *Donald E. Titus* von der Firma Kodak (1982).

** Mittelempfindliche $CaWO_4$ Folien und Kodak X-Omat RP Filme wurden willkürlich als Ausgangsbasis für die Berechnungen mit dem Wert 100 angesetzt.

*** Einzelne Emulsion; zwei Filme, bei denen die Emulsion in Richtung der Folien zeigt, erzeugen Duplikate.

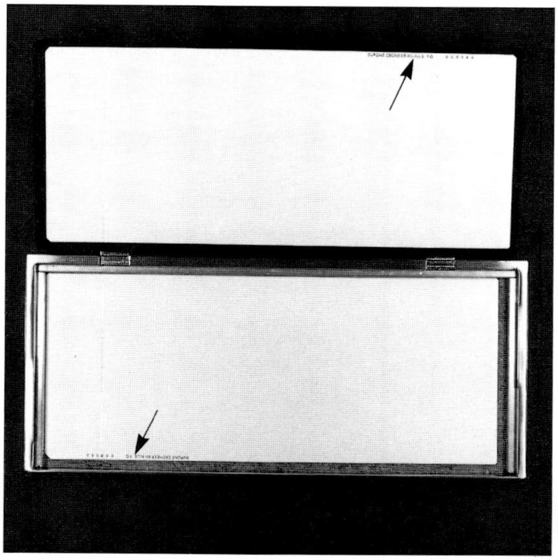

Abb. 2-13 Folienkennzeichnung. Die offene Kassette zeigt die Anordnung der Seriennummer auf jeder Folie.

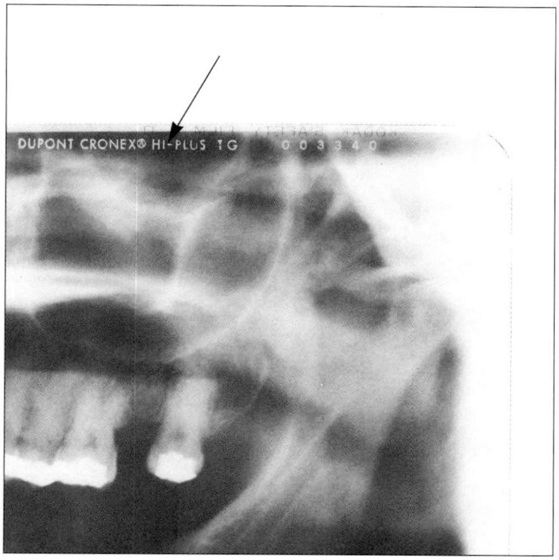

Abb. 2-14 Die Seriennummer der Folie, wie sie auf dem belichteten Film zu sehen ist.

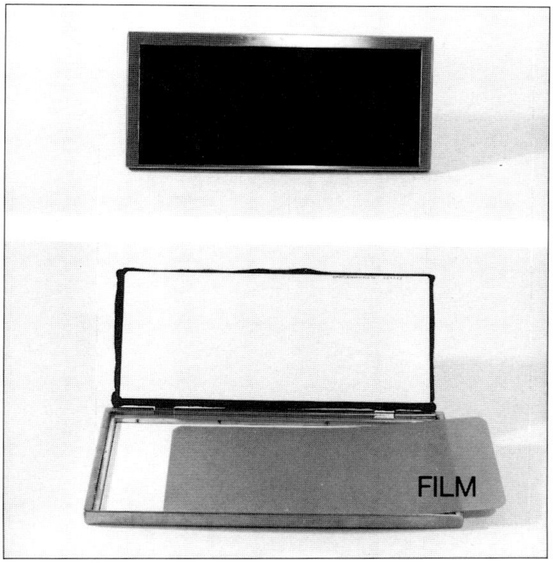

Abb. 2-15 Starre Panorexkassette; geschlossen von vorn (oben) und geöffnet (unten).

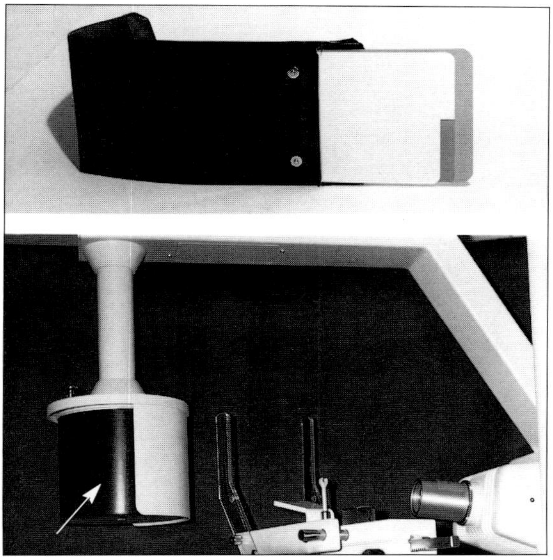

Abb. 2-16 Flexible Panellipsekassette; geöffnet (oben) und geschlossen auf den Filmträger aufgesetzt (unten).

Literatur

1. *Barnes, G. T.,* und *D. M. Witten:* Film/screen considerations in tomography. Radiology 113:477–479, 1974.
2. *Christen, A. G.,* und *V. A. Segreto:* Distortion and artifacts encountered in Panorex radiography. J Am Dent Assoc 77:1096–1101, 1968.
3. *Christensen, E. E., T. S. Curry III,* und *J. Nunnally:* An Introduction to the Physics of Diagnostic Radiology. Lea & Febiger, Philadelphia 1972, p. 121.
4. DuPont & Co. Split-second exposure: The story of Cronex Xtra-Life intensifying screens. Photography Department of E. I. DuPont de Nemours & Co., Wilmington, Del., 1970.
5. Health Sciences Market Division. Kodak Film/Screen Combinations to Turn Energy into Images. Eastman Kodak Co., Rochester, N.Y., 1981.
6. *Kite, O. W.,* et al.: Radiation and image distortion in the Panorex x-ray unit. Oral Surg 15:1201–1210, 1962.
7. *Littleton, J. T.:* Tomography: Physical Principles and Clinical Applications. The Williams & Wilkins Co., Baltimore 1976, p. 37.
8. *Lund, T. M.,* und *L. R. Manson-Hing:* A study of the focal troughs of three panoramic dental x-ray machines: Part 2. Image dimensions. Oral Surg 39:647–653, 1975.
9. *McIver, F. T., D. R. Brogan,* und *G. E. Lyman:* Effect of head positioning upon the width of mandibular tooth images on panoramic radiographs. Oral Surg 35:698–707, 1973.
10. *Paatero, Y. V.:* Pantomography and orthopantomography. Oral Surg 14:947–953, 1961.
11. *Rao, G. U. V., P. P. Fatouros,* und *A. E. James, Jr.:* Physical characteristics of modern radiographic screen-film systems. Invest Radiol 13:460–469, 1978.
12. *Reynolds, J., J. Skucas,* und *J. Gorski:* An evaluation of screen-film speed characteristics. Radiology 118:711–713, 1976.
13. *Rossmann, K.:* Spatial fluctuations of x-ray quanta and the recording of radiographic mottle. Am J Roentgenol 90:863–869, 1963.
14. *Skucas, J.,* und *J. Gorski:* Application of modern intensifying screens in diagnostic radiology. Med Radiogr Photogr 56:25–35, 1980.
15. *Tammisalo, E. H.:* The dimensional reproduction of the image layer in orthopantomography. Suom Hammaslaak Toim 60:2, 1964.
16. *Thunty, K. H.,* und *L. R. Manson-Hing:* A study of the resolution of dental films and screens. Oral Surg 42:255–266, 1976.
17. *Titus, D. E.,* und *M. Allen:* Persönliche Mitteilung. Eastman Kodak Co., Rochester, N.Y., 1982.
18. *Venema, H. W.:* X-ray absorption, speed, and luminescent efficiency of rare earth and other intensifying screens. Radiology 130:765–771, 1979.

Teil 2 Standardpantomographie

Kapitel 3

Identifizierung der röntgenologischen Strukturen

Die Positionierung des Patienten bestimmt die auf dem Film erscheinenden Strukturen. Die Standardposition, wie sie in der Bedienungsanleitung für das Gerät gezeigt wird, sorgt für eine konstante Anordnung der Kiefer zur Fokusrinne und zum Röntgenstrahl. Das Resultat ist eine von Aufnahme zu Aufnahme gleiche Anzahl von Strukturen. Hierzu gehören Knochen und Weichteile ebenso wie Geräteteile innerhalb des Belichtungsfeldes.

Röntgenschatten

Drei Arten von Röntgenschatten können auf dem Pantomogramm identifiziert werden:

1. Strukturen innerhalb der Fokusrinne formen klare Bilder, die *Primärschatten* genannt werden. Strukturen außerhalb der Rinne, deren Längsachse parallel zur Richtung der Röntgenstrahlbewegung verläuft, ergeben ebenfalls Primärschatten.
2. Dichte Strukturen außerhalb der Fokusrinne, deren Längsachsen senkrecht zur Röntgenstrahlbewegung stehen, formen unklare Bilder, die *Sekundärschatten* genannt werden.
3. Eine Überlagerung von Sekundär- und Primärschatten kann, abhängig vom Kontrast, scheinbare Aufhellungen erzeugen. Diese Bilder werden *falsche Schatten* genannt, weil sie keine anatomische Grundlage besitzen.

Strukturen nahe der mittleren Sagittalfläche, das sind der Oberkiefergaumenfortsatz, die Horizontalfläche des Gaumenknochens, der Vomer, die untere und mittlere Nasenmuschel, der Hyoidknochen und die Halswirbelsäule, werden doppelseitig als Primärschatten gesehen. Die Halswirbelsäule kann an der vorderen Gesichtsmittellinie auch als ein Sekundärschatten in Erscheinung treten. Hier ist die Wirbelsäule hinter dem Zentrum der Strahlenrotation lokalisiert. Demzufolge ist ihr Sekundärschatten umgekehrt. In Abb. 3-1 wird die rechte (R) und linke (L) Wirbelsäulenstruktur während der Aufnahme entsprechend zum linken und rechten Kieferbogen projiziert.

Die Zahnbögen ergeben ausschließlich Primärschatten. Jedoch können der Unterkieferramus, der Processus coronoideus und der Kondylus sowohl Primär- als auch Sekundärschatten zeigen (*Wuehrmann* und *Manson-Hing,* 1969; *Knight,* 1968 und 1973). Ihre Erscheinung wird folgendermaßen erklärt: Wenn der Strahl den rechten und linken Kieferbogen gleichzeitig passiert, ergibt die Kieferseite nahe dem Film einen ersten Schatten, während die Kieferseite nahe der Röntgenquelle einen zweiten Schatten (Sekundärschatten) produziert. Der Sekundärschatten wird umgekehrt, wenn die Struktur nahe der Röntgenquelle hinter dem Strahlenrotationszentrum lokalisiert ist, wie in Abb. 3-2a gezeigt wird.

Betrachten Sie in Abb. 3-2b die Ausmaße der Unterkieferschattenüberlagerung bei einem getrockneten menschlichen Unterkiefer, bei dem eine Zinnfolie die linken Strukturen bedeckt und ein Stahlball den linken posterioren Ramusabschnitt markiert, aufgenommen in der Standardposition. In der Praxis

Abb. 3-2a und b Umkehrung des Unterkieferschattens

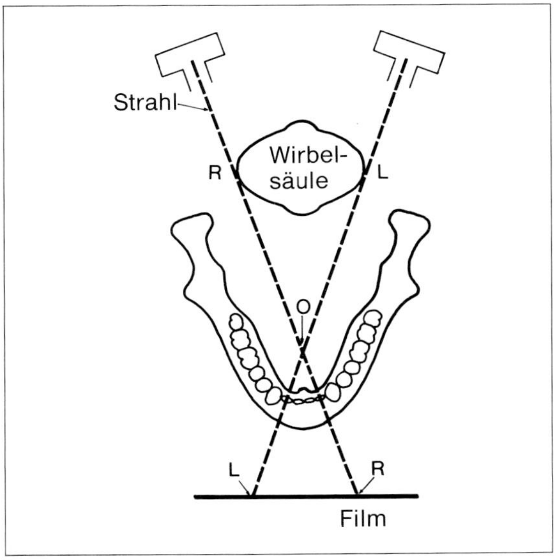

Abb. 3-1 Umkehrung des Wirbelsäulenschattens. Position der Wirbelsäule zum Rotationszentrum (O) und zur Projektionsrichtung.

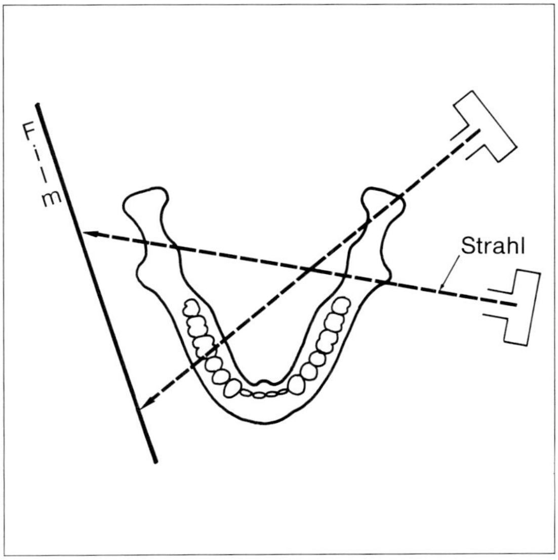

Abb. 3-2a Projektionsrichtung der Unterkieferstrukturen nahe der Röntgenquelle.

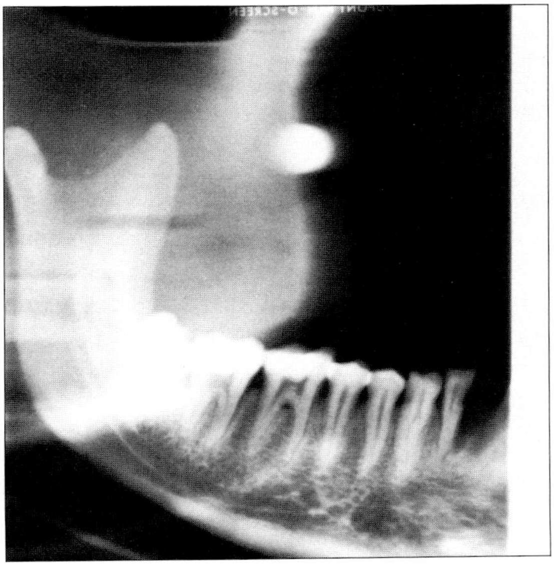

Abb. 3-2b Überlagerung eines Sekundärschattens der linken Kieferseite über einen Primärschatten der rechten Kieferseite.

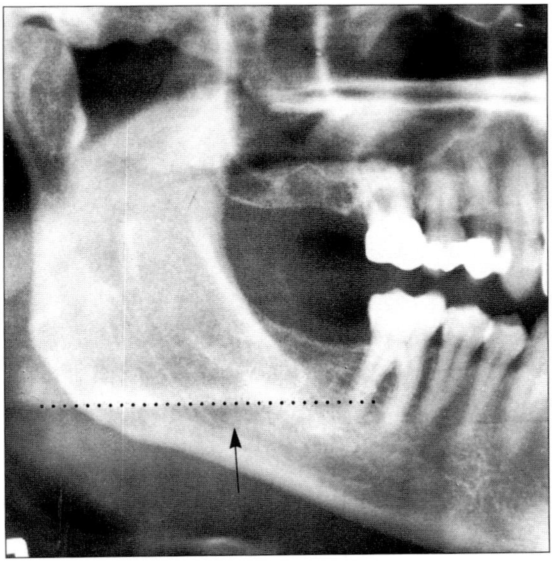

Abb. 3-3 Falscher Unterkieferschatten. Pantomogrammausschnitt der rechten Kieferseite, der einen umgekehrten Sekundärschatten der linken Kieferseite und einen daraus resultierenden falschen Schatten zeigt (Pfeil). Beachten Sie, daß der falsche Schatten durch Auflegen eines schwarzen Papiers entlang der gepunkteten Linie, das den Unterkieferramus und die gepunktete Linie bedeckt, vermindert wird.

verändert sich das Gebiet der Überlappung entsprechend der Kieferpositionierung, woraus eine größere Überlagerung hinter der Standardposition als vor dieser resultiert. Die zusätzliche Dichte vom Sekundärschatten kann Erhellungen erzeugen, die das Bilddetail verwischen. Der Kontrast der Verschattung an der erhellten Grenze in Abb. 3-3 könnte für pathologisch gehalten werden, ist aber ein falscher Schatten.

Die folgende Identifizierung pantomographischer Strukturen basiert auf den Arbeiten von *Knight* (1968 und 1973), *Smith* und *Fleming* (1974), *Langland* und *Sippy* (1968), Dental Systems Report, *Blackman* (1968), *Chiles* und *Gores* (1973), *Frommer* (1982) und *Rottke* (1980).

Anatomische Strukturen

Die Strukturen des Kopfes und des Gesichtes wurden entsprechend ihrer Topographie gruppiert. Wie in Abb. 3-4 gezeigt wird, teilen von der Vorderseite zur Hinterseite verlaufende Sagittalebenen den Kopf und das Gesicht in fünf Regionen ein. Die mittleren Sagittalebenen (A) an den medialen Orbitarändern markieren die *mediale Region* (1). Die seitlichen Sagittalebenen (B) an den lateralen Orbitarändern teilen das übrige Gebiet in die *paramedialen Regionen* (2) zwischen den mittleren und seitlichen Sagittalebenen und die äußeren *lateralen Regionen* (3). Für jede anatomische Region gibt es auf der Aufnahme einen korrespondierenden Bildbereich. Ihre röntgenologischen Positionen sind leicht zu verstehen, wenn man sich die Strahlenrichtung bezüglich der Strukturen vorstellt.

Betrachten Sie Abb. 3-5; mit den Kiefern in der Standardposition aufgenommen, ist die Lagebeziehung der anatomischen Regionen zum Röntgenstrahl von Aufnahme zu Aufnahme konstant.

Der Strahl passiert die hinteren medialen, paramedialen und lateralen Regionen diagonal und produziert damit eine seitliche Ansicht ihrer Strukturen. Außerdem passiert der Strahl die gesamte mediale Region longitudinal, woraus eine Frontalansicht ihrer Strukturen resultiert. Die anatomischen Regionen und die Bildgebiete korrelieren folgendermaßen:

1. *Die mediale Region* wird nahe dem senkrechten Zentrum der Aufnahme gesehen, in einem Gebiet, das Filmzentrum genannt wird. Zusätzlich erscheint die hintere mediale Region auf beiden Seiten des Filmzentrums. Einzelne Strukturen ergeben zwei Anordnungen von Röntgenschatten, jeweils eine auf beiden Seiten des Filmzentrums. Gepaarte Strukturen des linken und rechten Kiefers jedoch zeigen nur eine Anordnung von Schatten auf jeder Seite des Filmzentrums.
2. *Die paramedialen Regionen* erscheinen auf beiden Seiten der Aufnahme. Die linken und rechten Strukturen ergeben nur eine Schattenanordnung auf jeder Seite des Filmzentrums.
3. *Die lateralen Regionen* erscheinen auf beiden Seiten der Aufnahme vom Filmzentrum entfernt. Die meisten linken und rechten Kieferstrukturen ergeben nur eine Schattenanordnung auf jeder Seite der Aufnahme. Der Unterkieferkondylus und Ramus ergeben außerdem einen umgekehrten Sekundärschatten, wenn ihre Strukturen hinter dem Strahlenrotationszentrum liegen.

Die anatomische Gruppierung erleichtert die Interpretation der Aufnahmen. Der Pantomograph erzeugt ein zweidimensionales flaches Bild, das die tatsächlichen anatomischen Verhältnisse nicht zeigen kann. Eine Korrelation der anatomischen Regionen mit den Bildgebieten ermöglicht es jedoch dem Radiologen, die verschiedenen anatomischen Strukturen vorauszusehen, die in jedem Aufnahmegebiet auftreten können.

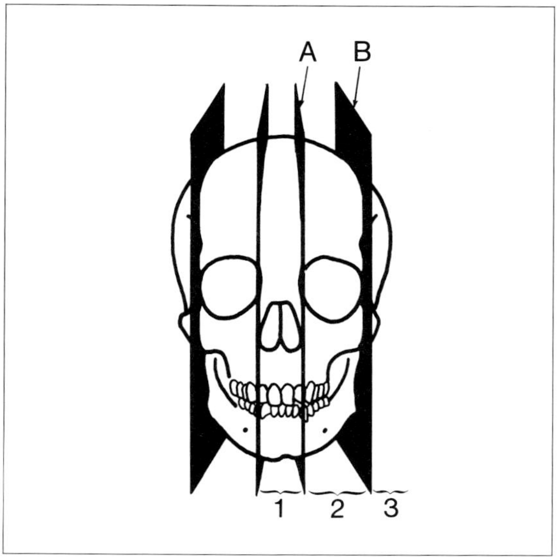

Abb. 3-4 Anatomische Regionen von Kopf und Gesicht, Frontalansicht.

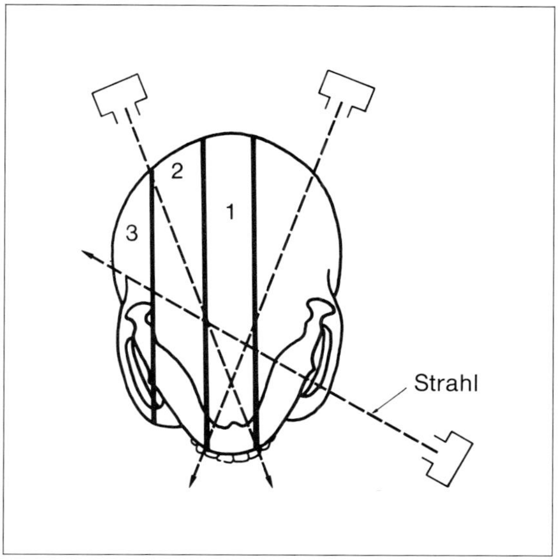

Abb. 3-5 Horizontale Strahlenrichtung auf die anatomischen Regionen, Basalansicht.

Die pantomographischen Strukturen werden in den Abbildungen 3-6 bis 3-8 genannt. Die Illustrationen wurden so ausgewählt, daß sie die Lageverhältnisse der anatomischen Regionen auf den Aufnahmen zeigen. Da die Deutlichkeit mancher Strukturen von Aufnahme zu Aufnahme in Abhängigkeit vom Gerät unterschiedlich sein kann, wurden mehrere Illustrationen verwendet.

Die folgenden Strukturen sieht man gewöhnlich, wenn die Kiefer in der Standardposition aufgenommen werden; Strukturen, die nicht immer zu sehen sind, wurden mit einem Sternchen markiert:

Strukturen der medialen Regionen

* Nasopharynx
* Oropharynx
Larynx
* Mundraum
* Zungenrücken
* weicher Gaumen
* Epiglottis
* Schildknorpel
* superiorer Schildknorpelvorsprung
* Tritizealknorpel
Nasenflügel
Nasenspitze
vorderer Nasenrücken
Nasenhöhle
Nasenseptum
laterale Nasenhöhlenwand
untere Nasenmuschel
unterer Nasengang
mittlere Nasenmuschel
mittlerer Nasengang
Horizontalfläche des Gaumenknochens
Gaumenfortsatz des Oberkiefers
* Halswirbelsäule
Os hyoideum
unterer Rand der Nasenhöhle
Canalis incisivus
* mediane Gaumennaht
* Kinnvorsprung

Strukturen der paramedialen Region

innerer Gehörgang
Processus styloideus
Fissura pterygomaxillaris
* laterale Flügelfortsatzfläche
* Hamulus pterygoideus
Tuberositas maxillaris
Orbitaboden
* Canalis infraorbitalis
Tränennasengang
lateraler Orbitarand
Kieferhöhlenboden
äußerer Kieferkamm
innerer Kieferkamm
* Lingula
Foramen mandibulae
Canalis mandibulae
Foramen mentale
Kortikalis des Unterkieferkörpers
* Fossa submandibularis

Strukturen der lateralen Region

Ohrläppchen
* Processus mastoideus
Processus zygomaticus des Schläfenbeins
* Sutura temporozygomatica
Processus temporalis des Jochbeins
untere Jochbeingrenze
* Fossa mandibularis
Tuberculum articulare
Infratemporalkante
Processus coronoideus
Kondylus
Mandibularsenke
Ramus mandibulae
Unterkieferwinkel

Die pantomographischen Strukturen der Kiefergelenke und der Kieferhöhlen werden detaillierter in Teil 3 dieses Atlas beschrieben.

Abb. 3-6a bis d Pantomographische Strukturen der medialen Region, benannt auf drei Orthopantomogrammen (Abb. 3-6a bis c) und einem Panelipsefilm (Abb. 3-6d).

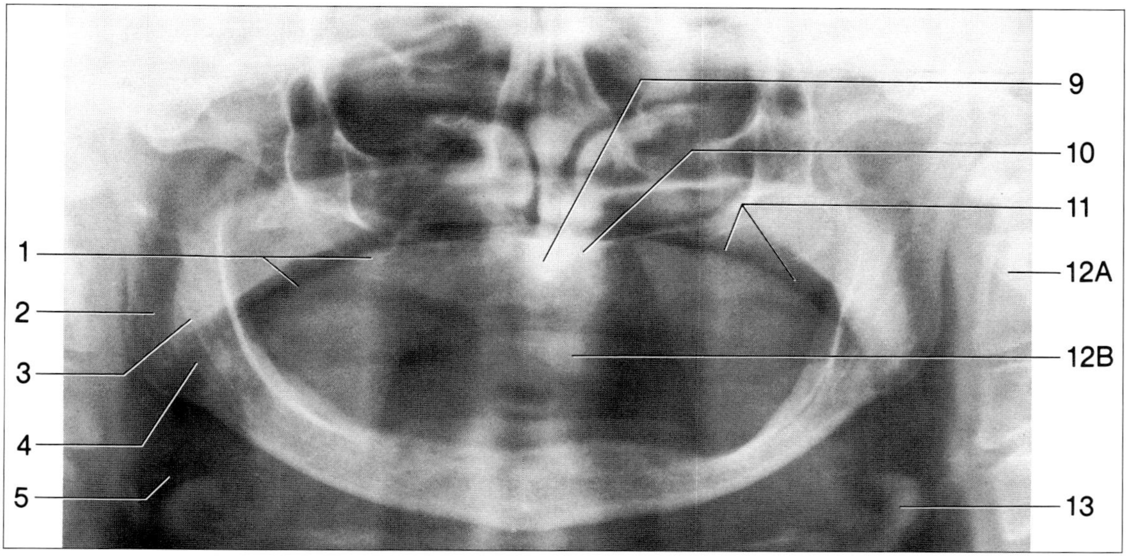

Abb. 3-6a

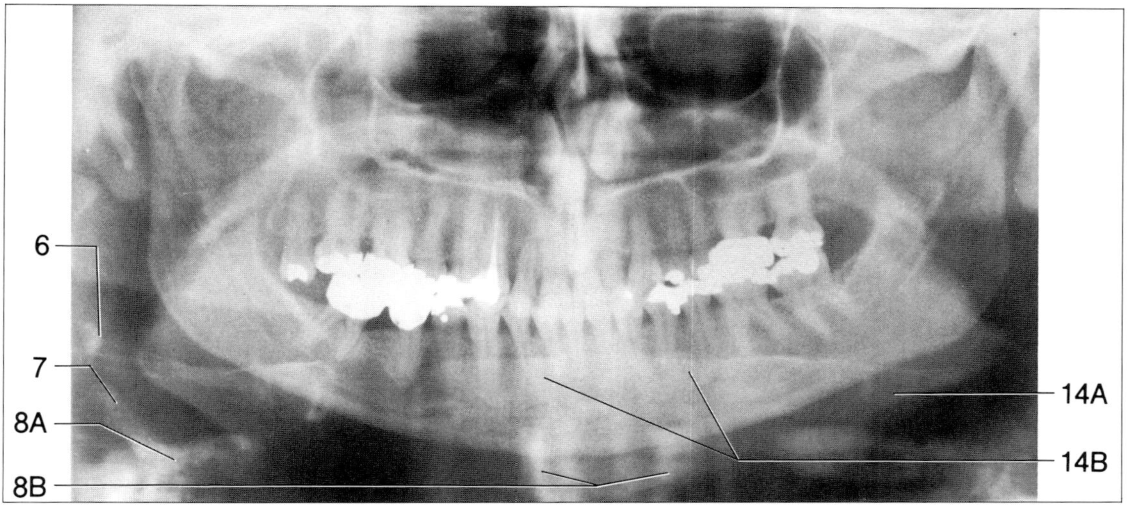

Abb. 3-6b

1. Zungenrücken
2. Nasopharynx
3. weicher Gaumen
4. Oropharynx
5. Larynx
6. Tritizealknorpel
7. superiorer Schildknorpelvorsprung
8. Schildknorpel, Primär- (A) und Sekundärschatten (B)
9. Nasenspitze
10. Nasenflügel
11. Mundraum
12. Halswirbelsäule, Primär- (A) und Sekundärschatten (B)
13. Epiglottis
14. Os hyoideum, Primär- (A) und Sekundärschatten (B)

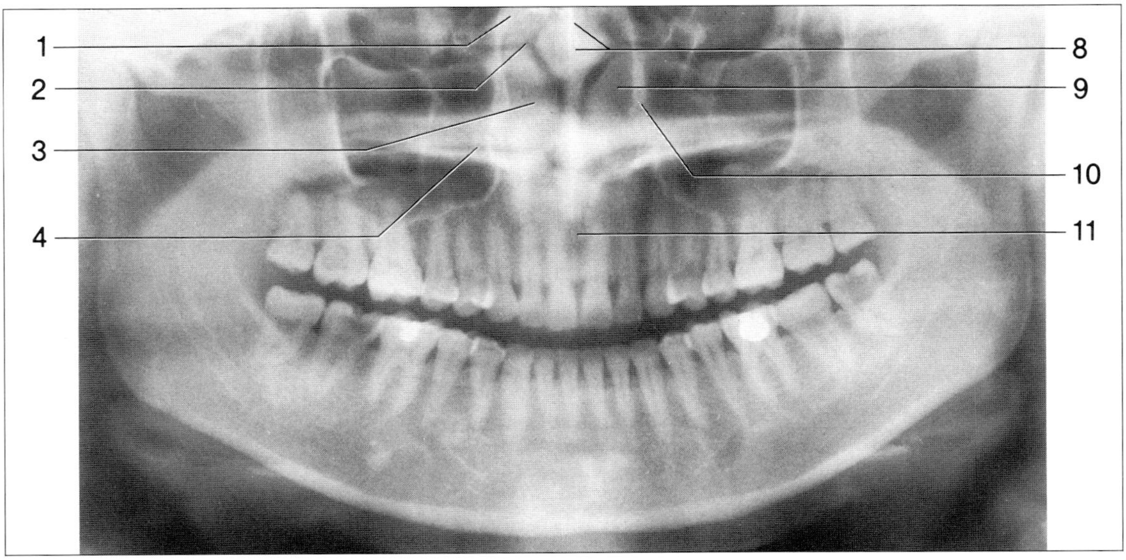

Abb. 3-6c

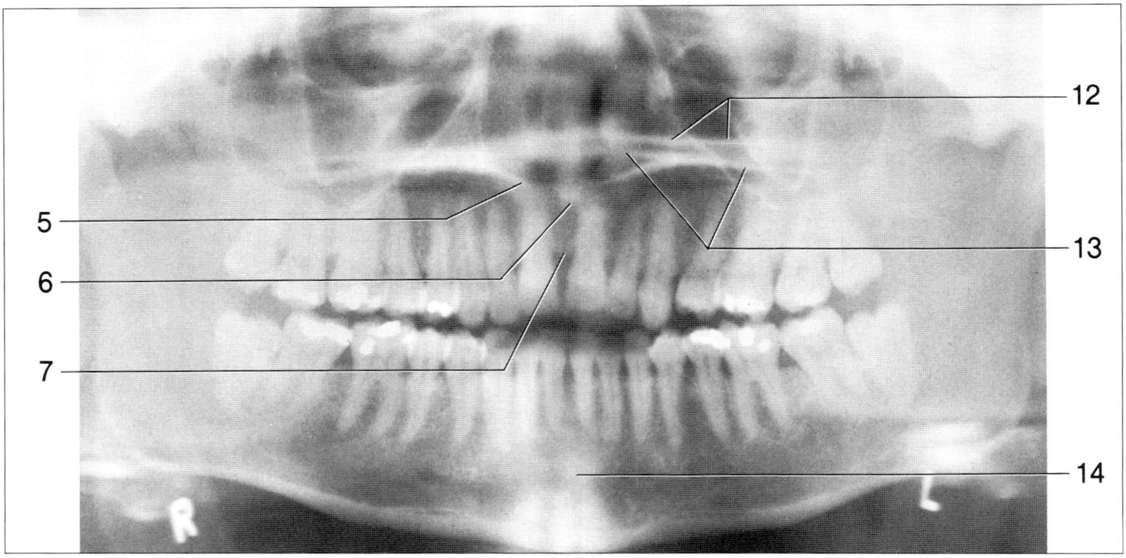

Abb. 3-6d

1. mittlere Nasenmuschel
2. mittlerer Nasengang
3. untere Nasenmuschel
4. unterer Nasengang
5. unterer Rand der Nasenhöhle
6. vorderer Nasenrücken
7. mediane Gaumennaht
8. Nasenseptum
9. Nasenhöhle
10. Laterale Nasenhöhlenwand
11. Canalis incisivus
12. Horizontalfläche des Gaumenknochens
13. Gaumenfortsatz des Oberkiefers
14. Kinnvorsprung

Abb. 3-7a und b Pantomographische Strukturen der paramedialen Regionen, benannt auf zwei Orthopantomogrammen.

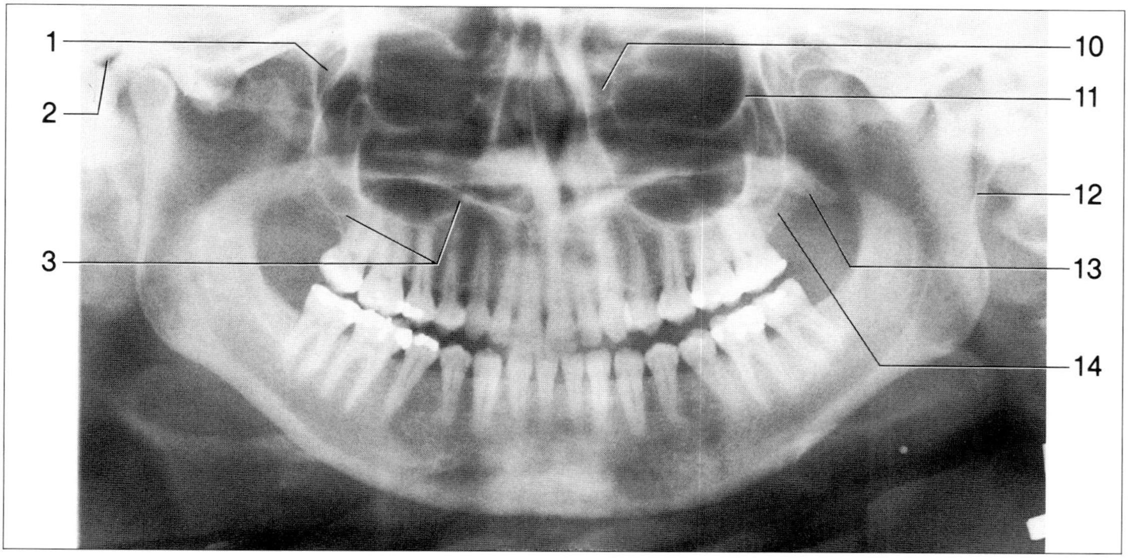

Abb. 3-7a

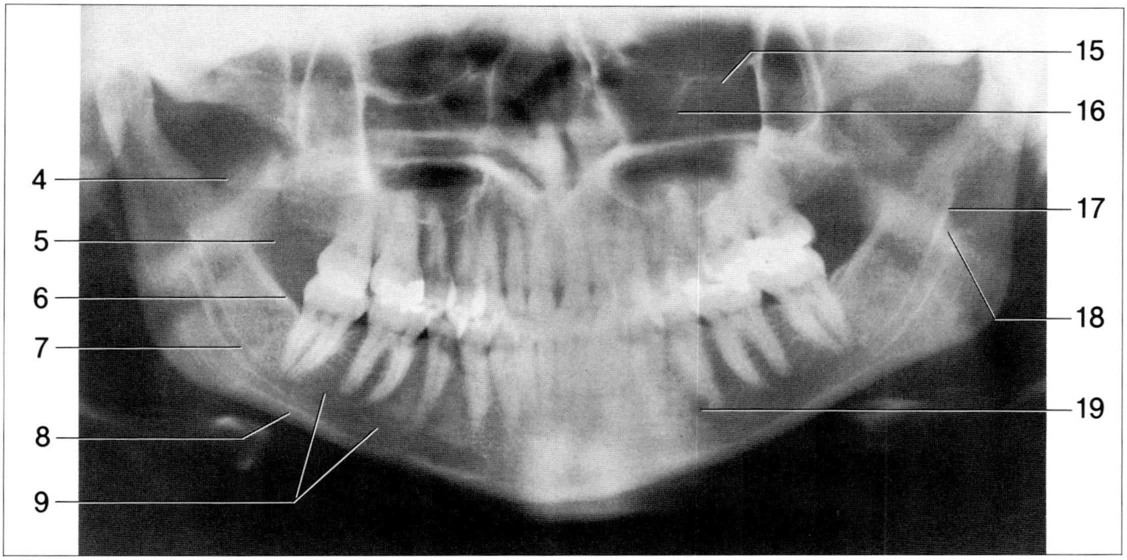

Abb. 3-7b

1. Fissura pterygomaxillaris
2. innerer Gehörgang
3. Kieferhöhlenboden
4. laterale Flügelfortsatzfläche
5. Außenrand des Kieferkamms
6. Innenrand des Kieferkamms
7. Mandibularkanal
8. Kortikalis des Unterkieferkörpers
9. Fossa submandibularis
10. Tränennasengang
11. lateraler Orbitarand
12. Processus styloideus
13. Hamulus pterygoideus
14. Tuberositas maxillaris
15. Orbitaboden
16. Canalis infraorbitalis
17. Lingula
18. Foramen mandibulae
19. Foramen mentale

Abb. 3-8a und b Pantomographische Strukturen der lateralen Regionen, benannt auf zwei Orthopantomogrammen.

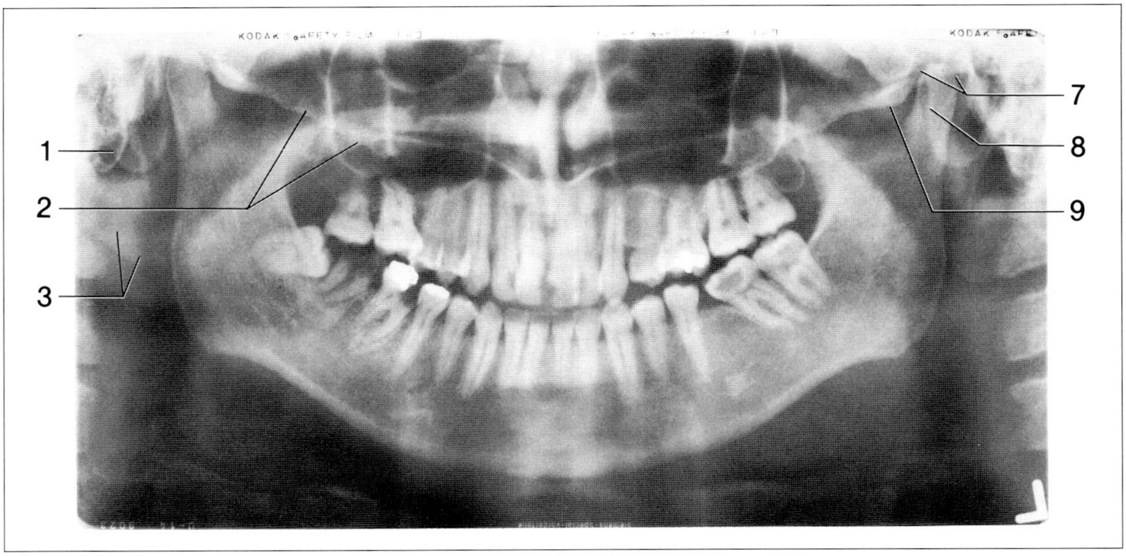

Abb. 3-8a

1. Processus mastoideus
2. untere Jochbeingrenze
3. Ohrläppchen
4. Infratemporalkante
5. Ramus mandibulae, Primär- (A) und Sekundärschatten (B)
6. Unterkieferwinkel
7. Fossa mandibularis (Gelenkgrube)
8. Kondylus
9. Tuberculum articulare
10. Sutura temporozygomatica
11. Processus zygomaticus des Schläfenbeins
12. Processus temporalis des Jochbeins
13. Mandibularsenke
14. Processus coronoideus

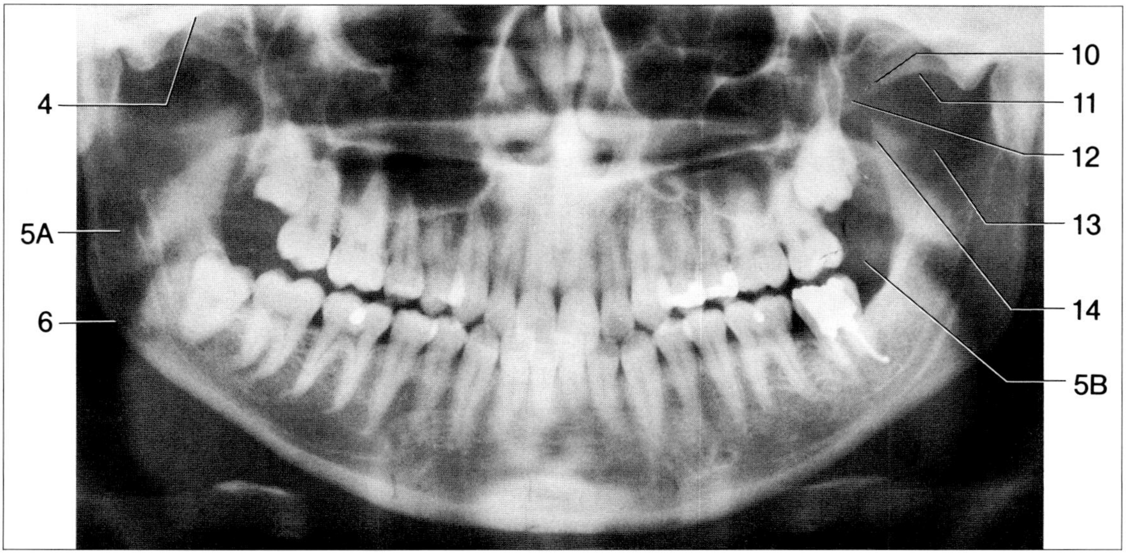

Abb. 3-8b

1. Processus mastoideus
2. untere Jochbeingrenze
3. Ohrläppchen
4. Infratemporalkante
5. Ramus mandibulae, Primär- (A) und Sekundärschatten (B)
6. Unterkieferwinkel
7. Fossa mandibularis (Gelenkgrube)
8. Kondylus
9. Tuberculum articulare
10. Sutura temporozygomatica
11. Processus zygomaticus des Schläfenbeins
12. Processus temporalis des Jochbeins
13. Mandibularsenke
14. Processus coronoideus

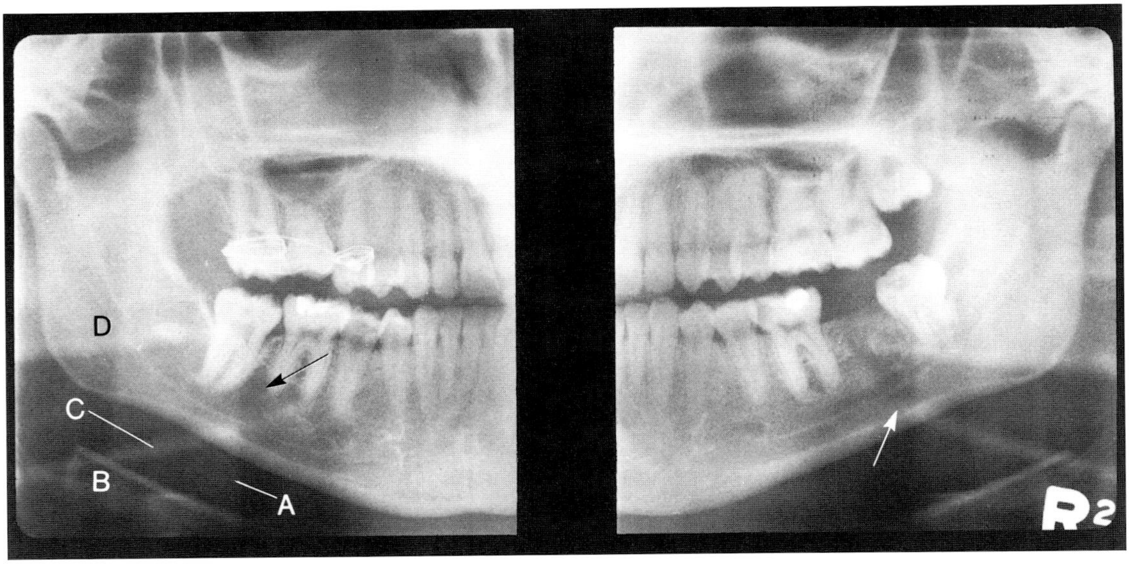

Abb. 3-9 Panorexaufnahme mit markierten Geräteteilen (Erläuterung im Text) und einem falschen Schatten (Pfeile).

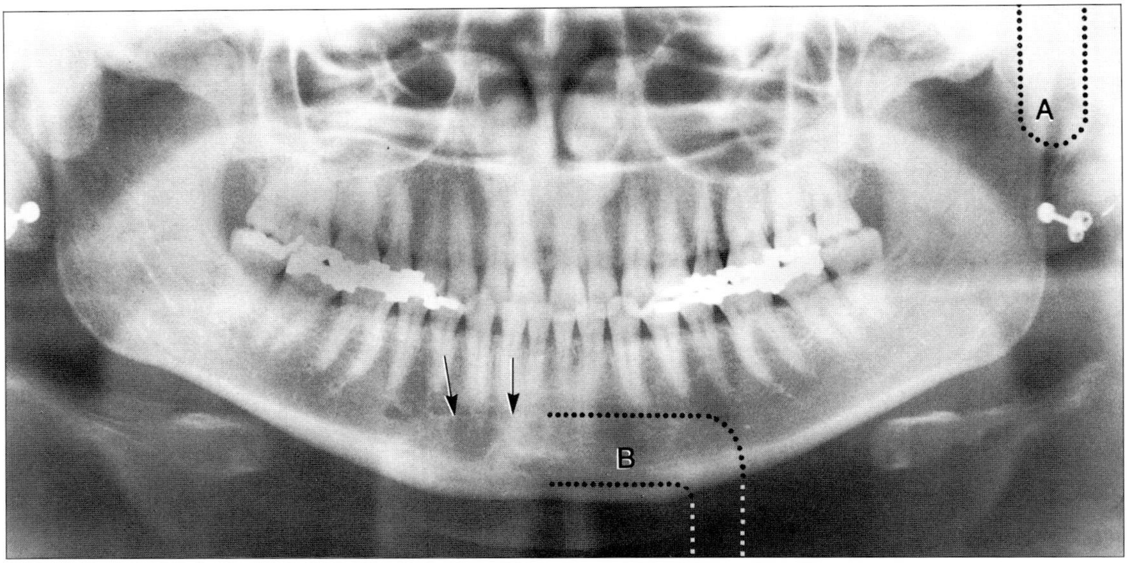

Abb. 3-10 Orthopantomogramm mit markierten Geräteteilen (Erläuterung im Text), das ebenfalls einen falschen Schatten zeigt (Pfeile).

Geräteteile

Senkrechte und waagerechte Positionierungshilfen aus Plastik innerhalb oder nahe der Fokusrinne ergeben klare Bilder auf den Aufnahmen. Ihre Positionen auf der Aufnahme werden leicht verdeutlicht, wenn man nur den Film belichtet. Positionierungshilfen ergeben Aufhellungen, die die Details der anatomischen Strukturen verwischen können. Sie können auch kontrastreiche Verschattungen erzeugen, die nicht für Kieferanomalien gehalten werden sollten.

Falsche Schatten nehmen mit den Kiefern in der Standardposition von Aufnahme zu Aufnahme eine konstante Position ein. Betrachten Sie das Beispiel der Panorexgeräteteile in Abb. 3-9: Die Kinnstütze und die senkrechte Kopfstütze erscheinen doppelseitig. Die senkrechte Stütze wird als ein Primärschatten gesehen (A); die Kinnstütze ergibt sowohl einen Primär- (B) als auch einen Sekundärschatten (C). Die zusätzliche Dichte ihrer Schatten ebenso wie der Sekundärschatten des Unterkieferramus (D) erzeugen einen falschen Schatten am hinteren Unterkieferkörper (*Knight,* 1973). Die Geräteteile des Orthopantomographen werden in Abb. 3-10 gezeigt: Die vertikale Kopfstütze (A) erscheint nahe dem Unterkieferkondylus. Ihr Schatten kann die Erkennbarkeit anatomischer Details reduzieren. Die Kinnstütze (B) ist am vorderen Unterkieferkörper zu sehen. Beachten Sie, daß eine klare Verschattungslinie die Grenzen der Kinnstütze markiert. Der Schatten hat keine anatomische Grundlage, sondern beruht auf der Filmentwicklung und sollte nicht für eine Frakturlinie gehalten werden.

Falsche Schatten, die durch die Filmentwicklung entstehen, sind in Teil 6 dieses Atlas illustriert und erklärt.

Literatur

1. *Blackman, S.:* Anatomic structures as visualized on the Panoramix. Oral Surg 26:321, 1968.
2. *Chiles, J. L.,* und *R. J. Gores:* Anatomic interpretation of the Orthopantomogram. Oral Surg 35:564–574, 1973.
3. Dental Systems Report. GE Panelipse. Form No. 4755, General Electric Company, Dental Systems, Milwaukee, Wis.
4. *Frommer, H. H.:* Differential diagnosis from pantomograms. Dent Radiogr Photogr 55:25–36, 1982.
5. *Knight, N.:* Anatomic structures as visualized on the Panorex radiograph. Oral Surg 36:326–331, 1968.
6. *Knight, N.:* Reverse images and ghosts of Panorex radiography. J Am Soc Prev Dent 3:53–57, 1973.
7. *Langland, D. E.,* und *F. H. Sippy:* Anatomic structures as visualized on the Orthopantomogram. Oral Surg 26:475–484, 1968.
8. *Rottke, B.:* Tongue position as a source of error in panoramic radiography. Quintessence Int 11:59–60, 1980.
9. *Smith, C. J.,* und *R. D. Fleming:* A comprehensive review of normal anatomic landmarks and artifacts as visualized on Panorex radiographs. Oral Surg 37:291–304, 1974.
10. *Wuehrmann, A.,* und *L. Manson-Hing:* Dental Radiology. 2nd ed. The C. V. Mosby Co., St. Louis 1969, pp. 152–163, 246–247.

Kapitel 4

Bildvariationen in Abhängigkeit vom verwendeten Gerät

Die pantomographische Erscheinung der Kiefer variiert mit der Art des verwendeten Röntgengerätes und zeigt die technischen Unterschiede zwischen den Geräten. Jeder Hersteller hat, um sich den normalen Unterschieden in der Kiefergröße der Patienten anzupassen, die Konstruktion des Gerätes verändert. Auf diese Weise ergeben sich von Gerät zu Gerät große Unterschiede in der röntgenologischen Erkennbarkeit, der Größe und der Lagebeziehung der Kieferstrukturen. Die röntgenologischen Hauptmerkmale jedes Gerätes sind von Patient zu Patient konstant und verändern sich nur, wenn der Patient falsch positioniert wird. Es ist essentiell, daß der Radiologe die röntgenologischen Hauptmerkmale kennt, die für sein Gerät normal sind, ebenso wie er die Merkmale jener Geräte, die von seinen Kollegen benutzt werden, kennen muß.

Der Schlüssel zum Verständnis pantomographischer Unterschiede ist die Beziehung zwischen der *Fokusrinne,* der *Projektionsrichtung* und der *Kieferposition* bei jedem Gerät. Röntgenologische Befunde sind dann leicht zu erklären: Erstens verändern sich die Bilderkennbarkeit und die Größe mit der Position der Kiefer zur Schärfeebene und zur Fokusrinne, zweitens variiert die Lagebeziehung anatomischer Teile auf der Aufnahme mit der Strahlenrichtung auf die Kiefer.

In der klinischen Praxis findet man von Patient zu Patient nur leichte Unterschiede in den Strukturen, ihrer Größe und ihrer Lagebeziehung zueinander auf der Aufnahme, wenn die Kieferbogen innerhalb der Fokusrinnen liegen; es entstehen jedoch große Bildunterschiede, wenn die Fokusrinne des Gerätes sich nicht dem individuellen Kieferbogen anpaßt.

Übereinstimmung zwischen Kieferbogen und Fokusrinne

Ein Vergleich von Panorex-, Orthopantomograph- und Panellipseaufnahmebefunden eines menschlichen Schädels von einem durchschnittlich großen Erwachsenen, in der Standardposition aufgenommen, zeigt die folgenden röntgenologischen Merkmale (*Chomenko,* 1980, Abb. 4-1a bis d):

1. Die *Erkennbarkeit* der Kieferstrukturen auf den Aufnahmen variiert nur wenig. Die anterioren Strukturen sind bei Panorex schärfer. Die posterioren lateralen Strukturen, der Ramus (A), die Kiefergelenke (B) und der Jochbogen (C), sind beim Orthopantomographen und Panellipsegerät schärfer. Die posterioren medialen Strukturen, die Flügelfortsätze (D), die pterygomaxilläre Fissur (E), der untere Nasengang (F), die Horizontalfläche des Gaumenknochens (G) und der Oberkieferpalatinalfortsatz (H) sind am schärfsten bei Panorex.
2. Die *Lagebeziehung* der Kieferstrukturen zueinander ist bei den Aufnahmen leicht unterschiedlich. Die Strukturen auf der vorderen senkrechten Mittellinie, der Kinnfortsatz (I) und der Canalis nasopalatinus (J) werden auf Orthopantomograph- und Panellipseaufnahmen im richtigen Verhältnis zueinander gezeigt; bei Panorex jedoch sind sie etwas seitlich von der Mittellinie abgebildet.

Abb. 4-1a bis d Vergleich von Röntgenaufnahmen mit verschiedenen Geräten. Die Ausschnitte zeigen die rechten Kiefer (das Größenverhältnis der Reproduktion zum Original ist bei Abb. 4-1b bis d identisch).

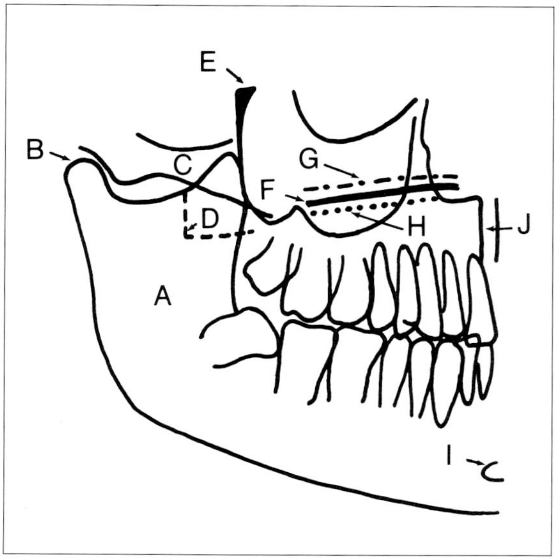

Abb. 4-1a Benennung der anatomischen Strukturen.

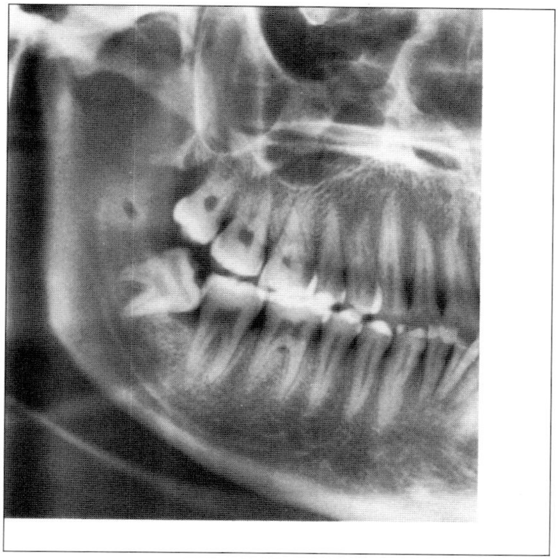

Abb. 4-1b Panorexaufnahme.

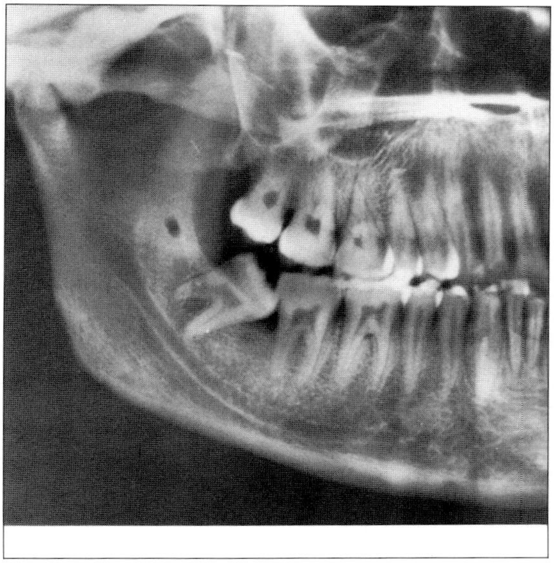

Abb. 4-1c Orthopantomogramm.

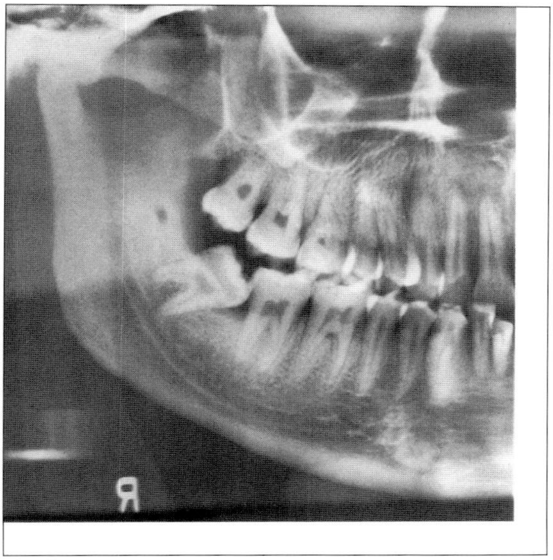

Abb. 4-1d Panellipseaufnahme.

Tabelle 4-1 Vergleich von Bilddimensionen*

Gerät	Kieferabschnitt	Bildvergrößerung oder -verkleinerung (V) in % vertikal	horizontal
Panorex	Ramus	13	3 (V)
	Molaren	25	29
	Schneidezähne	25	7
Orthopantomograph	Ramus	29	30
	Molaren	41	57
	Schneidezähne	43	3 (V)
Panellipse	Ramus	7	6
	Molaren	22	43
	Schneidezähne	25	17

* *Chomenko* (1980)

3. Die *Gesamtgröße* der Kiefer ist in der Waagerechten bedeutend stärker verzerrt als in der Senkrechten. Abmessungen von Bildern und ihren Strukturen ergeben, daß die Dimensionen sich über das ganze Bild kontinuierlich verändern, besonders in der Waagerechten, wo einige Kieferabschnitte tatsächlich verkleinert sind (Tab. 4-1).

Die Aufnahmebefunde korrelieren mit den Geräteunterschieden und den Fokusrinnendimensionen (siehe Tab. 1-2 und Abb. 1-11 in Teil 1 dieses Atlas), denn Veränderungen in der Bildschärfe spiegeln die Fokusrinnenunterschiede zwischen den Geräten wider. Die vertikale Vergrößerung der Kiefer nimmt proportional mit dem Abstand der Kiefer vom Film zu. Das horizontale Bild der Kiefer ist vor der Schärfeebene verkleinert, aber hinter dieser Ebene verlängert. Da der Panorexstrahl den vorderen Kieferbogen schräg passiert, erscheinen die Strukturen an der vorderen senkrechten Mittellinie verzerrt.

Keine Übereinstimmung zwischen Kieferbogen und Fokusrinne

Wenn die Fokusrinne sich der individuellen Kieferbogenform nicht anpassen kann, wird dadurch die röntgenologische Wiedergabe des Gerätes beeinträchtigt.

Bildabweichungen tauchen häufiger in den Kieferabschnitten auf, wo die Fokusrinne eng ist. Abweichungen der vorderen Kieferstrukturen sind z. B. beim Orthopantomographen und Panellipsegerät öfter zu sehen. Schlechte Ramus- und Kiefergelenkabbildungen sind dagegen häufiger bei Panorex- als bei Panellipseaufnahmen oder Orthopantomogrammen. Patienten mit entweder sehr großen oder sehr geringen waagerechten Gesichtsdimensionen zeigen eine vorhersehbare Verzerrung der vorderen Kieferabschnitte, auch wenn sie ordnungsgemäß positioniert worden sind.

Betrachten Sie den Fall eines 29jährigen Mannes mit einer Unterentwicklung des Oberkiefers und starker Fehlokklusion der Zähne in Abb. 4-2a und b. Obwohl sich die Kiefer während der Aufnahme in der Standardposition befinden, ist der vordere Oberkieferbogen sehr verzerrt und verwischt. Durch zurückgebliebenes Wachstum und Unterentwicklung wurden die anterior-posterio-

Abb. 4-2a und b Unterentwicklung des Oberkiefers.

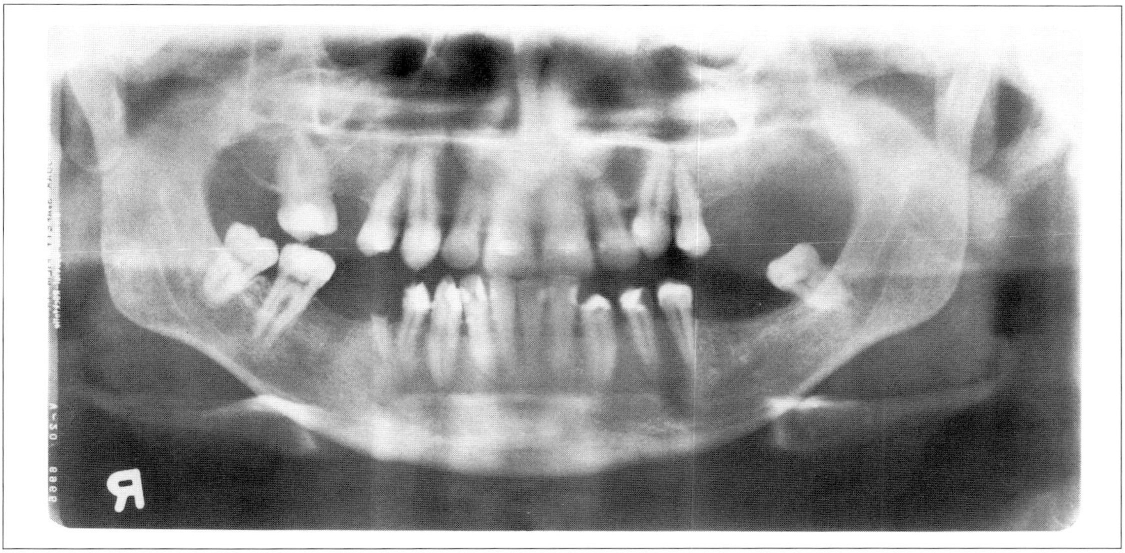

Abb. 4-2a Ansicht auf einem Orthopantomogramm.

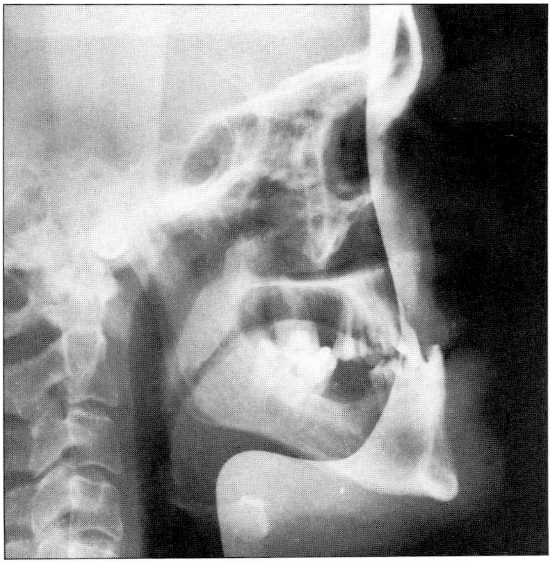

Abb. 4-2b Ansicht auf einer lateralen Kephalometrieaufnahme desselben Patienten.

Abb. 4-3a und b Horizontale Unterkiefervergrößerung, Oberkieferunterentwicklung und vorstehende Oberkieferfrontzähne.

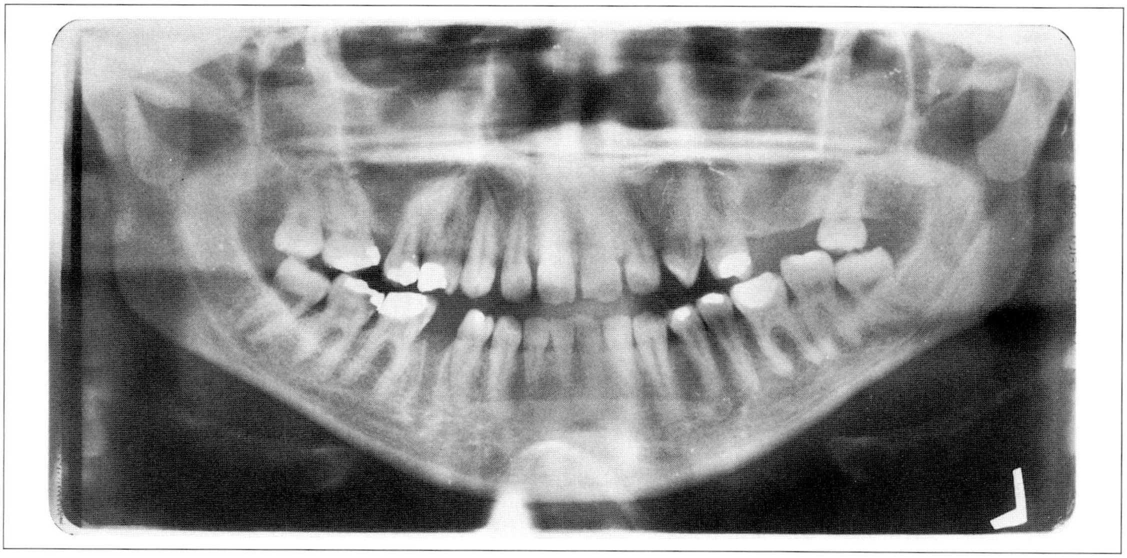

Abb. 4-3a Ansicht auf einem Orthopantomogramm.

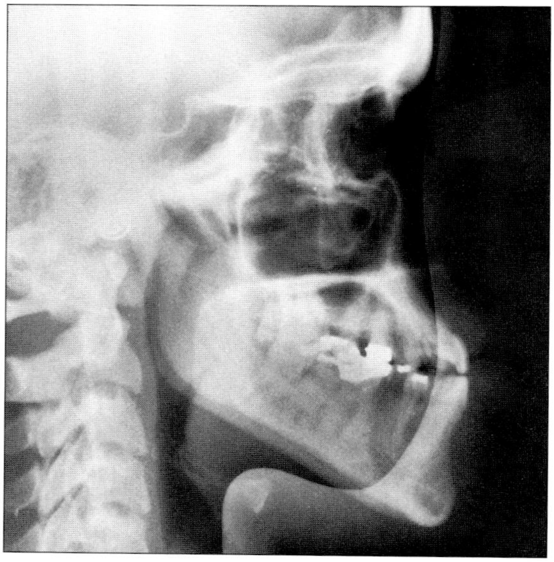

Abb. 4-3b Ansicht auf einer lateralen Kephalometrieaufnahme desselben Patienten.

ren Ausmaße des Oberkiefers stark betroffen. Hier liegt der vordere Oberkieferbogen hinter der Fokusrinne, und daher ist sein Bild verwischt und verlängert. Der Unterkieferbogen sowie die posterioren Oberkieferbogen bleiben innerhalb der Fokusrinne und sind daher klar zu erkennen.

Bildabweichungen, die durch sehr ausgedehnte waagerechte Kieferdimensionen hervorgerufen werden, sind nicht so stark wie solche, die bei sehr kleinen Kiefern auftreten. Betrachten Sie den Fall eines 22 Jahre alten Mannes mit einer waagerechten Unterkiefervergrößerung, einer Oberkieferunterentwicklung und vorstehenden Oberkieferfrontzähnen in Abb. 4-3a und b. Die Kiefer waren leicht vor der Standardposition plaziert, um ein Fehlen der Unterkieferkondylen auf der Aufnahme zu verhindern, wodurch die Deformierungen teilweise undeutlich wurden. Der vordere Unterkieferbogen – vor der Schärfeebene liegend – erscheint etwas zusammengezogen und verwischt. Der vordere Oberkieferbogen jedoch ist stark verzerrt und verwischt. Hier erscheinen die meisten Strukturen verlängert, weil sie hinter der Schärfeebene positioniert wurden. Beachten Sie, daß die vorderen Zähne unterschiedlich stark verzerrte Kronen und Wurzeln zeigen. Ihre senkrechten Achsen sind gegen das Gesicht geneigt, wodurch die Kronenbreite verschmälert und die Wurzelbreite verlängert ist, entsprechend ihrer Lage vor und hinter der Schärfeebene.

Es muß betont werden, daß sich die vorhandenen Geräte einer großen Variationsbreite von Kiefergrößen anpassen. Viele Geräte haben eine fixierte breite Fokusrinne, die die meisten individuellen Kieferbogenvariationen umfaßt. Andere haben zwei Fokusrinnen für Kinder und Erwachsene. Panellipse hat eine stufenlos veränderbare Rinne, die der Kiefergröße jedes Patienten angepaßt werden kann. In der Praxis sind die Bildabweichungen durch falsche Patientenpositionierungen sehr viel größer als die durch Kieferbogenform oder Geräte hervorgerufenen.

Literatur

Chomenko, A. G.: Comparing normal pantomographic jaw anatomy. Quintessence Int 11:61–68, 1980.

Kapitel 5

Bildvariationen in Abhängigkeit von der Positionierung

Positionierungsfehler beeinträchtigen die anatomische Genauigkeit der Kiefer auf der Aufnahme und verursachen die meisten Bilddiskrepanzen. Bilddiskrepanzen sind erkennbar durch größere Unschärfe und Verzerrung von Strukturen, die auf anderen Aufnahmen klar zu sehen sind. Spezifische anatomische Verhältnisse auf den Aufnahmen ermöglichen die Unterscheidung waagerechter und senkrechter Positionierungsfehler.

Erkennen von Positionierungsfehlern

Diskrepanzen, die hinter der Fokusrinne entstehen, sind leicht zu erkennen. Dort treten starke Verwischungen und Verlängerungen auf. Vor der Rinne erscheinen dagegen die Strukturen verkürzt und nur leicht verwischt. Durch Fehler in der *vertikalen Positionierung* werden beide Kiefer gleichmäßig verzerrt. Im Gegensatz dazu verursachen Fehler in der *horizontalen Positionierung* eine stärkere Verzerrung des Oberkiefers. Zu hohe und zu niedrige Kinnpositionen z. B. verlängern bzw. verkürzen die Kiefer. Der Oberkiefer und die oberen Ramusanteile des Unterkiefers jedoch werden stärker verzerrt als die unteren Ramusanteile und der Unterkieferkörper. Die Diskrepanz zwischen den Kiefern ist bei einer zu hohen Kinnposition größer als bei einer zu niedrigen. Sie gibt die Unterschiede in der Anordnung anatomischer Teile zur Schärfeebene und zur Röntgenstrahlrichtung wieder.

Die anatomischen Verhältnisse auf der Aufnahme helfen bei der Unterscheidung von horizontalen und vertikalen Positionierungsfehlern. Betrachten Sie Abb. 5-1a und b: In der Standardposition erscheinen der Oberkiefergaumenfortsatz (A) und die Horizontalfläche des Gaumenknochens (B) etwas oberhalb der Wurzelspitzen der Oberkieferzähne, weil die vertikale Strahlenrichtung aufwärts auf die Kiefer gerichtet ist. Fehler in der *horizontalen Positionierung* betreffen ihre Lagebeziehung zueinander auf der Aufnahme. Beide Strukturen verdecken die Wurzelspitzen, wenn das Kinn aufwärts gerichtet ist. Sie erscheinen hoch in den Kieferhöhlen (C′ und C″), wenn das Kinn zu weit unten liegt. Ihr Verhältnis zueinander auf dem Film wird durch die *vertikale Positionierung* nicht betroffen. Die vertikale und horizontale Standardpositionierung ergibt mehrere Oberkiefermarkierungspunkte. Beachten Sie die Standardproportionen der Nasenhöhle (D), der vorderen (C′) und hinteren (C″) Kieferhöhlen und die Position der pterygomaxillären Fissur (E) in Abb. 5-1b. Wenn die Kiefer vor der Standardposition stehen, werden die Kieferhöhlen in einer posterior-anterioren Richtung projiziert. Dadurch erscheinen die posterioren Anteile der Kieferhöhlen stärker verengt als die anterioren Anteile und die Nasenhöhle. Die pterygomaxilläre Fissur taucht innerhalb der posterioren Kieferhöhle auf. Wenn die Kiefer hinter der Standardposition stehen, werden die Kieferhöhlen lateral projiziert; auf diese Weise werden die posterioren Kieferhöhlenanteile und die Nasenhöhle stärker verlängert als die anterioren

Abb. 5-1a und b Standardposition. Charakteristika eines trockenen Schädels, der entsprechend der Bedienungsanleitung positioniert wurde, im Orthopantomogramm.

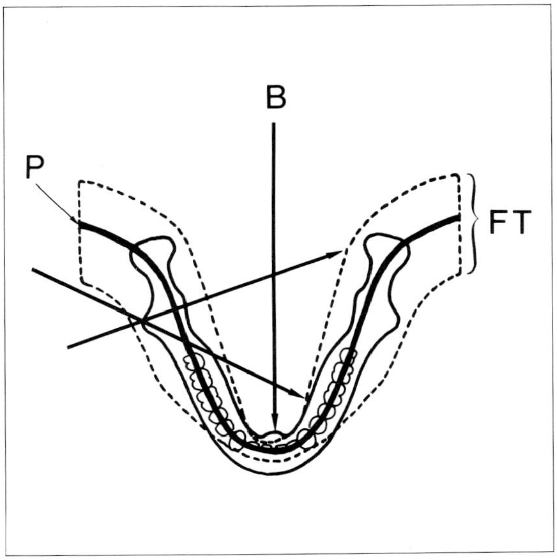

Abb. 5-1a Zeichnung, die die Position der Kiefer zur Schärfeebene (P), Fokusrinne (FT) und Röntgenstrahlenrichtung (B) zeigt.

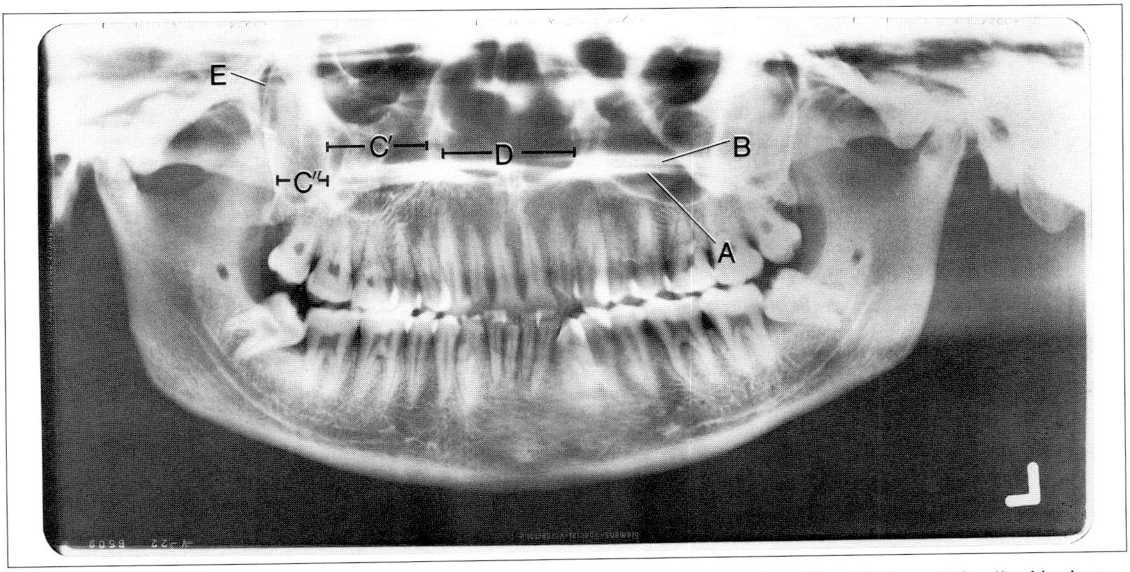

Abb. 5-1b Resultierende Aufnahme, die den Processus palatinus des Oberkiefers (A), die Horizontalfläche des knöchernen Gaumens (B), die vorderen Teile (C′) und hinteren Teile (C″) der Kieferhöhlen, die Nasenhöhle (D) und die Fissura pterygomaxillaris (E) zeigt.

Abb. 5-2 bis 5-6 Positionierungsfehler. Erscheinungsformen eines trockenen Schädels bei unterschiedlicher Positionierung im Orthopantomogramm.

Abb. 5-2a und b Der linke Kiefer liegt näher am Film als der rechte Kiefer.

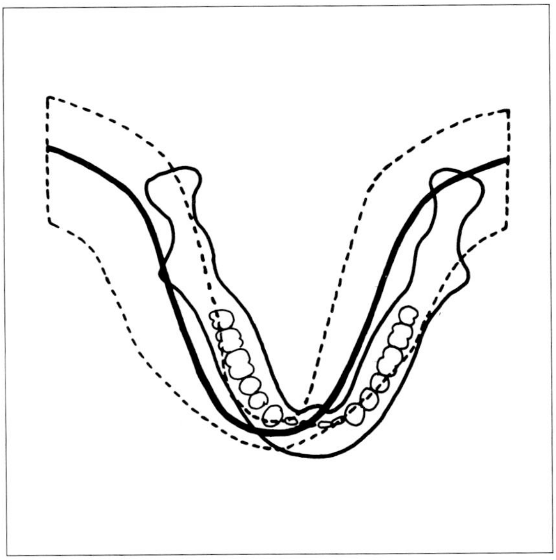

Abb. 5-2a Zeichnung, in der die mittlere Sagittalfläche 1,5 cm nach links von der Standardposition verschoben ist.

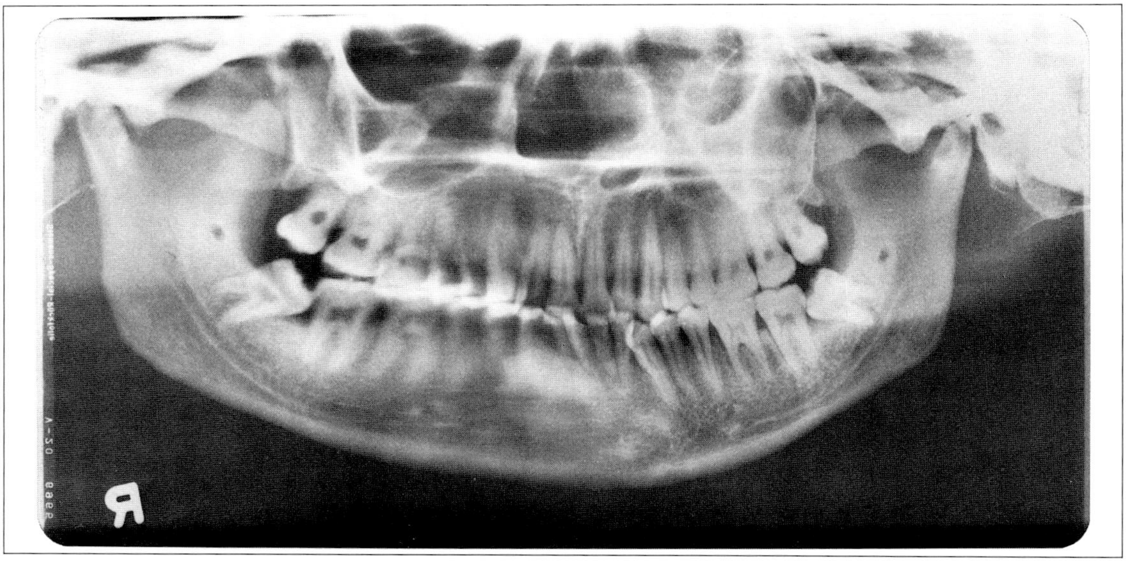

Abb. 5-2b Die resultierende Aufnahme zeigt die Bildabweichung.

Anmerkung: Ausgedehnte Verwischung und Verlängerung des rechten Kiefers und leichte Verwischung des linken Kiefers.

Abb. 5-3a und b Position mit erhöhtem Kinn.

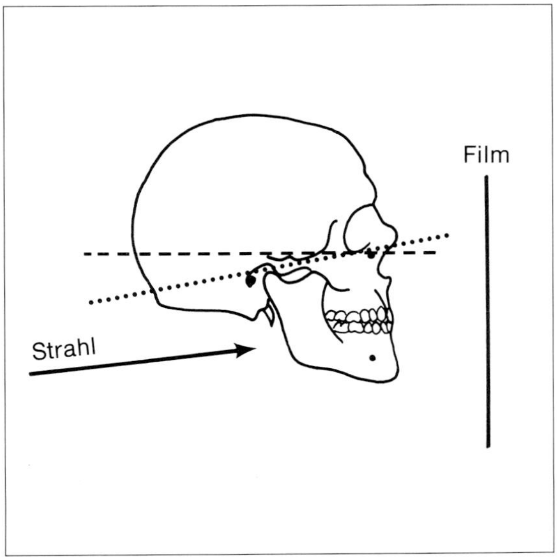

Abb. 5-3a Zeichnung, auf der die Meatus-Infraorbital-Ebene (.....) um 10° von der Standardposition (-----) abweicht.

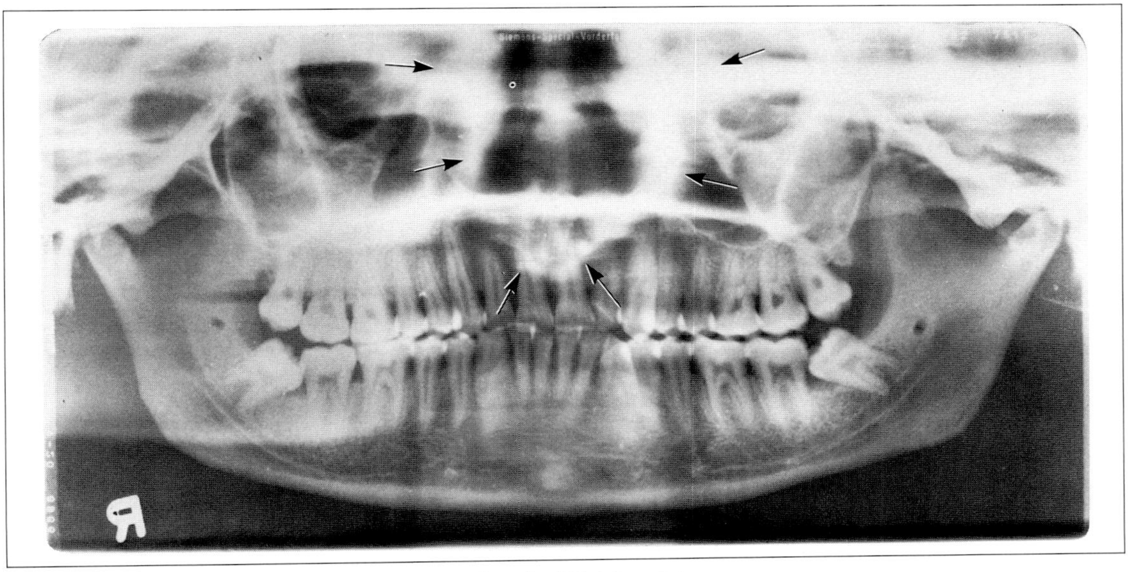

Abb. 5-3b Die resultierende Aufnahme zeigt die Bildabweichung.

Anmerkung: Die Kiefer sind überall verlängert, aber die Verzerrung der Maxilla ist stärker als die der Mandibula (der Abstand zwischen den Kondylen hat stärker zugenommen als der Abstand zwischen den Kieferwinkeln). Der Sekundärschatten vom Okzipitale verdeckt die Oberkieferdetails.

Abb. 5-4a und b Position mit gesenktem Kinn.

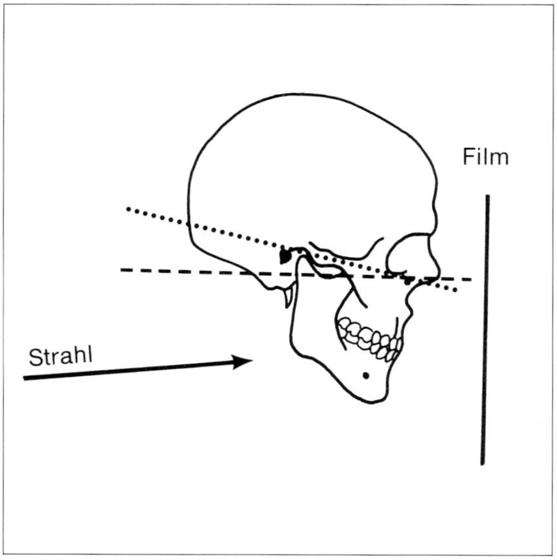

Abb. 5-4a Zeichnung, auf der die Meatus-Infra-orbital-Ebene (.....) um 10° von der Standardposition (----) abwärts geneigt ist.

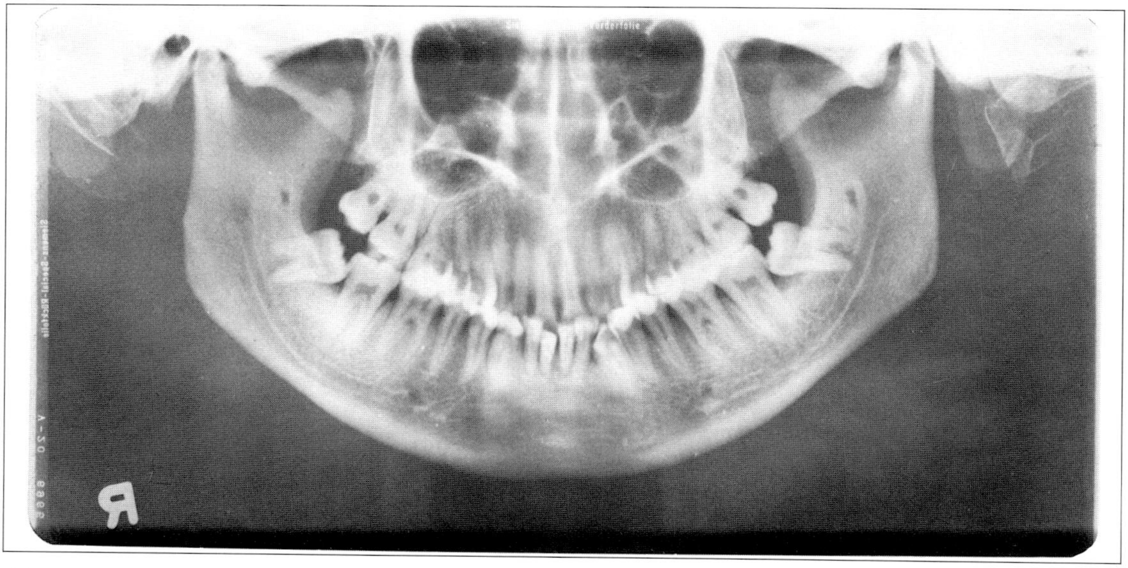

Abb. 5-4b Die resultierende Aufnahme zeigt die Bilddiskrepanz.

Anmerkung: Die Kieferlänge hat rundum abgenommen, aber die Verzerrung des Oberkiefers ist größer als die des Unterkiefers (der Abstand zwischen den Kondylen ist stärker geschrumpft als der Abstand zwischen den Kieferwinkeln).

Abb. 5-5a und b Vorgerückte Kiefer.

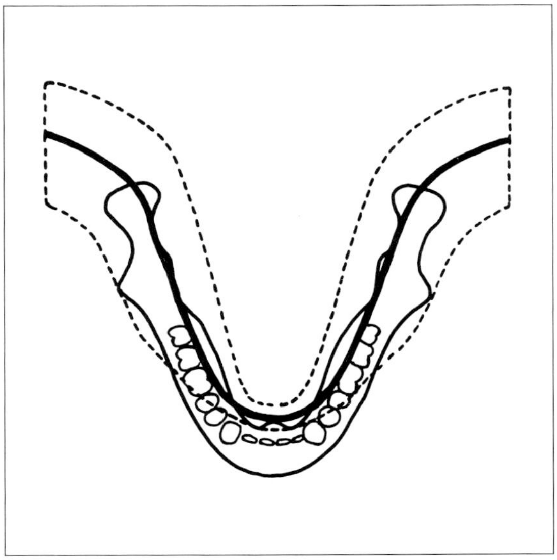

Abb. 5-5a Zeichnung, die die Kiefer 1 cm von der Standardposition nach vorn abweichend zeigt.

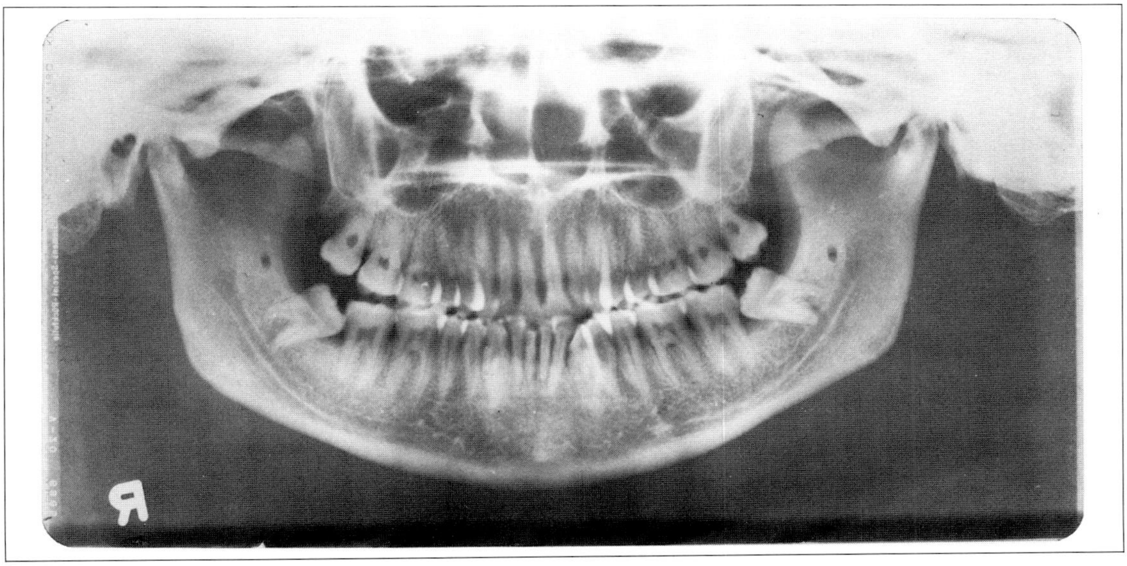

Abb. 5-5b Die resultierende Aufnahme zeigt die Bilddiskrepanz.

Anmerkung: Die Kieferlänge hat überall leicht abgenommen, aber der anteriore Zahnbogen ist stärker verkürzt als der posteriore Zahnbogen.

Abb. 5-6a und b Zurückgerückte Kiefer.

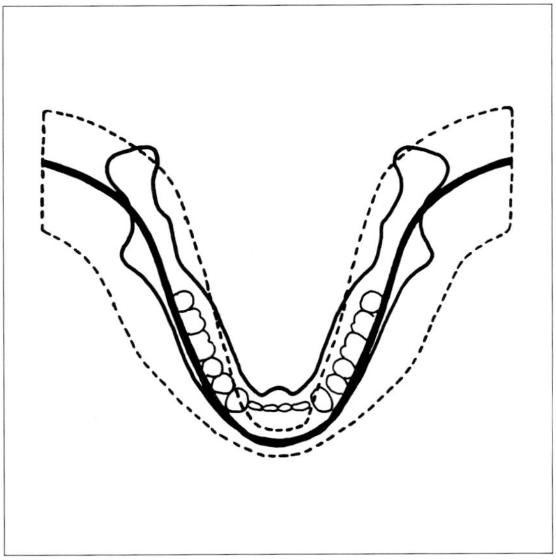

Abb. 5-6a Zeichnung, die die Kiefer 1 cm hinter die Standardposition verschoben zeigt.

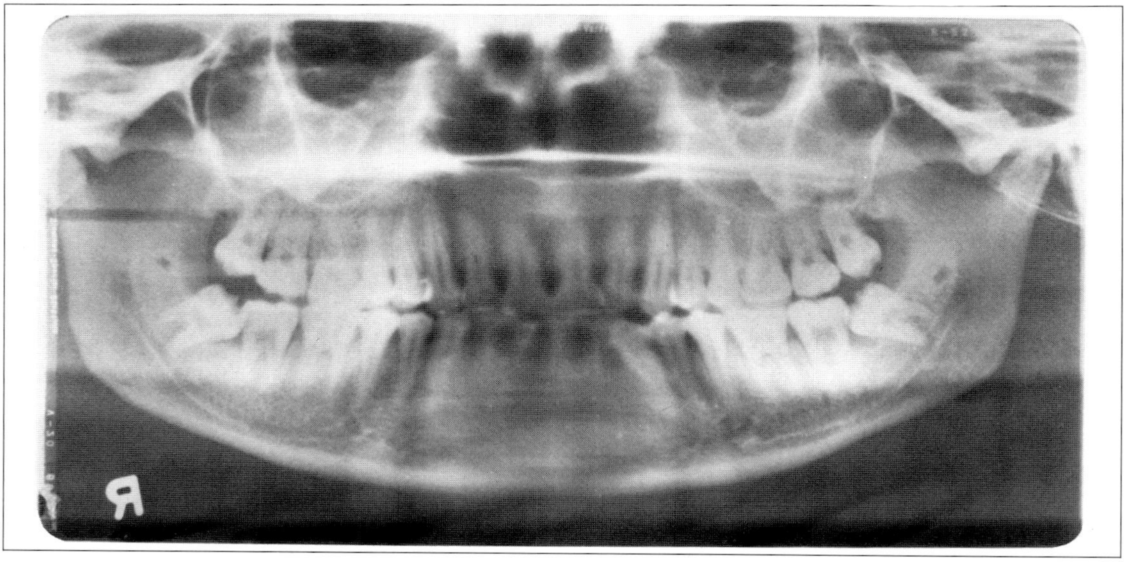

Abb. 5-6b Die resultierende Aufnahme zeigt die Bilddiskrepanz.

Anmerkung: Die Länge der Kiefer hat überall zugenommen, der anteriore Zahnbogen ist stark verwischt und elongiert, und es fällt ein Sekundärschatten des Unterkiefers auf.

Anteile, und die pterygomaxilläre Fissur erscheint außerhalb der posterioren Kieferhöhlen.

Kleine Fehler in der Positionierung des Schädels erzeugen große Diskrepanzen in der Schärfe der Strukturen, ihrer Größe und ihrer Lagebeziehung zueinander auf der Aufnahme. Häufige Positionierungsfehler werden in den Abbildungen 5-2 bis 5-6 dargestellt. Die Aufnahmen wurden mit demselben trockenen Schädel und demselben Gerät hergestellt wie Abb. 5-1.

Bilddiskrepanzen, die Anomalien vortäuschen

Positionierungsfehler verursachen häufig Bilddiskrepanzen, die für Anomalien gehalten werden können. Fehldiagnosen werden vermieden, wenn die gesamte Aufnahme zuerst genau auf Bilddiskrepanzen hin überprüft wird. Erinnern Sie sich daran, daß die Erscheinung der Kiefer auf der Aufnahme Anhaltspunkte zum Erkennen von Positionierungsfehlern liefert:

1. Zu weit *hinter der Fokusrinne* liegende Strukturen sind verlängert und verwischt.
2. Zu weit *vor der Fokusrinne* liegende Strukturen sind verkürzt und leicht verwischt.
3. Eine Position mit *zurückversetzten Kiefern* vergrößert die Gesamtlänge der Kiefer.
4. Eine Position mit *nach vorn verschobenen Kiefern* vermindert die Gesamtlänge der Kiefer.
5. Eine Position mit *gesenktem Kinn* verkürzt den Oberkiefer stärker als den Unterkiefer.
6. Eine Position mit *aufwärts gerichtetem Kinn* verlängert den Oberkiefer mehr als den Unterkiefer.

Die häufigeren Bilddiskrepanzen, die Kieferanomalien simulieren, werden in den Abbildungen 5-7 bis 5-11 gezeigt. Diese Fälle werden zur Übung vorgestellt. Der Leser soll zuerst das Röntgenbild auf Bilddiskrepanzen hin überprüfen, wobei er die aufgelisteten Anhaltspunkte verwenden soll. Dann soll der Positionierungsfehler bestimmt werden, indem man sich an die anatomischen Verhältnisse, die vertikale von horizontalen Positionierungsfehlern unterscheiden helfen, erinnert. Zuletzt betrachten Sie den Abschnitt der Legende, der mit „Fehler“ beschriftet ist.

Wie schon zuvor gezeigt, variieren die pantomographischen Diskrepanzen auch mit der Art des verwendeten Röntgengerätes. Jedoch sind durch verschiedene Geräte hervorgerufene Bilddiskrepanzen nicht so stark wie die, die auf Positionierungsfehlern beruhen, und sie betreffen hauptsächlich Kieferabschnitte, in denen die Fokusrinne eng ist.

In einer unveröffentlichten Arbeit fand der Autor, daß eine Positionierung außerhalb der Standardposition, wie sie in der Bedienungsanleitung für das Gerät gezeigt wurde, die häufigste Ursache für fehlerhafte pantomographische Aufnahmen war. Mangelnde Sorgfalt bei der Patientenpositionierung kann zu Fehlinterpretationen, falschen Diagnosen und zu gelegentlich erforderlichen Neuaufnahmen führen.

Abb. 5-7a und b Fall 1: Die Nasenspitze täuscht eine Kieferanomalie vor.

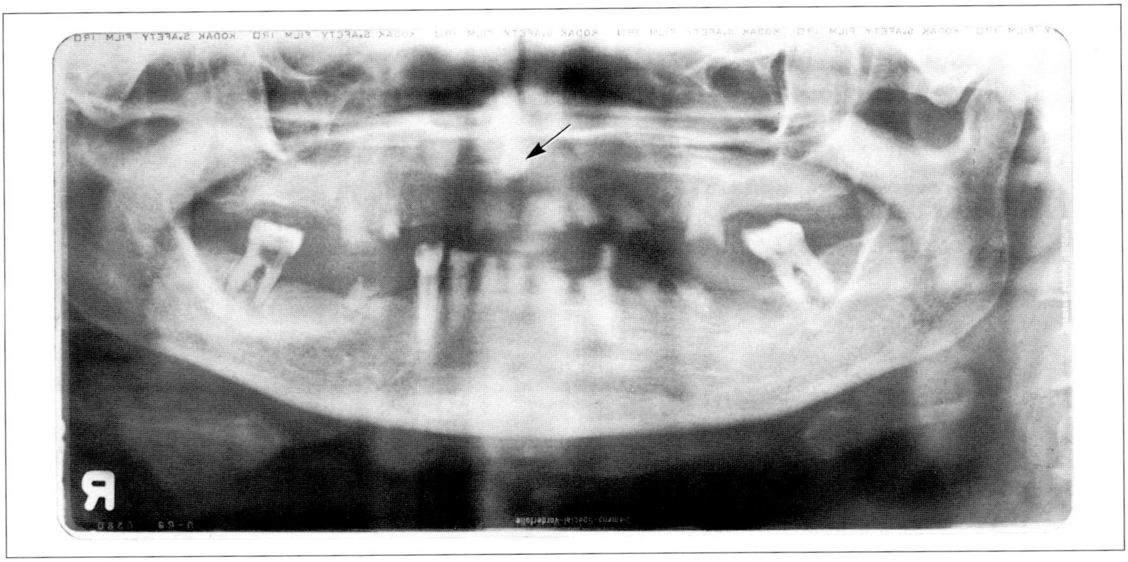

Abb. 5-7a Das Orthopantomogramm zeigt die Bilddiskrepanz und eine scharf begrenzte Verschattung (Pfeil).

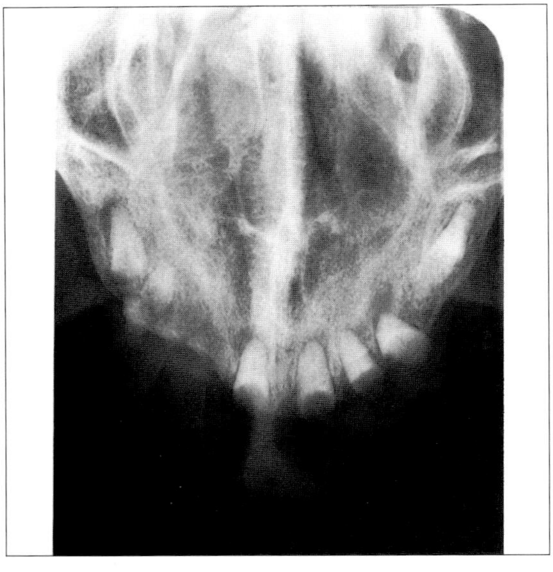

Abb. 5-7b Eine Oberkieferaufbißaufnahme zeigt bei demselben Patienten die Verschattung nicht (Reproduktion im Maßstab 1:1).

Fehler: Die Kiefer stehen hinter der Standardposition, wodurch die Nasenspitze in die Fokusrinne rutscht.

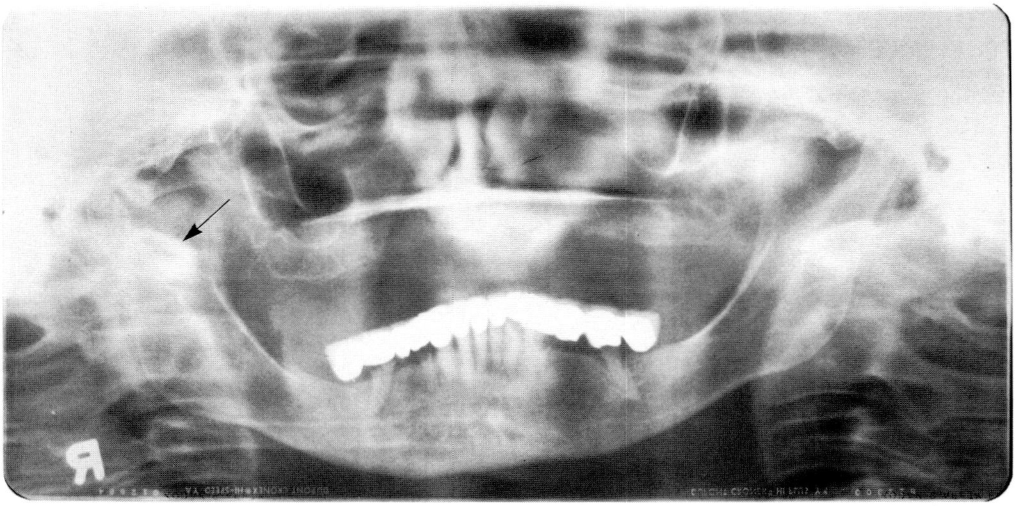

Abb. 5-8 Fall 2: Die Halswirbel können mit einer Kondylusfraktur verwechselt werden. Das Orthopantomogramm zeigt die Bilddiskrepanz und eine scharf begrenzte Verschattung (Pfeil) im Bereich des rechten Collum mandibulae. Die erhöhte Dichte sollte nicht für eine Überlagerung frakturierter Knochenteile gehalten werden.

Fehler: Das Kinn ist angehoben, und die Kiefer stehen vor der Standardposition, wodurch der Dornfortsatz des ersten Halswirbels auf den Hals des Kondylus projiziert wird.

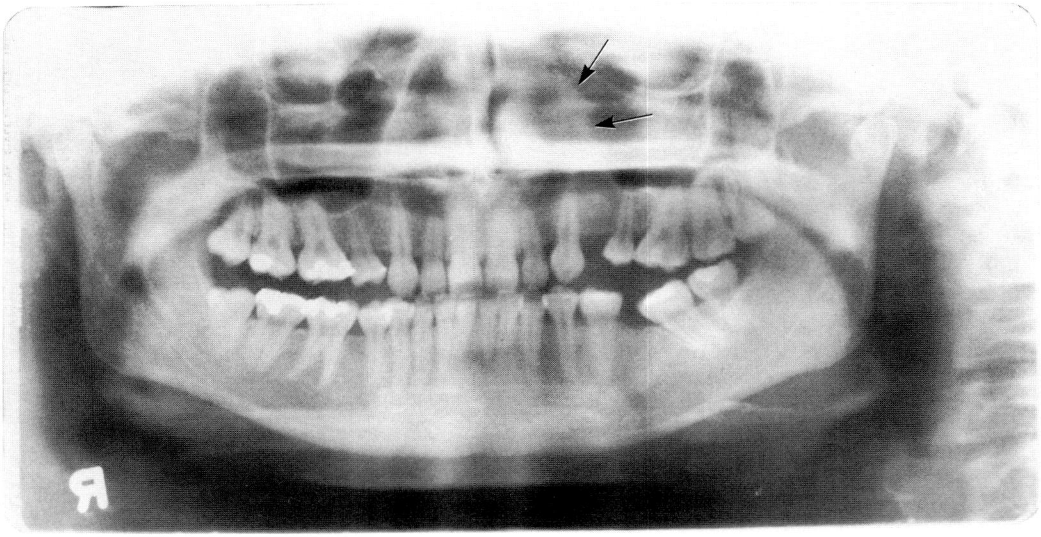

Abb. 5-9 Fall 3: Die unscharf begrenzte Kieferhöhle kann für eine Verdünnung gehalten werden. Das Orthopantomogramm zeigt die Bilddiskrepanz. Die Grenzen der rechten Kieferhöhle sind scharf gezeichnet, die der linken Kieferhöhle jedoch unscharf, und die mediale Wand fehlt (Pfeile). Eine zweite Aufnahme desselben Patienten zeigt beide Kieferhöhlen mit normaler Begrenzung.

Fehler: Der Kiefer liegt rechts näher am Film als links, und die mediale Wand der linken Kieferhöhle wird so hinter die Fokusrinne plaziert.

Abb. 5-10a und b Fall 4: Die Cellulae mastoideae sind über die Kiefergelenke projiziert und können dadurch Läsionen der Kiefergelenke vortäuschen.

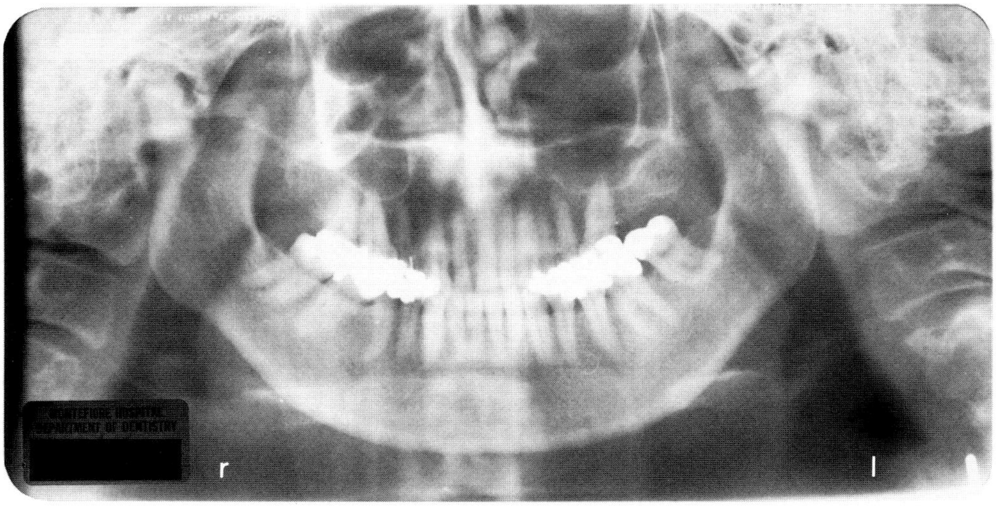

Abb. 5-10a Das Orthopantomogramm zeigt die Bilddiskrepanz und mehrere Läsionen an den Kiefergelenken.

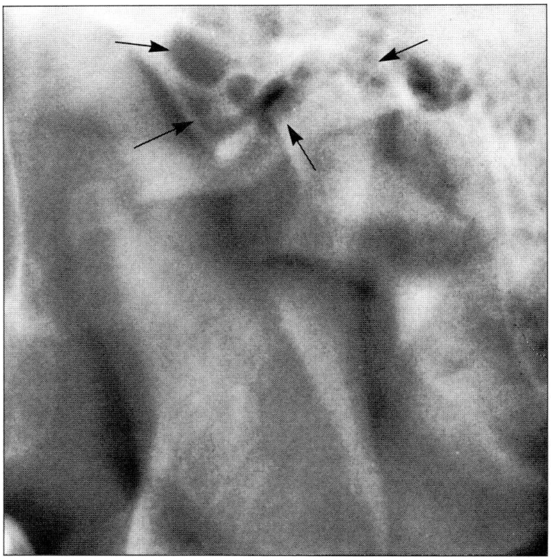

Abb. 5-10b Das linke Gelenk mit Pfeilen an den Belüftungszellen (Cellulae mastoideae, Reproduktion im Maßstab 1:1).

Fehler: Die Kiefer stehen vor der Standardposition, und das Kinn ist gesenkt, wodurch die mastoidalen Belüftungszellen über die Kiefergelenke projiziert werden.

Abb. 5-11a und b Fall 5: Kieferasymmetrie ohne anatomische Grundlage.

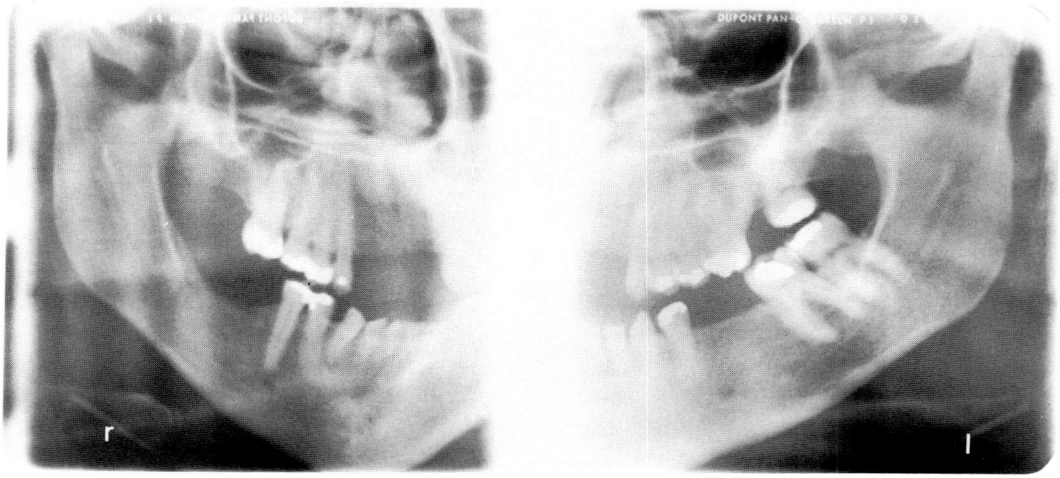

Abb. 5-11a Die Panorexaufnahme zeigt die Bilddiskrepanz und die Dimensionsunterschiede zwischen dem rechten und dem linken Kiefer.

Fehler: Die Medianebene ist von der Standardposition nach rechts verschoben, wodurch die rechten Kiefer verkürzt und die linken verlängert erscheinen. Außer am linken Unterkieferramus und -kondylus ist über das gesamte Bild eine kontinuierlich variierende Verwischung und horizontale Verzerrung erkennbar, die den Abstand der Kiefer von der Schärfeebene (P) und der Fokusrinne (FT) widerspiegelt, wie er in Abb. 5-11b gezeigt wird.

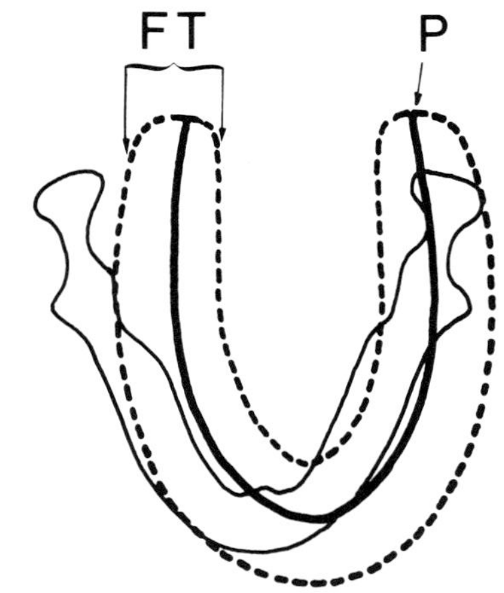

Abb. 5-11b Die Zeichnung zeigt die Position der Kiefer zur Schärfeebene (P) und zur Fokusrinne (FT).

Kapitel 6

Normale anatomische Variationen der Kiefer

Zahnfollikel

Ein sich normal entwickelnder Zahn ist von einer radioluzenten kapselartigen Kondensation embryonalen Bindegewebes umgeben, das Zahnsäckchen oder Zahnfollikel genannt wird. Der Follikel formt sowohl einfaches Bindegewebe an der Krone als auch ein periodontales Ligament in der Region der späteren Wurzel.

Die röntgenologische Erscheinung des Follikels variiert mit dem Stadium der Zahnentwicklung. Betrachten Sie Abb. 6-1a und b:

1. Während der Kronenentwicklung wird der strahlendurchlässige Follikularraum (B) von einer radiopaken dünnen Schicht dichten Knochens (A) – sklerotische Randzone genannt – umgeben.
2. Nach Beginn der Wurzelentwicklung erscheinen die Lamina dura (C) im Gebiet des Parodontalspalts (D) und der perikoronalsklerotische Rand (A) übergangslos. Zudem verschmelzen Parodontalspalt und Follikularraum (D und B).
3. Während des Zahndurchbruches verlieren die Lamina dura (C) und der sklerotische Rand (A) an Dichte, und der sklerotische Rand kann völlig verschwinden. Der Follikularraum (B) verbleibt, bis der Zahn völlig durchgebrochen ist.

Die normale Größe des Follikularraums ist von Zahn zu Zahn sehr unterschiedlich: Häufig wird dieser Raum auffälliger, wenn der Zahn sich seinem Durchbruch nähert. Die bleibenden Oberkiefereckzähne haben gewöhnlich die größten Follikularräume. Beachten Sie als Beispiel dazu Abb. 6-1c. Hier ist eine normale Follikularvergrößerung wahrscheinlich, weil die Aufnahmebefunde beidseitig die gleichen waren.

Havers-Kanäle im Unterkiefer

Havers-Kanäle werden auf den Aufnahmen als vertikale Verschattungslinien gesehen. Ihr Erscheinen ist in beiden Kiefern möglich, im Unterkiefer jedoch häufiger, besonders in der anterioren Region. Havers-Kanäle im Unterkiefer stammen vom Mandibularkanal und erstrecken sich aufwärts entweder zwischen den Zähnen oder zu den Zahnwurzeln (*Stafne,* 1969).

Häufig sieht man auf Röntgenaufnahmen die Havers-Kanäle nicht. *Britt* fand 1977, daß nur 14 % der untersuchten Unterkiefer auf Zahnfilmen Havers-Kanäle aufwiesen. In derselben Arbeit ergaben histologische Befunde, daß Strukturen mit dem Filmmuster von Havers-Kanälen neurovaskuläre Bündel waren; Havers-Kanäle, die neurovaskuläres Gewebe enthielten, wurden in allen Unterkieferabschnitten gezeigt, in denen röntgenologisch keine Kanäle nachweisbar waren. Auf Pantomogrammen sieht man die Havers-Kanäle normalerweise nicht, außer wenn sie direkt an oder nahe der Schärfeebene liegen, wie in Abb. 6-2.

Abb. 6-1a bis c Zahnfollikel.

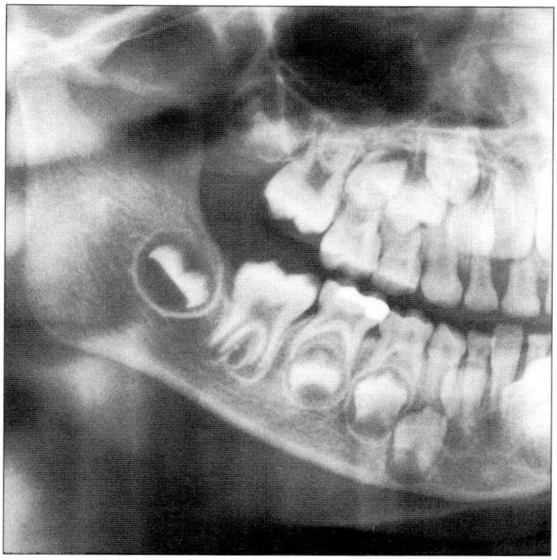

Abb. 6-1a Pantomogrammausschnitt, der die Entwicklungsstadien bleibender Zähne zeigt.

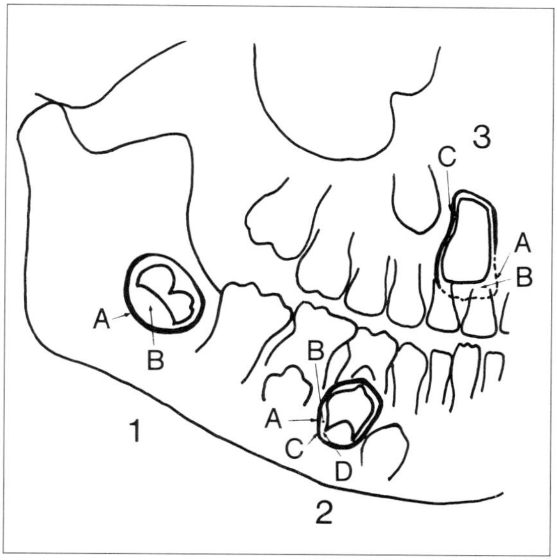

Abb. 6-1b Zeichnung derselben Aufnahme mit charakteristischen anatomischen Punkten, die im Text erläutert werden.

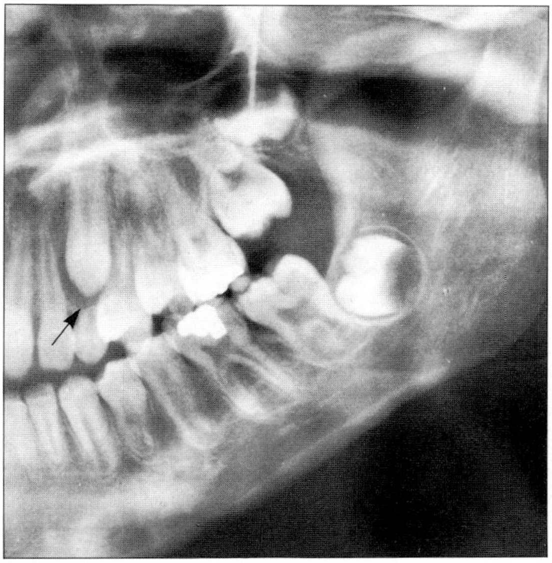

Abb. 6-1c Pantomogrammausschnitt, der ein vergrößertes Zahnsäckchen (Pfeil) eines bleibenden Oberkiefer-Eckzahns zeigt.

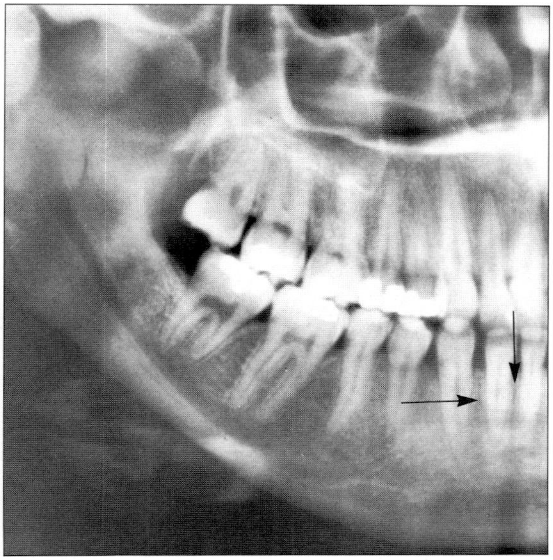

Abb. 6-2 Pantomogrammausschnitt, der Havers-Kanäle zeigt (Pfeile).

Lateralflächen des Processus pterygoideus

Die lateralen Flügelfortsatzflächen bilden die mediale Begrenzung der Fossa infratemporalis. Die posteriore Grenze der Fläche ist mit dem Processus spinosus des Keilbeins durch ein Ligament verbunden, das verschiedene Grade von Verknöcherung zeigt. Der erste Anatom, der drei Formen der lateralen Flügelfortsatzfläche beschrieben hat, war *Civinini* im Jahre 1835 (*Tebo,* 1968). Abb. 6-3a zeigt diese Formen:

1. Verknöcherung in Form eines Vorsprunges an der unteren hinteren Grenze der Fläche,
2. eine starke Annäherung der Fläche an den Processus spinosus und
3. eine vollständige knöcherne Vereinigung zwischen der Fläche und der Basis des Processus spinosus mit Ausbildung eines oder mehrerer Foramina.

Tebos (1968) Rückblick auf anatomische Studien zeigte ein durchschnittliches Auftreten der knöchernen Vereinigung zwischen dem Processus spinosus und der lateralen Flügelfortsatzfläche mit Foramenbildung bei 4,3 % der Schädel. Auf Pantomogrammen ist die laterale Flügelfortsatzfläche in der Fossa infratemporalis sichtbar und teilweise durch den Processus coronoideus überdeckt (Abb. 6-3b).

Trabekulation der Kiefer

In normalen Kiefern sieht man extreme Unterschiede in der Trabekelstruktur des Spongiosaknochens. Im allgemeinen haben die Oberkieferknochen feine gleichförmige Trabekel. Im Gegensatz dazu sind die Unterkiefertrabekel groß und unterschiedlich ausgeprägt. Ihr röntgenologisches Erscheinungsbild reflektiert den Trabekularbau ebenso wie die Dicke des Spongiosaknochens.

Unterschiede in der Knochenkonfiguration betreffen die Dichte des betrachteten Spongiosaknochens in der Fossa submandibularis, der Fossa sublingualis und der Fossa canina im Oberkiefer. Die Röntgenaufhellungen dieser Gruben sind häufig auf Pantomogrammen zu sehen. Sie erscheinen beidseitig und sollten nicht für Anomalien gehalten werden.

Große Trabekel, die blutbildendes oder Fettmark enthalten, können auf Pantomogrammen als unscharf begrenzte Aufhellungen ohne Trabekulation erscheinen. Diesen Zustand sieht man am häufigsten beidseitig in der Unterkiefermolarenregion.

Eine Unterscheidung von Aufbau- und Größenveränderung des Spongiosaknochens kann röntgenologische und klinische Überprüfung erfordern. Abb. 6-4a zeigt z. B. die pantomographische Erscheinung des linken Kiefers eines Patienten. Beachten Sie, daß die vertikalen Dimensionen des Oberkiefer- und Unterkieferalveolarfortsatzes, gemessen vom Foramen mentalis zur Crista alveolaris und vom Processus palatinus des Oberkiefers zur Crista alveolaris, annähernd gleich sind und daß ihre Dichte gleich groß ist. Modelle desselben Patienten zeigen in Abb. 6-4b breite Oberkiefer, aber schmale Unterkieferalveolarfortsätze. Eine Biopsie beider Kiefer ergab normalen Knochen mit sparsamem Oberkiefer- und dichtem Unterkiefertrabekulationsmuster.

Abb. 6-3a und b Lateralfläche des Processus pterygoideus.

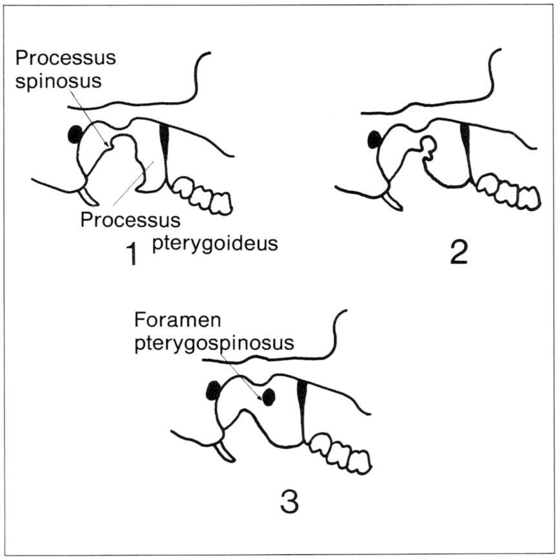

Abb. 6-3a Zeichnung, die drei Flächenformen zeigt (basierend auf der Arbeit von *Civinini* [1835], wie von *Tebo* [1968] berichtet).

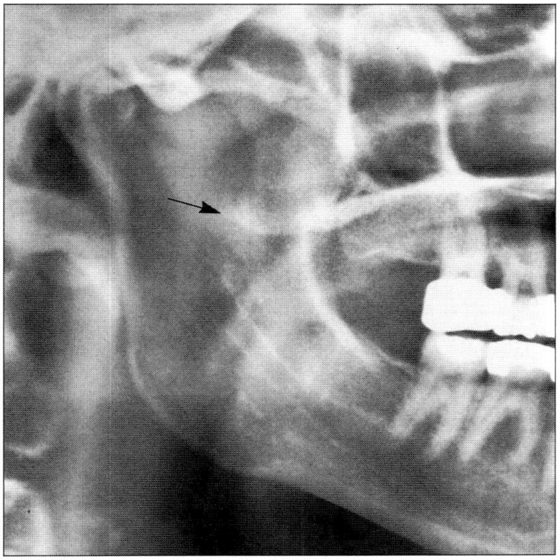

Abb. 6-3b Lateralfläche des Processus pterygoideus mit Projektion auf die posteriore Grenze (Pfeil).

Abb. 6-4a und b Auswirkung von Trabekularräumen und Spongiosadicke auf die Bilddichte.

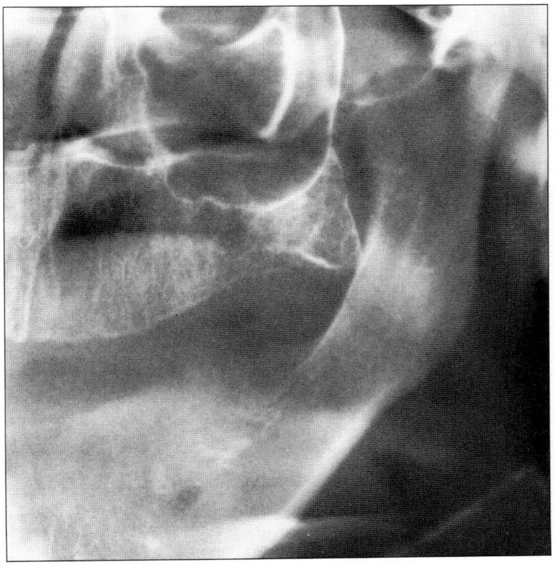

Abb. 6-4a Pantomogrammausschnitt, der die Höhe und Dichte der Alveolarfortsätze zeigt.

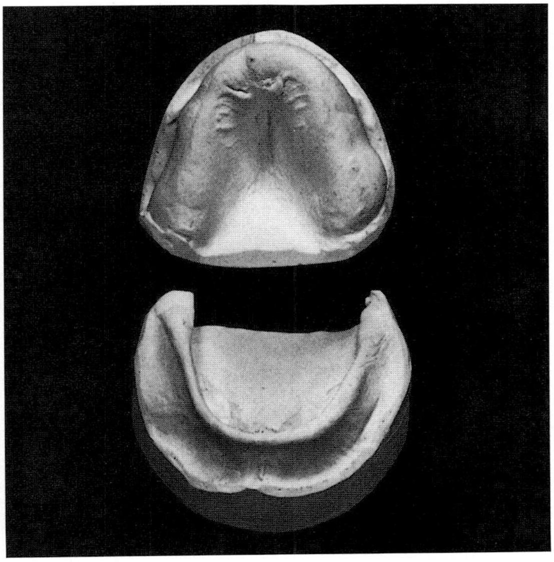

Abb. 6-4b Modelle zeigen die horizontalen Dimensionen der Oberkiefer- und Unterkieferalveolarkämme.

Foramen mentale

Das Foramen mentale passiert die Kortikalis des Unterkiefers schräg mit leicht superiorer und posteriorer Richtung (*Inkster,* 1964). Die Lokalisation des Foramens ist in vertikaler ebenso wie in horizontaler Richtung sehr verschieden. Die vertikale Position des Foramens liegt im allgemeinen in der Mitte zwischen der oberen und unteren Kante des Kiefers; seine horizontalen Positionen reichen dagegen von der Wurzel des ersten Prämolaren bis zu den Wurzeln des ersten Molaren (*Tebo* und *Telford,* 1950).

Normalerweise sieht man auf Pantomogrammen das Foramen mentale; auf Zahnfilmen ist es dagegen häufig nicht sichtbar (Abb. 6-5a). *Fishel* et al. (1976) fanden das Foramen auf 47 % der Zahnfilme, jedoch nur in 30 % der Fälle auf beiden Seiten. Pantomographische und Zahnfilmbefunde sind weitestgehend durch Unterschiede in der Projektion zu erklären. Die pantomographische Projektion ist zu der superior-posterioren Neigung des Foramens nahezu parallel, während der konventionelle Röntgenstrahl das Foramen schräg passiert, wodurch Bildschärfe verlorengeht. In Fällen starken Verlustes der Alveolarknochenhöhe sieht man das Foramen röntgenologisch nahe der oberen Grenze des Unterkiefers (Abb. 6-5b).

Exostosen

Exostosen sind Knochenvorsprünge. Sie können entweder aus einer reinen kortikalen Masse bestehen oder aus einer Kombination von äußerer Kortikalis und innerem Trabekularknochen. Sie variieren in Größe, Form, Anzahl und Lokalisation. Sie erscheinen meistens an der mittleren palatinalen Sutur des harten Gaumens und werden in dieser Lokalisation Torus palatinus genannt. Bei weißen und schwarzen Erwachsenen taucht ein Torus palatinus zu annähernd 20 % der Fälle auf, wobei Frauen doppelt so oft betroffen sind wie Männer. In mongoloiden Gruppen ist das Vorkommen sehr viel größer (*Gorlin,* 1970).

Der zweithäufigste Sitz einer Exostose ist die linguale Oberfläche des Unterkiefers beidseitig oberhalb der Crista mylohyoidea. Zwischen den Rassen ist die Häufigkeit sehr unterschiedlich. Obwohl Exostosen an der fazialen Oberfläche der Zahnbogen auftauchen können, ist dieser Zustand extrem selten. Auf Pantomogrammen erscheinen Exostosen als scharf begrenzte einheitliche Röntgenverschattung (Abb. 6-6).

Abb. 6-5a und b Foramen mentale.

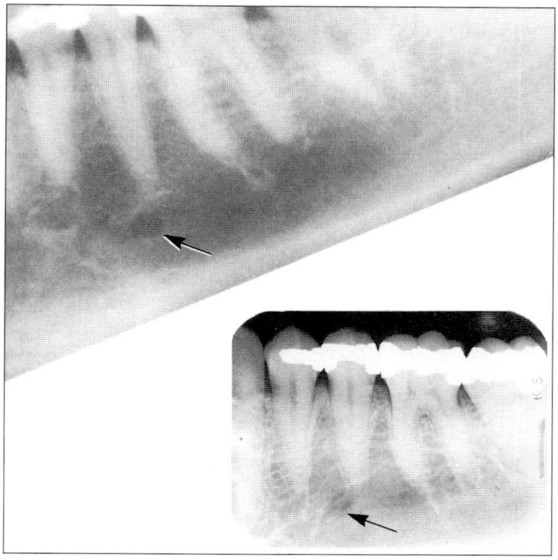

Abb. 6-5a Pantomogrammausschnitt (oben) und Zahnfilm desselben Patienten (unten), die das Foramen (Pfeil) zeigen (Reproduktion im Maßstab 1:1).

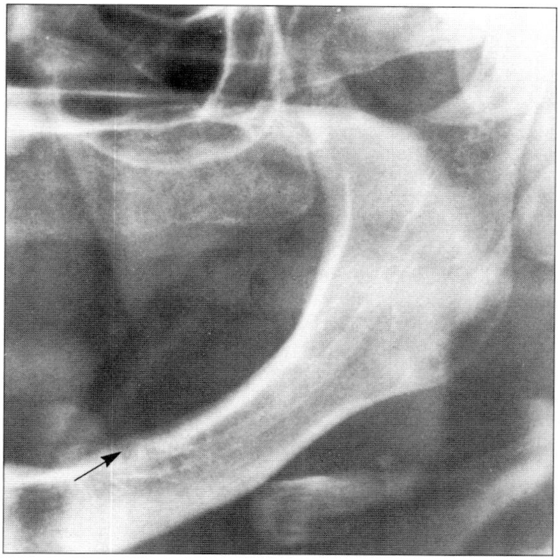

Abb. 6-5b Ausgedehnter Verlust von Alveolarkammhöhe verändert die Lage des Foramens (Pfeil).

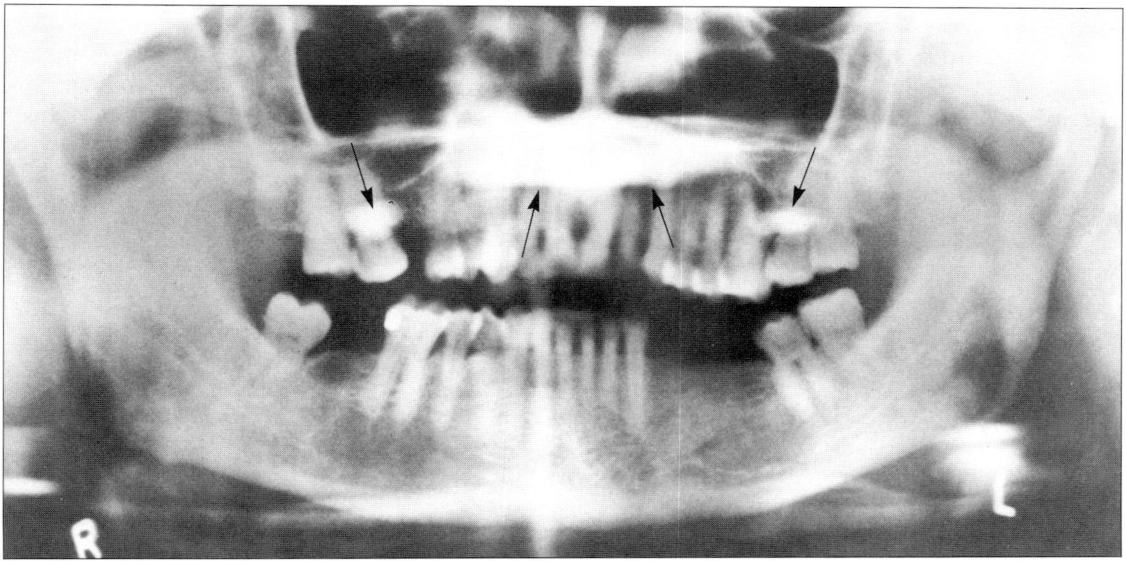

Abb. 6-6 Panellipseaufnahme mit markierten palatinalen und bilateralen fazialen Exostosen (Pfeile) am Oberkiefer.

Antegoniale Kerbe vor dem Unterkieferwinkel

Eine antegoniale Kerbe ist die nach oben gerichtete Kurvatur der unteren Unterkiefergrenze. Sie wird vor dem Kieferwinkel gefunden. Diese Kerbe zeigt eine Knochenreformation; ihre Form hängt in erster Linie von dem Ansatz und der Betätigung des Musculus masseter und des Musculus geniohyoideus ab (*Hovell,* 1965).

Normale Kiefer mit prominenten Massetermuskeln zeigen nur eine leichte antegoniale Einkerbung (Abb. 6-7). Angeborene und erworbene Kieferverformungen können eine starke Einkerbung erzeugen; sie betreffen gewöhnlich entweder die Ramushöhe oder die Länge des Unterkieferkörpers und verändern so die Richtung der Muskelaktivität des Musculus geniohyoideus (*Becker* et al., 1976).

Linguale Kinnhöcker

Linguale Kinnhöcker sind Knochenvorsprünge auf der inneren Oberfläche des Unterkieferkörpers. Sie erscheinen nahe der Unterkiefersymphyse in der Mitte zwischen der superioren und inferioren Ausdehnung des Kiefers. Gewöhnlich findet man zwei Paare, auf jeder Seite der Symphyse eines. Diese individuellen Höcker sind häufig klein und schwierig zu erkennen. In manchen Fällen fusionieren sie jedoch und formen entweder zwei große Höcker, wie in Abb. 6-8 zu sehen, oder eine große Prominenz.

Unterkieferknochenvorsprung

Der Unterkieferknochenvorsprung ist eine kleine knöcherne Prominenz auf der seitlichen Oberfläche des Unterkieferwinkels. Er wird im allgemeinen bei Kiefern mit prominenten Massetermuskeln gesehen und spiegelt eine Knochenreformation wider (Abb. 6-9). Dieser Zustand ist auf Pantomogrammen beidseitig zu sehen und klinisch durch Palpation verifizierbar.

Canalis incisivus

Gewöhnliche Befunde zeigen den Canalis incisivus Y-förmig mit einer Öffnung hinter den zentralen Oberkieferschneidezähnen und zwei Öffnungen im Boden der Nasenhöhle, eine auf jeder Seite des Nasenseptums (*Shapiro,* 1954). Pantomogramme zeigen meistens einen einzigen weiten Kanal mit zwei Öffnungen. Der Kanal ist auf den meisten Aufnahmen an der anterioren senkrechten Oberkiefermittellinie zu sehen. Panorexaufnahmen zeigen ihn jedoch lateral von der Mittellinie, weil hier der anteriore Kieferbogen schräg projiziert wird (Abb. 6-10). Die Erkennbarkeit und Größe des Kanals verändert sich mit seinem Abstand von der Schärfeebene.

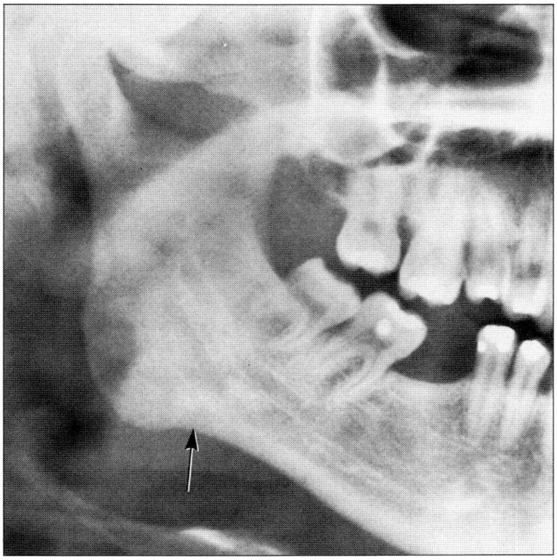

Abb. 6-7 Der Pantomogrammausschnitt zeigt eine antegoniale Kerbe (Pfeil).

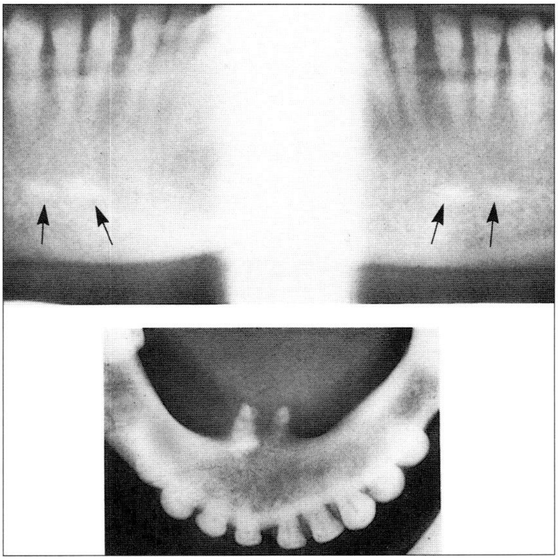

Abb. 6-8 Die lingualen Kinnhöcker (Pfeile) auf einem Panorexfilmausschnitt (oben). Aufbißaufnahme derselben Mandibula (unten); der rechte Höcker ist künstlich erhellt.

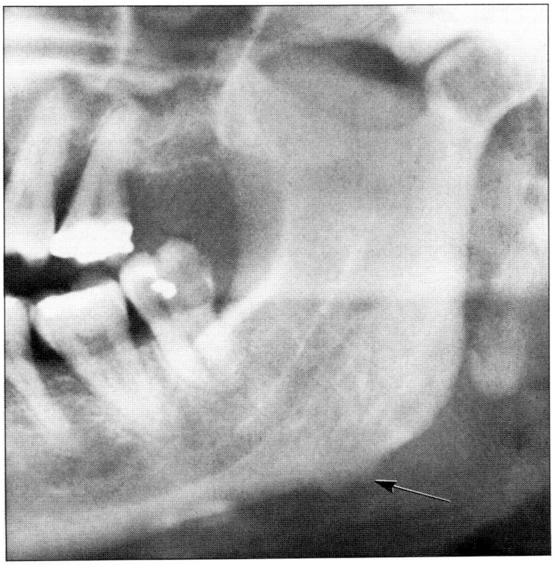

Abb. 6-9 Ein Pantomogrammausschnitt zeigt den Unterkieferknochenvorsprung (Pfeil).

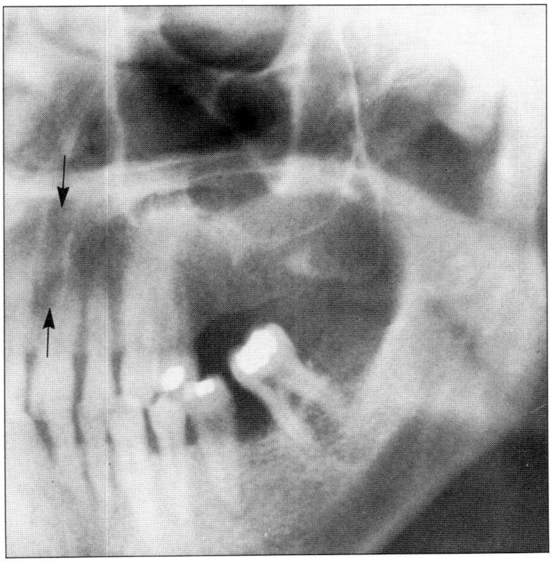

Abb. 6-10 Panorexfilmausschnitt, der den Canalis incisivus zeigt (Pfeile).

Verschattung des Processus styloideus und des Ligamentum stylohyoideum

Anatomische Variationen der Form des Processus styloideus oder Verknöcherungen der stylohyoidalen Verbindung sind häufig. Anatomen akzeptieren im allgemeinen eine Länge des Styloids von weniger als 25 mm als normal. Eine Verknöcherung wird nur entlang dem stylohyoidalen Ligament gesehen; eine Beteiligung des stylomandibulären Ligaments wurde bisher nicht gefunden (*Frommer,* 1974). Gewebeuntersuchungen haben gezeigt, daß die Ursache für die Verschattung eine Knochenformation ist; daher sollten Bezeichnungen wie „Hyperkalzifikation" nicht zur Beschreibung dieses Zustandes benutzt werden (*Marano* et al., 1972).

Die Häufigkeit der pantomographischen Darstellung von Styloidverlängerungen von mehr als 25 mm reicht von 1,4 % bei *Gossman* und *Tarsitano* (1977) bis zu 18 % bei *Corell* et al. (1979). Eine Korrelation zwischen den klinischen und röntgenologischen Befunden existiert meistens nicht. *Gossman* und *Tarsitano* (1977) beobachteten, daß 50 % ihrer Patienten ohne Symptome eine größere Styloidverlängerung hatten als Patienten mit Symptomen. In der Praxis werden die meisten Unregelmäßigkeiten des Processus styloideus und des Ligamentum stylohyoideum röntgenologisch bei Patienten gefunden, die weder Symptome noch eine Krankengeschichte hierzu aufweisen.

Pantomogramme können extreme Abweichungen in Länge, Dicke und Krümmung des Processus styloideus sowie eine Verknöcherung entweder eines Teiles oder des gesamten Ligamentum stylohyoideum zeigen. Betrachten Sie die Fälle in den Abbildungen 6-11a bis d. Es werden nur Fälle von symptomlosen Patienten ohne Krankengeschichte zu der beschriebenen Erscheinung gezeigt. Die pantomographischen Befunde waren beidseitig gleich. Daher ist nur eine Seite der Originalaufnahmen abgebildet.

Abbildung 6-11a zeigt einen Processus styloideus, der auf der Aufnahme kürzer als 25 mm ist. Eine intraorale Palpation in der Fossa tonsillaris ergab keine knöcherne Struktur.

Abbildung 6-11b zeigt einen stark verlängerten Processus styloideus, der auf der Aufnahme 50 mm mißt. Eine intraorale Palpation des Processus styloideus in der Fossa tonsillaris ergab hier eine feste und spitze Struktur.

Abbildung 6-11c demonstriert die Verschattung eines schmalen Segmentes des Ligamentum stylohyoideum, die bei der Palpation nicht tastbar war. Beachten Sie, daß diese Struktur der Stylohyoidkette folgt (ausgehend vom Processus styloideus zum kleinen Horn des Os hyoideum), so daß eine Ligamentverschattung plausibel erscheint.

Abbildung 6-11d zeigt die Verschattung eines kurzen Segmentes des Ligamentum stylohyoideum nahe dem kleinen Horn des Os hyoideum. Diese Struktur war bei Palpation nicht zu fühlen.

Abb. 6-11a bis d Verschattung des Processus styloideus und des Ligamentum stylohyoideum, gesehen auf einem Pantomogrammausschnitt.

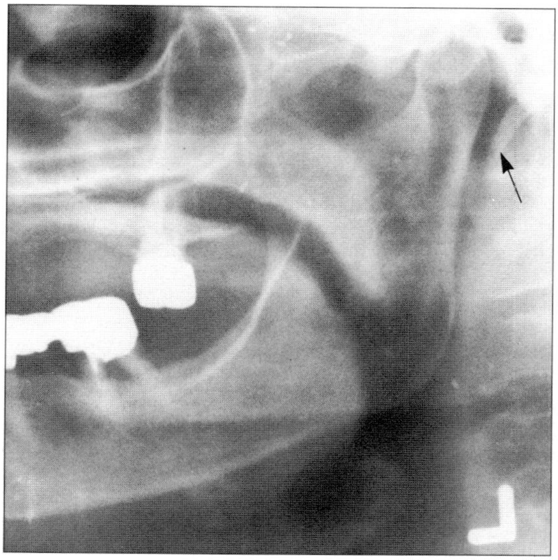

Abb. 6-11a Normaler Processus styloideus (Pfeil).

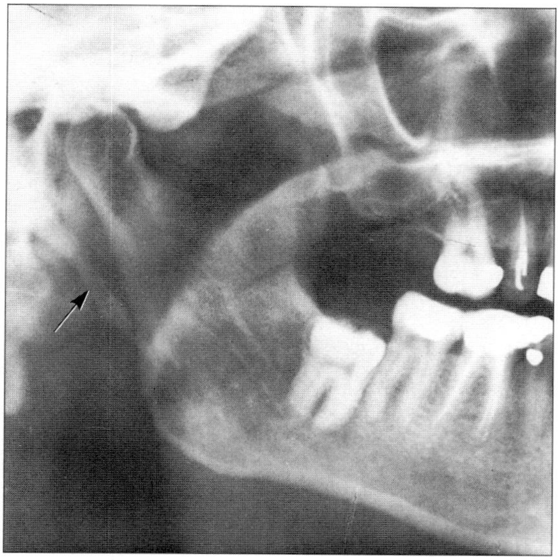

Abb. 6-11b Verlängerter Processus styloideus (Pfeil).

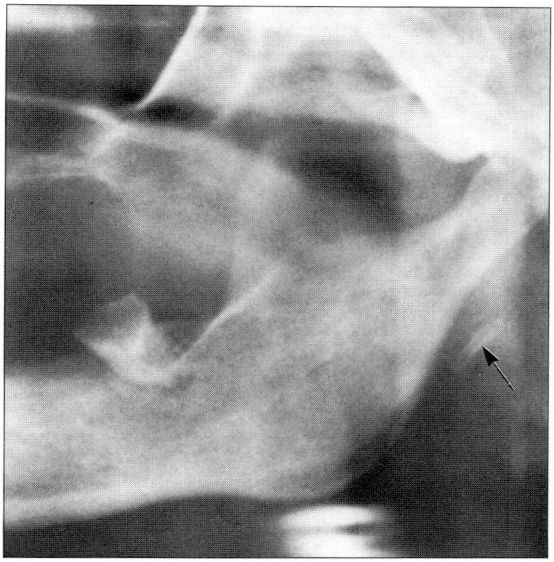

Abb. 6-11c Kleines verschattetes Segment (Pfeil) des Ligamentum stylohyoideum.

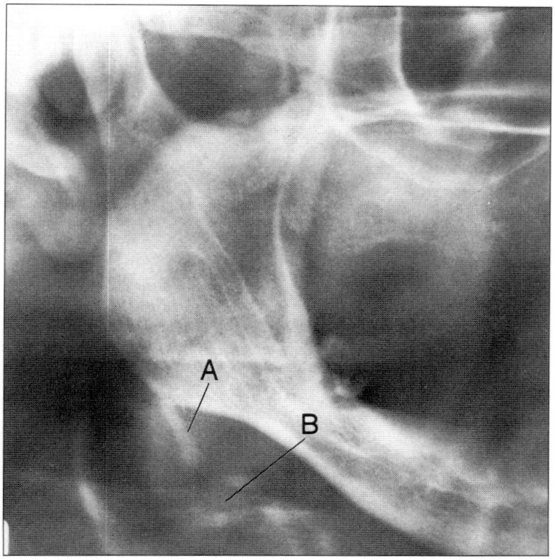

Abb. 6-11d Verschattung (A) des Ligamentum stylohyoideum nahe dem kleinen Horn des Os hyoideum.

Kieferhöhlen

Die Wände der Kieferhöhlen bestehen ganz aus kortikalem Knochen. Gelegentlich kann man Septen sehen, die die Kieferhöhlen in mehrere, unterschiedlich große Höhlen unterteilen. Die Größe der Kieferhöhlen, besonders ihre anterior-posteriore Ausdehnung, ist von Patient zu Patient und zwischen den Gesichtshälften desselben Patienten sehr unterschiedlich.

Die Kieferhöhle erstreckt sich normalerweise von der Tuberositas maxillaris bis zu den Wurzelspitzen des zweiten Oberkieferprämolaren, kann aber von der Tuberositas auch bis zu den seitlichen Schneidezähnen reichen. Das Wachstum und die Pneumatisation der Kieferhöhle endet normalerweise, wenn die Gesichtsentwicklung abgeschlossen ist. Dieser Prozeß kann jedoch auch länger andauern, wenn bleibende Zähne verlorengehen. Der Verlust der hinteren Unterkieferseitenzähne wird zum Beispiel häufig von einer Extrusion der Zähne im Gegenkiefer und einer Ausdehnung der Kieferhöhle nach unten begleitet (Abb. 6-12a). Weniger häufig entsteht durch den Verlust der hinteren Oberkieferseitenzähne eine Resorption des Processus alveolaris von der Kieferhöhle aus mit Ausformung einer dünnen kortikalen Trennung zwischen der Kieferhöhle und der Mundhöhle (Abb. 6-12b).

Luftwege

Die pantomographische Erkennbarkeit und Erscheinung von Luftpassagen ist von Aufnahme zu Aufnahme sehr unterschiedlich. Orale, nasale und pharyngeale Passagen werden entweder als strahlendurchlässige, breite Bänder oder feine Linien gesehen. Ihre Lage und Form auf dem Film wird weitestgehend vom Schluckvorgang des Patienten während der Aufnahme bestimmt. Die Mundhöhle sieht man als ein strahlendurchlässiges Band zwischen dem Gaumen und der oberen Grenze der Zunge. Betrachten Sie Abb. 6-13a: Die Oberfläche der Zunge (A) projiziert einen durchgehenden, linienförmigen Schatten über den gesamten Oberkiefer und vereint sich posterior mit der nasalen (B) und pharyngealen (C) Passage. Der orale Schatten kann vermindert werden, indem man den Patienten anweist, seine Zunge gegen das Dach der Mundhöhle zu pressen, und ihn daran erinnert, während der Aufnahme durch die Nase zu atmen (Abb. 6-13b).

Der Nasopharynx und der Larynx sind beim Schlucken zusammengezogen und formen eine enge Passage, aber sie erscheinen während des Atmens weit. Beide Passagen schließen an die Mundhöhle an, wenn der Patient durch den Mund atmet.

Denken Sie daran, daß die linken und die rechten Projektionen derselben Passagen röntgenologische Unterschiede zeigen können, die Veränderungen aufgrund eines Schluckvorganges während der Aufnahme wiedergeben.

Abb. 6-12a und b Vergrößerung der Kieferhöhle nach Extraktion bleibender Zähne auf einem Pantomogrammausschnitt (Reproduktion im Maßstab 1:1).

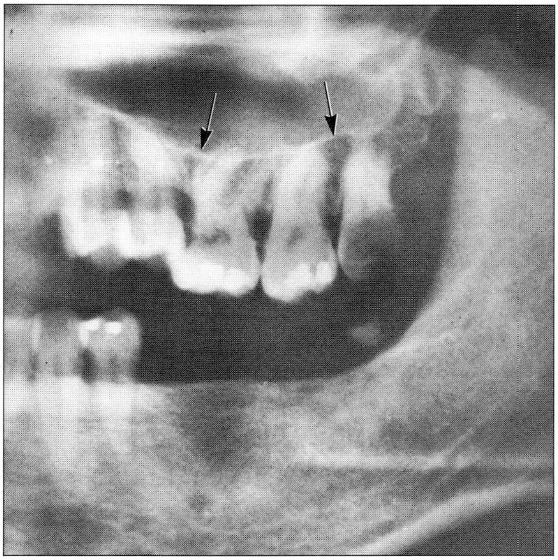

Abb. 6-12a Sinusextrusion (Pfeile) nach Verlust posteriorer Unterkieferzähne.

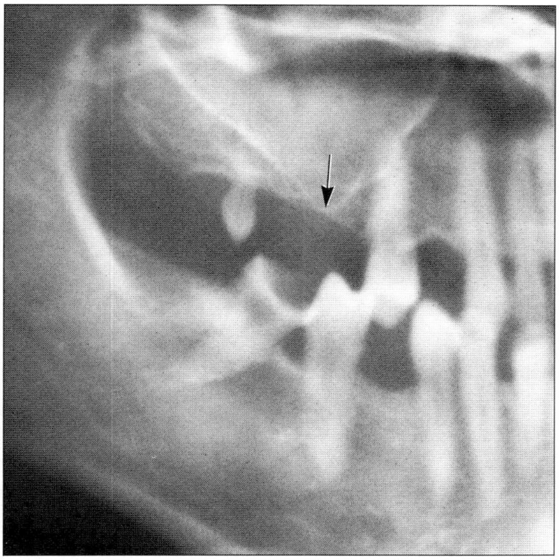

Abb. 6-12b Sinusextrusion (Pfeil) nach Extraktion der posterioren Oberkieferzähne.

Abb. 6-13a und b Luftwege.

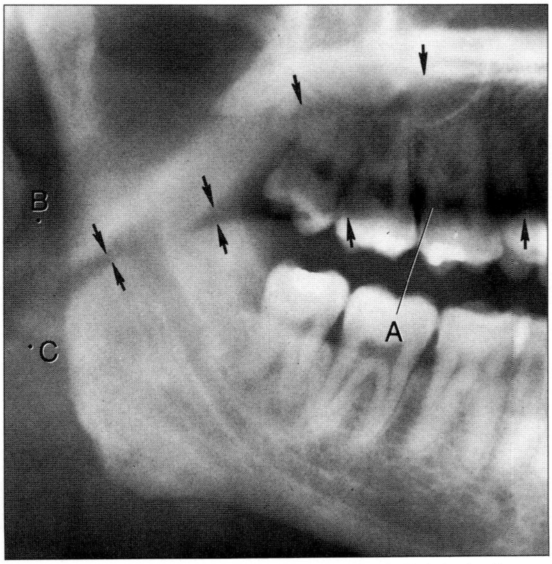

Abb. 6-13a Großer Mundraum (Pfeile) bei einem Mundatmer, gezeigt auf einem Pantomogrammausschnitt.

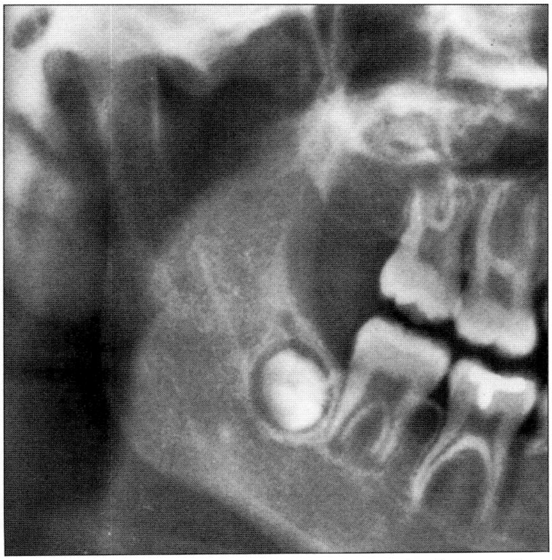

Abb. 6-13b Der Mundraum ist durch die an den Gaumen gepreßte Zunge eingeengt (Pantomogrammausschnitt).

Literatur

1. *Becker, M., P. J. Coccaro,* und *J. M. Coverse:* Antegonial notching of the mandible: an often overlooked mandibular deformity in congenital and acquired disorders. Pediatr Radiol 121:149–151, 1976.
2. *Britt, G. N.:* A study of human mandibular nutrient canals. Oral Surg 44:635–645, 1977.
3. *Correll, R. W.,* et al.: Mineralization of the stylohyoid-stylomandibular ligament complex. Oral Surg 48:286–291, 1979.
4. *Fishel, D.,* et al.: Roentgenologic study of the mental foramen. Oral Surg 41:682–686, 1976.
5. *Frommer, J.:* Anatomic variations in the stylohyoid chain and their possible clinical significance. Oral Surg 38:659–667, 1974.
6. *Gorlin, R. J.:* Developmental anomalies of the face and oral structures. pp. 44–46. In: R. Gorlin and H. Goldman (eds): Thoma's Oral Pathology. Vol. 1. 6th ed. The C. V. Mosby Co., St. Louis 1970.
7. *Gossman, J. R.,* und *J. J. Tarsitano:* The styloid-stylohyoid syndrome. Oral Surg 35:555–560, 1977.
8. *Hovell, J. H.:* Variations in mandibular form. Ann R Coll Surg Engl 37:1–18, 1965.
9. *Inkster, R. G.:* Cunningham's Textbook of Anatomy. 10th ed. Oxford University Press, London 1964, p. 124.
10. *Marano, P. D., G. F. Fenster,* und *C. F. Gosselin:* Eagle's syndrome necessitating bilateral styloid amputation. Oral Surg 33:874–878, 1972.
11. *Shapiro, H. H.:* Maxillofacial Anatomy. J. B. Lippincott Co., Philadelphia 1954, p. 50.
12. *Stafne, E. C.:* Oral Roentgenographic Diagnosis. 3rd ed. W. B. Saunders Co., Philadelphia 1969.
13. *Tebo, H. G.:* The pterygospinous bar in panoramic roentgenography. Oral Surg 26:654–657, 1968.
14. *Tebo, H. G.,* und *I. R. Telford:* An analysis of the variations in positions of the mental foramina. Anat Rec 107:61–66, 1950.

Teil 3 Modifizierte Pantomographie

Kapitel 7

Seiten- und Frontalansichten des Kiefergelenks

Die Kiefergelenke werden auf dem Pantomogramm schärfer wiedergegeben, wenn man sie schräg und im Profil abbildet. Die Standardpantomogramme zeigen nur die mesiolaterale Ansicht; der Kondylus, die Grube und der Gelenkhöcker werden schräg zum Film projiziert und ihre „wahren" räumlichen Verhältnisse zueinander sind nicht zu sehen.

Spezielle Pantomogramme des Gelenks in Profilprojektion zeigen das tatsächliche Verhältnis vom Kondylus zur Grube ebenso wie die anterioren und posterioren Gelenkstrukturen (*Langland* und *Sippy,* 1968; *Tammisalo,* 1964).

Die Vorstellung vom Hals des Unterkieferkondylus wird durch spezielle Pantomogramme des Gelenks in frontaler Projektion verbessert (*Greig* und *Musaph,* 1973). So ist eine Mesial- oder Lateralverlagerung von Kondylus oder Knochensegmenten klar zu erkennen.

Vergleich von Schräg- und Profilaufnahmen

Ein Vergleich des Aussehens der Kiefergelenkstrukturen bei Schräg- und Profilpantomogrammen, worüber 1982 vom Autor berichtet wurde, zeigte folgendes:

1. Zur Darstellung der medialen und lateralen Kortikalis des Kondylus, des Gelenkraumes und der Gelenkoberflächen ist eine *schräge Projektion* am günstigsten.
2. Eine *Profilprojektion* ist besser zur Demonstration der posterioren und anterioren Kortikalis, des Verhältnisses vom Kondylus zur Grube und der Unterkieferposition geeignet.

Die folgende Beschreibung schließt schon früher veröffentlichte Unterlagen des Autors ein und wird mit der Genehmigung der C. V. Mosby Co. neu abgedruckt (*Chomenko,* 1982).

Schräg- und Profilaufnahmen der Kiefergelenke werden in den Abbildungen 7-1a und b gezeigt. Radiopake Markierungen finden sich auf den medialen und lateralen Polen des Kondylus ebenso wie auf den medialen und lateralen Ausdehnungen des Gelenkhökkers eines durchschnittlich großen normalen getrockneten Kiefergelenks. Orthopantomogrammaufnahmen der Gelenke in der Standardposition (Methode N der Bedienungsanleitung) für die schräge Projektion und in einer modifizierten Position (Methode S) für Profilprojektion zeigen folgendes:

1. Im *Profil* gesehen, ist der Unterkieferkondylus schmaler und gekrümmter als auf einer Schrägaufnahme.
2. Auf *Schrägaufnahmen* sind der Gelenkraum und die Gelenkoberflächen schärfer begrenzt.
3. Nur im *Profil* ist das tatsächliche räumliche Verhältnis vom Unterkieferkondylus zur Grube und zum Höcker zu sehen.
4. *Sowohl im Profil als auch in der Schrägansicht* werden die medialen Strukturen über die lateralen Strukturen projiziert.

Abb. 7-1a und b Schräge und seitliche Aufnahmen des Kiefergelenks, verglichen auf Orthopantomogrammausschnitten (Reproduktion im Maßstab 1:1). Druck mit Genehmigung der C. V. Mosby Co. (*Chomenko,* 1982).

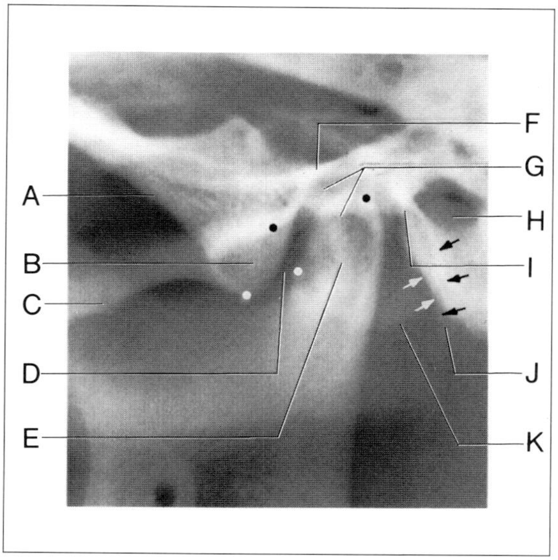

Abb. 7-1a Schrägansicht des linken Kiefergelenks.

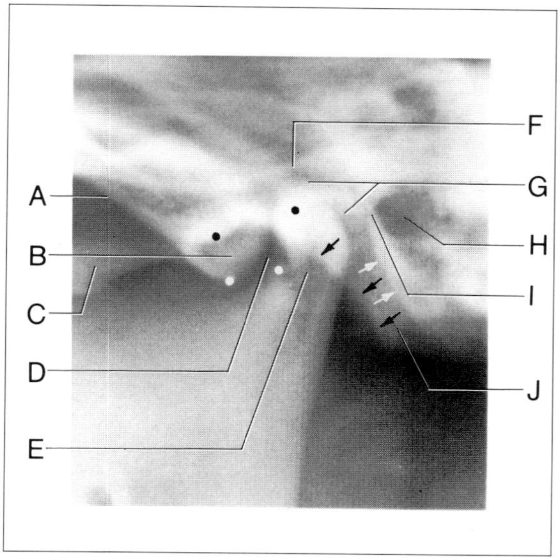

Abb. 7-1b Profilansicht desselben Gelenks.

A. Infratemporalkamm
B. Tuberculum articulare – laterale (weißer Punkt) und mediale (schwarzer Punkt) Ausdehnung
C. Processus zygomaticomaxillaris
D. Gelenkraum
E. Lateraler (weißer Punkt) und medialer (schwarzer Punkt) Pol des Kondylus
F. Boden der mittleren Schädelgrube
G. Fossa glenoidalis (Gelenkgrube)
H. Innerer Gehörgang
I. Fissura petrotympanica
J. Pars tympanica des Os temporale – mediale (schwarzer Pfeil) und laterale (weißer Pfeil) Vorsprünge
K. Temporale Stütze des Gerätes

5. Bei *Schrägaufnahmen* formen die mediale und laterale Kortikalis entsprechend den hinteren und vorderen Kondylusumriß. Im Profil erscheinen jedoch die posteriore und anteriore Kortikalis entsprechend am hinteren und vorderen Kondylusumriß.
6. Nur im *Profil* überlagert die Pars tympanica des Schläfenbeins die Gelenkgrube und den medialen Kondylus.

Die Richtung des Röntgenstrahles auf das Gelenk legt die Form des Bildes ebenso wie die Beziehung zwischen den anatomischen Teilen auf der Aufnahme fest.

1. *Die senkrechte Strahlenrichtung* ist für Schräg- und Profilaufnahmen um 9° aufwärts fixiert, so daß deren vertikale Projektionen gleich sind. Das vertikale Bild ist verzerrt; Strukturen derselben Horizontalfläche erscheinen auf der Aufnahme auf verschiedenen Flächen. Beachten Sie in Abb. 7-2, daß die medialen Enden (obere Pfeile) des Gelenkhöckers (A) und Kondylus (B) über die lateralen Enden projiziert werden (untere Pfeile).

2. *Die waagerechte Strahlenrichtung* betrifft das horizontale Bild und macht aus einem breiten, geraden Unterkieferkondylus in der Schrägansicht einen schmalen, gekrümmten in der Profilansicht. Betrachten Sie Abb. 7-3: Mit den Kiefern in der Standardposition passiert der Strahl die Gelenke schräg. Wenn die Aufnahmefolge am Processus mastoideus beginnt und voranläuft, wird zuerst die mediale Gelenkstruktur auf den Film projiziert und formt den hinteren Teil des Bildes, während die laterale Struktur danach auf den Film projiziert wird und den vorderen Teil des Bildes formt. Im Gegensatz dazu passiert der Strahl bei Profilaufnahmen die posterioren Gelenkstrukturen zuerst und die anterioren Strukturen danach. Außerdem wird die Pars tympanica des Os temporale über die Gelenkgrube und den medialen Kondylus projiziert und verwischt so die Gelenkoberflächen und den Gelenkraum.

Die Position des Unterkieferkondylus sieht man am besten im Profil. Dabei sind auch leichte Veränderungen in der anteroposterioren Position des Gelenks zu erkennen. Bei Schrägaufnahmen ist schon eine beachtliche Gelenkbewegung vonnöten, um eine röntgenologische Veränderung hervorzurufen.

Obwohl hier nur Orthopantomogrammbefunde gezeigt werden, können vergleichbare Aufnahmen auch mit anderen Geräten von anderen Herstellern gemacht werden. Es geben jedoch nicht alle Hersteller eine Anweisung für Profilaufnahmen in ihrer Bedienungsanleitung. Bei den meisten Geräten muß der Radiologe sich die Strahlenrichtung zur Fokusrinne vorstellen und dann die Längsachse des Unterkieferkondylus parallel zum Strahl positionieren, wie in den Abbildungen 7-4a und b gezeigt wird. Gewöhnlich wird dies erreicht, indem man die Kiefer ungefähr 30 mm vor die Standardposition stellt (*Tammisalo,* 1964).

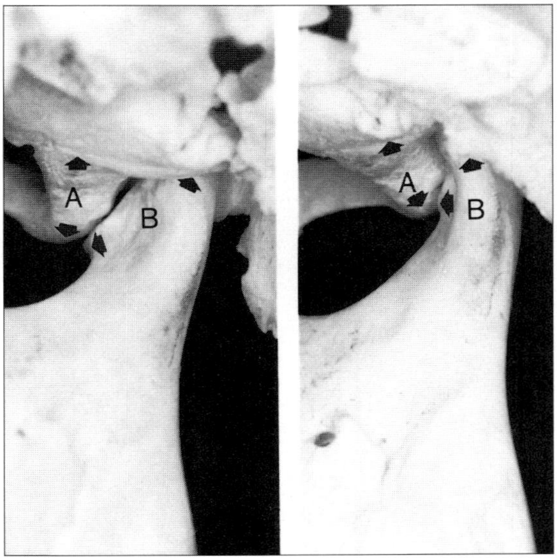

Abb. 7-2 Photographien des Kiefergelenks; die Kamerarichtung stimmt annähernd mit der Röntgenstrahlrichtung überein; die markierten Strukturen sind im Text erläutert. Schrägansicht des Gelenks (links) und Profilansicht (rechts). Druck mit Genehmigung der C. V. Mosby Co. (*Chomenko,* 1982).

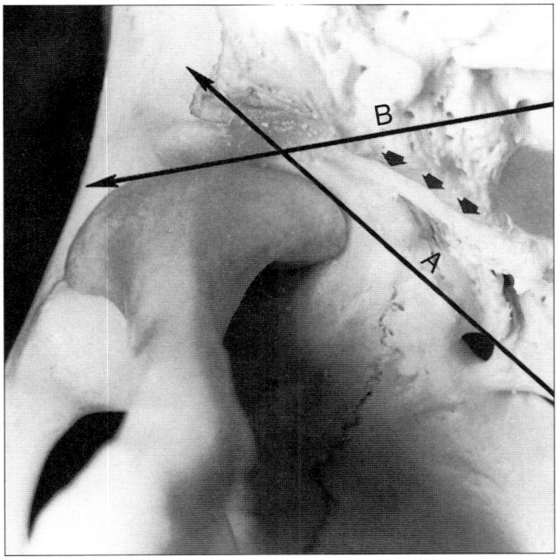

Abb. 7-3 Basalansicht des Kiefergelenks mit horizontaler Strahlenrichtung auf das Gelenk für Schräg- (A) und Profilprojektion (B) und mit dem medialen Vorsprung der Pars tympanica des Os temporale (Pfeile). Druck mit Genehmigung der C. V. Mosby Co. (*Chomenko,* 1982).

Abb. 7-4a und b Positionierung des Unterkieferkondylus für Profilaufnahmen.

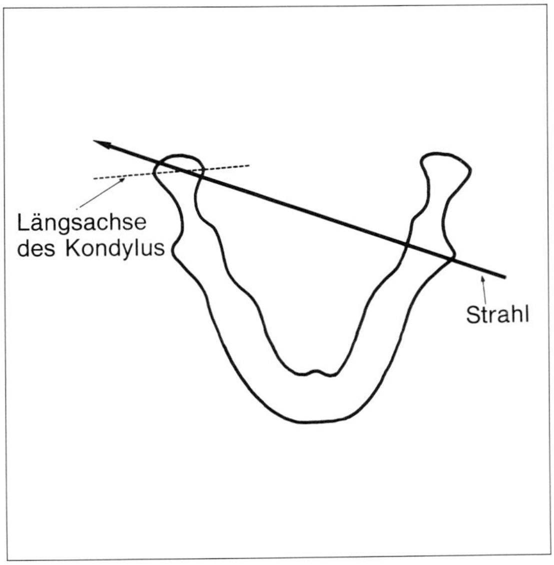

Abb.7-4a Wenn die Kiefer in Standardposition sind, passiert der Strahl die Kondylusachse transversal.

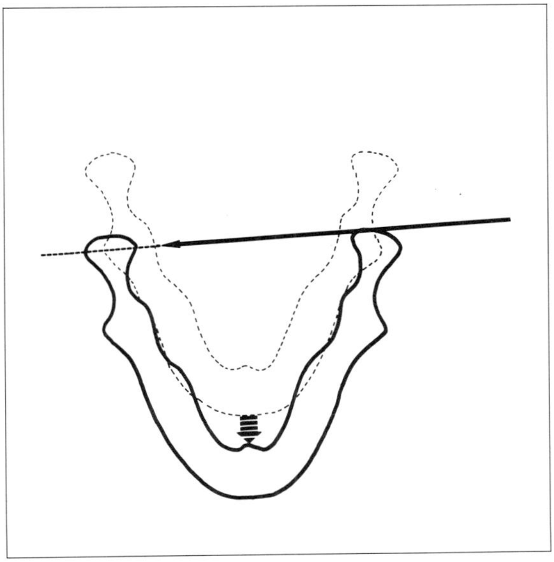

Abb. 7-4b Sind die Kiefer nach vorn verschoben, passiert der Strahl die Kondylusachse longitudinal.

Frontalansicht

Die Pantomographie ermöglicht eine Frontalansicht des Gelenks, wenn die Längsachse des Unterkieferkondylus senkrecht zum Röntgenstrahl positioniert wird. Die folgende Technik basiert weitestgehend auf der von *Greig* und *Musaph* 1973 beschriebenen Methode des Orthopantogramms. Betrachten Sie die Abb. 7-5a und b. Zuerst wird die anteroposteriore Standardposition der Kiefer umgekehrt. Dann wird der Kopf des Patienten um ungefähr 45° gedreht, für die Frontalansicht des rechten Gelenks zur Röntgenquelle hin und für die des linken Gelenks von ihr weg.

Bei jeder Aufnahme passiert der Strahl den rechten Kondylus, den Processus mastoideus und die Okzipitalregion und anschließend die kontralateralen Strukturen. Der rechte und der linke Kondylus werden jedoch in verschiedenen Richtungen projiziert: Wenn die Kiefer zur Röntgenquelle hin gedreht sind, sieht man das rechte Gelenk in der Frontalansicht, das linke Gelenk aber im Profil, und wenn die Kiefer von der Röntgenquelle weggedreht sind, erscheinen das rechte und das linke Gelenk entsprechend in Profil- und Frontalansicht. Auf diese Weise braucht man zwei getrennte Aufnahmen, um beide Unterkieferkondylen von vorn zeigen zu können.

Abb. 7-6 zeigt das Orthopantomogramm eines getrockneten menschlichen Schädels, aufgenommen mit der linken Kieferhälfte zur Röntgenquelle. Die in der Frontalansicht erkennbaren Strukturen sind dabei das rechte Kiefergelenk (r), der rechte Pars petrosus des Schläfenbeins (9) und der Processus mastoideus (10) sowie der Okzipitalknochen (13). Der linke Petrosusknochen (11) und der Processus mastoideus (12) sowie das linke Kiefergelenk (l) erscheinen im Profil. Betrachten Sie die Frontalansichten des rechten Gelenks:

1. Der mediale (o) und laterale (●) Pol des Unterkieferkondylus (5) ist scharf begrenzt.
2. Der Gelenkraum (4), die Gelenkflächen des Höckers (3) und der Kondylus sind teilweise erkennbar.
3. Die Oberkieferzähne (6) bilden lineare Sekundärschatten, die die Details des Unterkieferkondylus verwischen können.
4. Benachbarte Strukturen sind der infratemporale Kamm (1), der Processus zygomaticomaxillaris (2), der Kieferwinkel (7) und ein Sekundärschatten des dritten Unterkiefermolaren (8).

In der Praxis wird die Frontaltechnik hauptsächlich benutzt, um mesiolaterale Verlagerungen von Knochensegmenten und vom Unterkieferkondylus zu zeigen. Eine Verzerrung des Verhältnisses von Kondylus zu Höcker ist häufig, ebenso eine unklare Begrenzung der Gelenkflächen und des Gelenkraumes.

Beachten Sie, daß in Abb. 7-6 der Kondylus stärker vorstehend erscheint als der Gelenkhöcker. Tatsächlich jedoch liegt der Kondylus anterior vor dem Gelenkhöcker. Hier passiert der Röntgenstrahl die lateralen Strukturen des Kondylus schräg, während der Rest des Kondylus und der gesamte Gelenkhöcker transversal projiziert werden. Die Position des Unterkieferkondylus bestimmt auch die Schärfe der Strukturen. Die Gelenkflächen und der Gelenkraum werden abgebildet, wenn der Kondylus sich am Gelenkhöcker befindet. Sie sind jedoch häufig versteckt, wenn der Kondylus sich entweder anterior oder posterior vom Gelenkhöcker befindet.

Bildvariationen der Kiefergelenke

Der Wert der Pantomographie zur Veranschaulichung der Kiefergelenkform und der Position des Kondylus ist abhängig von einer akkuraten Plazierung des Gelenks in der Fokusrinne. Bilddiskrepanzen durch Positionierungsfehler sind leicht herauszufinden, wenn die Kiefergelenke ungewöhnlich aussehen.

Merken Sie sich bitte: Ein Gelenk, das zu weit vor der Fokusrinne positioniert wird, ist verkürzt und leicht verwischt, während ein Gelenk, das zu weit hinter der Fokusrinne positioniert wird, stark verlängert und verwischt ist.

Abb. 7-5a und b Positionierung des Kondylus für Aufnahmen von vorn.

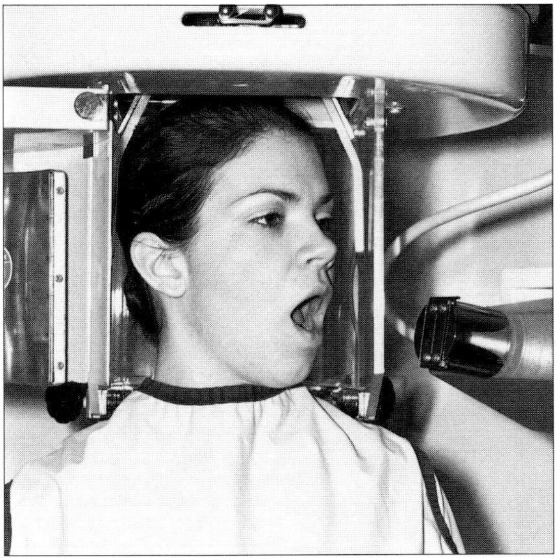

Abb. 7-5a Anteroposteriore Position der Kiefer, in Richtung der Röntgenquelle gedreht, für die Frontalansicht des rechten Gelenks; der Mund ist geöffnet.

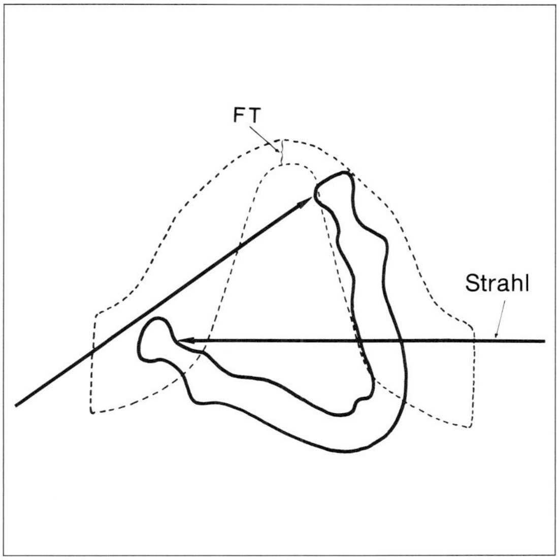

Abb. 7-5b Position des Kondylus zu Strahl und Fokusrinne (FT).

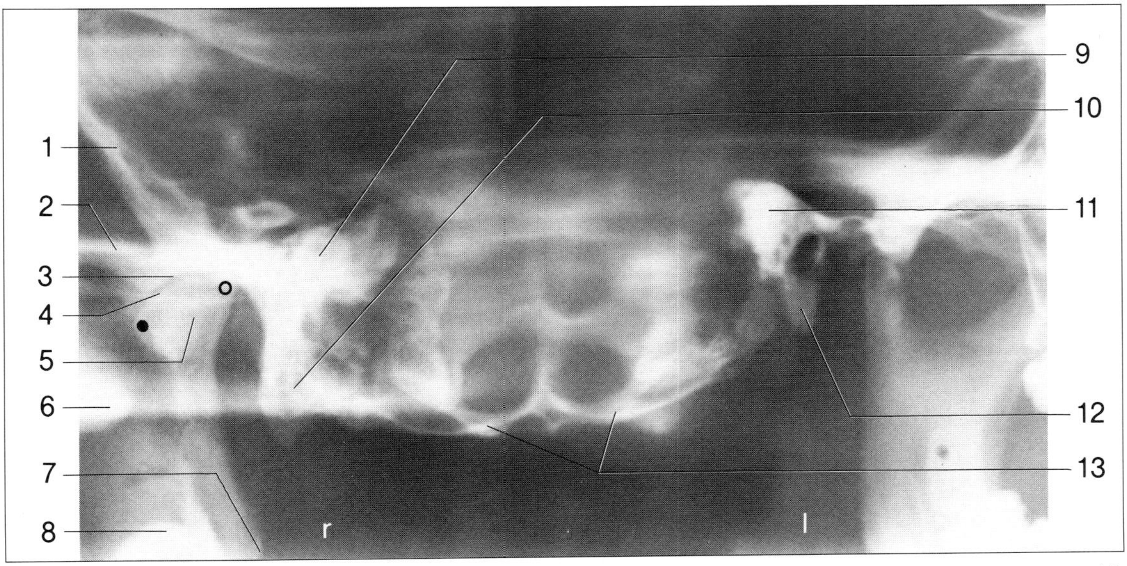

Abb. 7-6 Die Orthopantomogrammaufnahme zeigt die Vorderansicht des rechten Kiefergelenks (r) und die Profilansicht des linken Kiefergelenks (l); die gekennzeichneten Strukturen der Aufnahme sind im Text benannt.

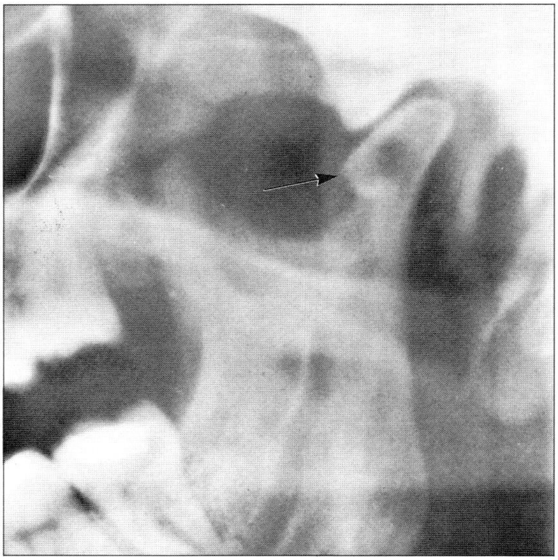

Abb. 7-7 Fall 1: Kondylus mit abgeflachter superiorer Oberfläche in anteriorer Stellung vor dem Tuberculum articulare. Das Kiefergelenk ist schräg auf den Panellipsefilm projiziert.

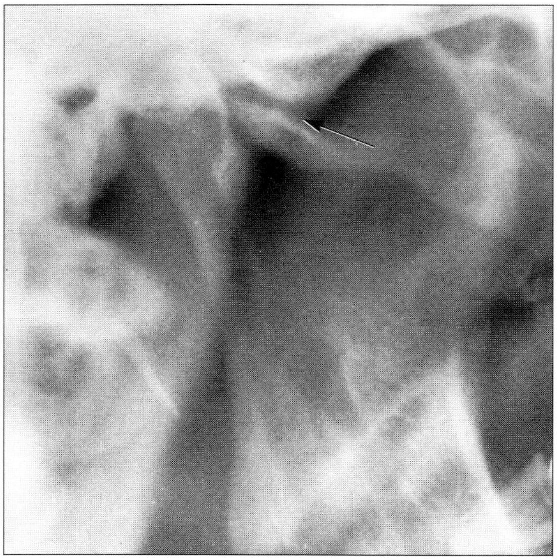

Abb. 7-8 Fall 2: Kondylus mit abgewinkelter superiorer Oberfläche, schräg auf den Orthopantomogrammfilm projiziert.

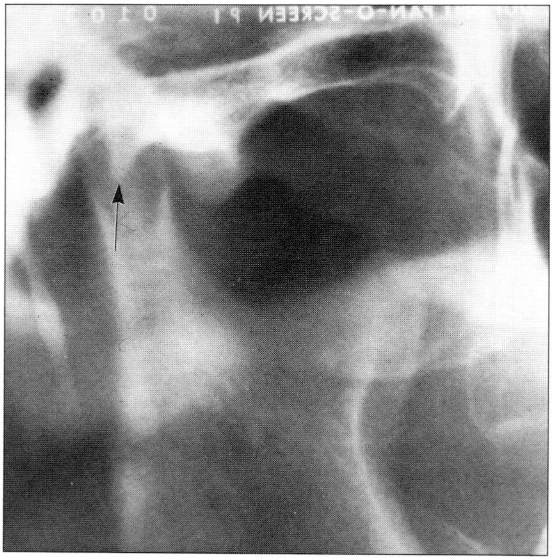

Abb. 7-9 Fall 3: Kondylus in Profilprojektion auf einer Panorexaufnahme. Die superiore Oberflächenkurvatur ist auf Profilansichten nicht zu sehen.

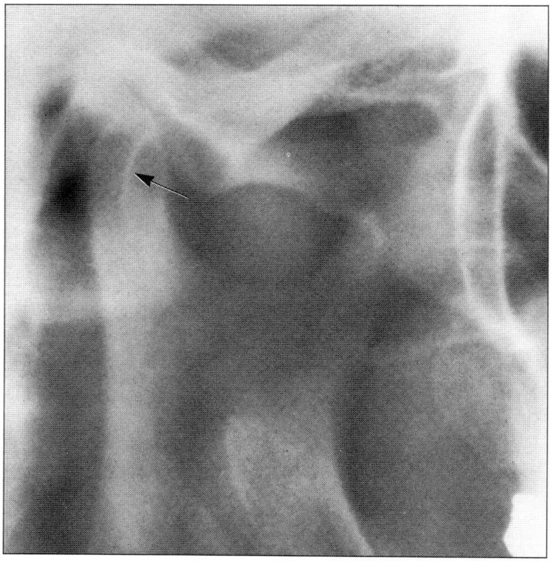

Abb. 7-10 Fall 4: Kondylus mit gerundeter superiorer Oberfläche und konkaver anteriorer Oberfläche, schräg projiziert auf einer Panorexaufnahme.

Pantomogrammausschnitte, Reproduktion im Maßstab 1:1.

Auf Pantomogrammen ist eine anatomische Veränderung der Kiefergelenke von einer Bildverzerrung der Gelenke nicht immer leicht zu unterscheiden. Eine Bildverzerrung taucht immer dann auf, wenn die Strahlenrichtung weder parallel noch senkrecht zur Längsachse des Kondylus liegt. Außerdem kann sich die pantomographische Technik der individuellen Kondylusorientierung nicht anpassen; so kann eine Bildverzerrung für eine anatomische Veränderung gehalten werden. Eine pantomographische Verzerrung der Gelenke ist häufig, weil die tatsächliche Kondylusform und -orientierung von Kiefer zu Kiefer und ebenso zwischen den Kondylen desselben Kiefers sehr unterschiedlich ist (eine detaillierte Diskussion dieses Problems findet sich in Teil 4 dieses Atlas).

Das pantomographische Aussehen von häufigen normalen anatomischen Variationen der Gelenke wird in den Abbildungen 7-7 bis 7-10 gezeigt. Die Fälle werden vorgestellt, um die Übung zu erleichtern. Dem Leser wird geraten, zuerst die anatomische Beschreibung und das röntgenologische Bild zu betrachten, dann die markierten Strukturen zu identifizieren und zuletzt die Falldiskussion im Text zu lesen.

Fall 1: Der Kondylusvorsprung (Pfeil) erscheint anterior, ist jedoch tatsächlich der laterale Pol des Kondylus. Der mediale Pol des Kondylus ist superior innerhalb der Gelenkgrube zu sehen. Die schräge Projektion liefert ein schmales, gerades Bild vom Kondylus immer dann, wenn die superiore Oberfläche des Kondylus abgeflacht ist. Der Kondylus steht leicht anterior vor dem Höcker, weil der laterale Pol des Kondylus vor dem lateralen Ende des Höckers erscheint.

Fall 2: Die Pole des Kondylus sind durch die Kurvatur der superioren Oberfläche des Kondylus verdeckt. Das horizontale, aufgehellte Band (Pfeil) ist eine Grube im Höcker, die die lateralen und mesialen Abschnitte des Höckers voneinander trennt. In diese Furche paßt die abgewinkelte Oberfläche des Kondylus.

Fall 3: Der Processus spinosus (Pfeil) des Keilbeins steht leicht anterior vom mesialen Ende der Pars tympanica des Os temporale. Die Wirbelsäule wird bei Schrägansicht hinter dem Kondylus gesehen und überlagert den Kondylus in der Profilansicht. Die röntgenologischen Befunde bezüglich der Prominenz des Processus spinosus sind oft sehr unterschiedlich.

Fall 4: Die vertikale Verschattungslinie (Pfeil) zeigt die Kurvatur der anterioren Oberfläche des Kondylus, die gewöhnlich konkav ist.

Zusammenfassung

Die pantomographische Darstellung der Kiefergelenke gibt die anatomischen Strukturen ebenso wieder wie die Richtung des Röntgenstrahles auf die Gelenke. Eine Sammlung von Schräg-, Profil- und Frontalansichten der Kiefergelenke hilft dem Radiologen dabei, anatomische Veränderungen von Bildverzerrungen zu unterscheiden.

Literatur

1. *Chomenko, A. G.:* The structure of the TMJ as viewed on the pantomograph. J Prosthet Dent 48:322–335, 1982.
2. *Greig, J. H.,* und *F. W. Musaph:* A method of radiological demonstration of the temporomandibular joints using the Orthopantomograph. Radiology 106:307–310, 1973.
3. *Langland, D. E.,* und *F. H. Sippy:* Anatomic structures as visualized on the Orthopantomograph. Oral Surg 26:475–484, 1968.
4. *Tammisalo, E. H.:* Orthopantomographic roentgenography of the temporomandibular joint. Suom Hammaslaak Toim 60:139–148, 1964.

Kapitel 8

Frontalansicht des Mittelgesichts

Die pantomographische Wiedergabe der Mittelgesichtsstrukturen wird dadurch verbessert, daß man sie frontal betrachtet. Für diese Ansicht wird ein spezielles Pantomogramm angefertigt, bei dem die Kiefer ungefähr 25 mm vor die Standardposition gestellt werden und der Film angehoben wird, um die Stirnhöhle mit einzubeziehen (*Paatero* et al., 1963).

Die resultierende Aufnahme zeigt die mesiolateralen Anteile des gesamten Mittelgesichtsskelettes und ergibt ein klareres Bild der Stirnhöhlen, der Orbitaränder, der Fossa infratemporalis, der Nasenhöhle und der Kieferhöhlen als das Standardpantomogramm. Die Frontalansicht ist besonders nützlich für eine Betrachtung der Kieferhöhlen.

Standardpantomogramme zeigen nur die anterior-posteriore Ausdehnung der Kieferhöhlen. Die Kieferhöhle wird in einer lateralen Richtung projiziert, und es entstehen beträchtliche Schattenüberlagerungen der Nasenflügel, der Nasengänge und der Luftwege. Im Gegensatz dazu zeigen die Frontalprojektionen die mesiolateralen Anteile der Kieferhöhle und reduzieren die nasale Schattenüberlagerung.

Es folgt eine Interpretation der pantomographischen Erscheinung der Mittelgesichtsstrukturen, die die Kieferhöhle umgeben.

Anatomische Grenzen der Kieferhöhle

Wie in Abb. 8-1a gezeigt, wird die Kieferhöhle von fünf Wänden umgeben: Die mediale Wand (A) liegt angrenzend an die Nasenhöhle, die anteriore Wand (B) befindet sich hinter der Fossa canina, die posteriore Wand (C) formt die anteriore Begrenzung der Fossa infratemporalis, die superiore Wand (D) wird durch den Orbitaboden gebildet, und die inferiore Wand (E) besteht aus dem Alveolarfortsatz.

Die vertikalen Grenzen der Kieferhöhle sind in Abb. 8-1b gekennzeichnet. Der knöcherne Komplex von Keilbein, Oberkiefer und Jochbein wurde herausgenommen und waagerecht in Höhe des Foramen infraorbitale durchgeschnitten. Betrachten Sie die Grenzen der Wände: lateral (1), posterior (2), medial (2–3) und anterior (3).

Markierungspunkte

Die „panoramische unbenannte Linie“, die von *Katayama* et al. (1974) beschrieben wurde, und die pterygomaxilläre Fissur sind konstante pantomographische Markierungspunkte.

Betrachten Sie Abb. 8-2a und b. Die unbenannte Linie (IL) korrespondiert mit der knöchernen Kurvatur der posterioren Oberflächen des Processus zygomaticus des Oberkiefers und des Processus frontalis des Jochbeins. Die posteriore Kieferhöhlenwand und der Flügelfortsatz formen entsprechend das anteriore und posteriore Ende der pterygomaxillären Fissur (PF).

Abb. 8-2b zeigt das Pantomogramm eines trockenen Schädels mit Drähten zur Markie-

Abb. 8-1a und b Anatomische Grenzen der Kieferhöhle (Erläuterung im Text).

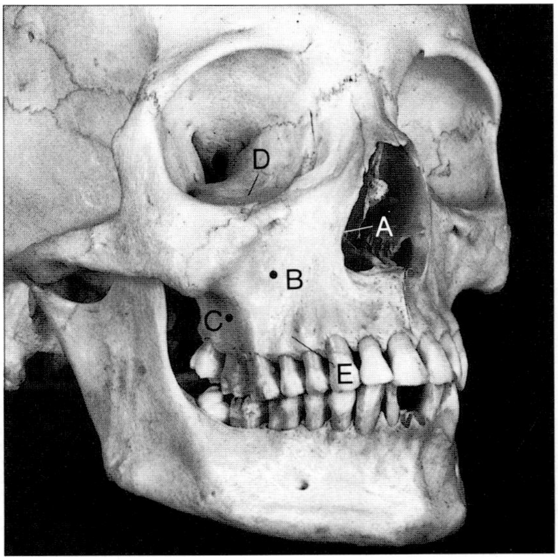

Abb. 8-1a Schräge Vorderansicht eines Schädels.

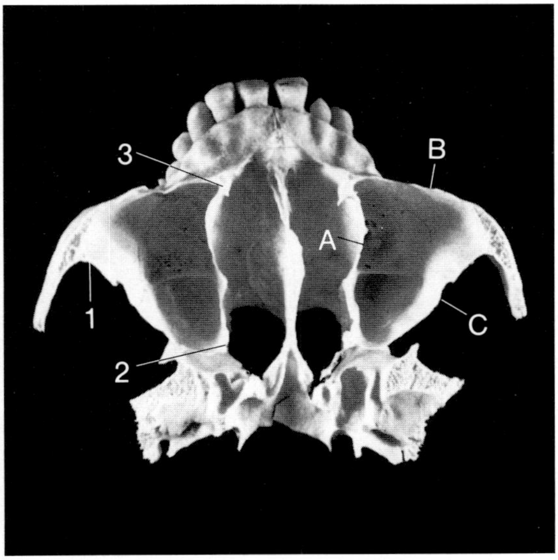

Abb. 8-1b Basalansicht vom Keilbein und Oberkieferjochbeinkomplex (basierend auf der Arbeit von *Ohba* und *Katayama,* 1975).

Abb. 8-2a und b Pantomographische Markierungspunkte der Kieferhöhle (Erläuterung im Text).

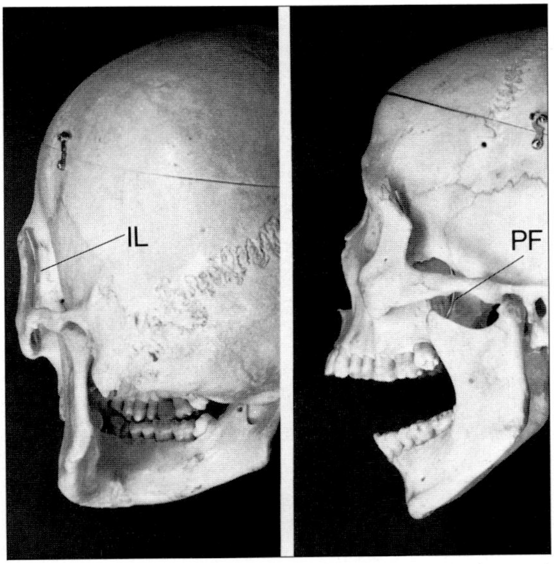

Abb. 8-2a Schräge Hinteransicht (links) und Seitenansicht (rechts) des Schädels; Drähte kennzeichnen die Markierungspunkte.
(IL = „unbenannte Linie")

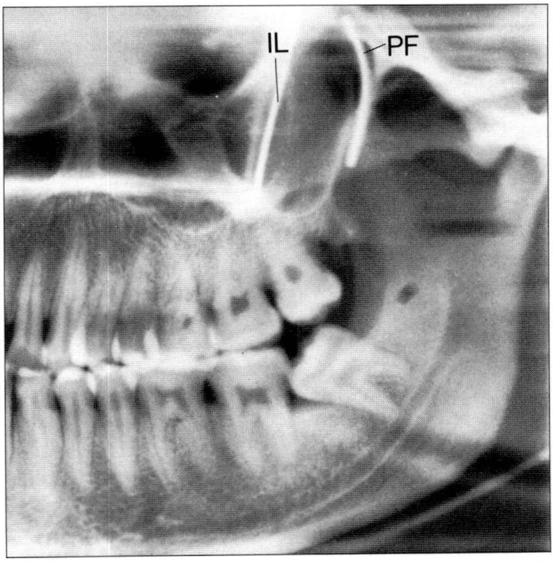

Abb. 8-2b Standardpanorexaufnahme desselben Schädels mit Drähten zur Kennzeichnung der Markierungspunkte.

rung der anatomischen Lokalisation dieser zwei Linien. Beachten Sie, daß IL die Kieferhöhle vertikal durchkreuzt und daß PF als keilförmiger Schlitz zwischen dem Flügelfortsatz und der Kieferhöhle zu sehen ist. Die Identifizierung dieser Markierungspunkte hilft dem Radiologen bei Aussagen über die Kieferhöhlenbegrenzungen.

Pantomographische Grenzen der Kieferhöhle

Die pantomographische Wiedergabe der individuellen Kieferhöhlenwände ist durch die Schattenüberlagerung mehrerer Wände eingeschränkt. Auch sind die tatsächlichen anatomischen Grenzen der Kieferhöhle auf der Aufnahme nicht zu sehen. Ihre pantomographische Erscheinung verändert sich stark mit der Strahlenrichtung.

Ohba und *Katayama* (1975) zeigten, daß die anterioren, posterioren und medialen Kieferhöhlenwände auf Standardpantomogrammen nicht erkennbar sind, es sei denn, sie sind durch radiopakes Material markiert. Individuelle Wände sind nicht erkennbar, weil die anterioren und posterioren Wände die mediale Wand überdecken. Dieselbe Studie zeigte, daß die Grenzen der anterioren und medialen Wände und die maximale Konvexität der posterioren Wand entsprechend die vorderen und hinteren Kieferhöhlenumrisse auf der Aufnahme formen.

In einer unveröffentlichten Untersuchung fand der Autor, daß frontale Sinuspantomogramme die individuellen Kieferhöhlenwände nicht darstellen. Bei dieser Ansicht überlappen sich nur die anterioren und medialen Wände. Der vordere Sinusumriß bildet die Grenze der anterioren und medialen Wand, und der hintere Sinusumriß beschreibt die maximale Konvexität der posterioren Wand. Obwohl auf der Standardaufnahme und der Frontalansicht der Kieferhöhlenumrisse dieselben anatomischen Strukturen gezeigt werden, unterscheiden sie sich in ihrem Bild und ihrer Position auf der Aufnahme.

Eine Hilfe zur Interpretation der pantomographischen Strukturen der Kieferhöhle ist die innerliche Vergegenwärtigung der Projektionsrichtung. Eine Analyse der Verhältnisse zwischen der pterygomaxillären Fissur, der größten Konvexität der posterioren Kieferhöhlenwand (posteriore Wandkonvexität) und der „unbenannten Linie“ soll dem Radiologen dabei helfen, die Sinusprojektion zu bestimmen (Abb. 8-3a bis d).

In der *Standardkieferposition* passiert der Strahl die Kieferhöhle longitudinal. Die pterygomaxilläre Fissur erscheint außerhalb der Kieferhöhle hinter der posterioren Wandkonvexität. Die „unbenannte Linie“ wird innerhalb der Kieferhöhle deutlich vor der posterioren Wandkonvexität gesehen. Nur die Grenze zwischen der anterioren und der medialen Wand ist erkennbar. Beachten Sie, daß der hintere Kieferhöhlenumriß einen Teil der posterioren Wand bildet und daß die Grenze zwischen der posterioren und der medialen Wand nicht nachgezeichnet ist (*Ohba* und *Katayama,* 1975).

Stehen die *Kiefer vor der Standardposition,* passiert der Strahl die Kieferhöhle transversal. Die pterygomaxilläre Fissur erscheint innerhalb der Kieferhöhle nahe der „unbenannten Linie“. Wie im Falle der longitudinalen Sinusprojektion ist die Grenze zwischen der medialen und der posterioren Wand nicht erkennbar. Obwohl die Kieferhöhle von vorn gesehen wird, korreliert der laterale Kieferhöhlenumriß auf der Aufnahme nicht mit der tatsächlichen lateralen Ausdehnung der Kieferhöhle. Die posteriore Wandkonvexität und die Grenze zwischen der medialen und der anterioren Wand formen entsprechend den lateralen und medialen Kieferhöhlenumriß.

Abb. 8-3a bis d Vergleich von Profil- und Frontalansicht der Kieferhöhle. A = mediale Wand, B = anteriore Wand; C = posteriore Wand; ◆ = unbenannte Linie; O = Fissura pterygomaxillaris; X = Konvexität der posterioren Sinuswand.

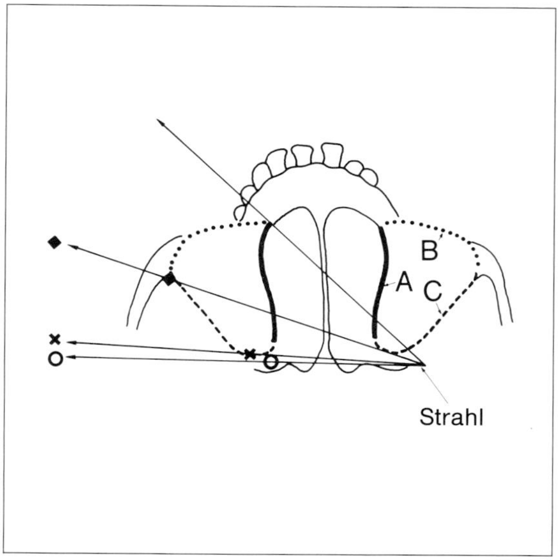

Abb. 8-3a Wenn die Kiefer in Standardposition sind, passiert der Strahl den Sinus longitudinal; Zeichnung der Strahlenrichtung zum Sinus.

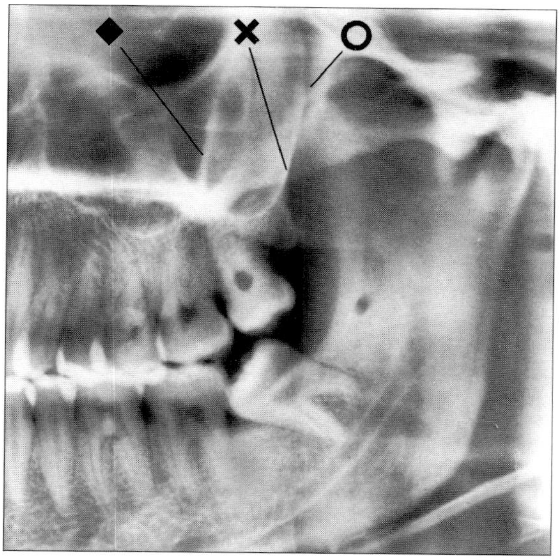

Abb. 8-3b Resultierendes Bild mit gekennzeichneten Strukturen.

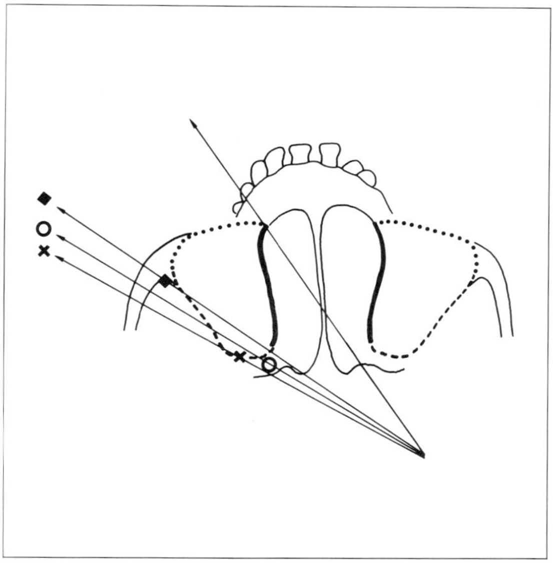

Abb. 8-3c Der Strahl passiert den Sinus transversal, wenn die Kiefer nach vorn verschoben sind; Zeichnung der Strahlenrichtung zum Sinus.

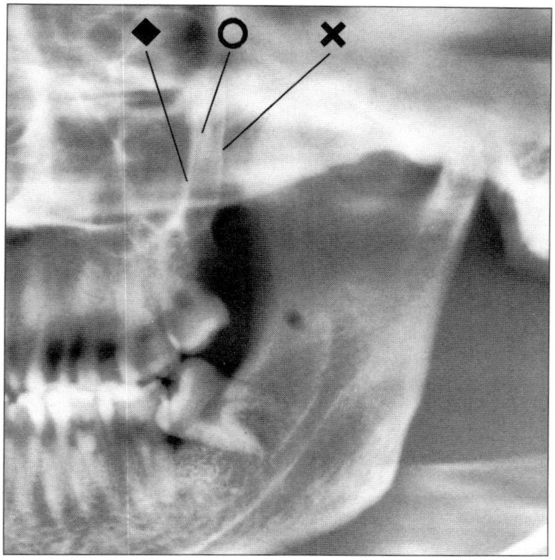

Abb. 8-3d Resultierendes Bild mit gekennzeichneten Strukturen.

Identifizierung der Mittelgesichtsstrukturen

Die pantomographischen Strukturen der Mittelgesichtsregion sind auf einem speziellen Orthopantomogramm gekennzeichnet (Abb. 8-4). Für die Aufnahme wurden die Kiefer 30 mm vor die Standardposition gestellt, und die Okklusalebene wurde 30 mm gesenkt, um einen Bildverlust der oberen Aufnahmeecken zu verhindern. In dieser Position wird die gesamte Mittelgesichtsregion abgebildet. Die anteriore Region, die die Kieferhöhlen mit einschließt, wird transversal projiziert, so daß ihre Strukturen in der Frontalansicht zu sehen sind. Die posteriore Region hinter den Kieferhöhlen wird longitudinal projiziert und erscheint auf der Aufnahme im Profil.

Gewöhnlich werden die nachfolgend aufgelisteten Mittelgesichtsstrukturen gesehen; Strukturen, die nur ab und zu erscheinen, sind mit einem Sternchen markiert; Strukturen, die man auf Standardpantomogrammen nicht sieht, sind mit zwei Sternchen markiert:

** Stirnhöhle
** Dach der Keilbeinhöhle
** Canalis opticus
*,** laterale Wand der Keilbeinhöhle
panoramische unbenannte Linie
Tränennasengang
Orbitaboden
Konvexität der posterioren Kieferhöhlenwand
** Crista galli
** Siebbeinhöhle
Nasenseptum
mittlere Nasenmuschel
untere Nasenmuschel
** mediale Wand der Kieferhöhle
Boden der Nasenhöhle
Boden der Kieferhöhle

Literatur

1. *Katayama, H., T. Ohba,* und *Y. Ogawa:* Panoramic innominate line and related roentgen anatomy of the facial bones. Oral Surg 37:131–137, 1974.
2. *Ohba, T.,* und *H. Katayama:* Panoramic roentgen anatomy of the maxillary sinus. Oral Surg 39:658–664, 1975.
3. *Paatero, Y. V., T. Nieminen,* und *E. H. Tammisalo:* Tomography of maxillary sinuses in transversal projection with an Orthopantomograph. Suom Hammaslaak Toim 59:309–315, 1963.

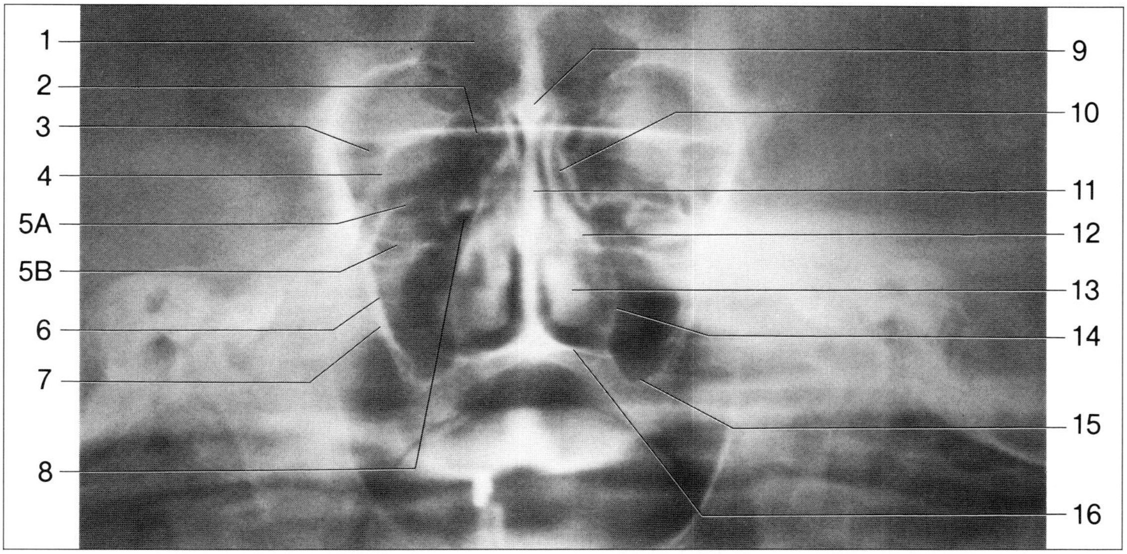

Abb. 8-4 Pantomographische Strukturen der Mittelgesichtsregion, gekennzeichnet auf einem Spezialorthopantomogramm.

1. Stirnhöhle
2. Dach der Keilbeinhöhle
3. Canalis opticus
4. laterale Wand der Keilbeinhöhle
5. Orbitaboden, posterior (A) und anterior (B)
6. panoramische unbenannte Linie (bildet den inneren Teil des radiopaken Bandes)
7. Konvexität der posterioren Kieferhöhlenwand (bildet den äußeren Teil des radiopaken Bandes)
8. Tränennasengang
9. Crista galli
10. Siebbeinhöhle
11. Nasenseptum
12. mittlere Nasenmuschel
13. untere Nasenmuschel
14. mediale Wand der Kieferhöhle
15. Boden der Kieferhöhle
16. Boden der Nasenhöhle

Teil 4

Korrelation von Pantomogrammen und konventionellen Röntgenaufnahmen

Kapitel 9

Die Bedeutung der Pantomographie für die Kieferpathologie

Pantomogramme zeigen Knochenzerstörungen, die auf normalen Aufnahmen nicht zu erkennen sind. Bei der konventionellen Röntgenologie wirft jede Kieferstruktur, die der Röntgenstrahl passiert, einen getrennten Schatten; so ist das Bild schließlich eine Summation all dieser Schatten. Auf diese Weise kann eine Überlagerung von bukkalen und lingualen Kieferstrukturen große Gebiete von Zerstörung im Spongiosaknochen unkenntlich machen (*Bender* und *Seltzer,* 1961; *Schwartz* und *Foster,* 1971; *Shoha* et al., 1974). Durch die Pantomographie werden diese Gebiete jedoch sichtbar (*Phillips* und *Shawkat,* 1973; *Chomenko,* 1977).

Im Prinzip zeigt ein Pantomogramm von Oberkiefer- und Unterkieferbogen klare Schatten der zentralen Kieferflächen, während die bukkalen und lingualen kortikalen Kieferflächen verwischt sind.

Vergleich von Aufnahmebefunden

Ein vom Autor vorgenommener Vergleich von Pantomogramm- und Zahnfilmbefunden bei Patienten mit Kiefererkrankungen (*Chomenko,* 1977) zeigte die Überlegenheit der Pantomogramme beim Aufspüren jener Erkrankungen, die auf den Spongiosaknochen begrenzt waren. In dieser Arbeit wurden umfangreiche chirurgische Untersuchungen durchgeführt, um das Ausmaß der Knochenbeteiligung bei 30 Läsionen zu bestimmen. Dann wurden die Erkennbarkeit und die Schärfe von 15 Läsionen im Spongiosaknochen und 15 Läsionen mit Beteiligung des kortikalen Knochens auf Pantomogrammen und auf Zahnfilmen verglichen. Die Befunde waren folgende:

1. Alle 30 Läsionen waren auf den Pantomogrammen erkennbar, während die Zahnfilme ein Drittel der Spongiosaknochendefekte nicht zeigten.
2. Das Aussehen der Läsionen, mit Ausnahme von Sklerosen, war in Abhängigkeit von der Aufnahmetechnik und dem Ausmaß der Läsionen sehr unterschiedlich (Abb. 9-1a und b, 9-2a und b). Auf den Pantomogrammen erschien der Rand der Läsion schärfer, das Läsionszentrum aufgehellter und die Trabekelstruktur geringer als auf den Zahnfilmen. Die röntgenologischen Unterschiede waren bei den Läsionen, die auf Spongiosaknochen beschränkt waren, größer als bei denen mit Beteiligung der Kortikalis (Tab. 9-1 und 9-2).

Tabelle 9-1 Filmerscheinungsformen von 10 auf den Spongiosaknochen beschränkten Läsionen

Aussehen	Pantomogramm	Zahnfilm
	Läsionsrand	
scharf begrenzt	7	2
unscharf begrenzt	3	8
sklerotisch	2	2
	Läsionszentrum	
strahlendurchlässig	10	10
strahlenundurchlässig	0	0
trabekuliert	4	10
fleckige Sklerose	0	0

Abb. 9-1a und b Auf den Spongiosaknochen beschränkte Kieferläsionen. Reproduktion der Abbildungen im Maßstab 1:1.

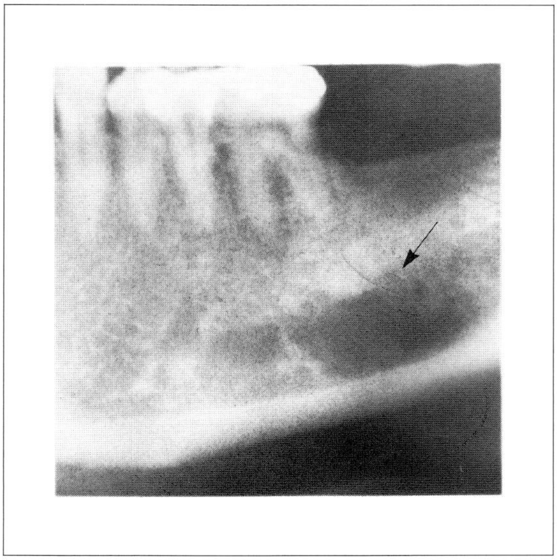

Abb. 9-1a Fokaler osteoporotischer Knochenmarksdefekt (Pfeil) auf einem Pantomogrammausschnitt.

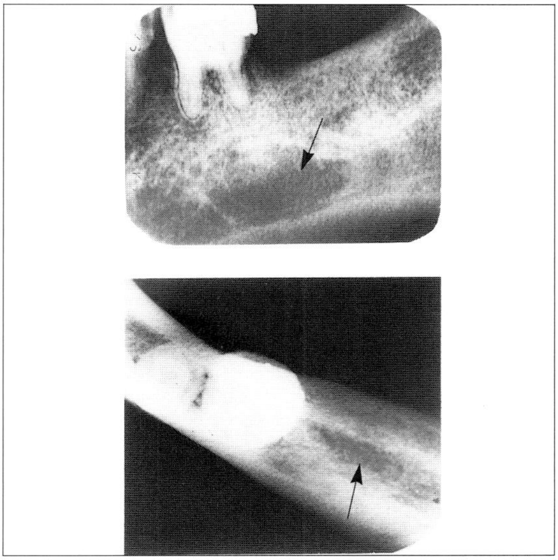

Abb. 9-1b Derselbe Defekt auf normalen Aufnahmen.

Abb. 9-2a und b Kieferläsionen, die den kortikalen Knochen mit einschließen.

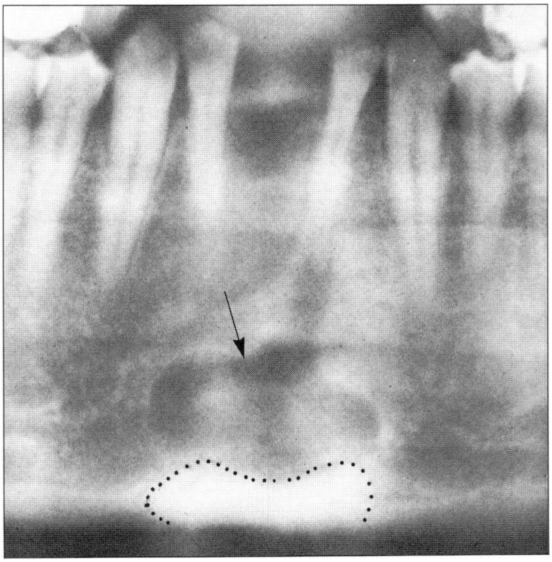

Abb. 9-2a Radikuläre Zyste (Pfeil) auf einem Pantomogrammausschnitt. Beachten Sie den Sekundärschatten der Wirbelsäule, der die Läsion überlagert (gepunktete Linie) und den Rand der Läsion etwas undeutlich erscheinen läßt.

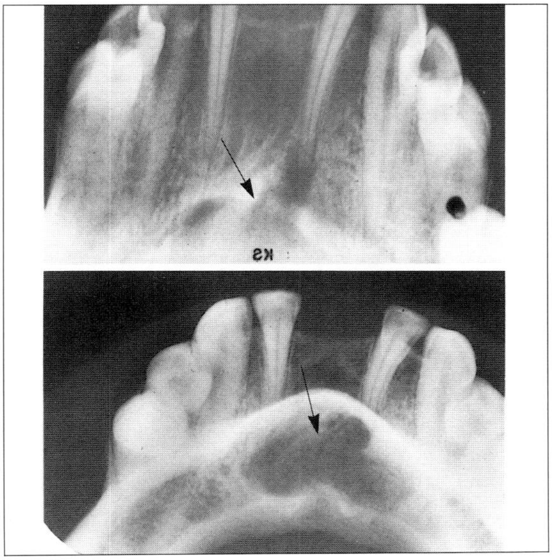

Abb. 9-2b Dieselbe Zyste (Pfeil) auf normalen Aufnahmen.

Tabelle 9-2 Filmerscheinungsformen von 15 Läsionen mit Beteiligung der Kortikalis

Aussehen	Pantomogramm	Zahnfilm
	Läsionsrand	
scharf begrenzt	8	0
unscharf begrenzt	7	15
sklerotisch	3	3
	Läsionszentrum	
strahlendurchlässig	15	15
strahlenundurchlässig	0	0
trabekuliert	5	13
fleckige Sklerose	2	2

Korrelation von Aufnahmebefunden

Während konventionelle Aufnahmen ein zusammengesetztes Bild aller Kieferflächen zeigen, liefern Pantomogramme ein klares Bild getrennter Kieferflächen mit geringerer Schattenüberlagerung. Folglich ist die Erscheinung von Läsionen auf den Pantomogrammen ganz anders als die auf konventionellen Aufnahmen. Um die Aufnahmebefunde korrelieren zu können, ist es notwendig, den Anteil der individuellen Kieferflächen an der Entstehung des endgültigen Bildes zu beachten. Eine röntgenologische Schattentrennung wird nur erreicht, wenn die verwischten Schatten nicht auf dem Bild erscheinen. Bei der konventionellen Röntgenologie nimmt die geometrische Unschärfe proportional mit dem Abstand der Kieferfläche vom Film zu, aber die Verwischung ist für eine Schattentrennung ungenügend. Betrachten Sie zum Beispiel die berechnete geometrische Unschärfe von Zahnfilm- und Aufbißaufnahmen in Abb. 9-3.

1. Für *Zahnfilmaufnahmen* wird der Film dicht am Kiefer positioniert. Die bukkale und die linguale Kortikalis sind weniger als 2 cm voneinander getrennt, und die Röntgenquelle (Brennfleck) ist gewöhnlich 20 cm vom Film entfernt. Folglich ist die Unschärfe aller Kieferflächen unterhalb einer wahrnehmbaren Schwelle von 0,2 mm (*Schinz* et al., 1968).

2. Für *Aufbißaufnahmen* wird der Film auf die okklusale Oberfläche der Zahnbogen plaziert. Das superiore Ende des Kieferknochens ist weniger als 6 cm vom inferioren Ende getrennt, und die Röntgenquelle ist gewöhnlich 25,4 cm vom Film entfernt. Hier sind nur die Kieferflächen nahe der Röntgenquelle verwischt, aber ihre Schatten sind nicht ausgelöscht.

Die geometrische Unschärfe nimmt mit der Größe des Brennfleckes zu. Das Nomogramm war für einen 1 mm großen Brennfleck berechnet; bei verschiedenen Brennfleckgrößen muß die Unschärfe mit dem Durchmesser des benutzten Brennfleckes multipliziert werden.

Obwohl die Brennfleckgröße bei modernen Dentalröntgengeräten von 0,8 mm^2 bis 1,5 mm^2 verstellbar ist, ist der Schärfenunterschied nicht signifikant. Die Erscheinung der Kiefer auf konventionellen Aufnahmen verändert sich mit dem Weg des Röntgenstrahles durch die Kiefer. Die Strahlenrichtung beeinflußt das Verhältnis und die Erkennbarkeit von individuellen Kieferschatten auf der Aufnahme. Eine Schattenüberlagerung kann einen Kontrastverlust bei angrenzenden Dichten zur Folge haben, so daß die Schatten schlecht zu erkennen sind.

Vergleichen Sie z. B. die röntgenologische Erscheinung der Lamina dura eines getrockneten menschlichen Unterkiefers in Abb. 9-4a. Beachten Sie, daß die Lamina dura des Alveolarfachs (A) und die des ersten Prämolaren (B) bei senkrechter Projektion schärfer zu sehen sind als bei Schrägprojektion. Die Aufnahmebefunde geben die Unterschiede der Röntgenstrahlabsorption der Strukturen wieder. Das heißt, die Lamina dura absorbiert mehr Röntgenstrahlen als die angrenzenden Kieferstrukturen. Das Verhältnis der angrenzenden Strukturen zur Lamina dura ist bei schräger Projektion grö-

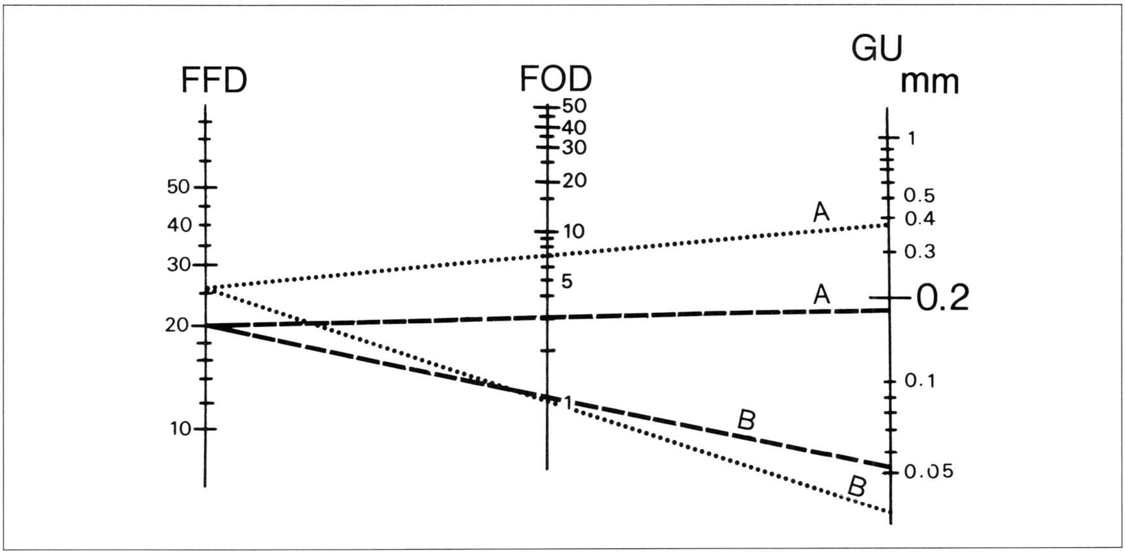

Abb. 9-3 Nomogramm, das die geometrische Unschärfe (GU) als eine Funktion des Film-Fokus-Abstandes (FFD) und Film-Objekt-Abstandes (FOD) verdeutlicht. Die okklusale (......) und die periapikale (---) Filmunschärfe der Kieferfläche werden nahe der Röntgenquelle (A) und nahe dem Film (B) gezeigt (das Nomogramm basiert auf Kalkulationen von *Schinz* et al., 1968).

Abb. 9-4a und b Auswirkungen der Strahlenrichtung auf die Erkennbarkeit.

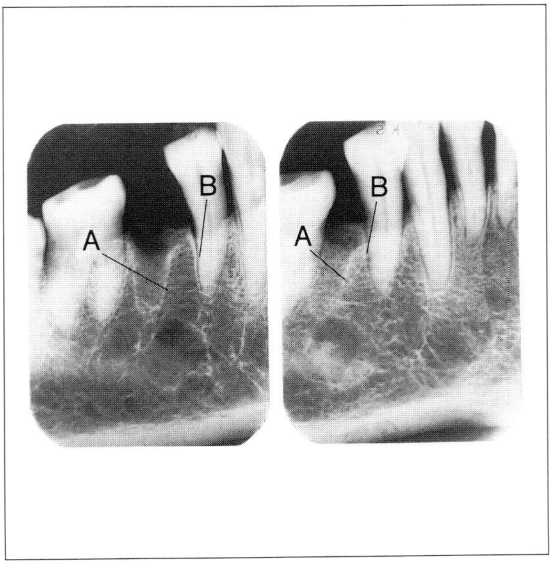

Abb. 9-4a Zahnfilme des Unterkiefers, einmal senkrecht (links) und einmal schräg (rechts) zum Strahl positioniert (Reproduktion im Maßstab 1:1).

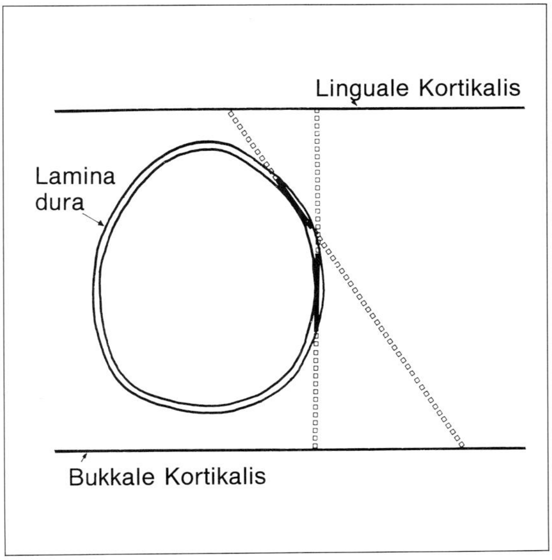

Abb. 9-4b Zeichnung, die die Proportionen der Lamina dura (▬) und ihrer angrenzenden Strukturen(□□□□) bei senkrechter und schräger Projektion des Unterkiefers zeigt.

ßer als bei senkrechter Projektion; folglich wird die Lamina dura bei schräger Projektion weniger scharf gesehen (Abb. 9-4b).

Die Schattenverwischung hängt bei der Pantomographie von denselben geometrischen Faktoren ab wie bei der konventionellen Röntgenologie. Der zusätzliche Einfluß der Bewegung der Schatten ergibt jedoch die notwendige Verwischung für eine Schattentrennung, die die geometrischen Faktoren allein nicht erreichen können. Zum Beispiel ist bei der Pantomographie die geometrische Unschärfe an der lingualen Kortikalis des Kiefers größer als an der bukkalen Kortikalis, weil erstere weiter vom Film entfernt ist. Die Schattenbewegung am Film jedoch bestimmt letztlich die Unschärfe und Erkennbarkeit der Kieferschichten.

Wie schon vorher erklärt wurde, nimmt die Verwischung einzelner Kieferschichten mit ihrem Abstand von der Schärfeebene zu und ist in den dünneren Abschnitten der Fokusrinne größer. So ist der Anteil der einzelnen Kieferschichten an der Entstehung des resultierenden Pantomogrammes durch die Kieferpositionierung beeinflußt, wie in Abb. 9-5 gezeigt wird:

1. *Wenn die zentralen Kieferschichten auf oder nahe der Schärfeebene liegen,* nimmt die Beteiligung der bukkalen und lingualen Kieferschichten am Bild proportional mit der Dicke der Fokusrinne ab. Eine dünne Fokusrinne bewirkt eine stärkere Verwischung der bukkalen und lingualen Schichten, und folglich sind die zentralen Schichten des Kiefers schärfer gezeichnet. Umgekehrt bewirkt eine breite Fokusrinne eine geringere Verwischung der peripheren Schichten, so daß die zentralen Schichten weniger klar sind.

2. *Wenn die zentralen Kieferschichten vor oder hinter der Schärfeebene positioniert sind,* ist der Anteil der bukkalen und lingualen Kieferschichten am Bild unterschiedlich. Stehen die Kiefer vor der Schärfeebene, sind die lingualen Schichten stärker beteiligt als die bukkalen Schichten, weil die lingualen Schichten näher an dieser Fläche liegen; umgekehrt tragen die bukkalen Schichten bei einer Position hinter der Schärfeebene stärker zum Bild bei als die lingualen Schichten. Die Erkennbarkeit der zentralen Kieferschichten wird sowohl durch eine größere Schattenbeteiligung der peripheren Kieferschichten als auch durch eine teilweise Verwischung vermindert.

Bei der Pantomographie, die eine bevorzugte Methode zur Wiedergabe der zentralen Kieferschichten ist, müssen diese Schichten, um klar erkennbar zu sein, auf oder nahe der Schärfeebene liegen. Betrachten Sie z. B. Abb. 9-6: In der Standardkieferposition sieht man die Lamina dura (A), die Trabekel (B) sowie die bukkalen (C) und lingualen (D) Ränder des Alveolarkamms scharf. Stehen die Kiefer vor der Standardposition, sind der bukkale Rand und Teile der Lamina dura schlecht wiedergegeben, aber der linguale Rand ist schärfer umrissen als auf einer Standardaufnahme. In der Praxis sind Unterschiede in der Kiefergröße des Patienten und kleine Fehler in der Positionierung des Patienten mit maßgeblich für die Erkennbarkeit der zentralen Kieferschichten und können das Aussehen der Kiefer verändern. Bilddiskrepanzen in Abhängigkeit von der Positionierung können leicht für Kieferanomalien gehalten werden, wenn der Röntgenologe die Aufnahme nicht auf mögliche Positionierungsfehler hin untersucht.

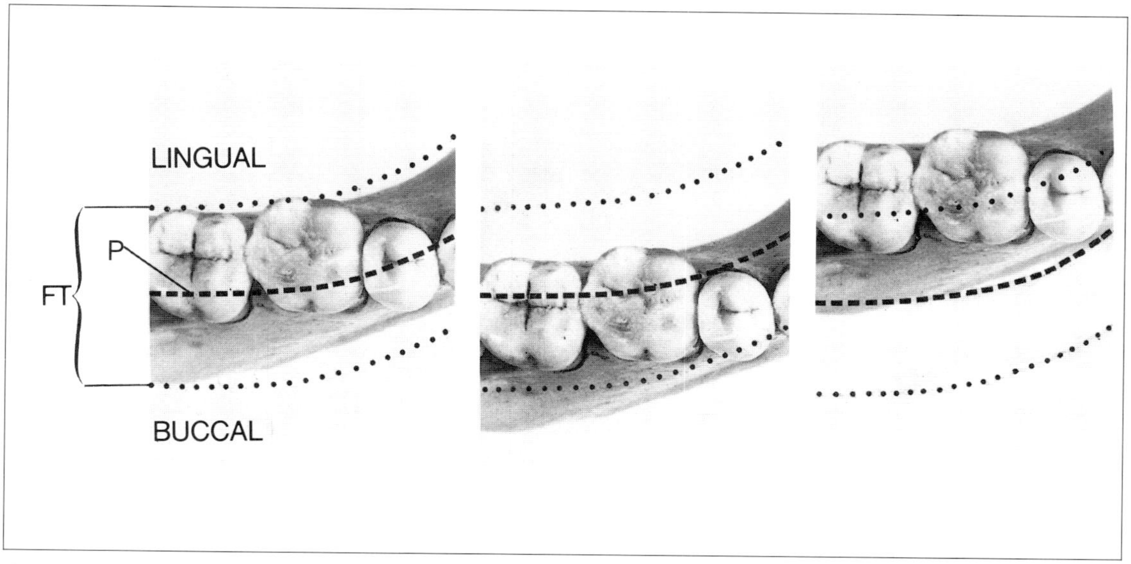

Abb. 9-5 Auswirkung der Positionierung auf die Mitwirkung der Kieferschichten beim Pantomogramm. Die okklusale Ansicht eines Unterkieferabschnittes zeigt die Verhältnisse von Fokusrinne (FT), Schärfeebene (P) und den vertikalen Kieferschichten, wenn die zentralen Schichten auf (links), vor (Mitte) und hinter (rechts) die Schärfeebene positioniert sind.

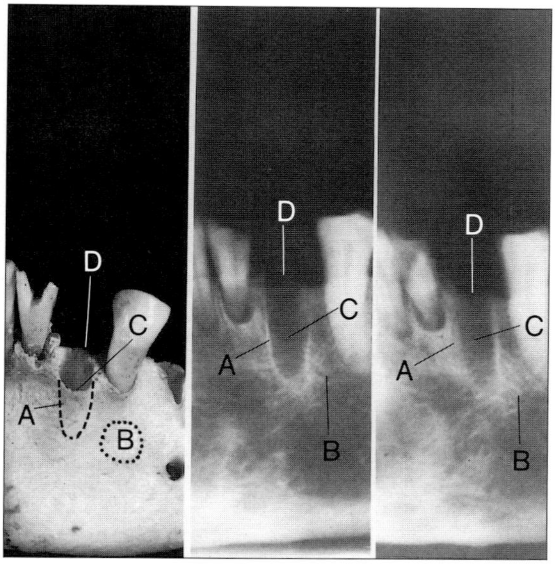

Abb. 9-6 Auswirkung der Kieferpositionierung auf die pantomographische Erkennbarkeit anatomischer Strukturen. Fotografie des Unterkieferabschnittes (links) und Pantomogrammausschnitte desselben Unterkiefers mit den zentralen Kieferschichten auf der Schärfeebene (Mitte) und vor dieser (rechts). A = Lamina dura; B = Trabekel; C = bukkaler Rand des Alveolarkammes; D = lingualer Rand des Alveolarkammes.

Es muß darauf hingewiesen werden, wie wichtig es ist, röntgenologische Veränderungen, die durch den Abbildungsprozeß entstehen, zu erkennen. Da die röntgenologischen Erscheinungen von Kieferläsionen den Aufnahmevorgang ebenso wie die physischen Knochenveränderungen wiedergeben, hilft die Erkennung der Abbildungsfaktoren bei der Interpretation tatsächlicher anatomischer Veränderungen. Tabelle 9-3 faßt die wichtigeren Abbildungsfaktoren von Pantomogrammen und Normalaufnahmen zusammen.

Der Einfluß des Aufnahmevorganges auf die röntgenologische Erscheinung tatsächlicher Kieferläsionen wird in den Abbildungen 9-7a und b und 9-8a und b gezeigt. Beide Fälle dienen zur Übung; der Leser sollte die Erscheinung der Läsion auf dem Pantomogramm und dem Zahnfilm vergleichen, dann die Aufnahmebefunde korrelieren und sich schließlich die Falldiskussion im Text ansehen.

Fall 1: Eine chirurgische Untersuchung offenbarte einen nach innen gedrehten, mesial vom Kieferwinkel impaktierten dritten Unterkiefermolaren, dessen Wurzeln nahe der anterioren Kortikalis des Unterkieferramus lagen. Die Krone war 45° nach lingual geneigt, der vergrößerte Follikularraum wies eine dünne zystische Umrandung auf (Keratozyste). Die Untersuchungs- und Aufnahmebefunde korrelieren auf dem Pantomogramm, aber nicht auf dem Zahnfilm. Starke Winkelung führte zu einem verzerrten Zahnfilm. Außerdem verdeckte die Schattenüberlagerung der bukkalen und lingualen Kieferschichten auf dem Zahnfilm die Veränderung des Follikels. Die Pantomographie ermöglicht die notwendige Schattentrennung, um diese follikulären Veränderungen aufzuspüren. Es ist jedoch nur die anteriore Grenze (A) des Follikels klar gezeichnet, die untere Grenze (B) ist durch den pharyngealen Schatten (C) verdeckt. Die pantomographische Position des impaktierten Zahnes ist

Tabelle 9-3 Vergleich von Pantomogrammen und Normalfilmen

Charakteristikum	Pantomogramme	Normalfilme
Dargestellte Kieferflächen	Bild getrennter Kieferflächen.	Zusammengesetztes Bild aller Kieferflächen.
Bildschärfe	Das Bild ist insgesamt weniger scharf; die Verwischung entsteht durch die Schattenbewegung, den Gebrauch von Verstärkungsfolien und den größeren Kiefer-Film-Abstand.	Das Bild ist schärfer, wenn der Film ohne Folie direkt bestrahlt wird und die Kiefer näher am Film sind.
Bildgröße	Die Bildgröße ist in Kieferlänge und -höhe disproportional; beide Dimensionen verändern sich kontinuierlich über das Bild, besonders die horizontale Dimension, in der einige Kieferabschnitte verkleinert sein können.	Das Bild ist in beiden Dimensionen gleichermaßen vergrößert.
Ursprung der Veränderungen	Die Veränderungen im Aussehen der Kiefer geben hauptsächlich die Kieferposition bezüglich der Schärfeebene und der Fokusrinne wieder.	Hier geben die Veränderungen im Aussehen der Kiefer in erster Linie die Strahlenrichtung auf die Kiefer wieder.

Abb. 9-7a und b Fall 1: Odontogene Keratozyste (Pfeile).

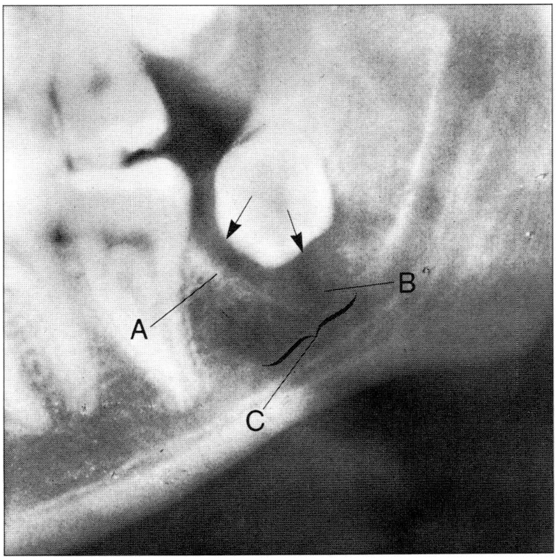

Abb. 9-7a Ansicht auf einem Pantomogrammausschnitt, die markierten Strukturen werden im Text erläutert.

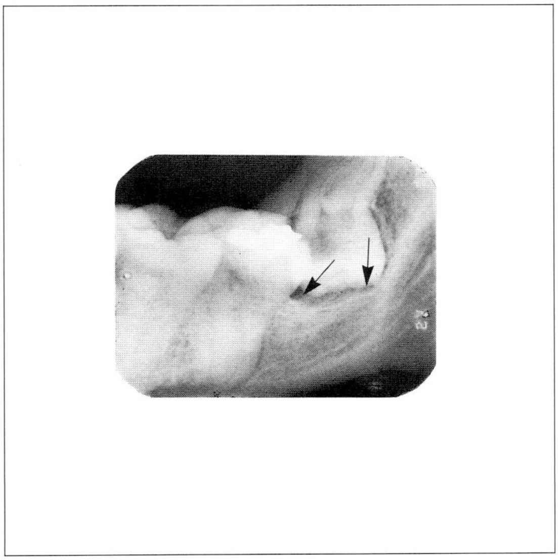

Abb. 9-7b Ansicht auf einem Zahnfilm.

Reproduktion der Abbildungen im Maßstab 1:1.

in vertikaler Richtung durch die Aufwärtsrichtung des Röntgenstrahles auf den Kiefer leicht verzerrt.

Fall 2: Eine radiopake Läsion, die eine fokale Osteosklerose darstellt, wurde bei einer pantomographischen Routineuntersuchung eines beschwerdefreien Patienten gefunden. Während die Schattenüberlagerung ein unscharf begrenztes sklerotisches Läsionsmuster zeigte, ergab die Schattentrennung einen scharf umgrenzten sklerotischen Bezirk auf dem Pantomogramm.

Abb. 9-8a und b Fall 2: Fokale Osteosklerose (Pfeil).

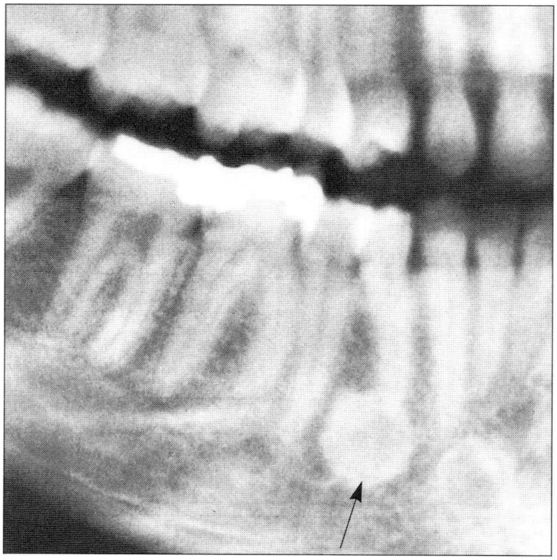

Abb. 9-8a Ansicht auf einem Pantomogrammausschnitt.

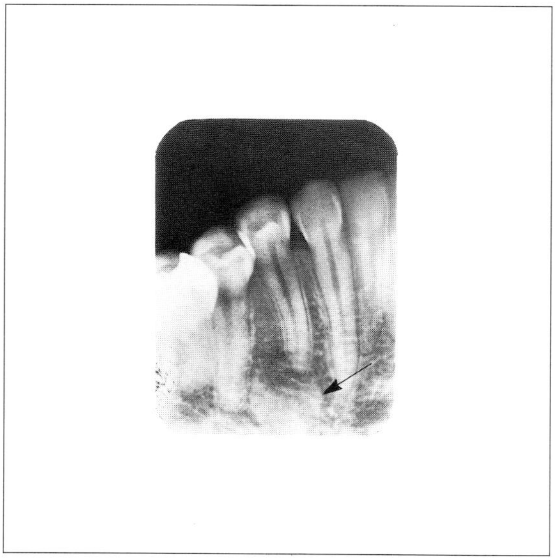

Abb. 9-8b Ansicht auf einem Zahnfilm.

Reproduktion der Abbildungen im Maßstab 1:1.

Zusammenfassung

Die röntgenologischen Unterschiede in der Darstellung von Kieferläsionen auf Pantomogrammen und Normalaufnahmen sind am besten zu verstehen, wenn man sich bei jedem Bild erstens den Weg des Röntgenstrahles durch die Kiefer und zweitens den Anteil der einzelnen Kieferschichten am Bild vorstellt.

Literatur

1. *Bender, I. B.,* und *S. Seltzer:* Roentgenographic and direct observation of experimental lesions in bone, I and II. J Am Dent Assoc 62:152–160, 708–716, 1961.
2. *Chomenko, A. G.:* The value of pantomography in jaw lesions. Quintessence Int 10:91–95, 1977.
3. *Phillips, J. D.,* und *A. H. Shawkat:* A study of the radiographic appearance of osseous defects on panoramic and conventional films. Oral Surg 36:745–749, 1973.
4. *Schinz, H. R.,* et al.: Roentgen-Diagnostics. Vol. I. General Principles and Methods. 2nd Amer. ed. Grune and Stratten, New York 1968, p. 10.
5. *Schwartz, S. F.,* und *J. K. Foster:* Roentgenographic interpretation of experimentally produced bone lesions. Oral Surg 32:606–612, 1971.
6. *Shoha, R. R., J. D. Dowson,* und *A. G. Richards:* Radiographic interpretation of experimentally produced bone lesions. Oral Surg 38:294–303, 1974.

Kapitel 10

Interpretation der physischen Knochenveränderungen bei Kiefererkrankungen

Die röntgenologischen Befunde von Kiefererkrankungen geben die Veränderungen im Knochen wieder. Die Aufnahmemuster von Läsionen sind jedoch selten pathologisch verifizierbar; daher muß der Radiologe sorgfältig alle Manifestationen der Krankheit überprüfen.

Aufnahmeinterpretationen, die auf einer Erinnerung an ähnlich erscheinende Läsionen beruhen, führen häufig zu Fehldiagnosen und sollten vermieden werden.

Betrachten Sie den Fall eines beschwerdefreien 30 Jahre alten Patienten, der zu einer routinemäßigen zahnärztlichen Untersuchung kam. Das Pantomogramm zeigte eine zystenähnliche Aufhellung, die Kalzifikationsflecken enthielt (Abb. 10-1a und b), die chirurgischen Befunde zeigten jedoch einen Knochendefekt, der mit weichem Gewebe gefüllt war und als ossifizierendes Fibrom bestimmt wurde.

Fünf-Schritte-Schema zur Analyse von Kieferläsionen

Um eine vernünftige Interpretation von Aufnahmeergebnissen zu erreichen, wird für die Analyse aller Kiefererkrankungen ein *Fünf-Schritte-Schema* vorgeschlagen (*Chomenko,* 1980):

1. *Sichten* Sie die Kiefer auf Strukturdefekte und reaktive Knochenneubildung, auf Knochenvergrößerung und Verlagerung von Kieferteilen.
2. *Beschreiben* Sie die Erscheinung der Läsion sowie begleitende Knochenveränderungen.
3. *Korrelieren* Sie klinische, anamnestische, Labor- und Aufnahmebefunde, bevor Sie über das röntgenologische Muster der Läsion etwas aussagen.
4. *Erstellen* Sie Differentialdiagnosen, wobei alle Krankheiten berücksichtigt werden, die die Befunde erklären könnten.
5. *Schätzen* Sie die Wachstumsrate der Läsion ab.

Das Fünf-Schritte-Schema der Analyse reduziert die Unsicherheiten bei röntgenologischen Diagnosen. Die größte Bedeutung kommt dabei der korrekten Interpretation faktischer Befunde zu.

Die folgende Beschreibung der Methode enthält Material, das schon früher vom Autor vorgestellt wurde, und wird mit der Genehmigung von Harcourt-Brace-Jovanovich neu abgedruckt (*Chomenko,* 1980).

Abb. 10-1a und b Ossifizierendes Fibrom (Pfeil).

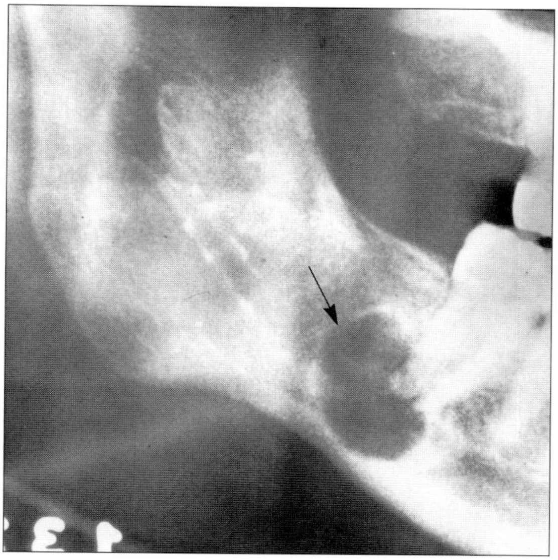

Abb. 10-1a Ansicht auf einem Pantomogrammausschnitt.

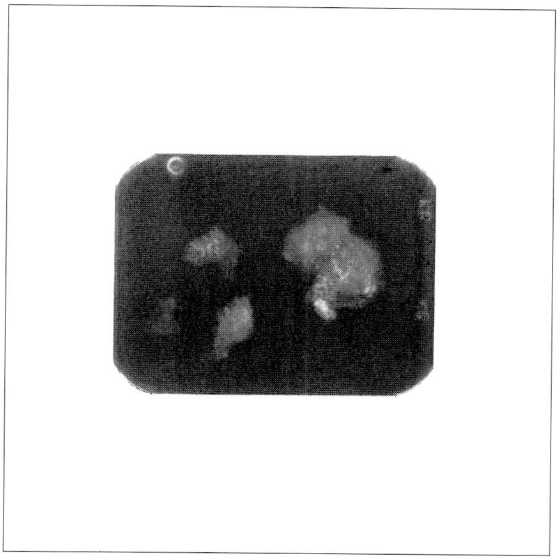

Abb. 10-1b Das bei der Biopsie entnommene Weichgewebe auf einem Zahnfilm.

Reproduktion der Abbildungen im Maßstab 1:1.

Schritt 1: Erkennung direkter und indirekter Anzeichen für eine Erkrankung

Die Prüfung der Aufnahme beginnt mit einem Absuchen der Knochenstruktur nach Anomalien. Pathologisches Gewebe kann röntgenologisch auf zwei Arten erscheinen: Erstens kann das Gewebe *direkt* als Verschattung gesehen werden, die auf einer größeren Kalzifikation beruht, wie z. B. bei Knochentumoren (Abb. 10-2a und b). Zweitens kann das erkrankte Gewebe *indirekt* auch ohne eine stärkere Kalzifikation durch seine Auswirkungen auf die Knochenstruktur gesehen werden (Tab. 10-1).

Die meisten Kieferläsionen sieht man indirekt. So vereinfacht ein sorgfältiges Absuchen des kortikalen und spongiösen Knochens nach Defekten das Auffinden von Läsionen. Gelegentlich ist eine Verlagerung der Kieferstrukturen der einzige röntgenologische Anhaltspunkt für eine Krankheit.

Bevor man die Aufnahmebefunde als negativ bezeichnet, ist es unbedingt notwendig, daß mindestens zwei Ansichten im rechten Winkel zueinander angefertigt werden. Mehrere Ansichten verbessern auch die Darstellung der Läsion. Pantomogramme zeigen z. B. nicht den mediolateralen Aspekt der Kiefer; zusätzliche Aufnahmen, Aufbißaufnahmen der Zahnbögen, Frontalansichten des Unterkieferramus und -kondylus, sind indiziert, um bukkale und linguale Veränderungen des Kortikalisknochens auszuschließen (Abb. 10-3a und b).

Tabelle 10-1 Indirekte Krankheitszeichen

Erscheinung auf dem Film	Physische Knochenveränderungen
Knochenzerstörung	Verlust von kortikalem oder spongiösem Knochen
Knochenneubildung	Ablagerung von periostalem oder spongiösem Knochen
Knochenvergrößerung	Neubildung von Kortikalis durch Wachstumsdruck
Verlagerung von Kieferstrukturen	Die normale Lage von Zähnen, Nerven oder Kieferräumen wird durch Wachstumsdruck verändert

Abb. 10-2a und b Osteoides Osteom (Pfeil).

Reproduktion der Abbildungen im Maßstab 1:1.

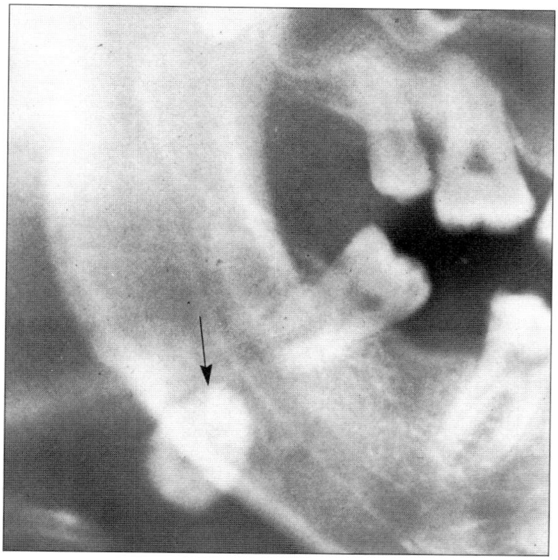

Abb. 10-2a Pantomogrammausschnitt.

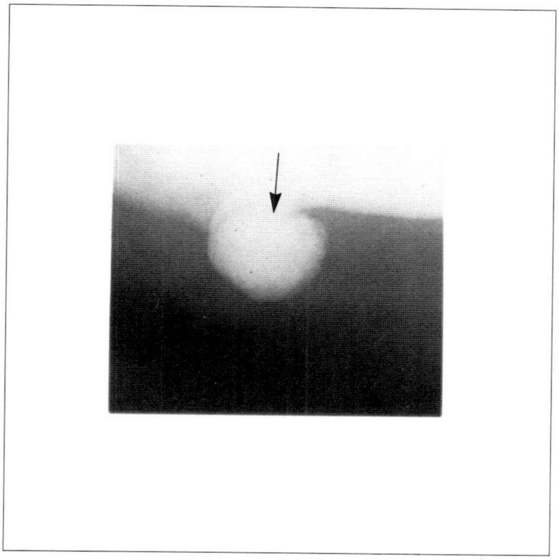

Abb. 10-2b Normalfilm.

Abb. 10-3a und b Fibröse Dysplasie (Pfeile).

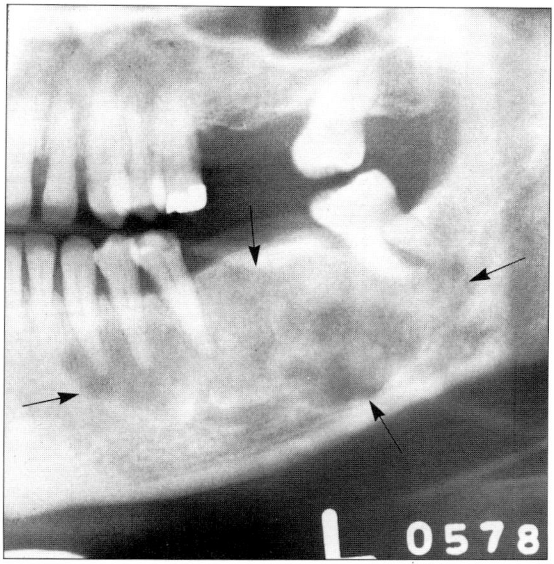

Abb. 10-3a Pantomogrammausschnitt.

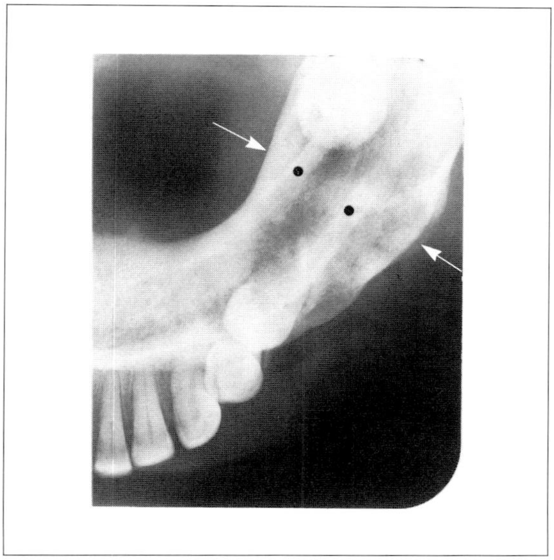

Abb. 10-3b Aufbißaufnahme, die die mediolaterale Kieferausdehnung (Pfeile) und die normale Kieferbreite (Punkte) zeigt (Reproduktion im Maßstab 1:1).

Schritt 2: Beschreibung von Aufnahmebefunden

Knochenveränderungen sind auf den Aufnahmen als Veränderungen der Kontur, der Dichte oder der Dicke zu sehen. Das Bildmuster gibt Unterschiede in der Strahlenabsorption von Geweben verschiedener Dichte oder Dicke wieder. Jedoch formen nur die Gewebeoberflächen, die vom Röntgenstrahl tangential berührt werden, scharfe Aufnahmemuster, wie von *Ziedses des Plantes* (1932) im *Tangentengesetz* beschrieben wurde.

Die Illustrationen in Abbildung 10-4 dienen zur Erklärung dieses Gesetzes: Auf Pantomogrammen und Zahnfilmen sind die anterioren (A) und posterioren (B) Ränder der Alveole (Lamina dura), deren Oberflächen vom Strahl tangential berührt werden, scharf zu sehen. Im Gegensatz dazu tragen die bukkalen (C) und lingualen (B) Ränder, durch die der Strahl senkrecht passiert, wenig zum Aufnahmemuster bei. Eine Aufbißaufnahme derselben Alveole zeigt keine Lamina dura, weil keine der kortikalen Oberflächen vom Strahl berührt wird. Das Tangentengesetz demonstriert den Wert mehrerer Ansichten zur Darstellung von Knochenveränderungen.

Kalziumsalze im Knochen absorbieren Röntgenstrahlen und geben dem Knochen seine röntgenologische Dichte. Sie müssen jedoch um 30–60 % verändert sein, bevor man die Dichteveränderungen sieht. Dann erscheint Gewebe mit einem geringeren Kalziumgehalt als normal *aufgehellt,* während Gewebe mit einem höheren Kalziumgehalt normal *verschattet* ist.

Unter zwei bestimmten Bedingungen können Aufhellungen mit dem röntgenologischen Bild einer Rarefikation entstehen:

1. *Resorption* vermindert die Knochenmenge. Die betroffene Kortikalis und die Trabekel sind verdünnt, aber der Kalziumanteil des verbliebenen Knochens ist normal.
2. *Unvollständige Kalzifikation* der Knochenmatrix ergibt ein weniger dichtes Knochengewebe. Dieser Zustand taucht nur während der Knochenbildung auf. So bleibt der vorhandene Knochen normal.

Drei unterschiedliche Zustände können Verschattungen zeigen:

1. *Osteosklerose* vergrößert den Anteil von Knochengewebe entweder durch Anlagerung neuen Knochens auf den Oberflächen der Kortikalis oder durch Bildung neuer Trabekel im Spongiosaknochen.
2. Eine *spongiöse Füllung* taucht auf, wenn Knochenräume entweder verkalktes, erkranktes Gewebe oder Reste von zusammengebrochenem Spongiosaknochen enthalten.
3. Der *Kontrast* zwischen Geweben kann eine scheinbare Verschattung erzeugen. Wie im Falle von Sequestern können Knochenteile im Vergleich zum umgebenden Gebiet mit Knochenauflösung relativ dicht erscheinen.

Die meisten Verschattungen werden durch reaktive Knochenneubildung verursacht, die man *Sklerose* nennt. Sie kann durch alle möglichen Krankheitsprozesse stimuliert werden, die den Knochen schwächen oder deformieren. Der röntgenologische Beweis für Knochenneubildungen erscheint an der Unterseite des Periosts ebenso wie im Spongiosaknochen, der an die Läsion angrenzt (Tab. 10-2). Eine Beschreibung von Aufnahmebefunden ist auf die physikalischen Knochenveränderungen beschränkt und sollte Ausdrücke, die die Gewebehistologie beschreiben, vermeiden (Tab. 10-3).

Eine Auflistung von Aufnahmebefunden sollte den Ort der Läsionen, die Größe, die Gestalt, ihre Anzahl und eine kurze Beschreibung des röntgenologischen Musters enthalten (Tab. 10-4). Die Abbildungen 10-5a und b sowie 10-6a und b dienen der Übung; der Leser sollte zuerst die Aufnahmebefunde beschreiben und dann die Legende betrachten.

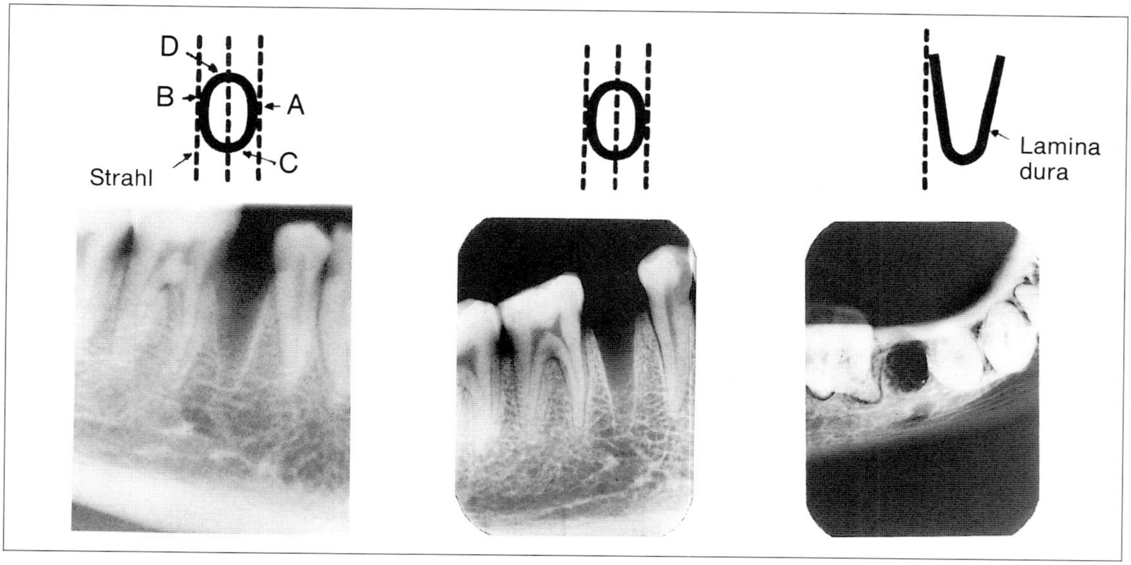

Abb. 10-4 Illustration des Tangentengesetzes. Pantomogrammausschnitt (links), Zahnfilm (Mitte) und Aufbißaufnahme (rechts) desselben getrockneten menschlichen Unterkiefers. A = anteriorer Rand der Alveole; B = posteriorer Rand; C = bukkaler Rand; D = lingualer Rand (Reproduktion im Maßstab 1:1).

Tabelle 10-2 Reaktive Knochenneubildung*

Erscheinung auf dem Film	Physische Knochenveränderungen
Periostaler (kortikaler) Knochen	
Verdickung	Der Knochen wird in Schichten parallel zur äußeren kortikalen Oberfläche angelagert.
Nodulae	Der Knochen wird in einzelnen oder mehreren knopfähnlichen Vorsprüngen angelagert.
Spiculae	Der Knochen wird in feinen Spiculae angelagert, die lotrecht von der äußeren Kortikalis ausstrahlen.
Spongiosaknochen	
Leichte Radiopazität	Zunahme feiner Trabekel
Hohe Radiopazität	Zunahme normal großer Trabekel

* Basierend auf der Arbeit von *Sante* (1961).

Tabelle 10-3 Fachausdrücke in der Röntgenologie*

Fachausdrücke	Physische Knochenveränderungen
Verstärkte Radioluzenz (dunklere Schatten)	verminderte Knochendichte
Verstärkte Radiopazität (hellere Schatten)	vergrößerte Knochendichte
Rarefikation	Knochenzerstörung
Sklerose	Knochenformation
Expansion	Symmetrische Vergrößerung
Beule, Wölbung	Fokale Vergrößerungen
Unscharfe Begrenzung	Läsionen, die in den umgebenden Knochen hineinreichen
Scharfe Begrenzung	Läsionen mit deutlichen Grenzen
„Milchglas"	Gleichzeitiges Vorkommen von Trabekelverlust und Knochenneuformation
„Baumwolle"	Flecken von Knochenformation mit unklaren Grenzen
„Sonnenstrahleneffekt"	Feine periostale Spiculae strahlen lotrecht von der äußeren Kortikalis
„Honigwaben"	Viele kleine Bezirke gleicher Größe, durch Septen deutlich voneinander getrennt
Seifenblasenähnlich	Viele große Bezirke unterschiedlicher Größe, durch Septen deutlich begrenzt
Multilokulär	Wenige große Abteile, durch Septen deutlich begrenzt
Lamina dura	Cribriformer kortikaler Knochen, der die Zahnfächer säumt

* Unter Verwendung der Arbeiten von *Meschan* (1973) und *Etter* (1970).

Tabelle 10-4 Beschreibung röntgenologischer Läsionsmuster*

Läsionsrand	Läsionszentrum	Angrenzende Kieferstrukturen
Scharf begrenzt	Strahlendurchlässig	Verlagerung
Unscharf begrenzt	Strahlenundurchlässig	Resorption
Sklerotisch	Trabekuliert	nicht betroffen
	fleckige Sklerose	

* Basierend auf der Arbeit von *Gibson* und *Middlemiss* (1971).

Abb. 10-5a und b Fall 1: Ossifizierendes Fibrom des rechten Unterkieferkörpers. Radiopake Läsion mit unklar begrenztem Rand. Das Läsionszentrum enthält sklerotische Flecken (A) und Lamellen (B). Diese Erscheinungen kann man am besten auf einem Zahnfilm sehen (Reproduktion im Maßstab 1:1).

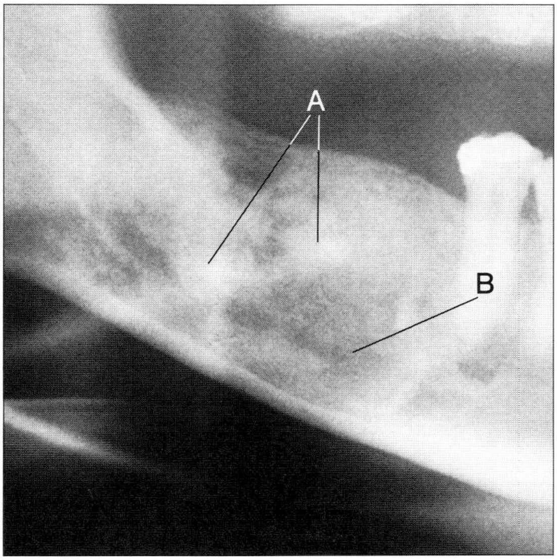

Abb. 10-5a Pantomogrammausschnitt.

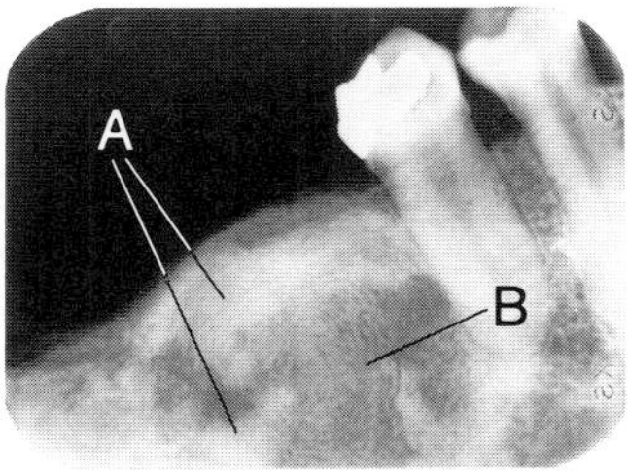

Abb. 10-5b Zahnfilm.

Abb. 10-6a und b Fall 2: Traumatische Knochenzyste des linken Unterkieferramus und -körpers.

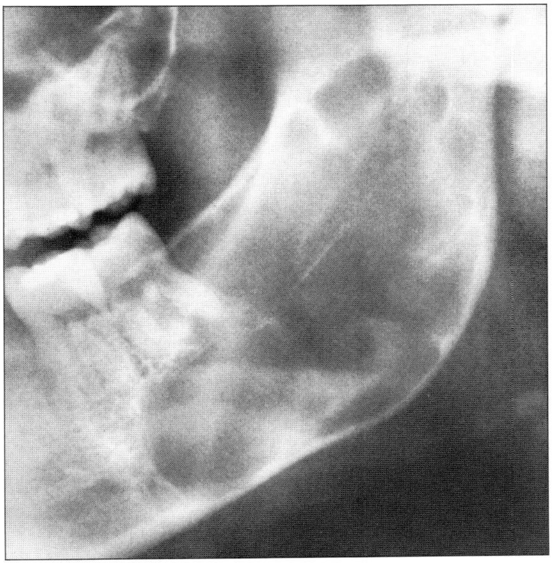

Abb. 10-6a Pantomogrammausschnitt.

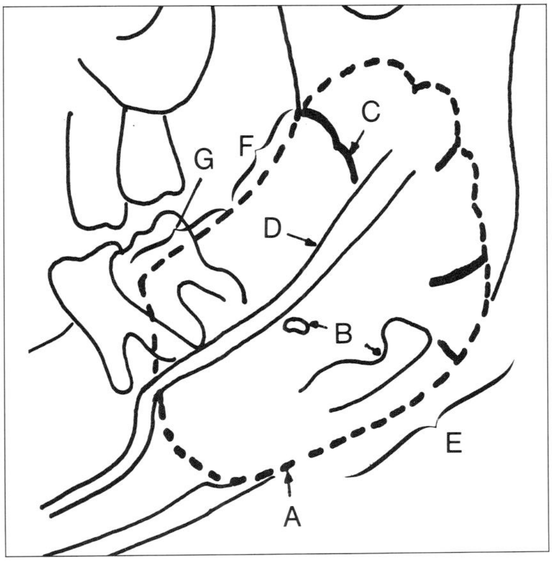

Abb. 10-6b Die Zeichnung zeigt die röntgendurchlässige Läsion mit einem scharf begrenzten Rand sklerotischen Knochens (A). Das Läsionszentrum enthält sklerotische Felder (B) und durch Septen (C) getrennte Bezirke. Der Mandibularkanal (D) ist leicht verlagert. Der Kieferwinkel (E), der anteriore Unterkieferramus (F) und der superiore Unterkieferkörper (G) sind ausgeweitet.

Schritt 3: Korrelation von klinischen, Labor- und Aufnahmebefunden

Klinische und Laborbefunde können bei der Interpretation des Röntgenbildes helfen. Das Erscheinungsbild einer Krankheit ist bei verschiedenen Entwicklungsstadien sehr unterschiedlich. Entzündungen, Infektionen oder bösartiges Wachstum können ein ähnliches röntgenologisches Bild zeigen, so daß ihre Unterscheidung auf der Aufnahme schwierig ist (*Worth* und *Stoneman,* 1977). So muß man zur Interpretation der Aufnahme das röntgenologische Bild mit den klinischen und biochemischen Befunden der spezifischen Krankheit korrelieren. Der Wert von klinischen und Laborbefunden ist bei jeder Kiefererkrankung sehr unterschiedlich. Sie werden folgendermaßen benutzt:

1. *Beim Fehlen klinischer Anzeichen und Symptome* in Fällen von großen unscharf begrenzten Verschattungen wie in Abb. 10-7a und b handelt es sich höchstwahrscheinlich um eine fokale Osteosklerose. Diesen Befund erhält man bei 4 % aller Kiefer, er muß nicht notwendigerweise operiert werden. Ein anderer Zustand ohne klinischen Befund, dessen Röntgenerscheinung jedoch pathognomonisch (d. h. kennzeichnend) ist, ist ein statischer Knochendefekt des Unterkiefers. Ein solcher Defekt wird auf ungefähr 0,4 % der Pantomogramme gesehen (*Karmiol* und *Walsh,* 1968; *Johnson,* 1970). Auf dem Film erscheint eine scharf begrenzte, runde, eiförmige oder geteilte Aufhellung mit einem sklerotischen Rand. Der Defekt erscheint gewöhnlich nahe dem Unterkieferwinkel unterhalb des Mandibularkanals und repräsentiert eine Abnahme der lingualen Kortikalis. Eine Verlagerung des Mandibularkanals, wie sie in Abb. 10-8a gezeigt wird, und eine Verdünnung der unteren mandibulären Kortikalis werden gewöhnlich nur bei großen Defekten gesehen (*Uemura* et al., 1976). Die meisten statischen Knochendefekte entdeckt man bei älteren Patienten zwischen 41 und 60 Jahren; Defekte bei jüngeren Patienten unter 20 Jahren fand man bisher nicht (*Stafne,* 1942; *Uemura* et al., 1976). Eine regelmäßige röntgenologische Untersuchung des Defektes wird empfohlen, besonders wenn der Fall ungewöhnlich ist, wie in Abb. 10-8b. Die Läsion wurde bei einem 16 Jahre alten Mädchen bei einer routinemäßigen pantomographischen Untersuchung gefunden. Abgesehen vom Alter der Patientin entsprachen die klinischen, anamnestischen und Aufnahmebefunde denen eines statischen Knochendefektes. Die Läsion wurde über sechs Jahre beobachtet, ihr röntgenologisches Aussehen und ihre Größe veränderten sich jedoch nicht.

2. *Das Vorhandensein einer Infektion,* ausgehend von der Pulpa, dem Parodontium oder dem Mark, hilft bei der Abgrenzung entzündlicher Prozesse von Neoplasmen oder Stoffwechselerkrankungen.

3. *Schmerz* ist selten ein Frühsymptom bei Kiefertumoren. Wenn er auftaucht, geschieht dies gewöhnlich durch eine Superinfektion über die Mundhöhle. Während bösartige Kiefertumoren sich schnell vergrößern, in das angrenzende Weichgewebe eindringen und eine schmerzhafte Masse bilden, vergrößern sich gutartige Tumoren langsam, erzeugen Deformierungen und sind selten schmerzhaft.

Abb. 10-7a und b Fokale Osteosklerose (Pfeile). Der radioluzente Bezirk (A) zeigt eine leichte Trabekulation und sollte nicht für eine Kieferanomalie gehalten werden. Auf dem Pantomogramm ist der Bezirk durch den Sekundärschatten des linken Unterkiefers (B) teilweise verdeckt.

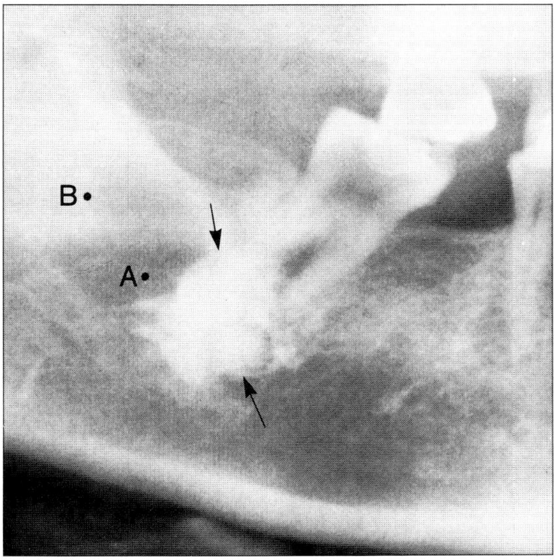

Abb. 10-7a Pantomogrammausschnitt.

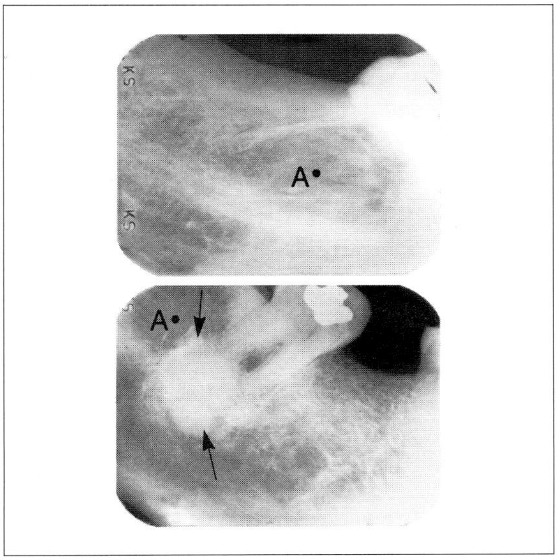

Abb. 10-7b Zahnfilm.

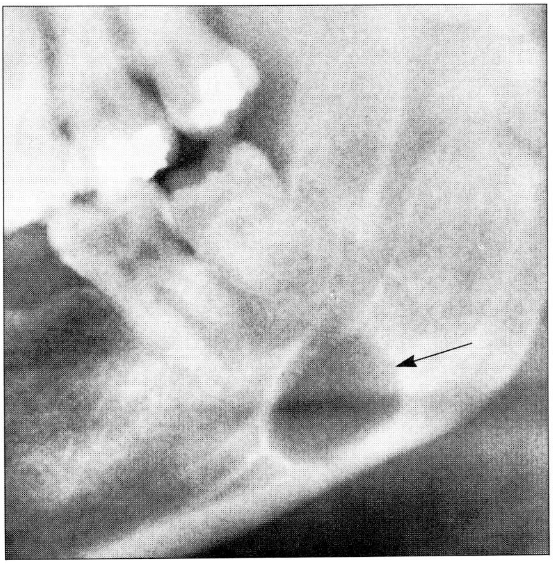

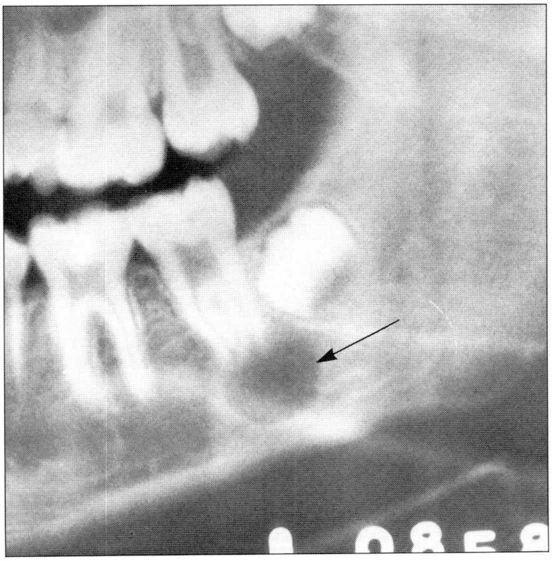

Abb. 10-8a und b Zwei Fälle von statischen Knochendefekten (Stafne-Zyste, latente Knochenzyste, Knochenentwicklungsdefekt im Unterkiefer) auf Pantomogrammausschnitten.

Reproduktion der Abbildungen im Maßstab 1:1.

4. *Die Krankheitsgeschichte* kann sich als entscheidender Faktor bei Kiefermetastasen erweisen. In den meisten Fällen wird der Primärtumor vor der Metastase diagnostiziert (*van der Kwast* und *van der Waal,* 1974). Ungefähr 5 % aller bösartigen Tumoren des Körpers sind in der Mundhöhle lokalisiert (*Sarnat* und *Schour,* 1957). Jedoch sind die meisten bösartigen Veränderungen in der Mundhöhle Ersterkrankungen, die die Kiefer durch direkte Ausbreitung einbeziehen; nur 1 % aller oralen bösartigen Erkrankungen sind Metastasen, die sich von einer anderen Stelle im Körper ausgebreitet haben (*Stypulkowska* et al., 1979). Metastatische Kiefererkrankungen gibt es im Unterkiefer häufiger als im Oberkiefer, wobei der Primärtumor am häufigsten in der Brust, der Lunge oder in den Nieren sitzt (*Meyer* und *Shklar,* 1965; *Clausen* und *Poulsen,* 1963).

5. *Die Krankheitsgeschichte* kann auch die notwendigen Hinweise für eine korrekte Interpretation des Röntgenbildes liefern. Betrachten wir z. B. den Fall eines 13 Jahre alten Mädchens mit einer angeborenen rechtsseitigen Lippen- und Gaumenspalte. Das Pantomogramm in Abb. 10-9a offenbart einen impaktierten rechten Oberkiefereckzahn (A) und einen retinierten Milcheckzahn (B). Zudem sind die angrenzenden Zähne verlagert, der Nasenboden (C) in die Nasenhöhle expandiert, und man sieht einen radioluzenten Bezirk (D) zwischen dem Schneidezahn und der Nasenhöhle. Diese Erscheinungen lassen ein großes Weichgewebswachstum in Verbindung mit dem impaktierten Eckzahn annehmen. Eine Aufbißaufnahme desselben Gebietes in Abb. 10-9b demonstriert jedoch den tatsächlichen Kieferzustand und offenbart die Spaltung des Gaumens (große Pfeile) und des Alveolarfortsatzes (kleine Pfeile). Dieser Zustand kann leicht für einen Kiefertumor gehalten werden, wenn das Pantomogramm ohne Einbeziehung der Krankengeschichte, klinischer Untersuchungen oder zusätzlicher Aufnahmen betrachtet wird.

6. *Klinische Anzeichen und Symptome* sind bei lokalisierten Knochenerkrankungen nützlicher als Laborbefunde. Chemische Tests sind hier im wesentlichen normal. Die alkalische Serumphosphatase ist jedoch gelegentlich erhöht, wenn normaler neuer Knochen gebildet wird, um große Gebiete zerstörten Knochens zu ersetzen, oder wenn durch Tumoren anomaler neuer Knochen gebildet wird, wie beim osteogenen Sarkom, aktiven Stadien einer fibrösen Dysplasie oder dem Morbus Paget. Eine erhöhte alkalische Phosphatase ist ein Anzeichen für osteoblastische Aktivität normalen oder erkrankten Gewebes.

7. *Laborbefunde* sind wertvoll für die Unterscheidung generalisierter Knochenerkrankungen. Die Serumanalyse sollte Kalzium, anorganischen Phosphor und alkalische Phosphatase, die Urinanalyse sollte Kalzium und Phosphor umfassen.

Eine Aufstellung der Befunde sollte alle klinischen Anzeichen und Symptome, die chemischen Tests und die Krankheitsgeschichte enthalten, die alle bei der Interpretation des Röntgenbildes helfen.

Schritt 4: Differentialdiagnose von Krankheiten

Ein günstiger Ausgangspunkt für eine Differentialdiagnose ist eine Klassifikation der Läsionen nach ihrer Fähigkeit, Röntgenstrahlen zu absorbieren. Läsionen wurden entsprechend ihrem hervorstechendsten röntgenologischen Muster als „aufgehellt", „verschattet" oder „gemischt" eingestuft (*Bhaskar,* 1975):

1. Aufgehellte Läsionen lassen die meisten Röntgenstrahlen durch; sie bilden die größte Gruppe von Kiefererkrankungen.
2. Verschattete Läsionen absorbieren fast alle Strahlen und bilden die kleinste Gruppe.
3. Gemischte Läsionen enthalten aufgehelltes und verschattetes Gewebe zu unterschiedlichen Anteilen.

Abb. 10-9a und b Kiefer- und Gaumenspalte auf zwei verschiedenen Aufnahmen.

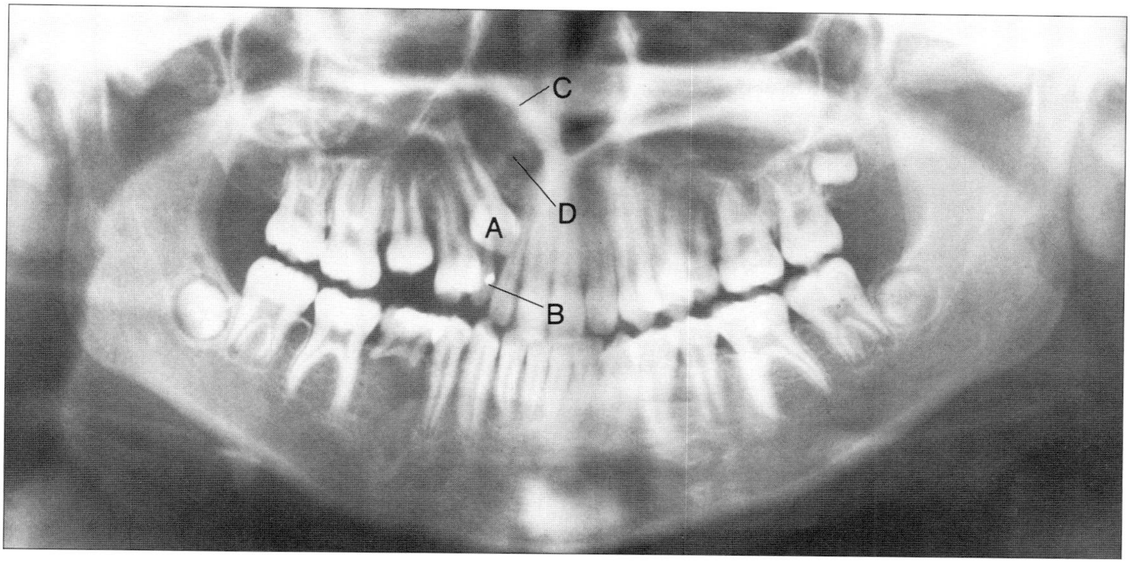

Abb. 10-9a Das Pantomogramm zeigt den rechten Oberkiefereckzahn (A), einen retinierten Milcheckzahn (B), eine Ausdehnung des Nasenbodens (C) und einen radioluzenten Bezirk (D).

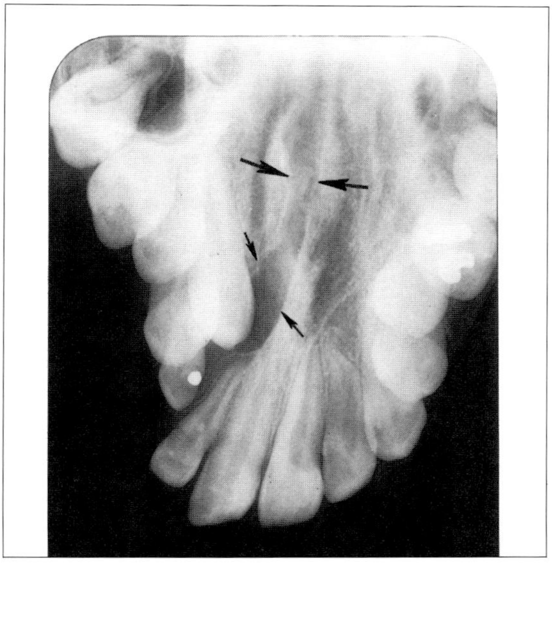

Abb. 10-9b Eine Aufbißaufnahme derselben Patientin zeigt die Kieferspalte (kleine Pfeile) und die Gaumenspalte (große Pfeile) (Reproduktion im Maßstab 1:1).

Die Läsionen jeder Gruppe unterscheiden sich in ihren klinischen Anzeichen und Symptomen, ihrem Ursprung oder ihrer Lokalisation sowie in ihren Laborbefunden und Aufnahmemustern.

Aufgehellte Läsionen

Vom Rand abgesehen, trägt das radiologische Muster einer aufgehellten Läsion nicht zur Unterscheidung bei. Im allgemeinen haben gutartige Tumoren einen scharf begrenzten Rand, während bösartige Tumoren einen unscharf begrenzten Rand mit einer breiten Auflösungszone zwischen dem normalen und dem anomalen Knochen zeigen (*Sutton,* 1975). Langsames oder ruhendes Wachstum kann ebenso eine schmale sklerosierte Zone am Läsionsrand zeigen. Aufgehellte Entzündungen, Neoplasmen oder Stoffwechselerkrankungen des Kiefers können auf der Aufnahme nicht unterschieden werden, es sei denn, die klinischen Anzeichen und Symptome, der Ursprung oder die Lokalisation der Läsion werden mit in Betracht gezogen.

Eine Infektion der Pulpa, des Parodonts oder eine Unregelmäßigkeit im Knochenmark machen z. B. einen Entzündungsprozeß wahrscheinlicher (Abb. 10-10 bis 10-12). Die am häufigsten aufgehellten Kieferläsionen sind odontogene Abszesse, Granulome und radikuläre Zysten (*Shklar* und *Schwartz,* 1974). Einige aufgehellte Läsionen neigen dazu, an charakteristischen Stellen zu erscheinen; so sind einige Gewebebestimmungen aufgrund der Lokalisation der Läsion in den Kiefern einfacher (Tab. 10-5). Eine Punktion kann bei der Differentialdiagnose aufgehellter Kieferläsionen hilfreich sein, besonders wenn eine Gefäßanomalie angenommen wird (Tab. 10-6).

Tabelle 10-5 Radioluzente Kieferläsionen, nach dem Ort ihres Vorkommens geordnet*

Lokalisation	Häufigste Gewebeveränderung
Unilokulär	
Oberkiefermittellinie	Fissurale Zyste, nasolabiale Zyste
Zwischen dem lateralen OK-Schneidezahn und dem Eckzahn	Odontogene Zyste**
Gaumenmitte	Fissurale Zyste
Unterkiefermittellinie	Mediane Unterkieferzyste***
Wurzelspitze devitaler Zähne	Radikuläre Zyste oder Granulom
Wurzelspitze vitaler Unterkieferschneidezähne	Frühes Stadium eines Zementoms
Umgebung von Kronen impaktierter Zähne oder im Bereich fehlender Zähne	Odontogene Zyste oder Tumor
Am periodontalen Ligament	Laterale periodontale Zyste (selten)
Unterhalb des Mandibularkanals oder des Mylohyoideusansatzes (Zähne vital)	Statischer Knochendefekt
Multilokulär	
Prämolaren- und Molarenregion im Unterkiefer	Ameloblastom
Ramus mandibulae	Ameloblastom, odontogene Zyste

* Unter Verwendung der Arbeit von *Eversole* und *Rovin* (1973).
** Viele verschiedene odontogene Zysten und Tumoren sowie periapikale Granulome und reparative Riesenzellgranulome zeigen sich als globulomaxilläre Radioluzenzen, die häufig für fissurale Zysten gehalten werden (*Christ,* 1970; *Wysocki,* 1981).
*** Sehr selten; ihr Ursprung wird diskutiert (*White* et al., 1975).

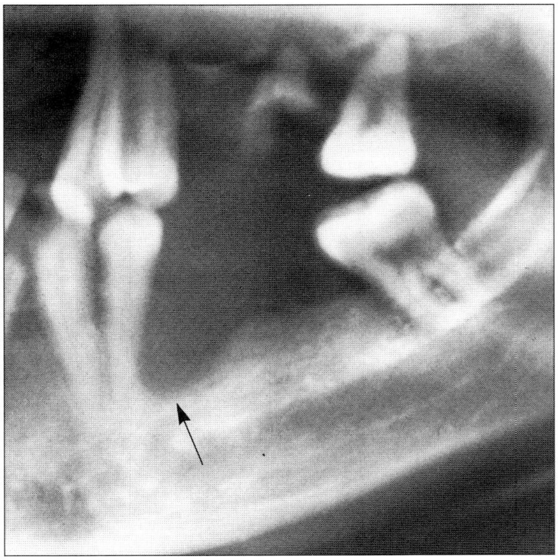

Abb. 10-10 Knochendefekt (Pfeil) im Unterkiefer nach Verlust eines Unterkieferprämolaren durch Parodontalerkrankung. Der Patient verschluckte den Zahn einen Tag, bevor diese Aufnahme entstand.

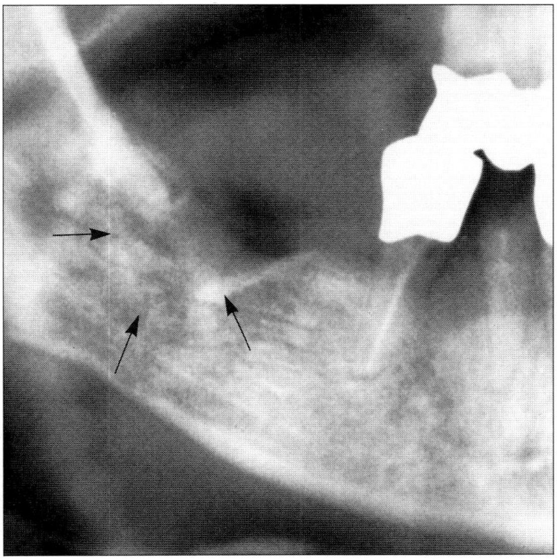

Abb. 10-11 Osteoradionekrose (Pfeile) im Unterkiefer nach Zahnextraktion. Der Patient war mit Bestrahlung von 6000 rad gegen ein nasopharyngeales Lymphoepitheliom behandelt worden.

Abb. 10-12a und b Radikuläre Zyste.

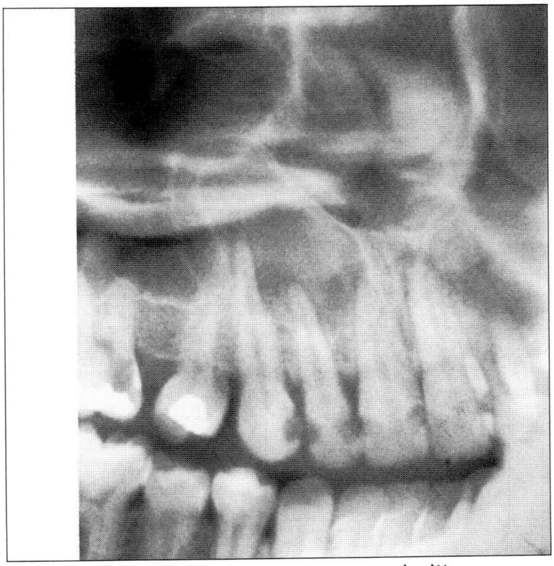

Abb. 10-12a Pantomogrammausschnitt.

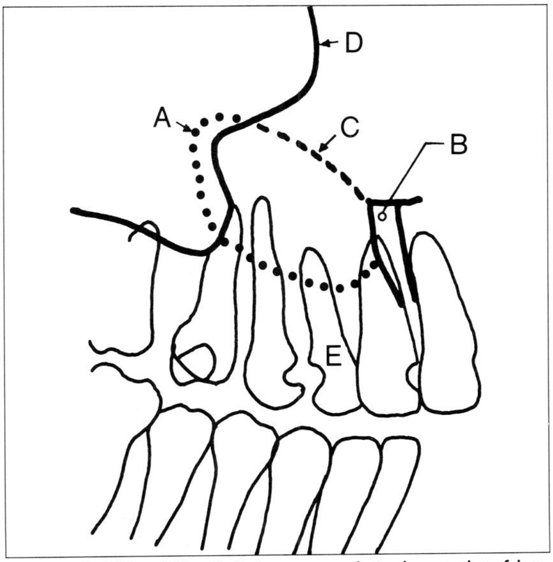

Abb. 10-12b Die Zeichnung zeigt eine scharf begrenzte radioluzente Läsion, die von einem sklerotischen Rand (A) umgeben ist, ferner die knöchernen Wände des Canalis incisivus (B), die Nasenhöhle (C) und die verlagerte Kieferhöhle (D). Nur der seitliche Schneidezahn (E) ergab eine negative Vitalitätsprobe.

Reproduktion der Abbildungen im Maßstab 1:1.

Obwohl Gefäßanomalien der Kiefer selten sind, kann eine Punktion vor einem chirurgischen Eingriff und einer Biopsie die potentielle Gefahr unkontrollierbarer Blutungen eines Gefäßtumors reduzieren, wie in Abb. 10-13a bis c gezeigt wird.

Zentrale Kiefertumoren sind seltener als Entzündungsprozesse; eine große Anzahl verschiedener Kiefertumoren kann jedoch eine Aufhellung hervorrufen. Diese Tumoren tauchen jedoch erst in der Differentialdiagnose auf, wenn sich eine sorgfältige Suche nach Infektionen ebenso wie eine Punktion als ergebnislos erwiesen haben. Hier kann die Erkennung des Tumorursprunges die Anzahl möglicher Erkrankungen in der Differentialdiagnose reduzieren (Tab. 10-7). Betrachten Sie z. B. Abb. 10-14: Die Anwesenheit einer voll ausgeformten Krone (großer Pfeil) im zystischen Lumen (kleine Pfeile) läßt eine Veränderung vom Zahnfollikel her vermuten. Die Punktion der Läsion erwies sich als negativ; daher wird bei dieser Läsion ein odontogener Tumor in die Differentialdiagnose mit einbezogen.

Tabelle 10-6 Differenzierung von Läsionen durch Punktion

Entnommenes Gewebematerial	Kieferveränderung
Visköse Flüssigkeit	Zyste
Blut	Vaskularisierter Tumor, Aneurysma, interne Knochenblutung*
Weder Flüssigkeit noch Blut	Gewebsmasse, traumatische oder ruhende Zyste

* *Worth* und *Stoneman* (1979) stellten eine umfassende Übersicht über die radiologischen Erscheinungsformen vaskulärer Anomalien im Bereich der Kiefer zusammen.

Tabelle 10-7 Radioluzente Kiefertumoren, nach ihrem Ursprung geordnet*

Ursprung	Gutartig	Bösartig
Odontogen	Ameloblastom	Bösartiges Ameloblastom
	Adenomatöser odontogener Tumor	Intraossäres Karzinom
	Ameloblastisches Fibrom	Ameloblastisches Fibrosarkom
	Odontogenes Fibrom	Ameloblastisches Odontosarkom
	Odontogenes Myxom	
	Zementom (frühes Stadium)**	
Spongiosa	Fibrom	Leiomyosarkom
	Reparatives Riesenzellgranulom**	Rhabdomyosarkom
		Osteosarkom
Mundschleimhaut	Hämangiom	Schuppenzellkarzinom
		Mukoepidermoidtumor (-CA)

* Basierend auf der Benennung der „International Classification of Diseases to Dentistry and Stomatology" (1978).
** Die meisten Fachleute nehmen an, daß fibroossäre Läsionen und Riesenzelltumoren der Kiefer ein proliferatives reaktives Wachstum und keine echten Tumoren darstellen.

Abb. 10-13a bis c Zentrales Hämangiom im Unterkiefer. Druck mit Genehmigung der C. V. Mosby Co. (*Sadowsky* et al., 1981).

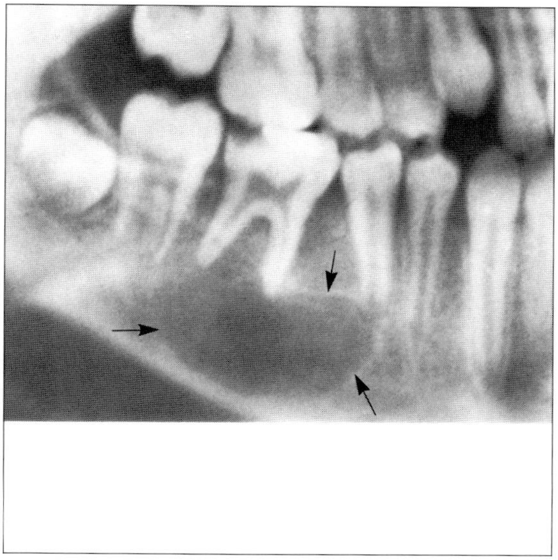

Abb. 10-13a Der Pantomogrammausschnitt (Reproduktion im Maßstab 1:1) zeigt eine strahlendurchlässige Läsion (Pfeile), die teilweise von einem sklerotischen Rand umgeben ist. Die Punktion bestätigte vaskuläres Wachstum.

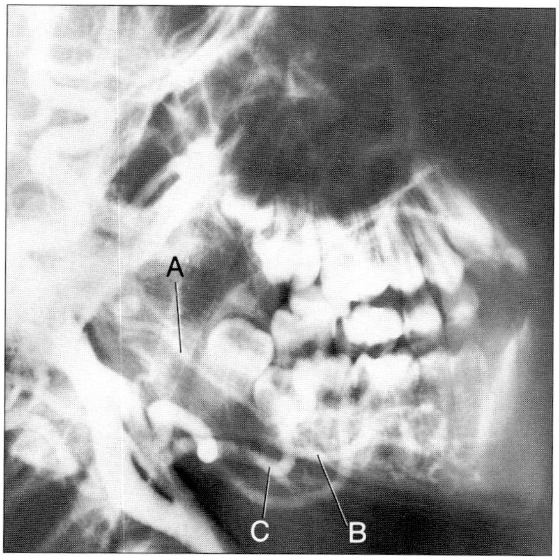

Abb. 10-13b Eine Angiographie derselben Läsion zeigt als ernährende Gefäße die untere (A), linguale (B) und möglicherweise auch die faziale (C) Alveolararterie (Seitenansicht).

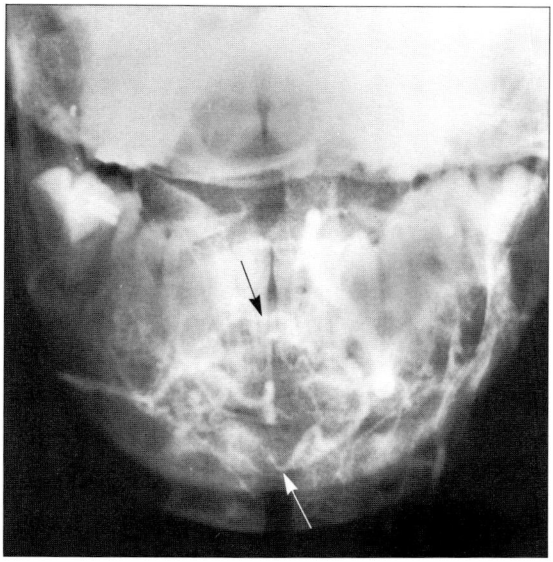

Abb. 10-13c Eine Angiographie derselben Läsion zeigt eine Kollateralgefäßformation, die die Mittellinie kreuzt (Pfeile).

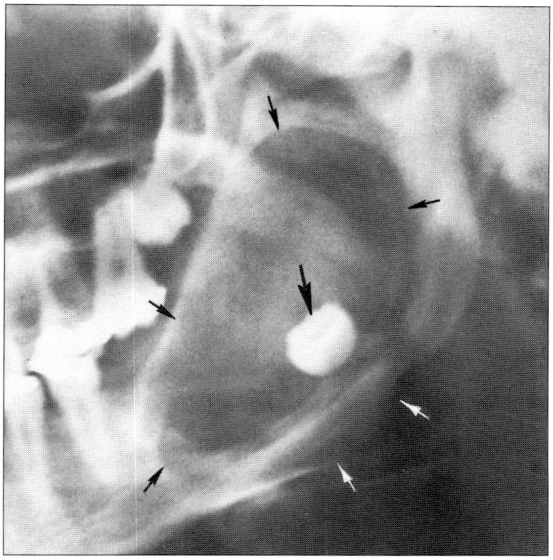

Abb. 10-14 Ameloblastom auf einem Pantomogrammausschnitt. Vollausgeformte Krone (großer Pfeil) und „zystisches" Lumen (kleine Pfeile). Druck mit Genehmigung der American Dental Association (*Berkman* et al., 1978).

Verschattete und gemischte Läsionen

Das röntgenologische Muster spielt bei der Differenzierung verschatteter und gemischter Läsionen eine große Rolle. Jedoch ist auch ihr unterschiedliches Verhalten, basierend auf den klinischen, anamnestischen oder biochemischen Befunden, wichtig für ein genügendes Verständnis des röntgenologischen Bildes:

1. Von Odontomen abgesehen, ist das röntgenologische Muster einer Läsion normalerweise unspezifisch.
2. Das Aufnahmemuster trennt nicht zwischen normalem neuen Knochen, der während einer Heilung entsteht, und anomalem neuen Knochen, der durch einen Tumor gebildet wird.
3. Manche Läsionen ändern ihr Aussehen während ihrer Entwicklung, so daß ihre Unterscheidung nicht allein von der Aufnahme her erfolgen kann.

Das röntgenologische Aussehen eines Odontoms ist normalerweise pathognomonisch. Das Aufnahmemuster zeigt verschattete Massen, die von einer dünnen aufgehellten Grenze umgeben sind. Die Verschattungen zeigen Fehlbildungen von Schmelz und Dentin entweder ungeordnet innerhalb der soliden verschatteten Masse (komplexes Odontom) oder strukturiert als viele zahnähnliche Gebilde (zusammengesetztes Odontom). Eine dünne kapsuläre Aufhellung sieht man gewöhnlich am Läsionsrand; wenn die Aufhellung beachtlich ist, sollte ein ameloblastisches Fibroodontom in die Differentialdiagnose eingeschlossen werden. Einen sklerotischen Rand aus Spongiosaknochen sieht man bei ruhendem Wachstum, wie in Abb. 10-15a und b gezeigt wird. Immer wenn der sklerotische Rand fehlt, muß aktives Wachstum vermutet werden (Abb. 10-16). *Budnicks* (1976) Übersicht über 149 Fälle von Odontomen zeigte, daß diese im Oberkiefer häufiger vorkommen (65 %), wobei zusammengesetzte Odontome öfter im anterioren Kieferabschnitt und komplexe Odontome häufiger im posterioren Kieferabschnitt auftraten.

Die Differentialdiagnose endet mit einer Vermutung. Nur die Krankheiten, für die die meisten Anhaltspunkte bestehen, werden in die Differentialdiagnose hineingenommen. Es ist wichtig zu betonen, daß primäre, nicht odontogene Tumoren der Kiefer selten sind. Primäre Kiefertumoren sind bei Erwachsenen ungefähr viermal so häufig wie bei Kindern (*Khanna* und *Khanna,* 1979; *Bhaskar,* 1963). Abgesehen vom Ewing-Sarkom, das man fast nur bei Kindern sieht, werden bei Kindern und Erwachsenen ähnliche Arten von Tumoren gefunden, wobei fibroossäre Läsionen, Ameloblastome und reparative Riesenzellgranulome am häufigsten sind. In beiden Altersgruppen sind die odontogenen Tumoren häufiger als die nichtodontogenen Tumoren.

Die Enddiagnose wird gewöhnlich erst nach einer Gewebebiopsie gestellt. Der Röntgenologe kann sich dafür entscheiden, relativ inaktives langsames Wachstum durch regelmäßige Überwachung zu verfolgen. Schnell wachsende Tumoren sollten jedoch chirurgisch untersucht werden, und auffallendes Gewebe sollte biopsiert werden.

Eine Einschätzung der Wachstumsrate der Läsion, der 5. und letzte Schritt bei der Läsionsanalyse, wird in Kapitel 11 vorgenommen.

Abb. 10-15a und b Zusammengesetztes Odontom. Opake Masse (A), Kapsel (B) und sklerotischer Rand (C).

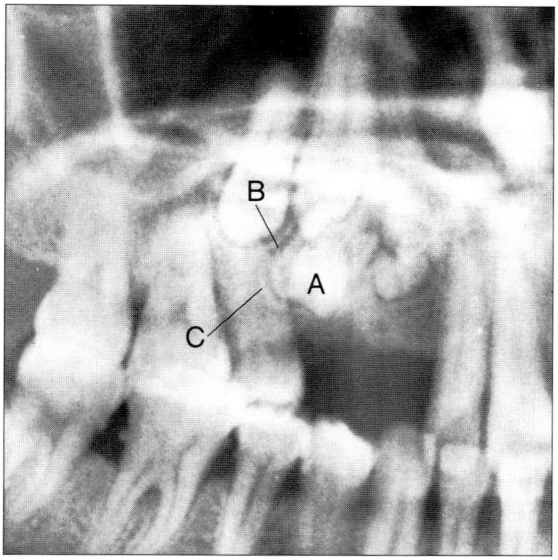

Abb. 10-15a Pantomogrammausschnitt.

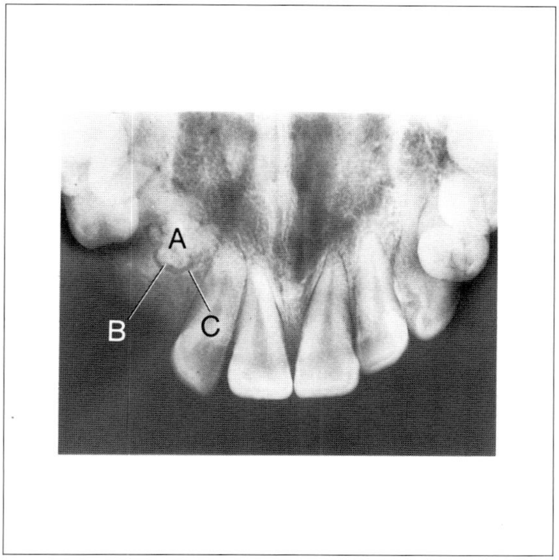

Abb. 10-15b Aufbißaufnahme.

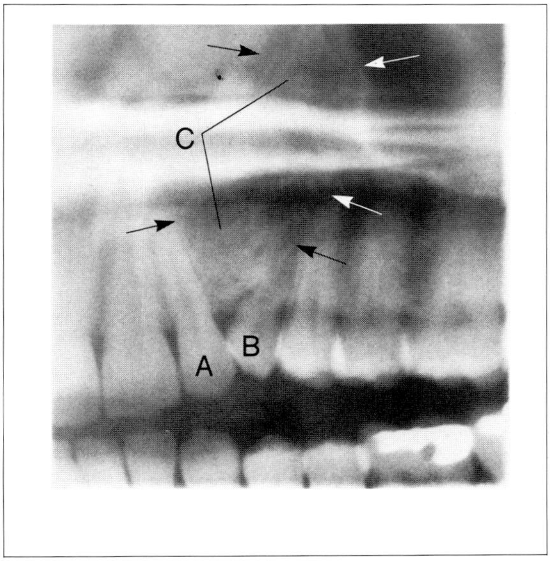

Abb. 10-16 Komplexes Odontom (Pfeile) auf einem Pantomogrammausschnitt. Beachten Sie die Verlagerung der Zähne (A, B), das unregelmäßig strahlendurchlässige und opake Muster (C) sowie das Fehlen einer Kapsel oder einer sklerotischen Randzone.

Reproduktion der Abbildungen im Maßstab 1:1.

Literatur

1. Application of the International Classification of Diseases to Dentistry and Stomatology. 2nd ed. World Health Organization, Geneva 1978.
2. *Berkman, M. D.*, et al.: Clinical application of the functional matrix: mandibular reconstruction and monobloc functional therapy. J Am Dent Assoc 96:645–650, 1978.
3. *Bhaskar, S. N.:* Oral tumors of infancy and childhood: a survey of 293 cases. J Pediatr 63:195–210, 1963.
4. *Bhaskar, S. N.:* Radiographic Interpretation for the Dentist. 2nd ed. The C. V. Mosby Co., St. Louis 1975, p. 89.
5. *Budnick, S. D.:* Compound and complex odontomas. Oral Surg 42:501–505, 1976.
6. *Chomenko, A. G.:* Removing "shades of gray" in radiographic interpretation of jaw lesions. Dent Surv 56:32–37, 1980.
7. *Christ, T. F.:* The globulomaxillary cyst: an embryologic misconception. Oral Surg 30:515–526, 1970.
8. *Clausen, F.*, und *H. Poulsen:* Metastatic carcinoma to the jaws. Acta Pathol Microbiol Scand 57:361–374, 1963.
9. *Etter, L. E.:* Glossary of Words and Phrases Used in Radiology, Nuclear Medicine and Ultrasound. 2nd ed. Charles C. Thomas, Springfield, Ill., 1970.
10. *Eversole, L. R.*, und *S. Rovin:* Differential radiographic diagnosis of lesions of the jawbones. Dent Radiogr Photogr 46:71–82, 1973.
11. *Gibson, M. J.*, und *J. H. Middlemiss:* Fibrous dysplasia of bone. Br J Radiol 44:1–13, 1971.
12. *Johnson, C. C.:* Analysis of panoramic survey. J Am Dent Assoc 81:151–154, 1970.
13. *Karmiol, M.*, und *R. F. Walsh:* Incidence of static bone defect of the mandible. Oral Surg 26:225–228, 1968.
14. *Khanna, S.*, und *N. N. Khanna:* Primary tumors of the jaws in children. Oral Surg 37:800–804, 1979.
15. *Meschan, I.:* Analysis of Roentgen Signs in General Radiology. Vol. 1. W. B. Saunders Co., Philadelphia 1973, pp. 89–99.
16. *Meyers, I.*, und *G. Shklar:* Malignant tumors metastatic to the mouth and jaws. Oral Surg 20:350–362, 1965.
17. *Sadowsky, D.*, et al.: Central hemangioma of the mandible. Oral Surg 52:471–477, 1981.
18. *Sante, L. R.:* Principles of Roentgenological Interpretation. Edwards Brothers Inc., Ann Arbor, Mich. 1961, p. 77.
19. *Sarnat, B. G.*, und *I. Schour:* Oral and Facial Cancer. Year Book Medical Publishers, Inc., Chicago 1957.
20. *Shklar, G.*, und *S. Schwartz:* An approach to the diagnosis of diseases of mouth and jaws. Dent Clin North Am 18:55–75, 1974.
21. *Stafne, E. C.:* Bone cavities situated near the angle of the mandible. J Am Dent Assoc 29:1969–1972, 1942.
22. *Stypulkowska, J.*, et al.: Metastatic tumors to the jaws and oral cavity. Oral Surg 37:805–808, 1979.
23. *Sutton, D.:* Textbook of Radiology. 2nd ed. Churchill Livingston, Edinburgh 1975, p. 170.
24. *Uemura, S., M. Fujishita*, und *H. Fuchihata:* Radiographic interpretation of so-called developmental defect of mandible. Oral Surg 41:120–128, 1976.
25. *van der Kwast, W. A. M.*, und *I. van der Waal:* Jaw metastases. Oral Surg 37:850–857, 1974.
26. *White, D. K., R. M. Lucas*, und *A. S. Miller:* Median mandibular cyst: review of the literature and report of two cases. Oral Surg 33:372–375, 1975.
27. *Worth, H. M.*, und *D. W. Stoneman:* Osteomyelitis, malignant disease, and fibrous dysplasia. Dent Radiogr Photogr 50:1–13, 1977.
28. *Worth, H. M.*, und *D. W. Stoneman:* Radiology of vascular abnormalities in and about the jaws. Dent Radiogr Photogr 52:1–19, 1979.
29. *Wysocki, G. P.:* The differential diagnosis of globulomaxillary radiolucencies. Oral Surg 51:281–286, 1981.
30. *Ziedses des Plantes, B. G.:* Eine neue Methode zur Differenzierung in der Röntgenographie (Planigraphie). Acta Radiol 13:182, 1932.

Kapitel 11

Unterscheidung langsam wachsender von schnell wachsenden Veränderungen

Der Knochen paßt sich langsamem Wachstum durch Sklerose, Expansion und Verlagerung von Strukturen an (*Wuehrmann* und *Manson-Hing,* 1965). Diese Vorgänge treten gewöhnlich bei sich schnell entwickelnden Veränderungen nicht auf. Die Wachstumsrate ist ersichtlich aus dem röntgenologischen Erscheinungsbild der an die Läsion angrenzenden Kieferstrukturen (Tab. 11-1).

Langsames Wachstum

Eine reaktive Knochenneubildung begleitet die Knochenzerstörung bei langsamem Wachstum. Hier treten trabekulärer und periostaler neuer Knochen auf. Läsionen, die nur auf den Spongiosaknochen beschränkt sind, können eine erhöhte Trabekulation am Läsionsrand hervorrufen und entweder durch den Wachstumsdruck eine sklerotische Schicht oder durch chronische Knocheninfektion eine unscharfe sklerotische Zone bilden, wie in Abb. 11-1a und b gezeigt wird.

Langsames Wachstum, das den kortikalen Knochen mit einschließt, stimuliert gewöhnlich neue Knochenanlagerung an der Unterseite des Periosts. Die neue Knochenformation sieht man entweder als eine lokalisierte Verdickung oder eine abgerundete Masse an der äußeren Kortikalis. Frühe Knochenanlagerungen sind von der angrenzenden Kortikalis durch einen schmalen, aufgehellten Raum getrennt, später jedoch ist der periostale Knochen mit der darunterliegenden Kortikalis übergangslos verbunden (*Gray* et al., 1971). Da die alte Kortikalis allmählich zerstört wird, formt der periostale Knochen eine neue Kortikalis und die Kontinuität der Kortikalis bleibt erhalten. Diesen Prozeß begleitet eine Kiefervergrößerung, die auf dem allmählichen Wachstumsdruck beruht und die in einer kortikalen Expansion bei großen zentralen Tumoren und einer kortikalen Ausbeulung bei kleinen lokalisierten

Tabelle 11-1 Radiologische Zeichen der Wachstumsgeschwindigkeit von Läsionen

Benachbarte Kieferstrukturen	Langsames Wachstum	Schnelles Wachstum
Spongiöser Knochen	Sklerotisch	Scharf oder unscharf begrenzt
Kortikaler Knochen	Sklerotisch	Ausgedünnt oder zerstört
Dimension des Knochens	Expandiert oder ausgebeult	Nicht betroffen
Zahnwurzeln	Resorbiert	Nicht betroffen
Anatomische Strukturen	Verlagert	Nicht betroffen

Tumoren resultiert. Gelegentlich ist die Vergrößerung auf die Kortikalis beschränkt, und der Spongiosaknochen ist nicht beteiligt (Abb. 11-1c). Obwohl eine Verdünnung der Kortikalis nicht ein Erscheinungsmerkmal langsamen Wachstums ist, kann eine Infektion die Heilung verlangsamen und eine kortikale Zerstörung hervorrufen. Langsam wachsende Tumoren gehen auch mit einer Verlagerung anatomischer Teile und Wurzelresorptionen einher. Eine Verlagerung von Zähnen tritt bei intakter Lamina dura und intaktem periodontalen Ligament auf, so daß die Läsion diese Strukturen umgibt. Dieser Zustand ist häufig, wenn keine Infektion vorliegt (Abb. 11-1d). Die Wurzelresorption benötigt viel Zeit und wird gewöhnlich von einer lang andauernden Infektion begleitet.

Schnelles Wachstum

Bei den meisten schnell wachsenden Läsionen findet sich keine proliferative Knochenreaktion, sondern eine Knochenzerstörung. Gewöhnlich bedeutet neue Knochenbildung Knochenheilung. Sie tritt gemeinsam mit dem langsamen oder ruhigen Wachstum von Tumoren auf. Die Wachstumsrate ist jedoch nicht der einzige Faktor, der die Knochenheilung bestimmt. Forscher glauben, daß die biochemische Natur der Tumorzellen die Knochenheilung stimuliert, die mit schnell wachsenden Tumoren verbunden ist (*Simson,* 1967). Eine periostale neue Knochenbildung tritt z. B. häufig beim osteogenen Sarkom und seltener mit den Metastasen eines Prostatakarzinoms oder eines multiplen Myeloms auf (*Ramon* et al., 1978). Gelegentlich wird neuer Spongiosaknochen auf der Gegenseite eines eindringenden Karzinoms gebildet (*Schwartz* und *Shklar,* 1967). Abb. 11-2a zeigt den Wiederaufbau der Spongiosa am knöchernen Rand eines metastasierenden Sarkoms.

Schnell wachsende Tumoren, die die Kortikalis mit einschließen, zeigen hier gewöhnlich eine Verdünnung und Zerstörung. Die kortikale Zerstörung unterscheidet sich jedoch bei bösartigen und gutartigen Tumoren. Bösartige Tumoren dringen in den Knochen ein, zerstören ihn entlang einer fortlaufenden Grenze und schieben dabei die Kortikalis vor sich her; im Gegensatz dazu brechen gutartige Tumoren durch die Kortikalis an einer Stelle durch und verursachen eine fortschreitende Resorption des angrenzenden kortikalen Knochens, wie es in Abb. 11-2b gezeigt wird.

Bei schnell wachsenden Tumoren findet man häufig keine Expansion, Vorwölbung oder allmähliche Verlagerung anatomischer Teile und keine Wurzelresorptionen. Diese schnell wachsenden Tumoren, die leicht die Lamina dura und das periodontale Ligament zerstören, umgeben die Wurzeln und setzen sie so der Erkrankung aus. Die Wurzeln werden gewöhnlich verschont, wenn der Tumor in den Knochen eindringt und weniger dichte Kieferstrukturen zerstört.

Wachstumsunterschiede benachbarter Gebiete

Eine detaillierte Untersuchung des ganzen Röntgenbildes kann schnelles und langsames Wachstum an benachbarten Stellen bei derselben Läsion zeigen. Dieser Befund kann entweder unterschiedliche Stadien derselben Krankheit oder histologisch unterschiedliche Erkrankungen wiedergeben. Die Erscheinung der Läsion kann auch in Abhängigkeit von der Kiefertopographie variieren; besonders dicker kortikaler Knochen zeigt einen größeren Widerstand gegen Deformation oder Zerstörung, und dichter Spongiosaknochen widersteht der Zerstörung ebenfalls leichter. Eine Biopsie jedes scharf gezeichneten Abschnittes ist hilfreich zur Bestimmung der exakten Histologie der Erkrankung.

Betrachten Sie z. B. den Fall eines 24 Jahre alten Mannes, der mit einer leichten Schwellung nahe dem linken Unterkieferwinkel zur Untersuchung kam. Das Pantomogramm zeigte eine mehrfach geteilte, aufgehellte Läsion, die den größten Teil des Ramus und Teile des Unterkieferkörpers mit

Abb. 11-1a bis d Röntgenologisches Erscheinungsbild *langsam wachsender* Läsionen (Reproduktion der Abb. 11-1a bis c im Maßstab 1:1).

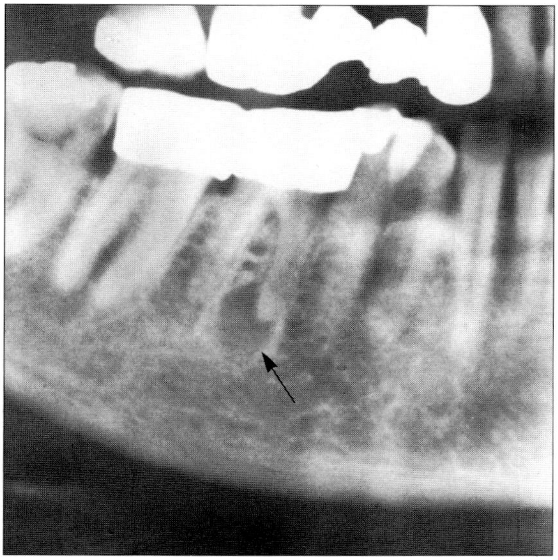

Abb. 11-1a Sklerotische spongiöse Schicht (Pfeil) am Rand einer chronischen apikalen Parodontitis auf einem Pantomogrammausschnitt.

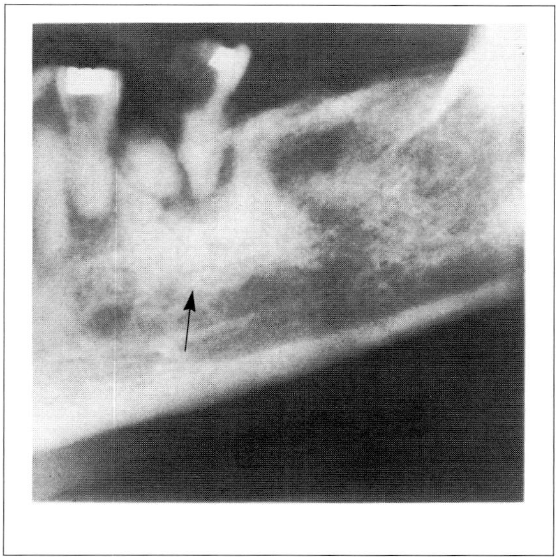

Abb. 11-1b Sklerotische spongiöse Zone (Pfeil) am Rand eines periapikalen Abszesses auf einem Pantomogrammausschnitt.

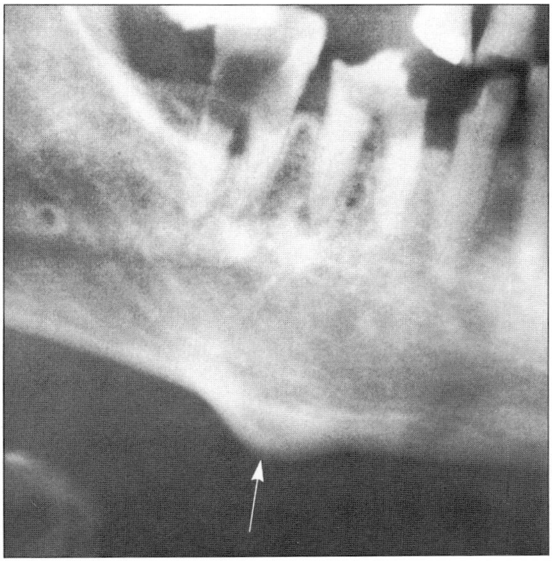

Abb. 11-1c Periostale Knochenneubildung (Pfeil) auf einem Pantomogrammausschnitt, aufgenommen zehn Jahre nach einem Kiefertrauma.

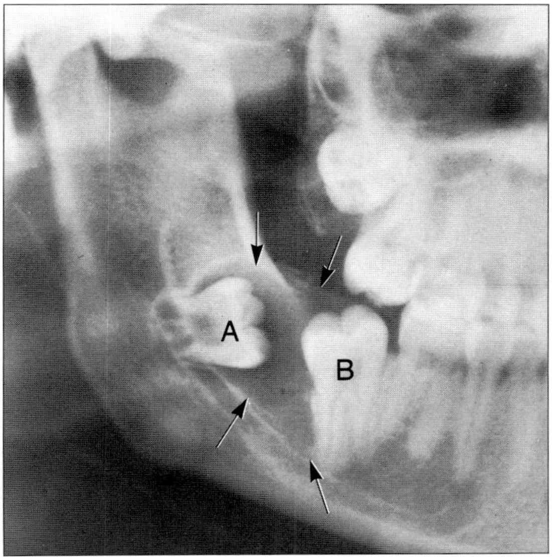

Abb. 11-1d Dislokation von Zähnen (A, B) durch Wachstum einer odontogenen Zyste (Pfeile) auf einem Pantomogrammausschnitt.

einschloß (Abb. 11-3). Der Rand war durch eine sklerotische Grenze scharf umzeichnet (Pfeile). Das Zentrum war nicht trabekuliert. Das Wachstum hatte die angrenzenden Kieferstrukturen angegriffen; der dritte Molar (B) war an die untere Ramusgrenze verlagert, die Kortikalis war verbreitert (C) und verdünnt (D), und der Nervus alveolaris inferior (A) war verlagert. Eine Probeexzision zweier weit voneinander getrennter Abschnitte (1 und 2) der Läsion zeigte eine odontogene Zyste, die ein odontogenes Fibrom und ein Ameloblastom enthielt.

Literatur

1. *Gray, E. D.*, et al. (eds.): A Textbook of X-ray Diagnosis. Vol. 6. W. B. Saunders Co., Philadelphia 1971, pp. 265–266.
2. *Ramon, Y.*, et al.: A large mandibular tumor with distinct radiological "sun-ray effect" as the primary manifestation of multiple myeloma. J Oral Surg 36:52–54, 1978.
3. *Schwartz, S.*, und *G. Shklar:* Reaction of alveolar bone to invasion of oral carcinoma. Oral Surg 24:33–37, 1967.
4. *Simson, P. G.:* Calcium metabolism in neoplastic disease. Oral Surg 24:740–745, 1967.
5. *Wuehrmann, A. H.*, und *L. R. Manson-Hing:* Dental Radiology. The C. V. Mosby Co., St. Louis 1965, p. 370.

Abb. 11-2a und b Röntgenologisches Erscheinungsbild *schnell wachsender* Läsionen (Reproduktion im Maßstab 1:1).

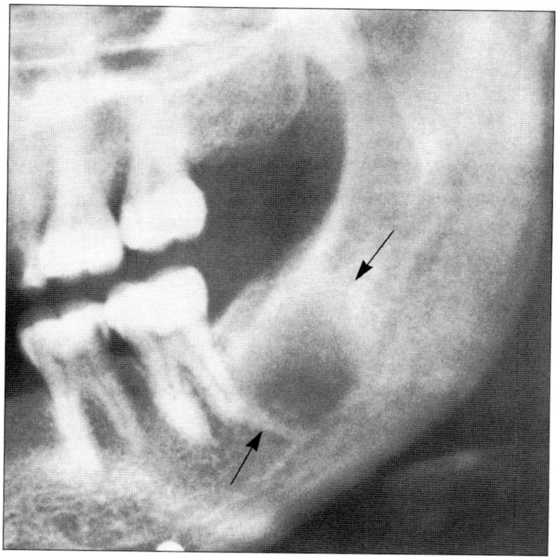

Abb. 11-2a Sklerotische spongiöse Zone (Pfeile) am Rand eines osteoblastischen Sarkoms auf einem Pantomogrammausschnitt.

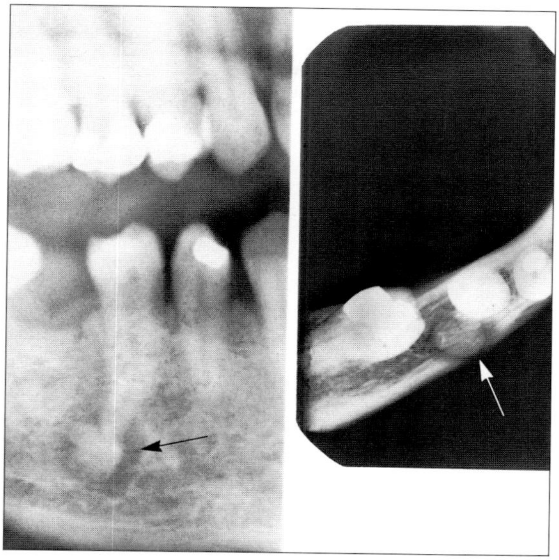

Abb. 11-2b Verdünnung der bukkalen Kortikalis (Pfeil) am Rand eines zementifizierenden Fibroms. Aufbißaufnahme (rechts) und ein Pantomogrammausschnitt (links) derselben Läsion.

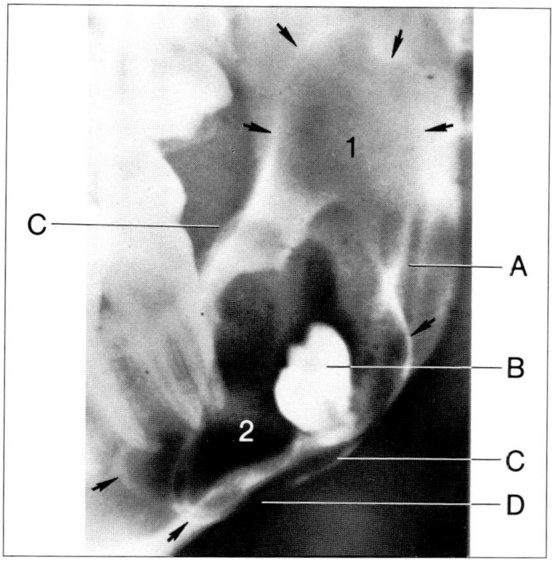

Abb. 11-3 Wachstumsunterschiede benachbarter Gebiete. Eine odontogene Zyste enthält ein odontogenes Fibrom (1) und ein Ameloblastom (2). Pantomogrammausschnitt mit gekennzeichneten Strukturen, die im Text erläutert werden.

Kapitel 12

Anomalien der Zahnbögen und des Ramus mandibulae

In diesem Kapitel werden Erkrankungen der Zahnbögen und des Ramus mandibulae entsprechend ihrer Topographie gruppiert. Anomalien der Kieferhöhlen und der Kiefergelenke sind nicht mit eingeschlossen, weil sie in diesem Atlas später betrachtet werden.

Die Aufnahmeuntersuchung beginnt mit einem Absuchen der Kieferstrukturen nach Anomalien. Um Veränderungen zu finden, ist ein Vergleich ähnlicher Strukturen auf beiden Seiten des Kiefers notwendig. Betrachten Sie z. B. den Fall eines acht Jahre alten Mädchens, das in kieferorthopädischer Behandlung war und dem nachfolgend eine große Keratozyste im Unterkiefer entfernt wurde. Postoperative Serienaufnahmen der Patientin zeigten sowohl die Wiederherstellung der normalen Kieferstrukturen im operierten Bereich als auch abnorme Veränderungen beim Durchbruch und der Entwicklung des zweiten und dritten Oberkiefermolaren auf der linken Seite (Abb. 12-1a und b). Ein Vergleich der frühen Aufnahmebefunde zeigte auf beiden Seiten dasselbe Durchbruchsschema der zweiten (A, A′) und dritten (B, B′) Oberkiefermolaren. Ein Jahr danach zeigte eine weitere Aufnahme jedoch eine Verlagerung des linken zweiten (A′) und dritten (B′) Molaren in die Kieferhöhle und eine scharf begrenzte, leicht verschattete Masse (Pfeile). Der chirurgische Befund dieser Läsion war ein vergrößerter Follikularraum des zweiten Molaren. Der Follikularraum dehnte sich nach oben in die Kieferhöhle hinein aus;

Tabelle 12-1 Reihenfolge der Überprüfung von Pantomographieaufnahmen

Struktur	Gesichtspunkte der Prüfung
Zahn	Morphologie / Durchbruchsübersicht
Zahnfollikel	Perikoronale Kortikalis / Follikularraum / Parodontalspalt / Umgebender Spongiosaknochen
Parodontium (interdentaler Alveolarknochen)	Knochenhöhe / Kortikalis des Alveolarkamms / Lamina dura / Parodontalspalt / Knochen-Wurzel-Anlagerung
Periapikaler Bereich	Wurzeloberfläche / Parodontalspalt / Lamina dura / benachbarte Spongiosa
Kiefer (allgemein)	Kortikalis / Spongiosa
Kieferhöhlen	Knöcherne Begrenzung / Kieferhöhlenlumen
Kiefergelenke	Morphologie / Kondylenposition / Ramus und Corpus mandibulae

Abb. 12-1a und b Eine Orthopantomogrammserie zeigt die Entwicklung einer Keratozyste. A, A′ = zweite Molaren; B, B′ = dritte Molaren.

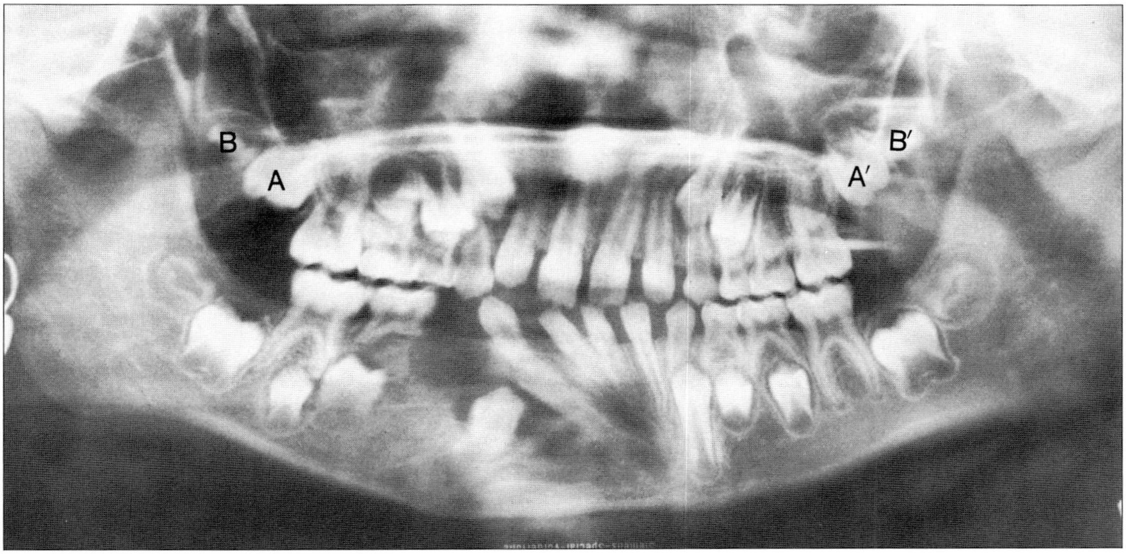

Abb. 12-1a Frühe Aufnahme.

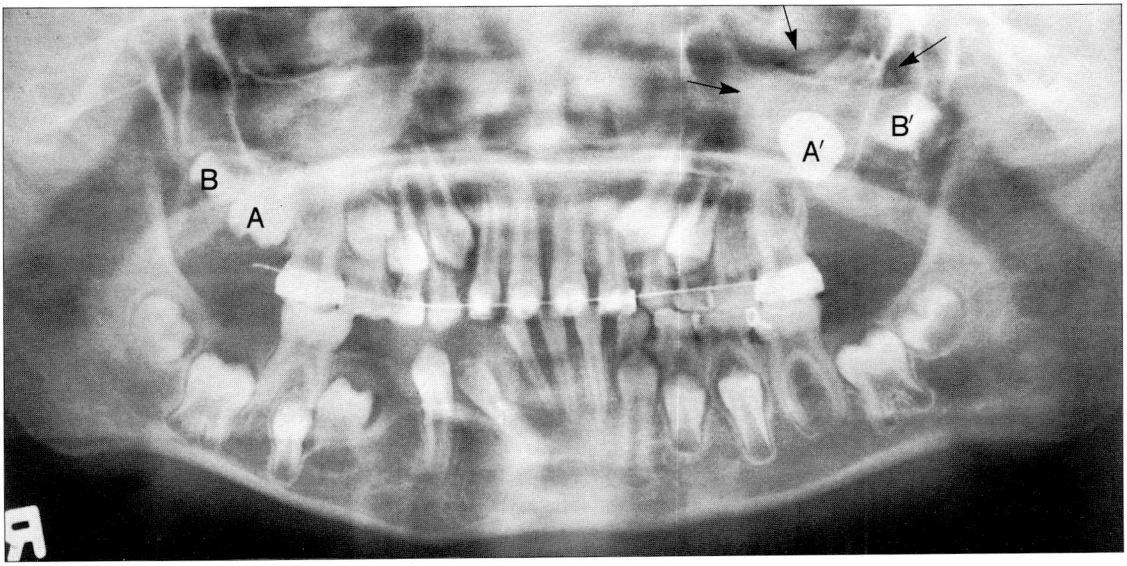

Abb. 12-1b Ein Jahr später.

er war von einer dünnen Gewebeschicht begrenzt, die als Keratozyste bestimmt wurde.

Für eine schnellere und einfachere Überprüfung von Pantomogrammen sollte die Untersuchungsfolge der Kieferstrukturen von Aufnahme zu Aufnahme dieselbe sein. Die vom Autor bevorzugte Folge ist in Tabelle 12-1 aufgeführt. Spezifische anatomische Veränderungen, bei denen es sich um Kieferanomalien handeln könnte, sind auf den folgenden Seiten abgebildet und erklärt.

Zahnfollikel

Die röntgenologische Analyse follikulärer Anomalien läßt sich dadurch verbessern, daß die Aufnahmen auf Defekte der perikoronalen Kortikalis, des Follikularraumes, des Parodontalspalts und der angrenzenden Kieferstrukturen hin überprüft werden (Tabelle 12-2).

Eine Vergrößerung des Follikels ist der häufigste Befund. Die Breite des normalen Follikels ist von Zahn zu Zahn sehr unterschiedlich, aber eine Follikeldicke von mehr als 3 mm, gemessen auf einem Zahnfilm, bedeutet in den meisten Fällen eine Zyste mit epithelialer Auskleidung (*Conklin* und *Stafne,* 1949). Pantomogramme zeigen den Follikel dicker als Zahnfilme wegen des größeren Abstandes zum Film. Die Follikelgröße kann jedoch auch Bilddiskrepanzen durch die Positionierung wiedergeben. Dieser Punkt sollte bei der Interpretation follikulärer Veränderungen auf einer Pantomogrammfolge (Serienaufnahmen) beachtet werden. Betrachten Sie z. B. die Aufnahmebefunde eines beschwerdefreien Patienten, der zu einer routinemäßigen Zahnuntersuchung erschien (Abb. 12-2a und b). Während die vorhandene Aufnahme einen vergrößerten Follikularraum (A) und den Verlust der perikoronalen Rinde (B) zeigte, erschienen beide Strukturen auf einer neuen Aufnahme ein Jahr später normal.

Fehlen der perikoronalen Kortikalis an der Krone eines impaktierten Zahnes kann ein Zeichen für eine follikuläre Zyste oder einen Tumor sein. Eine detaillierte Inspektion des an den impaktierten Zahn angrenzenden Knochens und ein Vergleich beider Kieferseiten wird empfohlen, wenn der Follikularraum und die Kortikalis nicht sogleich deutlich erkennbar sind.

Die Auswirkung des Sekundärschattens auf Bilddetails muß bei Erkrankungen des Ramus mandibulae ebenfalls bedacht werden. Betrachten wir z. B. die pantomographischen Befunde eines beschwerdefreien Patienten in Abb. 12-3a und b. Beim dritten

Tabelle 12-2 Röntgenologische Anzeichen für follikuläre Anomalien

Erscheinung auf dem Film	Art der Anomalie
Follikulärraum vergrößert	Wachstum geht vom Follikel aus
Perikoronale Kortikalis	
fehlt	Aktives Wachstum (Wachstumsschub)
vorhanden	Ruhendes Wachstum
Trennung der Lamina dura von der Wurzel	Zustand schneller Entwicklung, vom Follikel ausgehend
Umgebende Strukturen	
resorbiert	Follikelinfektion
verlagert	langsames Wachstum
Zahnkrone	
vorhanden	Wachstumsbeginn nach der Kronenausbildung
fehlt	Wachstumsbeginn vor der Kronenausbildung

Abb. 12-2a und b Serienaufnahmen zeigen die Vergrößerung eines Follikels (Reproduktion im Maßstab 1:1). A = Follikularraum; B = perikoronale Kortikalis.

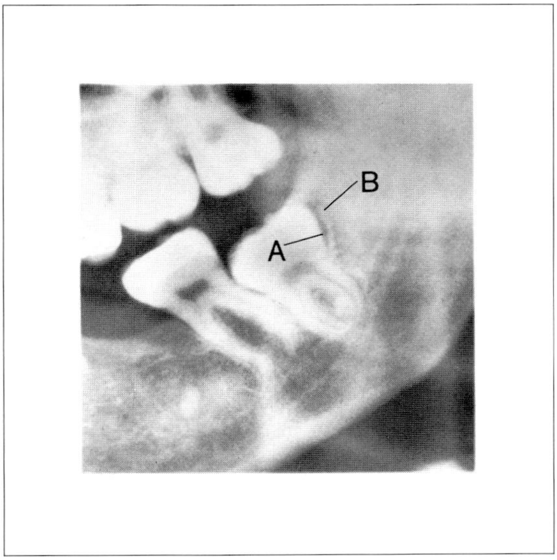

Abb. 12-2a Pantomogrammausschnitt, frühe Aufnahme.

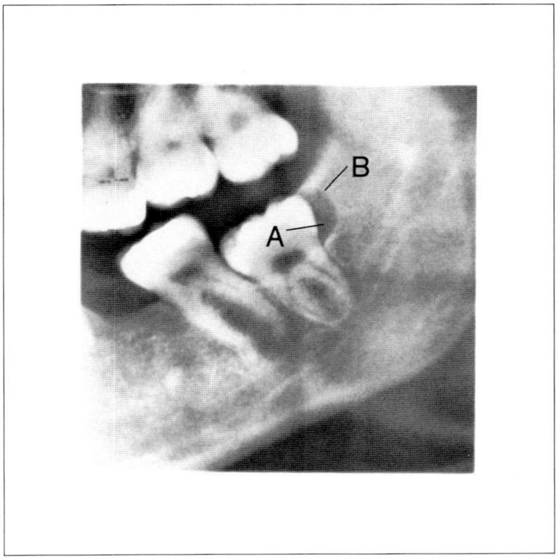

Abb. 12-2b Derselbe Patient nach einem Jahr.

Abb. 12-3a und b Odontogene Zyste (kleine Pfeile) und normaler Follikel (großer Pfeil). A = Follikularraum; B = perikoronale Kortikalis; C = sklerotische Schicht; D = Sekundärschatten.

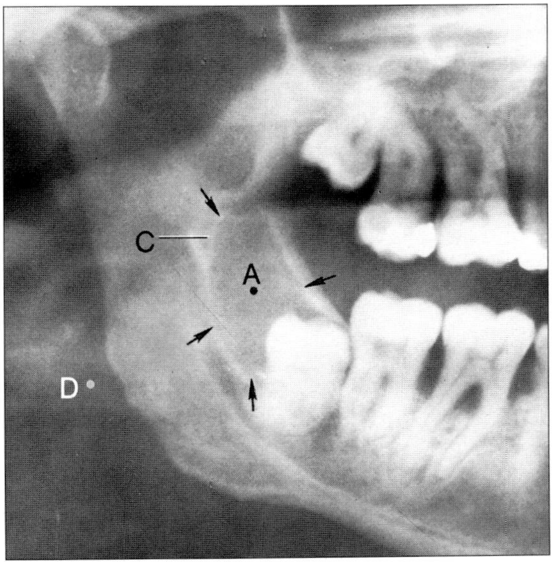

Abb. 12-3a Rechter Kieferausschnitt.

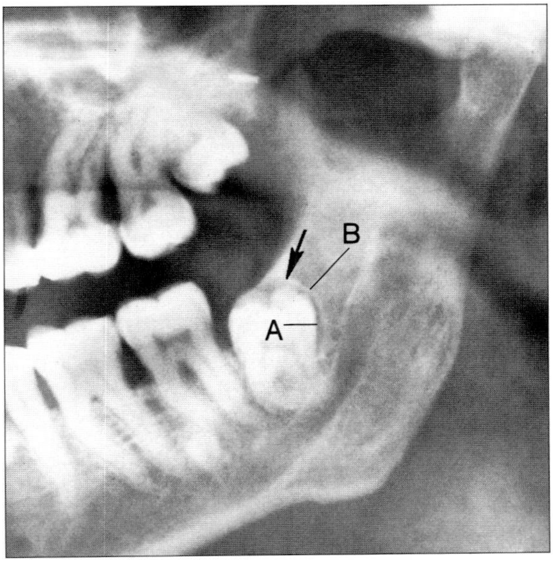

Abb. 12-3b Linker Kieferausschnitt desselben Pantomogramms.

linken Unterkiefermolaren sind ein normaler Follikularraum (A) und eine normale Kortikalis (B) zu sehen, der rechte dritte Unterkiefermolar zeigt dagegen eine deutliche Vergrößerung des Follikularraumes in den Ramus. Eine sklerotische Schicht (C) am Läsionsrand läßt einen langsam wachsenden oder ruhenden Tumor vermuten. Beachten Sie auch, daß der Sekundärschatten der linken Seite (D) einige Details verdeckt.

Eine entzündliche Resorption von Zähnen kann auftreten, wenn sich der Follikel eines angrenzenden impaktierten Zahnes infiziert. Eine solche Resorption wird röntgenologisch als schüsselförmige Aufhellung gesehen, die die Zahnoberfläche nahe dem Follikularraum mit einschließt (*Pindborg,* 1970). *Nitzan* et al. (1981) berichteten von einer 7,5%igen Wahrscheinlichkeit äußerer Resorption von Zähnen, die neben einem impaktierten Zahn standen. Aber ihre Ergebnisse betonten nicht die Bedeutung der Entzündung bei diesem Prozeß. Eine entzündliche Resorption von Zähnen durch follikuläre Infektion ist wahrscheinlicher, wenn die knöcherne Trennung zwischen dem beteiligten Zahn und dem Follikel fehlt und eine Verbindung zwischen dem Follikel und der Mundhöhle klinisch nachgewiesen werden kann. Betrachten Sie z. B. den Fall eines 20 Jahre alten Mannes, der über eine intermittierende Schwellung und Schmerzen in der Gegend des linken unteren Weisheitszahnes klagte. Durch Fingerdruck auf die perikoronale Gingiva entfloß ein eitriges Exsudat. Beachten Sie in Abb. 12-4, daß die Aufnahmen eine Resorption des zweiten Unterkiefermolaren (A) zeigen, der neben einem mesial vom Kieferwinkel impaktierten, dritten Molaren (B) steht.

Entzündliche Resorptionen betreffen die Milchzähne weniger häufig als die bleibenden Zähne. Betrachten Sie den Fall eines 14 Jahre alten Jungen mit einem mesioangulären Durchbruch der beiden ersten Oberkiefermolaren. Fingerdruck auf die bukkale Gingiva dieser Zähne erzeugte einen eitrigen Ausfluß. Die Pantomogrammbefunde der linken Seite sind in Abb. 12-5 gezeigt; die der rechten Seite waren gleich. Die Nichtanlage der zweiten bleibenden Oberkieferprämolaren führte zum mesioangulären Durchbruch des ersten bleibenden Molaren (A) und dem verfrühten Verlust von Wurzeln des zweiten Milchmolaren (B). Eine Infektion des Follikels beschleunigte die Resorption des angrenzenden Knochens und der Wurzeln.

Eine Trennung der Lamina dura von der Wurzel sieht man, wenn sich das follikuläre Wachstum in den Parodontalspalt erstreckt. Dieser Zustand ist sehr selten und gewöhnlich im Zusammenhang mit schnell wachsenden Tumoren zu sehen. Zysten und langsam wachsende Tumoren verlagern die Zähne und das Ligament, lassen jedoch ihre Strukturen intakt.

Eine Krone im Lumen des Tumors läßt eine vom Follikel der Krone stammende Veränderung vermuten, die eintrat, nachdem die Kronenentwicklung abgeschlossen war. Hier stimmen chirurgische und Aufnahmebefunde bei Zahnfilmen oder Aufbißaufnahmen besser überein als bei Pantomogrammen. Vergleichen Sie z. B. die Aufnahmebefunde in den Abbildungen 12-6a und b. Die chirurgischen Befunde zeigten eine Knochenhöhle (A), umgrenzt von kortikalem Knochen (B). Die Höhle enthielt eine weiche Gewebemasse, die leicht exzidiert werden konnte, wobei die Kronen eines seitlichen (C) und mittleren (D) Oberkieferschneidezahnes freigelegt wurden. Beide Zähne waren im Knochen mit einem normalen periodontalen Ligament verankert (E). Diese Befunde machten einen odontogenen Tumor wahrscheinlicher. Wenn jedoch follikuläre Veränderungen auftauchen, bevor die Kronenbildung begonnen hat, ist die Unterscheidung zwischen odontogenen und anderen Kieferveränderungen schwierig.

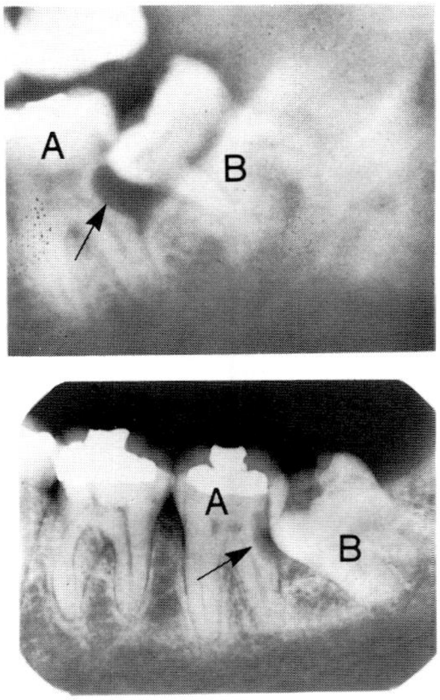

Abb. 12-4 Externe Resorption eines bleibenden Zahnes (Pfeil) auf einem Pantomogramm (oben) und einem Zahnfilm (unten). A = zweiter Unterkiefermolar; B = impaktierter dritter Molar.

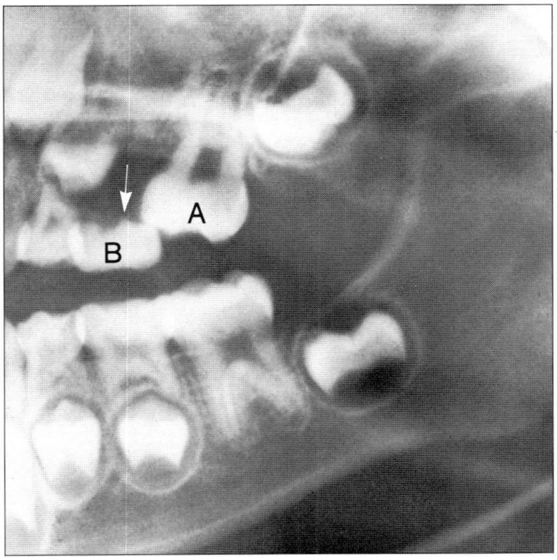

Abb. 12-5 Externe Resorption eines Milchzahnes (Pfeil) auf einem Pantomogrammausschnitt. A = erster bleibender Molar; B = zweiter Milchmolar.

Abb. 12-6a und b Odontogenes Fibrom (Pfeile). A = Knochenhöhle; B = kortikaler Knochen; C = seitlicher Oberkieferschneidezahn; D = mittlerer Oberkieferschneidezahn; E = periodontales Ligament; F = Artefakt.

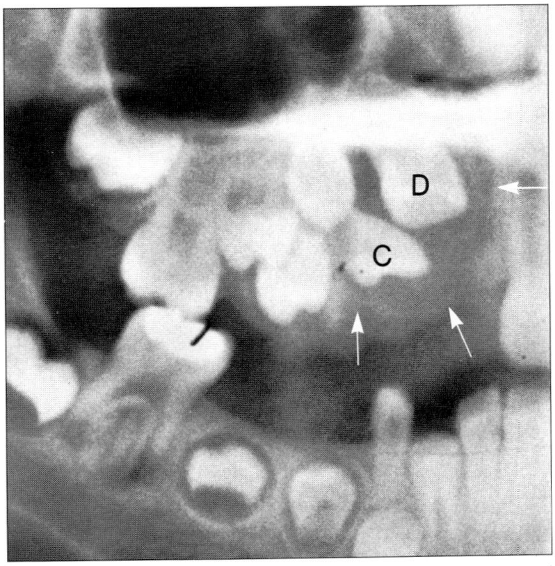

Abb. 12-6a Pantomogrammausschnitt.

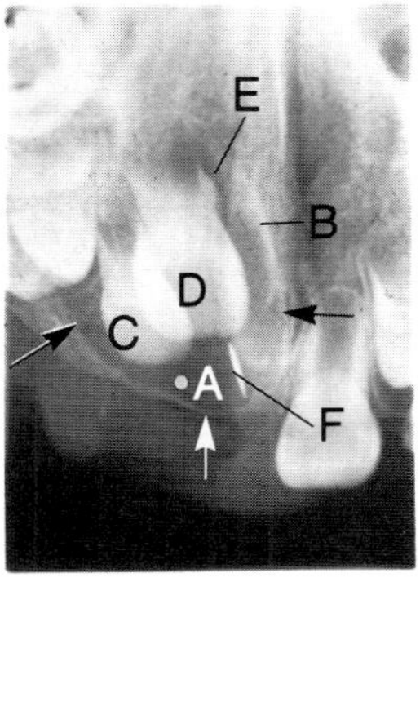

Abb. 12-6b Aufbißaufnahme.

Reproduktion der Abbildungen im Maßstab 1:1.

Parodontium

Eine Zahnankylose ist die Vereinigung von Knochen mit einem Zahn unter Ausformung einer Einheit. Fusionen dieser Art sieht man auf Röntgenaufnahmen als sklerotische Brücken, die sich über den Spaltraum des Ligaments erstrecken. Sie sind ein Ersatz periodontalen Ligaments durch Knochengewebe und verbinden den Zement oder das Dentin direkt mit dem Alveolarknochen (*Pindborg,* 1970). Ankylosen treten am häufigsten bei Milchmolaren auf, und zwar im Unterkiefer öfter als im Oberkiefer (*Lamb* und *Reed,* 1968). Eine Ankylose bleibender Zähne ist sehr selten. Ankylosen sieht man am besten auf Zahnfilmen, auf denen Veränderungen des Ligamentraumes gewöhnlich klar zu erkennen sind; man kann sie auch indirekt daran erkennen, daß der Ligamentraum nicht vorhanden ist. Betrachten Sie den Fall eines 16 Jahre alten Mädchens mit einer Ankylose aller vier zweiten Milchmolaren und einer Nichtanlage der zweiten bleibenden Prämolaren. Die Aufnahmebefunde des rechten Unterkiefers werden in Abb. 12-7 gezeigt: Beachten Sie, daß der zweite Unterkiefermilchmolar (A) hinuntergedrückt ist. Sein Durchbruch wurde durch die Ankylose verhindert (Pfeile), während der angrenzende Alveolarknochen gewachsen ist und die bleibenden Zähne weiterhin durchgebrochen sind.

Parodontale Entzündungen erkennt man am besten durch klinische Untersuchungen, durch Bewertung von Blutung, Eiter, Zahnbeweglichkeit und Taschentiefen. Die Röntgenbilder sind jedoch nützlich, um die alveolären Knochenveränderungen des Zahnhalteapparates zu beurteilen. Zusätzlich kann die Aktivität solcher Erkrankungen in Gebieten schon vorher bestehenden Knochenverlustes festgestellt werden.

Röntgenologische Anzeichen für Knochenveränderungen sieht man am besten am interdentalen Alveolarknochen und im Parodontalspalt. Frühe Knochenveränderungen können als Verlust kortikaler Dichte am Alveolenrand und an der Lamina dura sichtbar werden. Mit zunehmender Resorption nimmt die trabekuläre Dichte des Alveolenrandes ab, gefolgt von einer Erweiterung des Parodontalspalts und einer sich vermindernden Adaptation des Knochens an die Wurzel. Später nimmt die Alveolarknochenhöhe entlang den Wurzeln ab, und gelegentlich sieht man eine Sklerose des Spongiosaknochens. Eine Inaktivität der Erkrankung wird häufig durch eine verbesserte Wurzel-Knochen-Adaptation bestätigt (Abb. 12-8). Diese Veränderungen sieht man am besten auf Serienaufnahmen gleicher Projektion. Zahnfilme und Bißflügelaufnahmen mit einem Langtubus und einer hohen Kilovolteinstellung werden empfohlen (NCHT, 1981).

Pantomogramme haben einen sehr begrenzten Wert für die Beurteilung parodontaler Knochenveränderungen. Vergleichen Sie z. B. das Aussehen von parodontalen Knochenveränderungen auf einem Pantomogramm und einem Zahnfilm (Abb. 12-9a und b).

Stelle A. Der knöcherne Defekt ist auf dem Zahnfilm (5) klarer zu erkennen als auf dem Pantomogramm (1).

Stelle B. Der knöcherne Defekt ist auf dem Zahnfilm (4) abgebildet, aber nicht auf dem Zahnfilm (5) oder dem Pantomogramm (1).

Stelle C. Der knöcherne Defekt erscheint auf dem Pantomogramm (1) ausgedehnter als auf den Zahnfilmen (2 und 3).

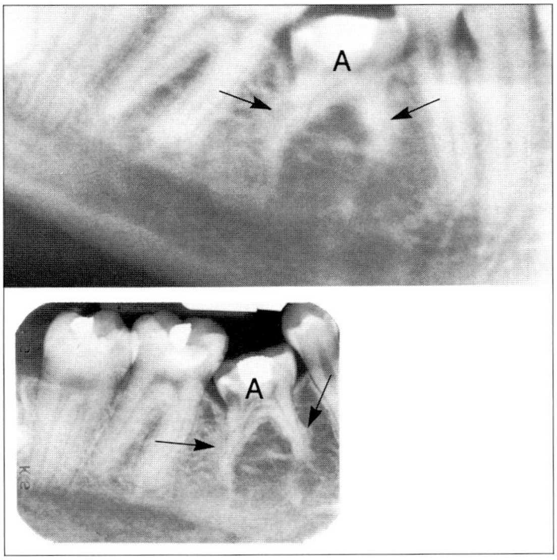

Abb. 12-7 Zahnankylose (Pfeile) auf einem Pantomogrammausschnitt (oben) und auf einem Zahnfilm (unten). A = zweiter Unterkiefermolar der 1. Dentition.

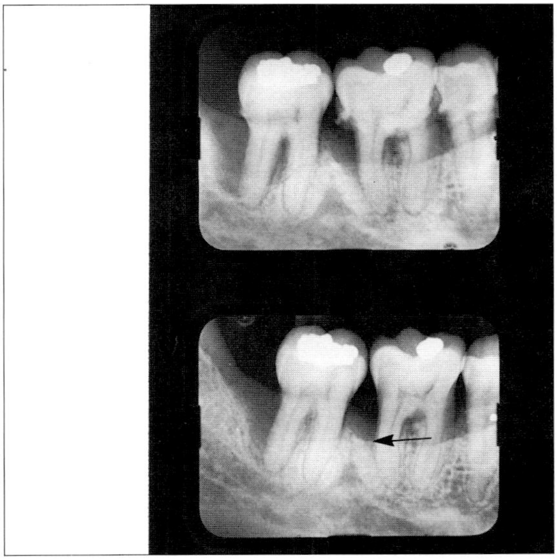

Abb. 12-8 Knochenveränderung des Zahnhalteapparates auf einer Zahnfilmserie vor (oben) und sechs Monate nach der Behandlung (unten). Man erkennt eine verbesserte Wurzel-Knochen-Adaptation (Pfeil). Druck mit Genehmigung des Journal of Oral & Maxillofacial Surgery (1982, Vol. 40, pp. 701–708).

Abb. 12-9a und b Vergleich von Pantomogramm- und Zahnfilmbefunden bei einer chronischen Parodontitis. Die markierten Strukturen sind Knochendefekte und werden im Text erklärt.

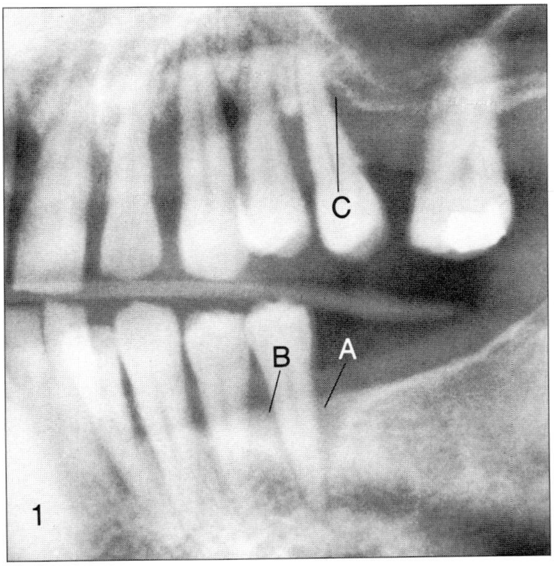

Abb. 12-9a Pantomogramm.

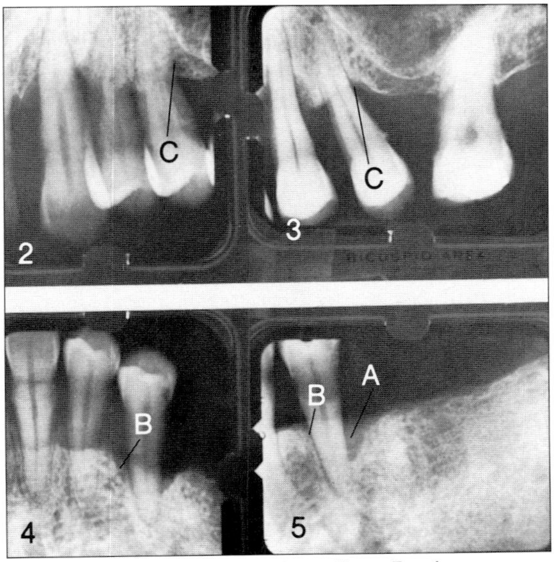

Abb. 12-9b Zahnfilme derselben Region.

Reproduktion der Abbildungen im Maßstab 1:1.

Periapikaler Bereich

Das röntgenologische Aufspüren periapikaler Läsionen erfordert eine sorgfältige Suche nach Defekten in der Wurzeloberfläche, dem Parodontalspalt, der Lamina dura und der angrenzenden Spongiosa. Nur Zahnfilme haben die notwendige Schärfe, um Veränderungen der Wurzeloberfläche, des Parodontalspalts und der Lamina dura zu zeigen. Pantomogramme zeigen die Veränderungen des Spongiosaknochens besser auf oder nahe der Schärfeebene. Eine vergleichende Betrachtung der apikalen Strukturen von benachbarten und kontralateralen Zähnen ist hilfreich für die Erkennung normaler anatomischer Abweichungen. Im normalen Kiefer ist die röntgenologische Erkennbarkeit der Lamina dura von Zahn zu Zahn sehr unterschiedlich, der Parodontalspalt jedoch ist ein konstanter röntgenologischer Anhaltspunkt (*Berry,* 1973).

Vier verschiedene Zustände können eine periapikale Veränderung hervorrufen:

1. *Eine Pulpanekrose* kann zu einer entzündeten Zyste oder einem Granulom an der Wurzelspitze führen. 90 % aller periapikalen Läsionen sind Zysten und Granulome. Sie treten mit annähernd gleicher Häufigkeit auf (*Bhaskar,* 1966). Ihr röntgenologisches Muster ist gleich. Frühe Aufnahmebefunde zeigen eine Erweiterung des Parodontalspalts am Apex des betroffenen Zahnes und eine Verdünnung der Lamina dura. Spätere Aufnahmen zeigen den Verlust periapikaler Trabekuln und eine beginnende Aufhellung. Während langsames Wachstum zu scharf begrenzten Aufhellungen führt, ergibt schnelles Wachstum unscharf begrenzte Aufhellungen. Bei ruhendem Wachstum entsteht häufig ein sklerotischer Rand an der Läsionsgrenze. Persistierende periapikale Infektionen können zu Wurzelresorptionen führen. Da das röntgenologische Muster nicht zwischen Zyste und Granulom unterscheidet, wird die Enddiagnose erst nach einer Gewebebiopsie gestellt (Abb. 12-10a und b).

2. *Eine Zahnelongation oder ein Trauma* kann zu einer nichtentzündlichen periapikalen Veränderung führen (*Brynolf,* 1967). Hier zeigen die Aufnahmebefunde eine Knochenneuformierung als Antwort auf die mechanische Belastung. Die Aufnahmebefunde solcher Verletzungen, wie sie von *Brynolf* (1978) beschrieben wurden, schließen eine Verbreiterung des Parodontalspalts am Apex mit einer Verjüngung in Richtung der Krone, einer Auszackung der Lamina dura und groben vertikalen Trabekeln, die in Wurzelrichtung konvergieren, ein. Einige dieser Erscheinungen sind in Abb. 12-11 gezeigt.

3. *Veränderungen, die nahe dem Apex auftreten und ihn durch direkte Ausbreitung betreffen,* können entzündlichen periapikalen Läsionen ähneln. Eine große Anzahl von Zysten, gutartigen oder bösartigen Tumoren und Manifestationen systemischer Erkrankungen können in der periapikalen Region lokalisiert sein.

4. *Läsionen, die nahe dem Apex auftreten, aber die apikalen Strukturen nicht betreffen,* können eine scheinbar periapikale Läsion erzeugen. Eine hell belichtete Überprüfung des Gebietes wird jedoch die intakte Lamina dura und den intakten Parodontalspalt zeigen (Abb. 12-12). Eine Korrelation des Aufnahmebefundes mit klinischen und anamnestischen Befunden ist essentiell, um die vier Arten periapikaler Läsionen zu unterscheiden.

Manifestationen systemischer Erkrankungen

Beispiele für pathologische Kieferbefunde bei Patienten mit systemischen Erkrankungen sind in den Abbildungen 12-13 bis 12-16 gezeigt.

Abb. 12-10a und b Zwei Fälle langsam wachsender periapikaler Läsionen (Pfeile), verursacht durch Pulpanekrose.

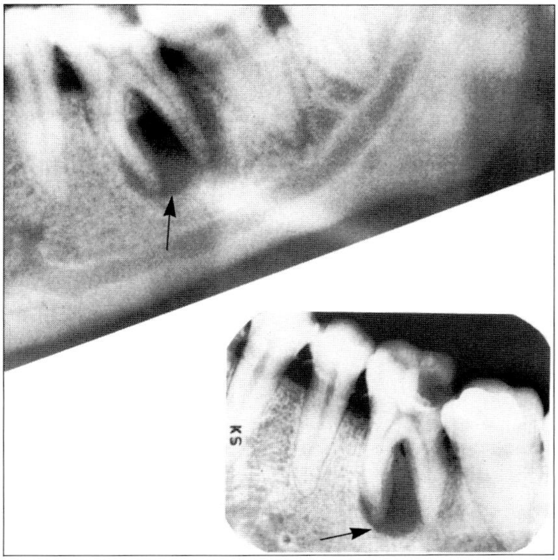

Abb. 12-10a Apikale radikuläre Zyste auf einem Pantomogrammausschnitt (oben) und einem Zahnfilm (unten).

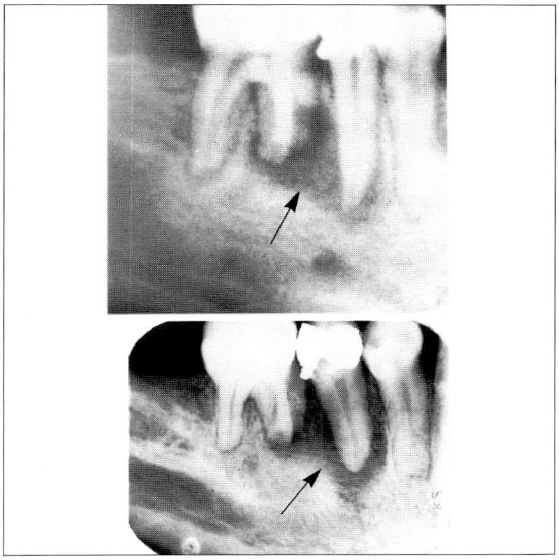

Abb. 12-10b Granulom auf einem Pantomogrammausschnitt (oben) und einem Zahnfilm (unten).

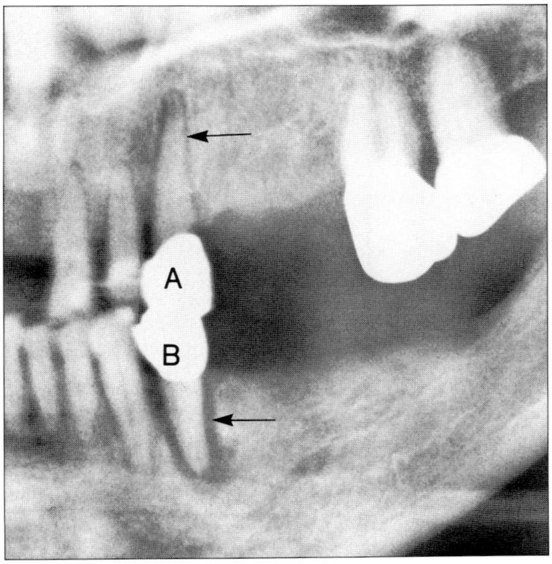

Abb. 12-11 Periapikale Veränderungen (Pfeile) nach einem Zahntrauma. Der Verlust der hinteren Unterkieferzähne führte zu starker Krafteinwirkung auf die vorderen Zähne (A, B).

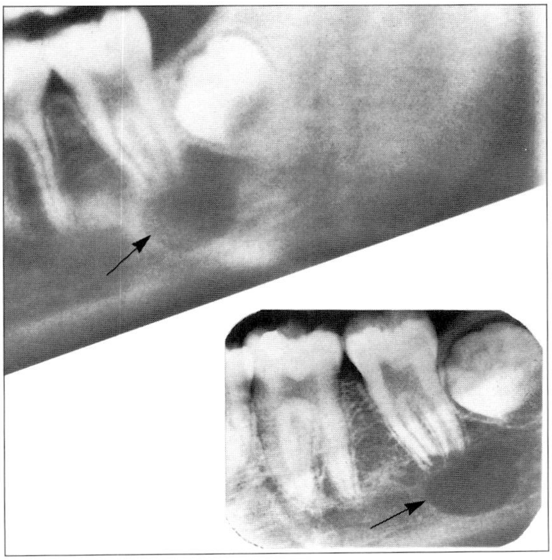

Abb. 12-12 Eine scheinbar apikale Läsion, die jedoch durch einen statischen Knochendefekt (Pfeil) verursacht wurde, auf einem Pantomogrammausschnitt (oben) und einem Zahnfilm (unten).

Reproduktion der Abbildungen im Maßstab 1:1.

Abb. 12-13a bis c Gutartige Osteopetrosis (Marmorknochenkrankheit) bei einem 14 Jahre alten Jungen, die bei einer routinemäßigen pantomographischen Untersuchung entdeckt wurde und sich nach Zahnextraktion durch eine Osteomyelitis komplizierte.

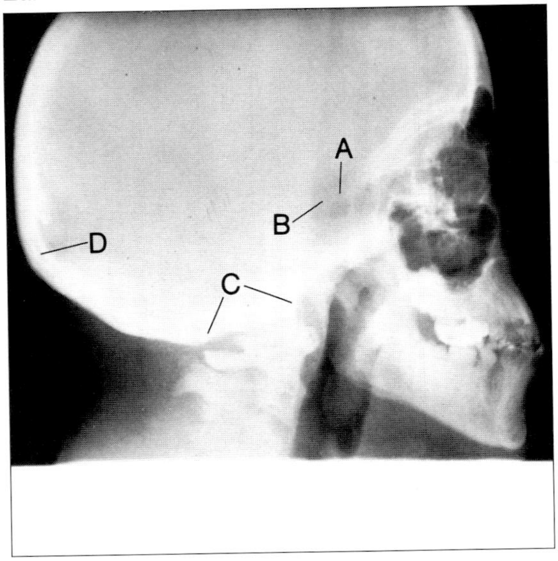

Abb. 12-13a Eine seitliche Kephalometrieaufnahme offenbart die markierten Schädel- und Halswirbelsklerosen, die Verdickung des anterioren (A) und posterioren (B) Processus clinoideus, die Verdickung der Schädelbasis (C) und das Fehlen der Diploe (D).

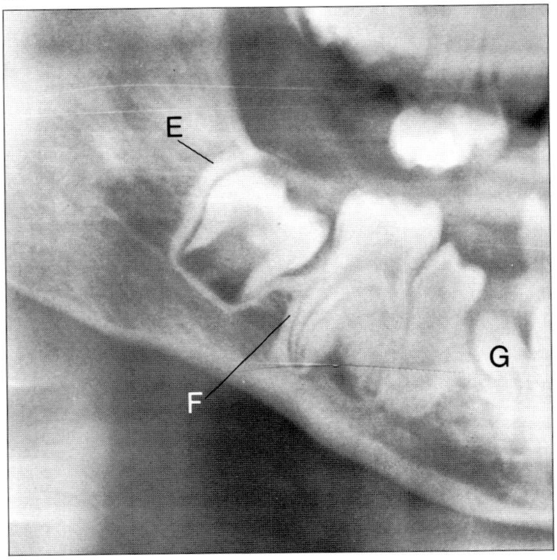

Abb. 12-13b Pantomogrammausschnitt, der die Verdickung der perikoronalen Kortikalis (E) und der Lamina dura (F) sowie den verzögerten Durchbruch des ersten bleibenden Prämolaren (G) zeigt (Reproduktion im Maßstab 1:1).

Anmerkung: Die Sklerose zeigt eine normale Knochenformation, aber keine normale Knochenabsorption. Die verminderte Gefäßversorgung des Knochens prädisponiert solchen Knochen für eine Osteomyelitis (*Diner,* 1983).

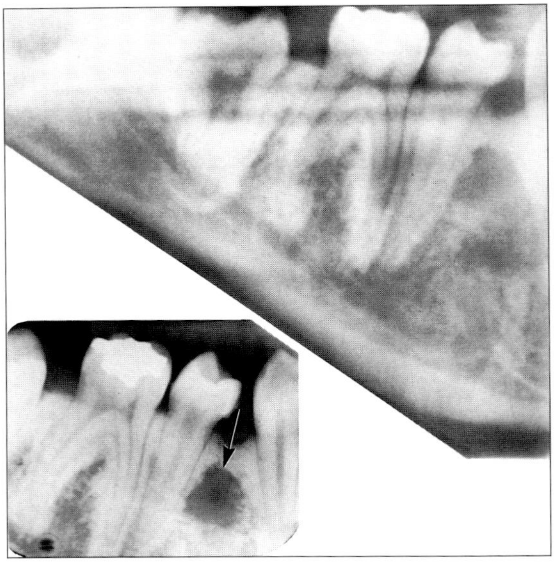

Abb. 12-13c Pantomogrammausschnitt (oben) und Zahnfilm (unten) desselben Gebietes, aufgenommen fünf Jahre nach einer Zahnextraktion (G). Es ist eine Rarefikation und unvollständige Bildung reparativen Knochens (Pfeil) in Zusammenhang mit einer Osteopetrosis zu erkennen (Reproduktion im Maßstab 1:1).

Abb. 12-14a und b Sichelzellanämie (Reproduktion im Maßstab 1:1).

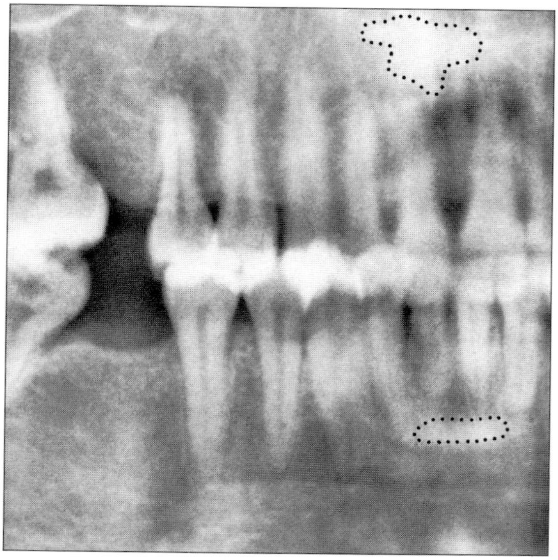

Abb. 12-14a Pantomogrammausschnitt.

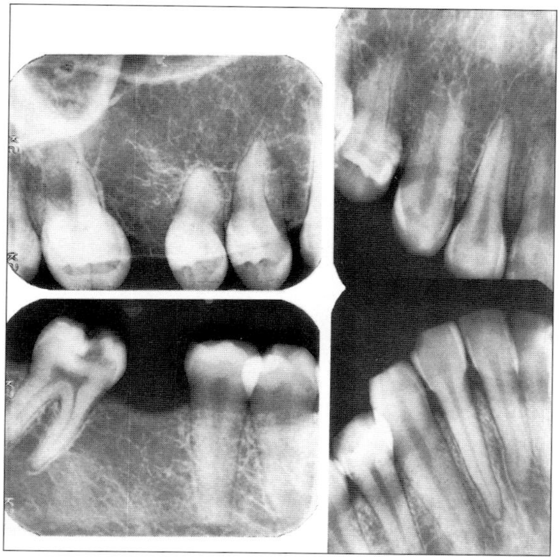

Abb. 12-14b Zahnfilme desselben Areals.

Anmerkung: Häufig verschleiern Wirbelsäulenüberlagerungen (gepunktete Linien) Kieferdetails auf Pantomogrammen. Erweiterungen von trabekulären Höhlen und Trabekelverdickungen sieht man auf Zahnfilmen besser.

Die am häufigsten vorkommende Manifestation der Sichelzellanämie (SCA) im Kiefer ist eine durchgehende Radioluzenz und grobe Trabekulation. *Mourshed* und *Tuckson* (1974) fanden solche Befunde bei 68 von 80 Sichelzellanämiepatienten (85 %). Jedoch gibt es diese Befunde auch bei normalen Patienten und Patienten mit sichelzellähnlichen und anderen Anämien.

Im allgemeinen sind weite Trabekularräume und verdickte Trabekel adaptive Antworten auf hyperplastische Veränderungen im Knochenmark und können bei vielen verschiedenen Arten von Anämien gesehen werden.

Abb. 12-15a bis c Bösartiges Hämangioperizytom des Unterkiefers, metastasiert von der Hüfte.

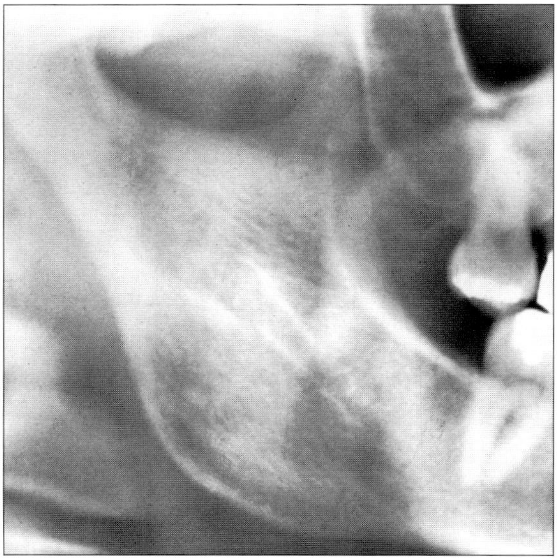

Abb. 12-15a Pantomogrammausschnitt der normalen rechten Kieferhälfte.

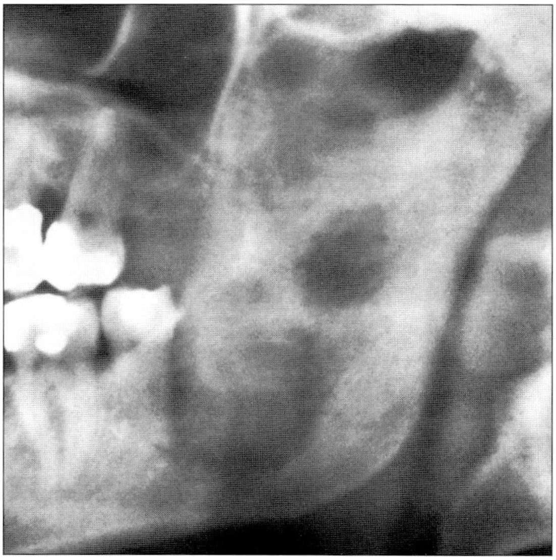

Abb. 12-15b Dasselbe Pantomogramm der abnormen linken Kieferhälfte zeigt die Läsion.

Anmerkung: Auf der erkrankten Seite sind der Mandibularkanal, das Foramen und die Lingula nicht sichtbar.

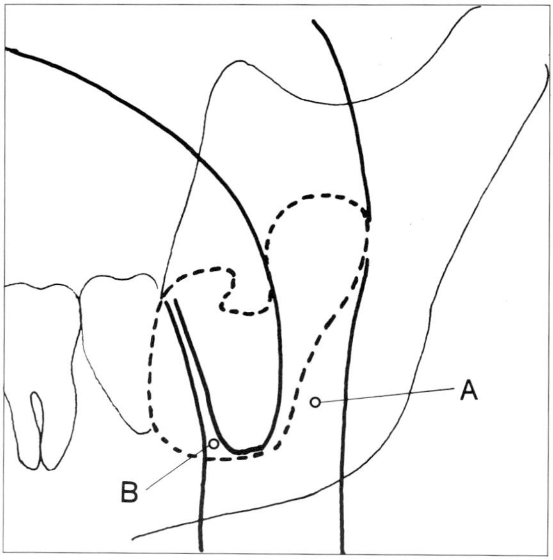

Abb. 12-15c Zeichnung, die das Lageverhältnis der Läsion (gepunktete Linie) zum Nasopharynx (A) und Oropharynx (B) zeigt, wie es auf Abb. 12-15b zu sehen ist.

Anmerkung: Schatten der Luftwege unterscheiden sich in ihrem Aussehen sehr. Sie verschleiern Ramusdetails und sollten nicht für Anomalien gehalten werden.

Abb. 12-16a bis c Knöcherne Veränderungen bei einem Dialysepatienten (Reproduktion der Abb. 12-16b und c im Maßstab 1:1).

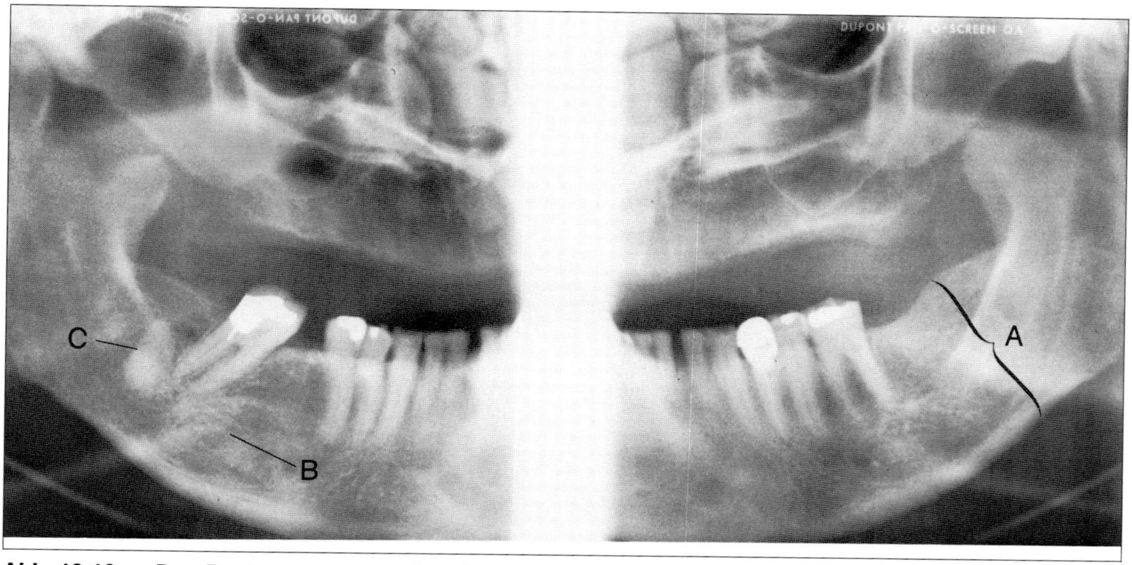

Abb. 12-16a Das Pantomogramm zeigt eine Zunahme der vertikalen Dimension des posterioren Unterkieferkörpers (A), grobe Trabekelstruktur (B) und einen sklerosierten Bezirk (C).

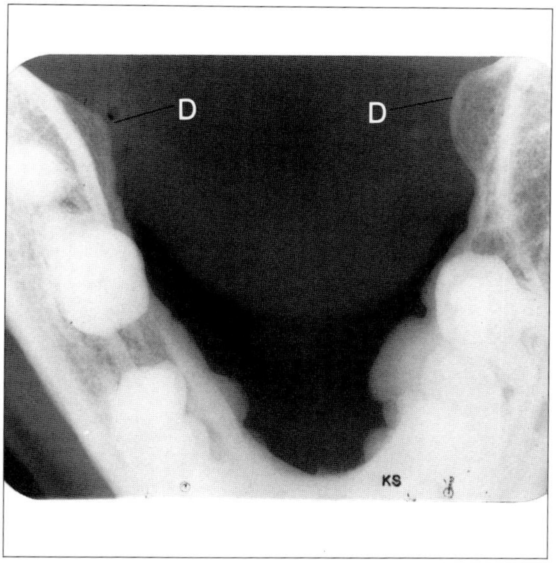

Abb. 12-16b Die Aufbißaufnahme zeigt eine horizontale Vergrößerung (D) des posterioren Unterkieferkörpers.

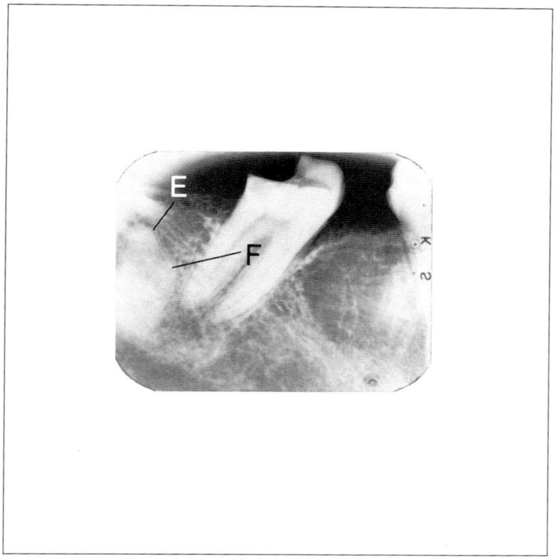

Abb. 12-16c Der Zahnfilm zeigt einen sklerotischen Rand (E) und eine radioluzente Linie (F), die ein komplexes Odontom andeuten.

Anmerkung: Kieferveränderungen bei Patienten mit Nierenerkrankungen, wie von *Spolnik* et al. berichtet, umfassen (1) veränderte Knochendichte (häufiger verminderte Dichte als Sklerose), (2) subperiostale Resorption der Kortikalis (Lamina dura, Canalis mandibularis und Wände der Kieferhöhlen) und (3) Riesenzellgranulome (Granuloma gigantocellularis). In einer unveröffentlichten Untersuchung stellte der Autor fest, daß auch eine reaktive Hyperplasie des Knochens (auf dem Film als lokale knöcherne Vergrößerung) oft bei Patienten mit Nierenerkrankungen zu finden ist.

Literatur

1. *Berry, H. M., Jr.:* The lore and the lure o' the lamina dura. Radiology 109:525, 1973.
2. *Bhaskar, S. N.:* Periapical lesions – types, incidence, and clinical features. Oral Surg 21:657, 1966.
3. *Brynolf, I.:* A histological and roentgenological study of the periapical region of human upper incisors. Odontol Rev 18 (suppl. 11):1–176, 1967.
4. *Brynolf, I.:* Radiography of the periapical region as a diagnostic aid. I. Diagnosis of marginal changes. Dent Radiogr Photogr 51:21–39, 1978.
5. *Conklin, W. W.,* und *E. C. Stafne:* A study of odontogenic epithelium in the dental follicle. J Am Dent Assoc 39:143–148, 1949.
6. *Diner, H.:* Persönliche Mitteilung, 1983.
7. *Lamb, K. A.,* und *M. W. Reed:* Measurement of space loss resulting from tooth ankylosis. J Dent Child 35:483–486, 1968.
8. *Mourshed, F.,* und *C. R. Tuckson:* A study of the radiographic features of the jaws in sickle-cell anemia. Oral Surg 37:812–819, 1974.
9. National Center for Health Care Technology. (NCHT) Dental radiology: a summary of recommendation from the Technology Assessment Forum. J Am Dent Assoc 103(3):423–425, 1981.
10. *Nitzan, D., T. Keren,* und *Y. Marmary:* Does an impacted tooth cause root resorption of the adjacent one? Oral Surg 51:221–224, 1981.
11. *Pindborg, J. J.:* Pathology of the Dental Hard Tissue. W. B. Saunders Co., Philadelphia 1970, pp. 326, 362.
12. *Spolnik, K. J.,* et al.: Dental radiographic manifestations of end-stage renal disease. Dent Radiogr Photogr 54:21–31, 1981.
13. *Trieger, N.,* und *A. Chomenko:* New concepts in the treatment of periodontitis. J Oral Maxillofac Surg 40:701–708, 1982.

Kapitel 13

Anomalien des Kiefergelenks

Die röntgenologische Untersuchung des Kiefergelenks (TMJ = temporomandibular joint) erfordert eine dreidimensionale Analyse der Gelenkstruktur. Eine kombinierte Untersuchung der Frontal- und Seitenansicht ist empfehlenswert, um den aktuellen Zustand des Gelenkzwischenraumes und der Gelenkstruktur darzustellen. Frontalaufnahmen zeigen die mediolaterale Ansicht des Gelenks. Seitenansichten zeigen die vorderen und hinteren Gelenkstrukturen, die Beziehung zwischen dem Kondylus und der Fossa articularis sowie die Kondylenpositionen bei Mundöffnung und bei Kieferschluß.

Es muß beachtet werden, daß Verzeichnungen auftreten, wenn die Projektionsrichtung weder parallel noch senkrecht zur Längsachse des Kondylus verläuft. Solche Projektionen können die aktuellen anatomischen Gegebenheiten nicht ausreichend wiedergeben, wie in Abb. 13-1 dargestellt ist. Beachten Sie bitte, daß die schräge Projektion nicht die tatsächliche Kondylenform abbildet, wie sie sich bei Seiten- und Frontalaufnahmen darstellt. Genaue röntgenologische Frontalansichten des Kiefergelenks erhält man, wenn die Längsachse des Kondylus senkrecht zum Zentralstrahl und parallel zum Film gestellt wird. Für exakte Profilaufnahmen muß die Längsachse des Kondylus parallel zum Zentralstrahl und senkrecht zum Film ausgerichtet werden. Demzufolge ergeben nur solche Röntgentechniken ein verzerrungsfreies Bild des Kiefergelenks, die auf die individuelle Kondylenausrichtung eingestellt sind.

Anatomische Variationen des Kondylus

Die Formen der Kondylen variieren stark von einem Kiefer zum anderen wie auch zwischen den Kondylen desselben Kiefers. *Yale* et al. (1963) beschrieben vier Kondylenformen, basierend auf dem Umriß der oberen Kondylenoberfläche, wie er sich aus der Rückansicht darstellt (Abb.13-2a). Eine Beurteilung von 3008 Kondylen durch *Yale* et al. (1966) ergab, daß fast alle Kondylen den vier Grundtypen (konvex 58,3 %, flach 25,2 %, abgewinkelt 11,6 % und rund 3,0 %) zuzuordnen waren; lediglich 1,9 % der Kondylen wichen von den typischen Formen ab. In der gleichen Untersuchung reichten vertikale Kondylenwinkel von -45° bis $+35^\circ$, während horizontale Kondylenwinkel zwischen 0° und 30° vorkamen. Individuelle Winkel waren ungefähr bei der Hälfte der Kiefer symmetrisch, jedoch 26 % dieser Kiefer hatten den gleichen horizontalen und vertikalen Winkel (Abb. 13-2b). Diese Ergebnisse unterstreichen die Notwendigkeit, der Kondylenausrichtung Aufmerksamkeit zu schenken, und verlangen eine individuelle Kondylenwinkeleinstellung bei der Röntgenuntersuchung des Kiefergelenks.

Normale Kiefergelenke zeigen eine weite Streubreite der Kondylenpositionen bei geöffnetem und geschlossenem Mund (*Madsen,* 1966; *Weinberg,* 1979; *Blaschke* und *Blaschke,* 1981; *Littleton,* 1976; *Sheppard* und *Sheppard,* 1965). Bei Kieferschluß sind die beiden Kondylen nur gelegentlich in der Fossa zentriert; weitaus häufiger sind die Kondylen auf einer oder beiden Seiten weiter anterior oder posterior gelegen. Bei geöffnetem Mund zeigen sich die meisten Kondylen auf dem Tuberculum articulare oder noch davor. Oft stimmt die Bewegung der Kondylen nicht mit der Mundöffnung überein. *Wooten* (1966) berichtete zum Beispiel von einem Gleiten des Kondylus bis vor das Tuberculum articulare bei einer Mundöffnung von 3,4 cm Schneidekantenabstand, während eine Öffnung von 6,8 cm Schneidekantenabstand nur eine leichte Kondylenbewegung gegenüber der Fossa ergab.

Röntgenologische Variationen des Kiefergelenks

Oftmals sind Patienten, die sich zur Untersuchung vorstellen, schon vorher von anderen Zahnärzten oder Ärzten untersucht worden. Statt Pantomogrammen stehen dann meist andere Gelenkaufnahmen zur Verfügung; das können übliche transkraniale, transpharyngeale und transorbitale Aufnahmen sowie Standard- oder korrigierte Tomographien sein. Die röntgenologischen Unterschiede desselben Gelenks sind leicht in Beziehung zueinander zu bringen, wenn der Untersucher die Aussagekraft einer jeden Aufnahme kennt. Bei der üblichen Röntgenuntersuchung wird die Gelenkregion oft nicht von den benachbarten Strukturen abgehoben. Strukturen, die sich mit dem Gelenk überlagern, sind, wie in Abb. 13-3a und b gezeigt wird, der Processus mastoideus des Os temporale (A), der Processus zygomaticus der Maxilla (B), der Felsenbeinanteil des Os temporale (C) und der mediale Fortsatz der Trommelfellplatte (D).

Der Strahl muß das Gelenk schräg treffen, um Überlagerungen mit dem dichten Felsenbein zu vermeiden; infolgedessen wird die aktuelle anatomische Lage des Kiefergelenks nicht dargestellt. Außerdem überdekken Schatten oft Gelenkdetails, deshalb sind Erosionen der Kondylen auf üblichen Kiefergelenkaufnahmen normalerweise kaum zu erkennen (*Toller* und *Glynn,* 1976; *Jones* und *Harn,* 1979).

Die Pantomographie ergibt eine bessere Schattentrennung als übliche Aufnahmetechniken. Jedoch ist die Korrektur auf den individuellen Kondylenwinkel mit den vorhandenen Geräten schwierig. Verzeichnungen im Bild sind nicht ohne weiteres von anatomischen Veränderungen des Gelenks zu unterscheiden. In der Praxis hält der Autor das Pantomogramm bei der prophylaktischen Gelenküberprüfung für nützlich und empfiehlt das Tomogramm zur exakten Darstellung von Kiefergelenkunregelmäßigkeiten, wie im folgenden dargestellt wird.

Die Tomographie gibt ein klares und anatomisch genaues Bild der Gelenke wieder. Die Trennung der Schatten wird durch Koordination von Strahl- und Filmbewegung um einen Drehpunkt erzielt. Bei dieser Methode wird ausschließlich die Gewebsschicht, die in der Drehpunktebene liegt, scharf abgebildet, Gewebsschichten vor und hinter dieser Ebene sind unscharf (*Coin,* 1974; *Christensen* et al., 1972). Wichtige Unterschiede zwischen Tomographie und Pantomographie sind in Tabelle 13-1 gegenübergestellt.

Reproduzierbare Gelenktomographien, die korrektes Ausmessen der Kondylenform und -position erlauben, erfordern eine Berücksichtigung der individuellen Kondylenausrichtung, wie sie in Abb. 13-4a und b gezeigt wird. Zuerst wird die horizontale Ausrichtung der einzelnen Kondylen auf einer üblichen Schädelbasisaufnahme ausgemessen. Dann werden die Meßdaten bei der Tomographie zur Positionierung des jeweiligen Kondylus verwendet. Weitere detaillierte Beschreibungen der Herstellung von korrigierten Kiefergelenktomogrammen sind den Arbeiten von *Rosenberg* (1967), *Yale* (1969), *Bussard* et al. (1980) und *Dunn* et al. (1981) zu entnehmen.

Die Tomographie ist die bevorzugte Methode zur Darstellung von Kiefergelenkveränderungen. *Stanson* und *Baker* (1976) berichteten von einer dreifachen Zunahme der positiven Filmbefunde, als die Tomographie zur routinemäßigen Kiefergelenkuntersuchung eingeführt wurde. Sie beobachteten, daß zuvor die Untersuchung von 797 konventionellen Aufnahmen und 90 seitlichen To-

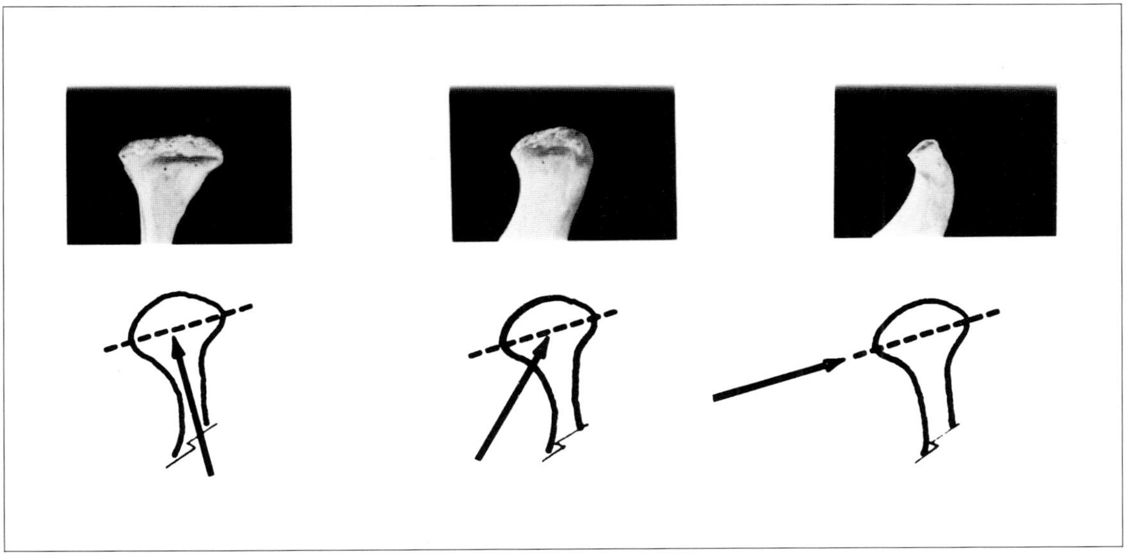

Abb. 13-1 Variationen der Kondylenform in Abhängigkeit von der Blickrichtung. Photographien desselben Kondylus mit der Blickrichtung der Kamera entsprechend dem Röntgenstrahl für Frontal- (links), Schräg- (Mitte) und Seitenansicht (rechts). Die Skizzen zeigen die Richtung des Zentralstrahles (Pfeile) zur Längsachse des Kondylus (gestrichelte Linie).

Abb. 13-2a und b Anatomische Variationen des Kondylus.

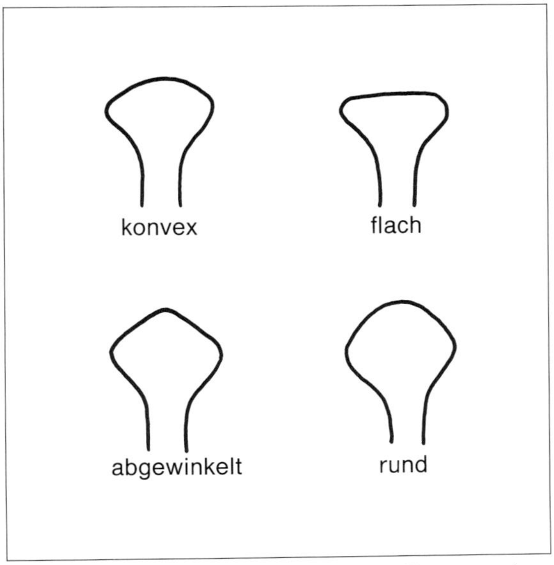

Abb. 13-2a Die Skizze zeigt vier Formen des Kondylus (basierend auf der Arbeit von *Yale* et al., 1963 und 1966).

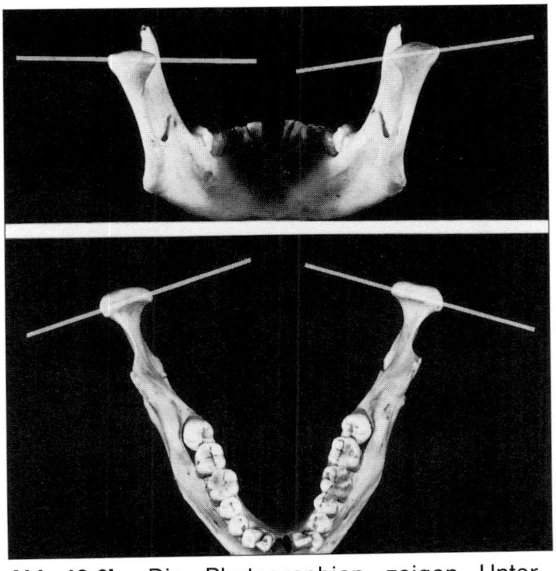

Abb. 13-2b Die Photographien zeigen Unterschiede der vertikalen (oben) und horizontalen (unten) Kondylenwinkel zwischen dem rechten und linken Kondylus desselben Unterkiefers (basierend auf der Untersuchung von *Yale* et al., 1963 und 1966).

mographien nur 4,7 % positive Filmbefunde ergaben; dagegen erbrachte die Auswertung von 961 seitlichen Tomographien 14 % positive Filmbefunde, nachdem die Tomographie zur Routineuntersuchung geworden war.

Dieselben Untersucher empfahlen mehrfache tomographische Schnitte, um das Kiefergelenk vollständig darzustellen; gewöhnlich werden sechs Schnitte von ca. 1 mm Dicke in 3 mm Abstand, oder drei Schnitte in 5 mm Abstand gemacht.

Die Tomographie wird auch zur Erfassung der Gelenkausmaße bevorzugt. Das Bild ist sehr genau und reproduzierbar, wenn es durch hypozykloidale Bewegung erstellt wird (*Blair* et al., 1973). Solche Bilder gewährleisten eine gleichmäßige Vergrößerung eines jeden Gewebeschnittes; die tatsächlichen Ausmaße des Gelenks können bestimmt werden, wenn das Bild zur Vergrößerung korrigiert wurde (*Kent* et al., 1974).

Röntgenologische Unterschiede desselben Kiefergelenks auf dem Pantomogramm, dem Tomogramm und der transkranialen Aufnahme sind am besten zu verstehen, wenn man sich für jedes Bild den Weg des Röntgenstrahles durch das Gelenk und die Beeinflussung des Strahles durch die entsprechenden Gelenkschichten klarmacht.

Tabelle 13-1 Vergleich von Tomographie und Pantomographie

Tomographie	Pantomographie
Scharfes Bild von einem ausgewählten, glatten und dünnen Gewebsausschnitt, der Fokusebene genannt wird	Scharfes Bild einer ausgesuchten, unebenen und dicken Schicht, die Fokusrinne genannt wird
Größere Unschärfe in der Fokusebene	Weniger Unschärfe in der Fokusrinne
Dicke der Fokusebene kontrollierbar	Dicke der Fokusrinne ist festgelegt
Unvollständige Verwischung der Strukturen außerhalb der Fokusebene mit einfacher Bewegung des Strahles in einer Richtung, größere Verwischung mit Bewegungen in mehreren Richtungen und vollständige Verwischung bei hypozykloidaler Bewegung	Unvollständige Verwischung der Strukturen außerhalb der Fokusrinne, wenn die Längsachse der Struktur parallel zur Strahlenbewegung verläuft
Kontrastärmeres Bild	Kontrastreicheres Bild

Abb. 13-3a und b Schädelstrukturen, die eine ausreichend klare Darstellung des Kiefergelenks bei konventioneller Aufnahmetechnik verhindern. A = Processus mastoideus des Os temporale; B = Processus zygomaticus der Maxilla; C = Felsenbeinanteil des Os temporale; D = medialer Fortsatz der Trommelfellplatte.

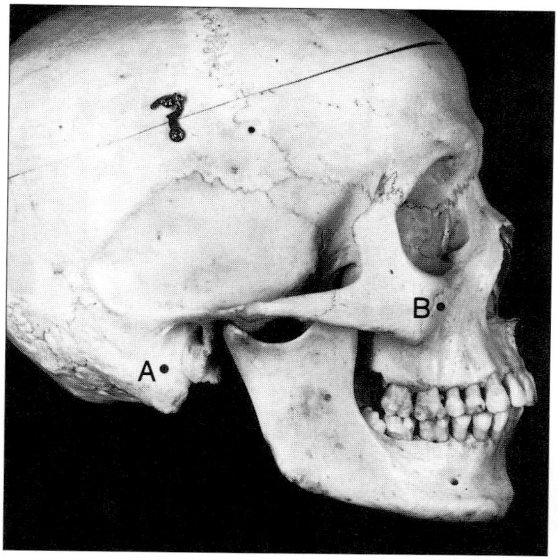

Abb. 13-3a Schädel im Profil.

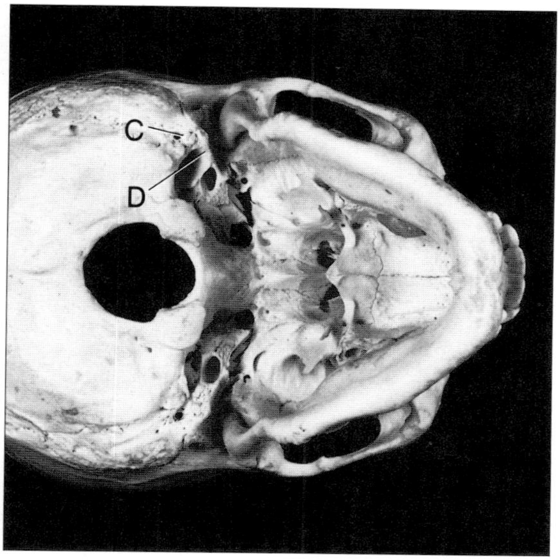

Abb. 13-3b Ansicht der Schädelbasis.

Abb. 13-4a und b Vorgehen bei der Anfertigung eines korrigierten Kiefergelenktomogramms.

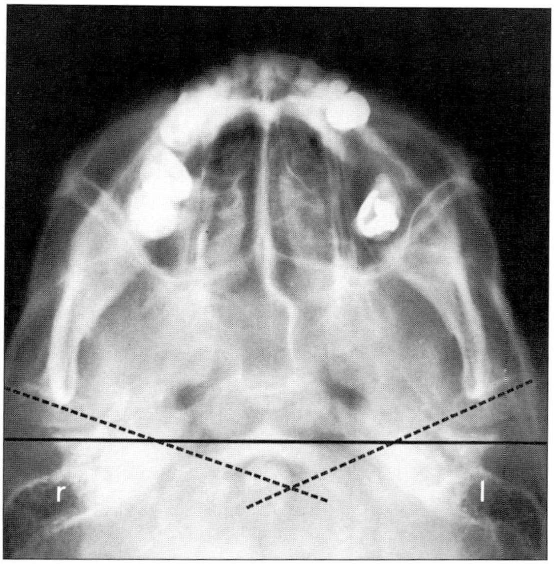

Abb. 13-4a Die Schädelbasisaufnahme zeigt den Unterschied in der horizontalen Ausrichtung zwischen dem rechten (r) und linken (l) Kondylus; der Kondylenwinkel entsteht zwischen der transversalen Linie (durchgezogene Linie) und der Längsachse des Kondylus (gestrichelte Linien).

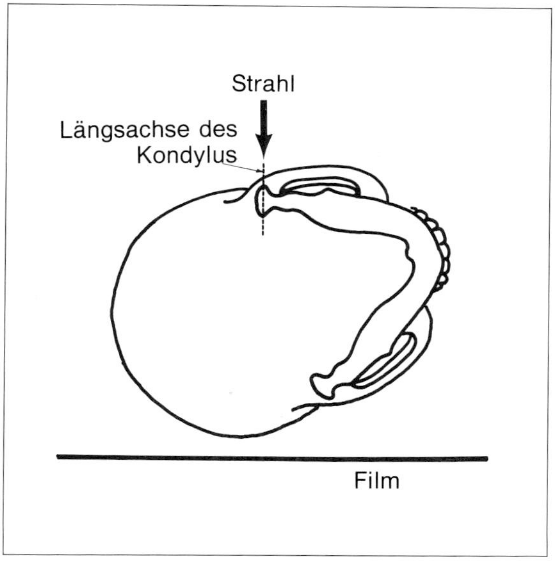

Abb. 13-4b Korrigierte Position des rechten Kiefergelenks; der Strahl verläuft durch die Längsachse des Kondylus.

Vergleich von Pantomogramm, Tomogramm und transkranialer Aufnahme

Die vertikale Verlaufsrichtung des Strahles zum Kiefergelenk verläuft beim Pantomogramm von unten nach oben und bei der transkranialen Aufnahmetechnik von oben nach unten und beeinflußt die vertikale Beziehung von Gelenkstrukturen auf dem Film. Betrachten Sie bitte die Abbildung 13-5a und b: Auf dem Pantomogramm sind mediale Strukturen oberhalb von lateralen Strukturen abgebildet. Bei der transkraniellen Aufnahme ist ihre Beziehung umgekehrt, wobei die lateralen Strukturen oberhalb der medialen Strukturen erscheinen. Bei der transkraniellen Aufnahme verdeckt die Überlagerung der Schatten außerdem die medialen Gelenkstrukturen. Die Erkennbarkeit und Form des Kondylus ändert sich stark bei geringer Veränderung der Strahlenrichtung (Abb. 13-5b).

Nur die Tomographie zeigt deutlich die anteriore und posteriore Kortikalis des Kondylus, wie die Abb. 13-6a und b zeigen. Obwohl Profil-Pantomogramme sowohl den anterioren als auch den posterioren Aspekt des Kondylus zeigen können, verhindert die Überlagerung der Felsenbeinplatte meistens die Darstellung der posterioren Umrißlinie des Kondylus.

Der Vergleich der Kiefergelenkbefunde von Pantomogramm, Tomogramm und transkranieller Aufnahme hat gezeigt, daß das Pantomogramm dem transkraniellen Film zwar überlegen, dem Tomogramm jedoch unterlegen ist, um knöcherne Veränderungen darzustellen (*Klein* et al., 1970; *Blair* und *Chalmers*, 1972; *Goncalves* et al., 1974).

Abnorme röntgenologische Befunde

Die röntgenologische Analyse des Kiefergelenks beginnt mit dem Absuchen des Kiefergelenkes, Ramus und Corpus mandibulae nach Defekten in der Struktur (Tabelle 13-2). Der häufigste abnorme Filmbefund von Kiefergelenken mit Symptomen ist eine eingeschränkte Bewegung des Kondylus. Zum

Tabelle 13-2 Röntgenologische Anzeichen einer Kiefergelenkerkrankung (Anomalie)

	Knochenveränderungen	
Limitierte Bewegung	Gelenk	Ramus u. Corpus mandibulae
verbunden mit	Gelenkspalt	Umbildung
eingeschränkter	verringert	Processus coronoideus
Mundöffnung	erweitert	Höhe des Ramus
	fehlt	antigonale Kerbe
		(Spina mentalis)
		sigmoidale Kerbe
	Tiefe der Fossa	Unterkieferasymmetrien
	verstärkt	
	vermindert	
	Eminentia articulare	
	abgeflacht	
	sklerosiert	
	Kortikalis oder Spongiosa des Kondylus	
	unregelmäßig	
	zerstört	
	sklerosiert	

Abb. 13-5a und b Vergleich von Pantomogramm und transkranieller Aufnahme eines trockenen Kiefergelenkes. Röntgenographische Markierungen wurden auf der medialen (●), lateralen (○) Ausdehnung des Tuberculum articulare sowie am medialen (■), lateralen (*) Pol des Kondylus plaziert.

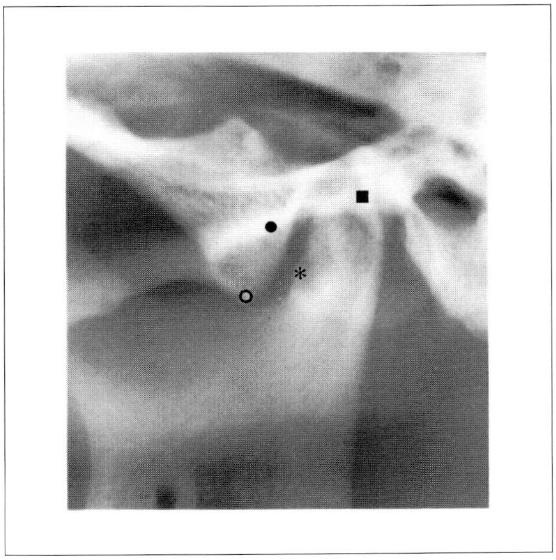

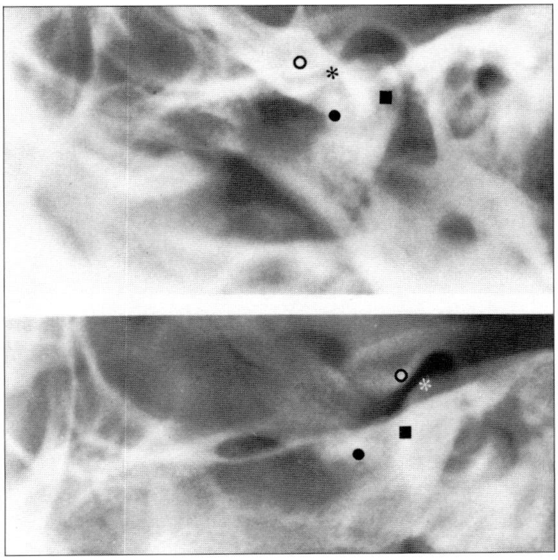

Abb. 13-5a Ausschnitt aus dem Pantomogramm.

Abb. 13-5b Die transkraniellen Aufnahmen desselben Kiefergelenkes machen die Auswirkung einer um 5° in vertikaler und horizontaler Richtung veränderten Einstellung deutlich.

Abb. 13-6a und b Vergleich von Pantomogramm und Tomogramm vom rechten Kiefergelenk mit einer ungewöhnlichen anatomischen Variation des Kondylus. Die tatsächliche Form des posterioren Randes (Pfeil) des Kondylus ist auf der Profilansicht (Abb. 13-6b), nicht jedoch auf der schrägen Projektion zu erkennen.

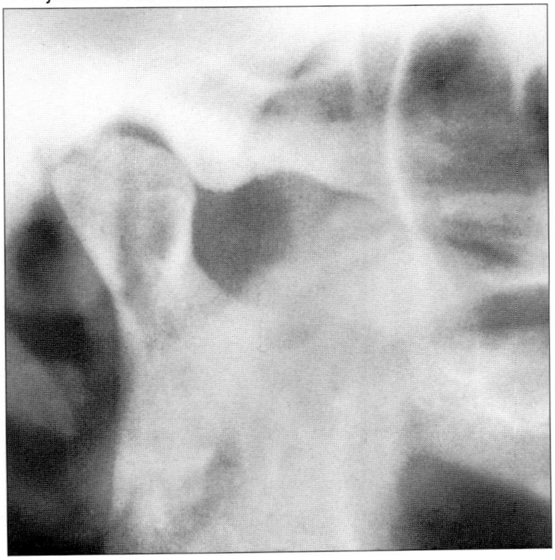

Abb. 13-6a Ausschnitt aus dem Pantomogramm mit dem rechten Kiefergelenk in Schlußbißposition.

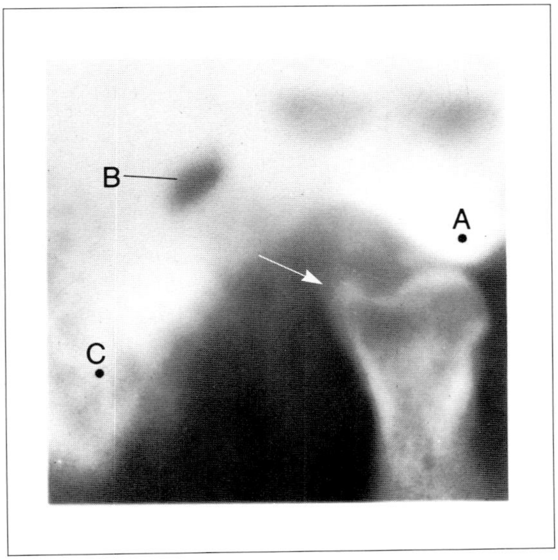

Abb. 13-6b Dasselbe Kiefergelenk bei Öffnung im Tomogramm. (A) Tuberculum articulare, (B) porus acusticus internus und (C) Processus mastoidens.

Alle Abbildungen in Originalgröße.

Beispiel untersuchten *Clark* et al. (1972) Kiefergelenkaufnahmen von 630 Patienten (Mayo-Clinic) und fanden, daß eine eingeschränkte Bewegung allein auf 54 % der Aufnahmen, Knochenveränderungen allein auf 14 % der Aufnahmen und sowohl eine eingeschränkte Bewegung als auch Knochenveränderungen kombiniert auf 32 % der Aufnahmen zu erkennen waren.

Eingeschränkte Bewegungen

Die Beschränkung des Kondylus mandibulae auf die Fossa sollte nur dann als pathologisch angesehen werden, wenn sie von einer eingeschränkten inzisalen Öffnung (SKD = Schneidekantendistanz) oder von Schmerzen begleitet ist. Oftmals besteht keine Beziehung zwischen Schneidekantendistanz oder Schmerzen und der Kondylenposition. *Littleton* (1976) fand bei einer Analyse von 110 Patienten mit Kiefergelenkbeschwerden, daß 38 % der schmerzhaften Gelenke eine größere Beweglichkeit aufwiesen als die symptomfreien Gelenke der Gegenseite. In dieser Studie zeigte sich bei den meisten Patienten mit einer großen Schneidekantendistanz eine größere Kondylenbeweglichkeit als bei Patienten mit einer geringeren Mundöffnung. Jedoch zeigte ein Patient mit einer maximalen Mundöffnung von 4 cm keine Kondylenbewegung, und bei einem anderen Patienten fanden sich die Kondylen bei einer Öffnung von 2 cm bereits vor der Eminentia articulare.

Immer dann, wenn das röntgenologische Erscheinungsbild des Gelenkes normal ist, sollten Anomalien außerhalb der Gelenke, die die Bewegung des Kondylus mandibulae einschränken, in Erwägung gezogen werden. Zum Beispiel begrenzt ein Muskelspasmus im Fall des Myofacialen Schmerz-Syndroms (*Laskin,* 1969) häufig die Kondylenbewegung. Selten sind Hypoplasien oder Tumoren des Processus coronoideus sowie eine Ankylose zwischen dem Processus coronoideus und dem Os zygomaticum der Grund einer Bewegungseinschränkung (*James* et al., 1974; *Hecker* und *Corwin,* 1980). Die Abb. 13-7 zeigt eine eingeschränkte Mundöffnung infolge einer Verwachsung des Processus coronoideus mit dem Processus zygomaticus maxillae.

Eine Begrenzung des Kondylus vor der Eminentia articulare ist extrem selten. *Sheppard* und *Sheppard* (1977) beobachteten, daß ein blockierter Kondylus in Schlußbißposition in engem Kontakt zur vorderen Wand der Eminentia articulare stand, wie in Abb. 13-8 dargestellt ist.

Knochenveränderungen

Physikalische Knochenveränderungen des Kiefergelenks umfassen die Knochenzerstörung, Bildung von reparativem Knochen und knochenbildende Tumoren. Die meisten Knochenveränderungen werden durch Infektionen hervorgerufen (Tabelle 13-3), wogegen Tumoren des Kiefergelenks selten sind.

Eine marginale oder subchondrale Neubildung von Knochen kann von jedem Krankheitsgeschehen verursacht sein, von dem das Gelenk langsam geschwächt oder deformiert wird. Eine subchondrale Sklerose steigert die Belastbarkeit des Gelenks. Im Bereich verstärkter Belastung ist anfänglich eine Lippenbildung am Rand zu erkennen, die die Beweglichkeit des Kondylus einschränken kann. Betrachten Sie zum Beispiel den Fall einer 68jährigen Patientin mit einer rheumatoiden Arthritis, die sich mit Knacken im rechten Kiefergelenk, welches gelegentlich die Mundöffnung beeinträchtigte, vorstellte. Die Auswertung des Pantomogramms war negativ, mit Ausnahme des rechten Gelenks, wie in den Abb. 13-9a und b gezeigt ist. Eine Lippenbildung am Rand kann bei routinemäßiger Auswertung von Pantomogrammen bei Patienten beobachtet werden, die keine Arthritis oder Kiefergelenksymptome gehabt haben, wie in Abb. 13-10a und b gezeigt.

Oftmals besteht kein Zusammenhang zwischen Schmerz und Filmbefund einer Knochenzerstörung oder -umbildung. *Greene* und *Markovic* (1976) werteten die klinischen und tomographischen Befunde von 16 Patienten mit Kiefergelenkschmerzen und Knochenveränderungen aus. Sie fanden heraus,

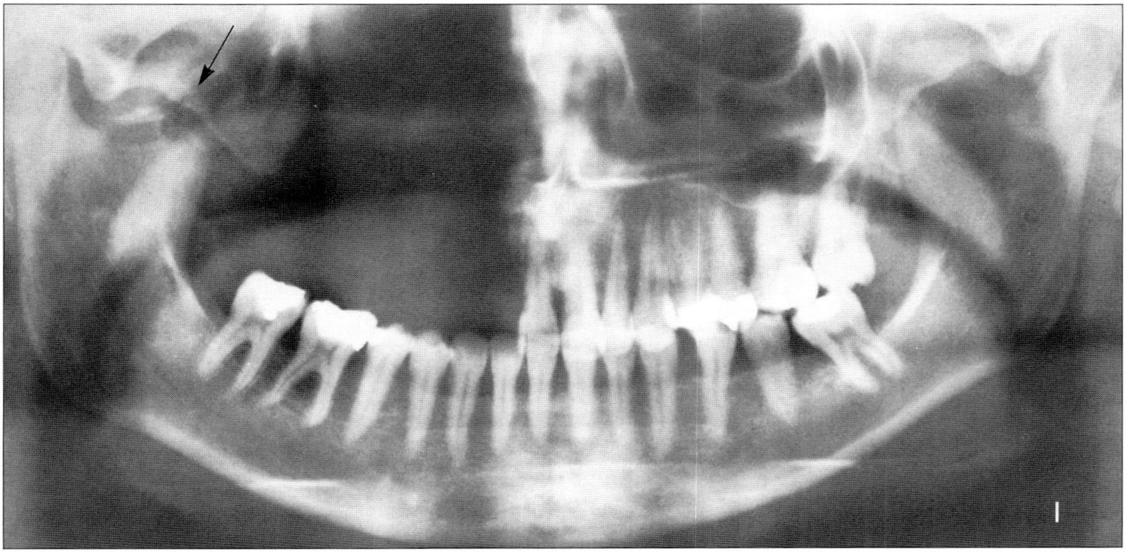

Abb. 13-7 Fibröse Verwachsung des Processus coronoideus des rechten Unterkiefers (Pfeil) mit dem Processus zygomaticus maxillae nach einer halbseitigen Entfernung der Maxilla (rechts) und Implantation von „Strahlenpellets“ infolge eines Karzinoms. Der Patient hatte sieben Monate nach der Operation eine eingeschränkte Mundöffnung mit einer max. SKD von 2 mm.

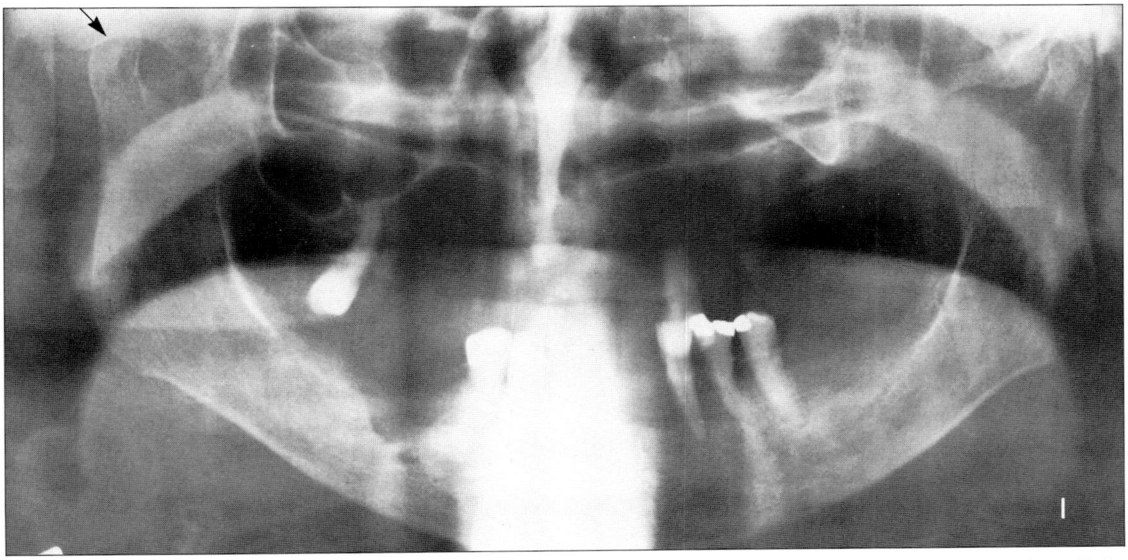

Abb. 13-8 Dislokation des rechten Kondylus mandibulare während der Extraktion des zweiten Prämolaren im Unterkiefer rechts. Das Orthopantomogramm wurde einen Tag nach der Operation angefertigt. In Schlußbißposition erscheint der rechte Kondylus (Pfeil) vor der Eminentia articulare. Der Patient hatte eine eingeschränkte Mundöffnung (20 mm) und Schmerzen.

daß fünf Patienten einseitige Schmerzen mit Knochenveränderungen auf der Gegenseite hatten, vier hatten einseitige Schmerzen mit beidseitigen Knochenveränderungen und zwei Patienten litten unter beidseitigen Schmerzen mit Knochenveränderungen auf nur einer Seite.

Die Kondylusbewegung ist gewöhnlich von großen knöchernen Deformationen eingeschränkt. Ebenso können langandauernde Prozesse, die das normale Kondyluswachstum oder die Bewegung beeinträchtigen, die Form und die Symmetrie des Unterkiefers beeinflussen. Umbauprozesse am Ramus mandibulae und am Processus coronoideus sind am Pantomogramm leicht zu erkennen. Knochenveränderungen am Kiefergelenk werden hingegen am besten auf Tomogrammen dargestellt.

Osteoarthritis und rheumatoide Arthritis sind die häufigsten Erkrankungen, die das Kiefergelenk befallen. Die Spätstadien dieser Erkrankungen sind röntgenologisch leicht zu erkennen. Besonders die Osteoarthritis führt zu einem flach verbreiterten Kondylus, während die rheumatoide Arthritis einen zugespitzten schmalen Kondylus zur Folge hat (*Kreutziger* und *Mahan,* 1975). Die frühen und mittleren Stadien dieser Erkrankungen sind jedoch röntgenologisch ähnlich und müssen durch klinische und histologische Befunde festgestellt werden (Tabelle 13-4).

Eine Analyse des Kiefergelenks kann entweder durch eine fibröse Verbindung oder durch eine knöcherne Vereinigung zwischen den Artikulationsflächen des Kiefergelenks entstehen. Das röntgenologische Aussehen (Muster) spiegelt das unterschiedliche Aus-

Tabelle 13–3 Röntgenologische Spezialbegriffe*

Begriffe	Physikalische Knochenveränderungen
Marginale Osteophyte	Kante von neuem Knochen an der Kondylusgrenze, gewöhnlich als eine riffähnliche Projektion an der vorderen Begrenzung des Kondylus zu erkennen. Kann abbrechen und einen freien Körper in der Nähe des Kondylus bilden.
Subchondrale Sklerose	Knochenneubildung in Bereichen unterhalb des Gelenkes.
Subchondrale „Zyste“ (Elysche Zyste, Pseudozyste)	Kleine, abgegrundete Bereiche einer Knochenauflösung, vermutlich durch unvollständige Knochenheilung entstanden.
Verminderter Gelenkspalt	Degeneration und Verlust des Gelenkknorpels; kann zur Perforation des Diskus und zum knöchernen Kontakt mit der Eminentia artikularis führen. Ein verringerter Spalt ohne weitere klinische oder röntgenologische Befunde kann ein Filmfehler sein.
Knöcherne Ankylose	Knöcherne Brücken, die durch den Gelenkspalt ziehen und den Kondylus mit dem Os temporale verbinden.
Osteoporose	Generalisierte Knochenauflösung.
Erosion	Lokalisierte Zerstörung der Oberfläche der Kortikalis.

*) Teilweise basierend auf der Arbeit von *Moll* (1976).

Abb. 13-9a und b Marginale Osteophyten am vorderen Rand des Kondylus mandibulare (A) und am Tuberculum articulare (B). Die Knochenveränderungen sind bei Mundöffnung deutlicher zu erkennen.

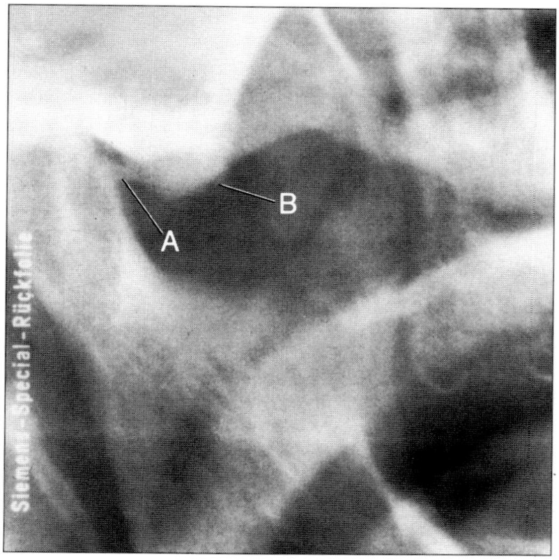

Abb. 13-9a Ausschnitt aus dem Pantomogramm in Schlußbißposition.

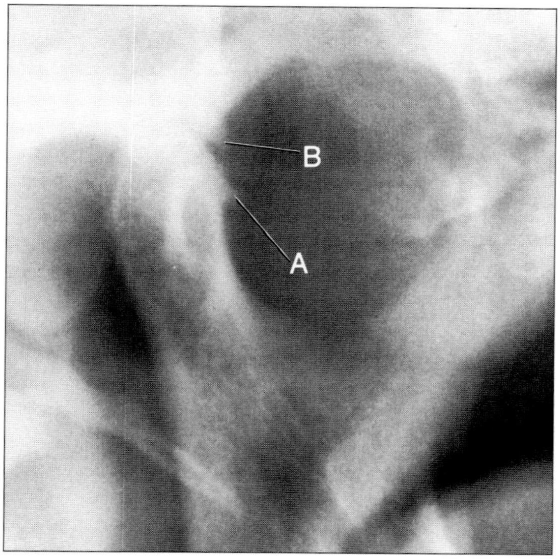

Abb. 13-9b Osteophyten bei Mundöffnung zu erkennen.

Abb. 13-10a und b Marginale Osteophytenbildung am Vorderrand des Kondylus mandibulare (Pfeil).

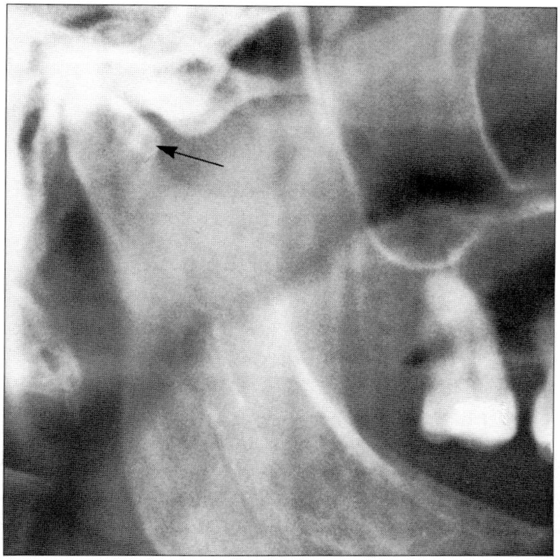

Abb. 13-10a Ausschnitt auf dem Pantomogramm in Schlußbißposition.

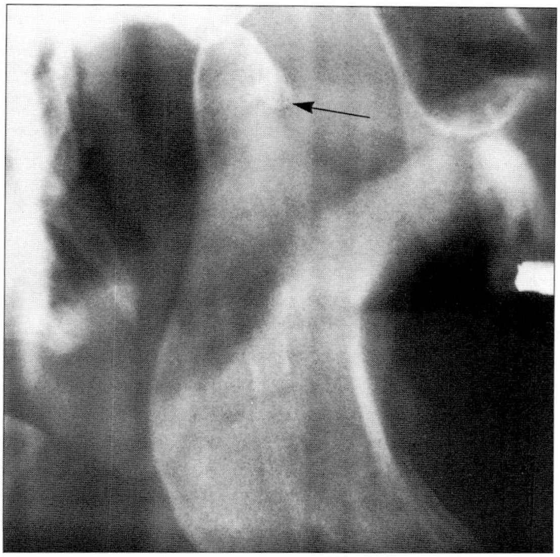

Abb. 13-10b Osteophyt bei Mundöffnung.

Alle Abbildungen in Originalgröße.

maß von Knochendestruktion und Knochenneubildung wider. Frühe Filmbefunde können die Verdünnung der Artikulationsfläche sowie eine Verkleinerung des Gelenkspaltes zeigen. Spätere Befunde schließen die Abflachung der Eminentia articularis und des Kondylus wie auch die marginale und subchondrale Knochenbildung ein, die einen flach verbreiterten Kondylus bildet. Zusätzlich zeigen fast die Hälfte aller ankylosierten Kiefergelenke sklerotische Brücken, die den Kondylus mandibularis mit dem Os temporale verbinden. Durch solche Brücken kann der Gelenkspalt teilweise oder vollständig obliteriert sein. Betrachten Sie bitte als Beispiel in Abb. 13-11a bis d den Fall eines 9jährigen Mädchens, bei dem sich neun Monate nach einer doppelseitigen subkondylären Fraktur eine Ankylose entwickelte. Die gründliche chirurgische Untersuchung ergab, daß der Kopf des frakturierten Kondylus an den medialen Strukturen der Fossa gelenoidalis fixiert war und teilweise eine knöcherne Verbindung des Gelenkköpfchens mit dem Schläfenbein bestand. Das Pantomogramm zeigte einen flach verbreiterten Kondylus mit einigen sklerotischen Brücken.

Die Mundöffnung war auf eine maximale Schneidekantendistanz von 5 mm begrenzt, wobei das ankylosierte Gelenk keine Protru-

Tabelle 13-4 Vergleich von Osteoarthritis mit rheumatischer Arthritis

Kennzeichen/Merkmal	Osteoarthritis	Rheumatoide Arthritis
Lokalisiert/ generalisiert	Lokalisierter Zustand, häufig ein Gelenk betroffen	Generalisierter Zustand, häufig beide Gelenke betroffen
Alter/Geschlecht	Selten vor 40 Jahren, dann mit dem Alter zunehmend, Männer und Frauen gleich betroffen	Jüngere Altersgruppen betroffen, dann mit dem Alter zunehmend, wobei Frauen dreimal häufiger als Männer betroffen sind
Aufnahmebefunde	Gelenkspalt verkleinert, marginale und subchondrale Sklerose sowie subchondrale Zysten	Erosion der Kortikalis, Gelenkspalt verkleinert, Osteoporose sowie marginale und subchondrale Sklerose
Häufigkeit der Positivbefunde bei KG-Aufnahmen	*Toller* (1973) fand eine Häufigkeit von 8 %; in Untersuchungen von *Chalmers* und *Blair* (1974) und *Madsen* (1966) fand sich jedoch kein Unterschied zu Kontrollgruppen	Raten von 10–70 %; 19 % im Pantomogramm wurden von *Uotila* (1964) berichtet
Pathogenese	Beginnt im Zentrum des Kondylus, breitet sich nach peripher aus	Beginnt in der Synovialmembran; die Erosion des Kondylus beginnt an der Oberfläche und breitet sich nach innen aus
Ankylose des Kiefergelenks	Wurde selten beobachtet	Kann im fortgeschrittenen Stadium auftreten (*Seymour* et al., 1975; *Topazian,* 1964)

Abb. 13-11a bis d Ankylose des linken Kiefergelenks nach beidseitiger subkondylärer Fraktur.

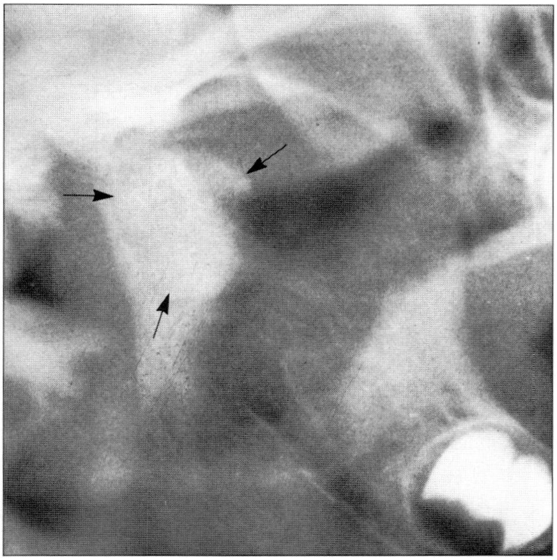

Abb. 13-11a Der Ausschnitt aus dem Pantomogramm zeigt eine rechtsseitige subkondyläre Fraktur (Pfeile).

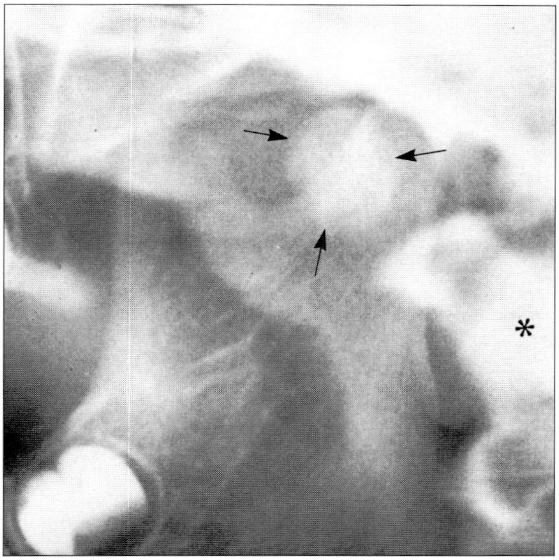

Abb. 13-11b Der Ausschnitt aus dem Pantomogramm zeigt eine linksseitige subkondyläre Fraktur (Pfeile). Der Wirbelsäulenschatten (*) ist teilweise über den Kondylus projiziert.

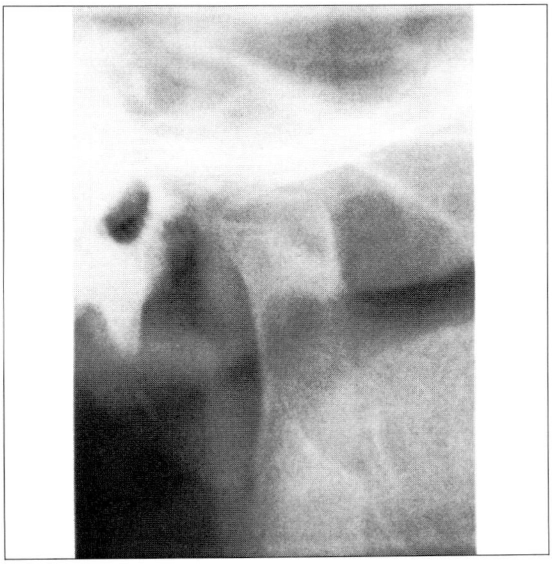

Abb. 13-11c Die Aufnahme nach 9 Monaten zeigt die Wiederherstellung des normalen anatomischen Aufbaus des rechten Kondylus.

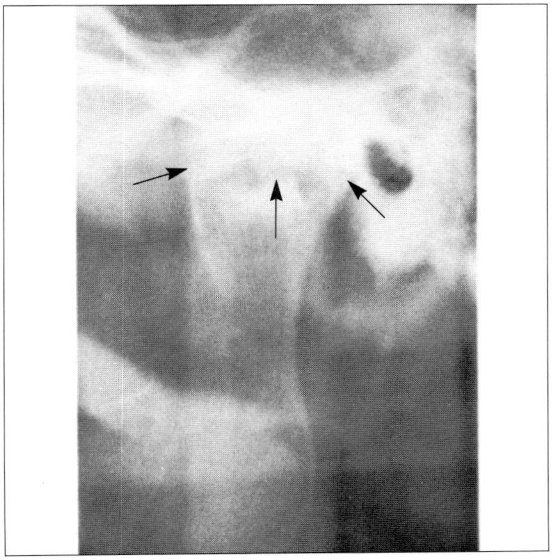

Abb. 13-11d Die Aufnahme zeigt eine abnorme Heilung des linken Kondylus mit Ausbildung von sklerotischen Brücken (Pfeile).

Alle Abbildungen in Originalgröße.

sionsbewegung zeigte. Dieser klinische Befund gilt als Hinweis auf eine knöcherne Verbindung (*Kazanjian,* 1938; *Guralnick,* 1968).

Durch Ankylose des Kiefergelenks kann eine Unterkieferdeformation entstehen. Die Schwere der Deformation kann mit der Dauer der Ankylosierung bzw. Wachstumsstörung eines normalen Kondylus in Verbindung gebracht werden (*Miller* et al., 1975). *Sarnat* (1964) beschrieb vier Arten der Deformation, die in Tabelle 13-5 zusammengestellt sind.

Veränderungen im Bereich des Processus coronoideus und des Kieferwinkels spiegeln eine Knochenumbildung infolge einer veränderten Muskelfunktion wider. Die Form des Knochens wird direkt von der Muskelfunktion beeinflußt (*Warner,* 1969; *Hendricksen* et al., 1982). Zum Beispiel kann eine gesteigerte Muskelaktivität in Verbindung mit einer chronischen oder akuten kondylären Hypomobilität eine Einziehung vor dem Kieferwinkel und eine Vergrößerung des Processus coronoideus bewirken. Ähnlich kann ein verändertes kondyläres Wachstum die Höhe des Ramus mandibulae oder die Länge des Corpus mandibulae beeinflussen und damit die Verlaufsrichtung der Muskulatur (hauptsächlich M. masseter und die suprahyoide Muskulatur) verändern. Hier kann ein fehlendes Muskelgleichgewicht ebenso zu einer Einziehung vor dem Kieferwinkel wie zu einer Vergrößerung des Processus coronoideus führen (*Becker* et al., 1976).

Veränderungen infolge einer Umbildung sind leicht ausfindig zu machen, indem man die rechte und die linke Unterkieferstruktur miteinander vergleicht. Betrachten Sie bitte zum Beispiel den Fall eines 34jährigen Mannes, der sich mit der Vorgeschichte einer rechten subkondylären Fraktur im Alter von 7 Jahren vorstellte.

Die klinische Untersuchung zeigte eine deutliche mandibuläre Asymmetrie und Retrognathie. Die Unterkiefermittellinie war sowohl bei Mundöffnung als auch in Schlußbißposition nach rechts abgewichen. Die maximale Schneidekantendistanz betrug 38 mm. Schmerzen, Reibegeräusche und Gelenkknacken bestanden bei UK-Bewegungen nicht.

Tabelle 13-5 Deformationen des Unterkiefers in Verbindung mit einer Ankylose der Kiefergelenke*)

Art der Analyse	Symmetrie des Unterkiefers	anteriore Unterkiefermittellinie
einseitig, während des kondylären Wachstums	beeinflußt	weicht in Schlußbißstellung zum betroffenen Gelenk ab, Abweichung nimmt bei Mundöffnung zu
beidseitig, während des kondylären Wachstums	unbeeinflußt	unbeeinflußt
einseitig, Wachstum nicht beeinflußt	unbeeinflußt	weicht bei Mundöffnung zum betroffenen Gelenk ab, in Schlußbißposition unbeeinflußt
beidseitig, Wachstum nicht beeinflußt	unbeeinflußt	unbeeinflußt

*) Eine Ankylose des Kiefergelenks in der Wachstumsphase des Kondylus führt auf der betroffenen Seite zu einem kurzen Ramus mandibulae mit Umbildung des Processus coronoideus und der Kieferwinkelregion (*Sarnat,* 1964). Eine lang andauernde Ankylose des Kiefergelenks ohne Wachstumsstörungen kann gelegentlich eine Umbildung des Unterkiefers bewirken, jedoch sind solche Veränderungen weniger ausgeprägt als die, die durch ein gestörtes Kondylenwachstum entstehen.

Abb. 13-12a bis c Deformation des Unterkiefers in Verbindung mit Osteoarthritis und Unterentwicklung des rechten Kondylus mandibulae auf dem Pantomogramm und auf Schädelaufnahmen.

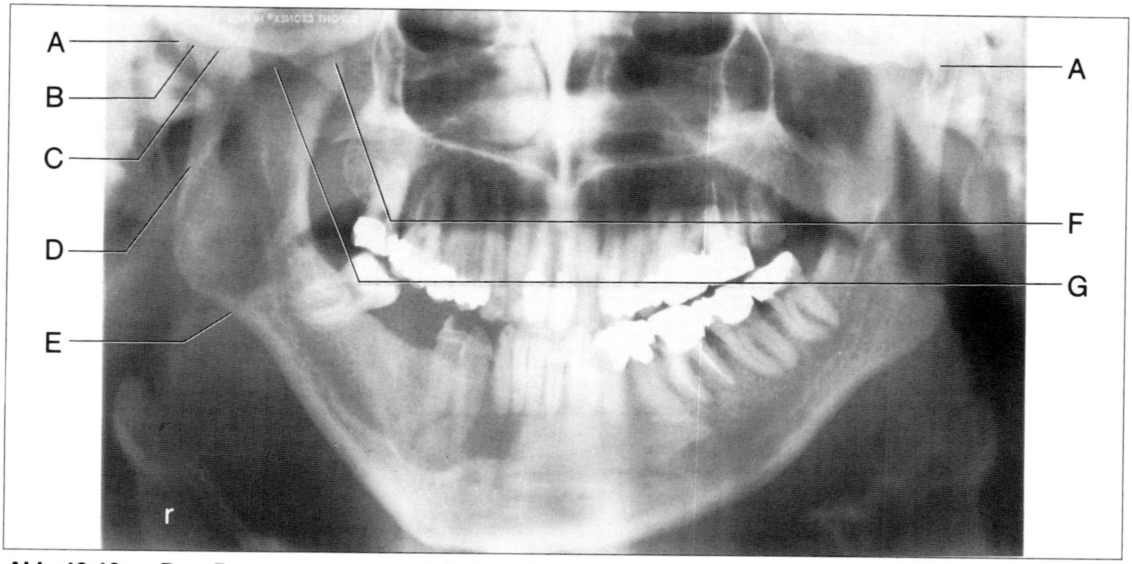

Abb. 13-12a Das Pantomogramm zeigt das abnorme rechte Kiefergelenk und die Umbildung des Unterkiefers, die gekennzeichneten Strukturen sind im Text erläutert.

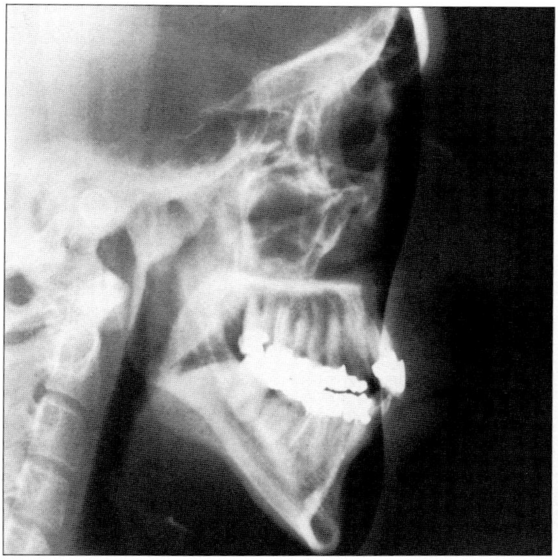

Abb. 13-12b Die seitliche kephalometrische Aufnahme zeigt eine Retriognathie.

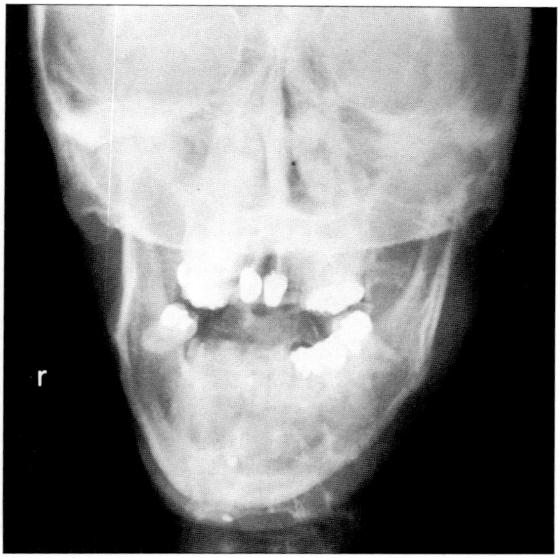

Abb. 13-12c Die Frontalaufnahme des Schädels zeigt eine Abweichung des Unterkiefers zur Seite des veränderten Kiefergelenks.

Die vergleichende röntgenologische Untersuchung der Unterkieferstrukturen, wie sie die Abb. 13-12a zeigen, ergab ein abnormes rechtes Kiefergelenk. Es zeigte sich ein flach verbreiterter Kondylus mit einer marginalen (B) und subchondralen (C) Sklerose. Beachten Sie bitte, daß der Processus spinosus (A) des Os sphenoidale beidseitig zu sehen ist und nicht für eine Anomalie gehalten werden sollte. Die Störung des normalen Wachstums im Bereich des rechten Kondylus hat die Höhe des rechten Ramus mandibulae (D) beeinflußt, was zu folgenden Umbildungen führte: Der Processus coronoideus (F) ist abgerundet, die Incisura mandibulae (G) ist flach und die Einziehung vor dem Kieferwinkel (E) ist am rechten aufsteigenden Ast größer. Das Ausmaß von Deformationen des Unterkiefers stellt sich am besten bei der kombinierten Untersuchung der Frontal- und Seitenaufnahmen des Schädels dar.

Literatur

1. *Becker, M. H., P. J. Coccaro,* und *J. M. Converse:* Antegonial notching of the mandible: an often overlooked mandibular deformity in congenital and acquired disorders. Radiology 121:149–151, 1976.
2. *Blair, G. S.,* und *I. M. Chalmers:* Radiology of the temporomandibular joint: a comparison of circular tomography with Orthopantomography and lateral transcranio-oblique radiography. J Dent 1:69–76, 1972.
3. *Blair, G. S.,* et al.: Circular tomography of the temporomandibular joint. Oral Surg. 35:416–427, 1973.
4. *Blaschke, D. D.,* und *T. J. Blaschke:* Normal TMJ bony relationships in centric occlusion. J Dent Res 60:98–104, 1981.
5. *Bussard, D. A.,* et al.: Technique and use of "corrected-axis" tomograms of the mandibular condyle. Oral Surg 49:394–397, 1980.
6. *Chalmers, I. M.,* und *G. S. Blair:* Is the temporomandibular joint involved in primary osteoarthrosis? Oral Surg 38:74–79, 1974.
7. *Christensen, E. E., T. S. Curry, III,* und *J. Nunnally:* An Introduction to the Physics of Diagnostic Radiology. Lea & Febiger, Philadelphia 1972, pp. 196–211.
8. *Clark, J. L., J. G. Mayne,* und *J. A. Gibilisco:* The roentgenographically abnormal temporomandibular joint. Oral Surg 33:836–840, 1972.
9. *Coin, C. G.:* Tomography of the temporomandibular joint. Dent Photogr Radiogr 47:23–33, 1974.
10. *Dunn, M. J.,* et al.: Polycycloidal corrected tomography of the temporomandibular joint. Oral Surg 51:375–384, 1981.
11. *Goncalves, N.,* et al.: Radiographic evaluation of defects created in mandibular condyles. Oral Surg 38:474–489, 1974.
12. *Greene, C. S.,* und *M. A. Markovic:* Response to nonsurgical treatment of patients with positive radiographic findings in the temporomandibular joint. J Oral Surg 34:692–697, 1976.
13. *Guralnick, W.:* Textbook of Oral Surgery. Little, Brown and Co., Boston 1968, pp. 360–367.
14. *Hecker, R.,* und *J. O. Corwin:* Bilateral coronoid hyperplasia: review of the literature and report of case. J Oral Surg 38:606–608, 1980.
15. *Hendricksen, R. P.,* et al.: Changes in the gonial region induced by alterations of muscle length. J Oral Maxillofac Surg 40:570–577, 1982.
16. *James, R. B., R. W. Alexander,* und *J. G. Traver:* Osteochondroma of the mandibular coronoid process. Oral Surg 37:189–195, 1974.
17. *Jones, G. L.,* und *S. D. Harn:* Diagnostic value of transcranial radiographs of the temporomandibular joint. J Dent Res 58 (special issue A):152, 1979.
18. *Kazanjian, V. H.:* Ankylosis of the temporomandibular joint. Am J. Orthod 24:1181–1206, 1938.
19. *Kent, J. N., W. E. Labelle,* und *K. D. Dolan:* Condylar reconstruction: treatment planning. Oral Surg 37:489–497, 1974.
20. *Klein, I. E., L. Blatterfein,* und *J. C. Miglino:* Comparison of the fidelity or radiographs of mandibular condyles made by different techniques. J Prosthet Dent 24:419–452, 1970.
21. *Kreutziger, K. L.,* und *P. E. Mahan:* Temporomandibular degenerative joint disease: Part 1. Anatomy, pathophysiology, and clinical description; Part 2. Diagnostic procedure and comprehensive management. Oral Surg 40:165–181, 297–319, 1975.
22. *Laskin, D. M.:* Etiology of the pain-dysfunction syndrome. J Am Dent Assoc 79:147–153, 1969.
23. *Littleton, J. T.:* Tomography: Physical Principles and Clinical Application. The Williams & Wilkins Co., Baltimore 1976, pp. 305–308.
24. *Madsen, B.:* Normal variations in anatomy, condyle movements, and arthrosis frequency of the temporomandibular joints. Acta Radiol [Diagn] (Stockh) 4:273–288, 1966.
25. *Miller, G. A., L. H. Page, Jr.,* und *C. R. Griffith:* Temporomandibular joint ankylosis: review of the literature and report of two cases of bilateral involvement. J Oral Surg 33:792–803, 1975.
26. *Moll, J. M. H.:* Clinics in Rheumatic Diseases; Osteoarthrosis. Vol. 2. No. 3. W. B. Saunders Co., London 1976, pp. 587–588.
27. *Rosenberg, H. M.:* Laminagraphy: methods and application in oral diagnosis. J Am Dent Assoc 74:88, 1967.
28. *Sarnat, B. G.* (ed.): The Temporomandibular Joint. 2nd ed. Charles C. Thomas, Springfield, Ill., 1964.
29. *Seymour, R. L., V. L. Crouse,* und *W. B. Irby:* Temporomandibular ankylosis secondary to rheumatoid arthritis. Oral Surg 40:584–589, 1975.
30. *Sheppard, I. M.,* und *S. M. Sheppard:* Range of condylar movement during mandibular opening. J Prosthet Dent 15:263–271, 1965.
31. *Sheppard, I. M.,* und *S. M. Sheppard:* Subluxation of the temporomandibular joint. Oral Surg 44:821–829, 1977.
32. *Stanson, A. W.,* und *H. L. Baker:* Routine tomography of the temporomandibular joint. Radiol Clin North Am 14:105–127, 1976.
33. *Toller, P. A.:* Osteoarthrosis of the mandibular condyle. Br Dent J 134:223–231, 1973.
34. *Toller, P. A.,* und *L. E. Glynn:* Degenerative disease of mandibular joint. pp. 605–616. In: B. Cohen and I. Kramer (eds.): Scientific Foundations of Dentistry. William Heinemann, Medical Books Ltd., London, distributed by Year Book Medical Publishers, Inc., Chicago 1976.
35. *Topazian, R. G.:* Etiology of ankylosis of temporomandibular joint: analysis of 44 cases. J Oral Surg 22:227, 1964.
36. *Uotila, E.:* The temporomandibular joint in adult rheumatoid arthritis. Acta Odontol Scand 22 (suppl. 39):1–91, 1964.
37. *Warner, W. M.:* The relationship of the temporal muscle to the form and architecture of the skull of the rat. Masters' Thesis. University of Michigan, Ann Arbor, Mich., 1969.
38. *Weinberg, L. A.:* Role of condylar position in TMJ dysfunction-pain. J Prosthet Dent 41:636–643, 1979.
39. *Wooten, J. W.:* Physiology of the temporomandibular joint. Oral Surg 21:543–553, 1966.
40. *Yale, S. H.,* et al.: Some observations on the classification of mandibular condyle types. Oral Surg 16:572–577, 1963.
41. *Yale, S. H., B. D. Allison,* und *J. D. Hauptfuehrer:* An epidemiological assessment of mandibular condyle morphology. Oral Surg 21:169–177, 1966.
42. *Yale, S. H.:* Radiographic evaluation of the temporomandibular joint. J Am Dent Assoc 79:102–107, 1969.

Kapitel 14

Erkrankungen der Kieferhöhle

Röntgenaufnahmen der Kieferhöhlen sind wichtig, um Veränderungen frühzeitig erkennen zu können. Eine Infektion oder Entzündung ist normalerweise von klinischen und histologischen Befunden begleitet. Dagegen können Zysten oder Tumoren, die von der Kieferhöhle ausgehen, symptomlos bleiben. Sie verursachen häufig erst dann Beschwerden, wenn das Wachstum das Lumen der Kieferhöhle vollständig ausgefüllt hat.

Röntgenologische Darstellung

Zahlreiche Projektionen sind erforderlich, um alle Bereiche der Kieferhöhlen deutlich darzustellen. Obwohl eine Vielzahl von Kieferhöhlenprojektionen beschrieben wird, sind die Radiologen nicht in der Lage, sich zu einigen, wie viele Projektionen zur adäquaten Darstellung erforderlich sind. Tabelle 14-1 zeigt, welche Regionen bei den jeweiligen Projektionen am besten abgebildet werden.

Der Autor hält die Pantomographie für nützlich, um die Kieferhöhlen prophylaktisch nach Erkrankungen abzusuchen; er empfiehlt jedoch die Waters-Projektion immer dann, wenn eine Kieferhöhlenerkrankung vermutet wird. Die Waters-Projektion ergibt ein exaktes Bild der Kieferhöhlen und findet routinemäßig zur Darstellung von Anomalien der Kieferhöhlen Anwendung. Betrachten Sie bitte Abbildung 14-1a und b: Die lateralen (A) und medialen (B) Wände bilden die laterale bzw. mediale Umrißlinie der Kieferhöhle auf dem Film. Die obere Wand (C) der Kieferhöhle bildet die obere Begrenzungslinie und stellt den Orbitablock ungefähr 1 cm vom Orbitarand dar. Der Vergleich der rechten mit der linken Kieferhöhle ist zur Beurteilung von knöchernen Veränderungen, Verdickungen der Kieferschleimhaut und des Flüssigkeitsspiegels leicht durchzuführen, wie in Abb. 14-2 gezeigt ist.

Tabelle 14-1 Projektion zur Untersuchung der Kieferhöhlen

Projektion	Am besten dargestellter Kieferhöhlenbereich
Pantomogramm	
Profil (standard)	Untere Wand (Boden), Beziehung Zähne–Kieferhöhle
Frontal (modifiziert)	mediale Wand
Schädelaufnahme	
Basis (submentovertikel)	posterolaterale Wand
Waters (occipitomental)	mediale Wand, Grenze der anterioren und posterioren Wände, mediale und laterale Ausdehnung
Towne (halb-axial anteroposterior)	posterosuperiore Wand
Seitenaufnahme (lateral)	anteriore und posteriore Ausdehnung
Zahnfilm (periapikal) und Aufbißaufnahme (okklusal)	Beziehung der Zähne zum Boden der Kieferhöhle
Tomogramm	
Frontal	superiore, inferiore, mediale und laterale Wände
Basis	anteriore, posteriore und mediale Wände
Lateral	superiore und inferiore Wände (Dach und Boden der Kieferhöhle)

Tabelle 14-2 Vergleich von Pantomogramm und Kieferhöhlenaufnahme in der Waters-Projektion

Pantomogramm	Waters-Projektion
Tatsächliche anatomische Grenzen der Kieferhöhle nicht zu erkennen	Laterale und mediale Wände bilden die lateralen und medialen Umrisse auf dem Film
Anteriore, posteriore und mediale Wände nicht zu erkennen	Laterale Wand von medialer Wand deutlich zu unterscheiden
Zahn-Kieferhöhlen-Beziehung deutlich dargestellt	Zahn-Kieferhöhlen-Beziehung verdeckt
Schattenüberlagerung von nasalen Strukturen	Keine Überlagerung von nasalen Strukturen
Röntgenologische Variationen zwischen linker und rechter Kieferhöhle sind erheblich	Röntgenologischer Vergleich zwischen rechter und linker Kieferhöhle möglich
Anteroposteriorer Aspekt der Kieferhöhle abgebildet (Standardeinstellung); ebenso mediolateraler Aspekt der Kieferhöhle darstellbar (modifizierte Einstellung)	Mediolateraler Aspekt der Kieferhöhle abgebildet

Abb. 14a und b Bedeutung der Waters-Projektion bei der Untersuchung der Kieferhöhlen. (A) laterale Wand, (B) mediale Wand, (C) obere Wand (Dach) der Kieferhöhle.

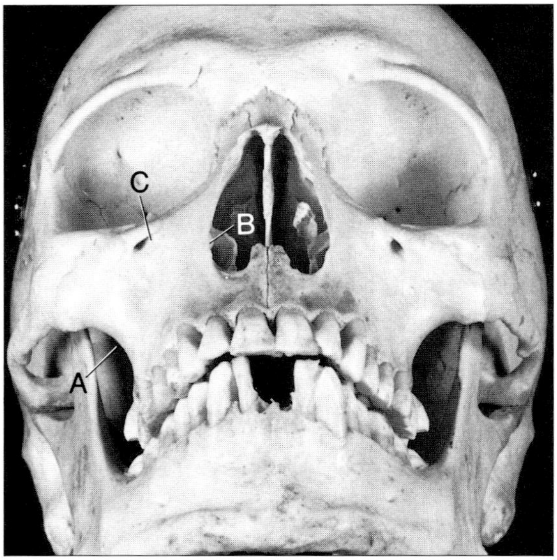

Abb. 14-1a Photographie eines Schädels mit Blickrichtung, die der Waters-Projektion entspricht.

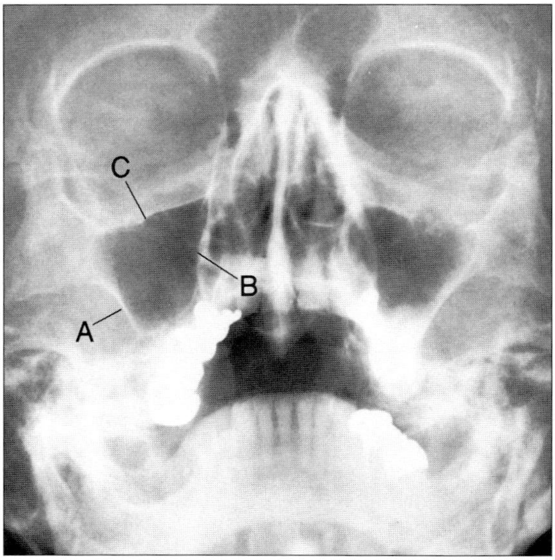

Abb. 14-1b Tatsächliche Waters-Projektion.

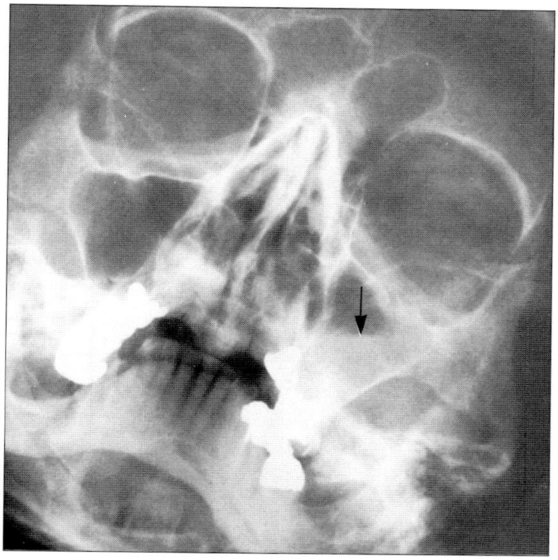

Abb. 14-2 Flüssigkeitsspiegel in der Kieferhöhle. Die teilweise flüssigkeitsgefüllte linke Kieferhöhle zeigt einen Flüssigkeitsspiegel (Pfeil), der sich verändert, wenn der Kopf geneigt wird. Die erste Aufnahme (Abb. 14-1b) wurde bei aufrechter Haltung in der Standard-Waters-Projektion angefertigt, dann wurde der Kopf zur Vergleichsaufnahme zu einer Seite geneigt.

Obwohl die Waters-Projektion die Kieferhöhle besser als jede andere Aufnahme darstellt, kann sie jedoch die anteriore und posteriore Kieferhöhlenwand infolge Überlagerung nicht wiedergeben. Ebenso wird die Beziehung des Kieferhöhlenbodens zu den Zähnen unzureichend dargestellt.

Diese Strukturen werden am besten auf folgenden Aufnahmen abgebildet:

1. Die allgemeine Beziehung der Zähne zum Boden der Kieferhöhle ist am besten auf dem Standard-Pantomogramm zu sehen.
2. Die Aufbißaufnahme oder der Zahnfilm zeigen eine größere Detailwiedergabe des periapikalen Bereiches. Dies ist nützlich, um odontogene Infektionen darzustellen, die sich oftmals durch direkte Ausbreitung auf die Kieferhöhle ausdehnen.
3. Die posteriore Kieferhöhlenwand stellt sich am besten auf der Basisaufnahme dar (*Potter* und *Gold,* 1975). Bei dieser Aufnahme, wie in den Abb. 14-3a und b gezeigt, sind die posteriore Kieferhöhlenwand (eine S-förmige Linie) (A′), die laterale Begrenzung der Orbita (E) und die vordere Wand der mittleren Schädelgrube (F) zu erkennen.
4. Die hintere obere (posteriorsuperiore) Wand der Kieferhöhle stellt sich am besten auf der Towne-Aufnahme dar, wie in den Abb. 14-4a und b gezeigt ist. Bei dieser Projektion verläuft der Strahl durch die Fissura orbitalis inferior (G). Hier sind die Knochenoberflächen des Tuberculum infratemporale des großen Flügels des Os sphenoidale (H) und die hintere obere Wand (I) im Verlauf des Strahles, so daß sie als Umrisse der Fissur zu erkennen sind.
5. Tomographien können indiziert sein, wenn abnorme Kieferveränderungen durch die Schattenüberlagerung der benachbarten Schädelstrukturen verdeckt sind. Eine kombinierte Untersuchung der anteriorposterioren und der Basis- oder lateralen Tomogramme ist erforderlich, wenn Tumoren der Kieferhöhle vermutet werden. Knochenzerstörungen sind viel besser auf Tomogrammen zu beobachten; hier werden die Lage des Tumorzentrums, der Ausbreitungsweg und die Ausdehnung der knöchernen Veränderung dargestellt (*Dodd* und *Jing,* 1977).

Grundsätzlich ist das Tomogramm erforderlich, wenn ein Tumor der Kieferhöhle vermutet wird, nicht jedoch, wenn der Verdacht auf eine entzündliche Kieferhöhlenerkrankung besteht.

Der Wert des Pantomogramms bei Erkrankungen der Kieferhöhle

Die Grenze der Untersuchung der Kieferhöhlen mit dem Pantomogramm ist wie folgt gegeben:

1. Die Darstellung der einzelnen Kieferhöhlenwände ist durch die Schattenüberlagerung von mehreren Wänden begrenzt.
2. Die tatsächlichen anatomischen Grenzen der Kieferhöhle werden nicht abgebildet.
3. Variationen zwischen dem Bild der linken und der rechten Kieferhöhle sind häufig.
4. Nasale Strukturen verdecken oft die Darstellung der Kieferhöhlen.

Diese Faktoren beeinflussen den Wert des Pantomogramms bei Veränderungen der Kieferhöhle folgendermaßen:

Der Vergleich der Befunde im Pantomogramm und von Aufnahmen nach der Waters-Projektion von Anomalien der Kieferhöhle zeigen, wie von *Ohba* und *Katayama* (1976) berichtet wurde, daß das Pantomogramm der Waters-Aufnahme bei der Darstellung von zystenähnlichen Verdichtungen überlegen ist. Eine wolkige Struktur, die Verdickung der Membrana mucosa sowie eine knöcherne Sklerose waren auf Waters-Aufnahmen besser zu erkennen. Sie beobachten, daß zystenähnliche Verdichtungen sich normalerweise am Boden der Kieferhöhle finden, wo bei der Waters-Aufnahme die Schattenüberlagerung beträchtlich ist. Ähnlich überlagern nasale Schatten die Kie-

Abb. 14-3a und b Wert der Schädelbasisaufnahme bei der Untersuchung der Kieferhöhlen. (A′) hintere Kieferhöhlenwand, (E) laterale Orbitabegrenzung, (F) vordere Wand der mittleren Schädelgrube.

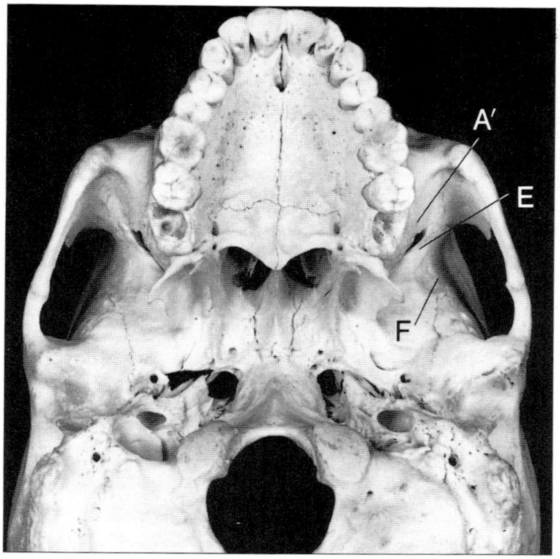

Abb. 14-3a Photographie vom Schädel, die Kamera ist entsprechend der Projektion der Aufnahme ausgerichtet.

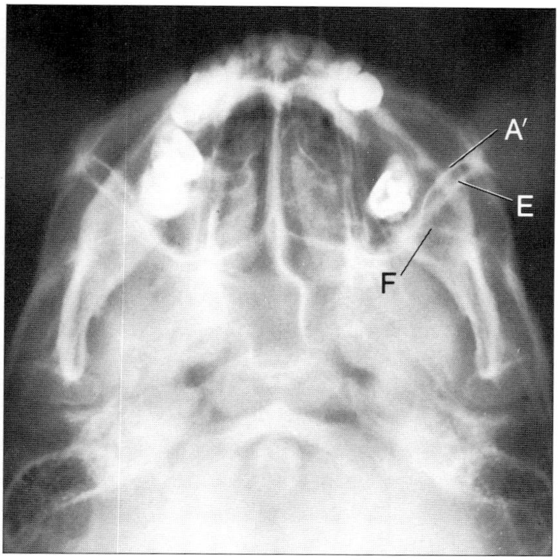

Abb. 14-3b Schädelbasis-Aufnahme.

Abb. 14-4a und b Wert der Towne-Aufnahme bei der Kieferhöhlenuntersuchung. (G) Fissura orbitalis inferior, (H) Tuberculum infraorbitale des größeren Flügels des Os sphenoidale, (I) posterosuperiore Wand der Kieferhöhle.

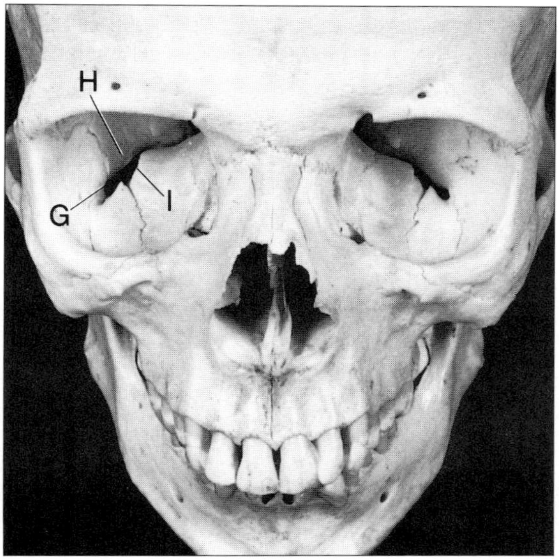

Abb. 14-4a Photographie eines Schädels mit einer Kameraeinstellung, die der Towne-Projektion entspricht.

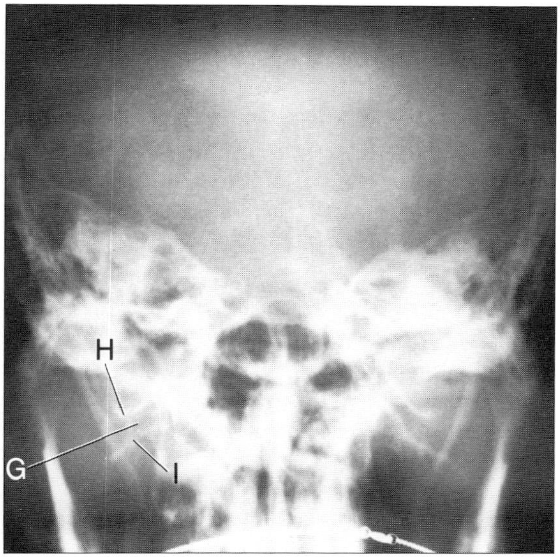

Abb. 14-4b Towne-Aufnahme.

ferhöhlen im Pantomogramm, wodurch knöcherne Veränderungen sowie Veränderungen der Kieferhöhlenschleimhaut verdeckt werden.

Veröffentlichungen über den Wert oder die Zuverlässigkeit von Pantomogrammen bei der Entdeckung von Kieferhöhlenerkrankungen sind oft widersprüchlich. *Lyon* (1973) berichtete von einem hohen Maß an Korrelation zwischen dem Pantomogramm und der Waters-Projektion, um bei Patienten mit Symptomen oder entzündlichen Kieferhöhlenerkrankungen einen Flüssigkeitsspiegel und eine Verdickung der Schleimhaut darzustellen.

Shramek und *Rappaport* (1969) hielten das Pantomogramm für nützlich bei der Entdeckung von symptomlosen Tumoren und Zysten der Kieferhöhle ebenso wie von fortgeschrittenen Karzinomen. Sie schlugen vor, daß Pantomogramme bei der Suche nach Kieferhöhlenerkrankungen und zur Indikationsstellung vor weiteren röntgenologischen Untersuchungen angewandt werden sollten. *Greenbaum* et al. (1969) zeigte, daß das Pantomogramm einen besonderen Wert hat, um einen invasiven Prozeß eines Karzinoms in der hinteren Kieferhöhlenwand darzustellen. *Haidar* (1978) berichtete jedoch den Fall eines Kieferhöhlenkarzinoms, das auf einer konventionellen Schädelaufnahme entdeckt worden war, jedoch auf dem Pantomogramm nicht zu erkennen war. Er betonte, daß das Pantomogramm nicht in der Lage sein kann, Defekte außerhalb der Schärfeebene zu zeigen und forderte, das Pantomogramm solle die Standard-Kieferhöhlenaufnahme bei der Suche nach Anomalien der Kieferhöhlen ergänzen, jedoch nicht ersetzen.

Zusammenfassend ist der Wert des Pantomogramms bei Kieferhöhlendefekten auf die Darstellung des Kieferhöhlenbodens beschränkt. Hier werden die Beziehungen zwischen den Zähnen und der Kieferhöhle ebenso wie zystenähnliche Veränderungen am Boden der Kieferhöhle deutlich gezeigt. Obwohl das Pantomogramm andere abnorme Veränderungen zeigen kann, weist das Bild nicht die erforderliche anatomische Genauigkeit auf, die erforderlich ist, um diese Veränderungen zu lokalisieren. Zusätzlich sind Anomalien der Kieferhöhlenwände und der Höhle selbst auf dem Pantomogramm gewöhnlich durch die Überlagerung von nasalen Strukturen verdeckt. Mit Ausnahme von zystenähnlichen Defekten am Boden sind Kieferhöhlendefekte am besten auf der Waters-Aufnahme zu erkennen. Diese Eigenschaften sind in den Abb. 14-5a und b dargestellt. Beachten Sie bitte, wie sich auf dem Pantomogramm und in der Waters-Aufnahme die folgenden Defekte darstellen.

1. Der *sklerotische Defekt (große Pfeile)* ist viel leichter auf der Waters-Aufnahme als auf dem Pantomogramm zu erkennen, die Beziehung des Defektes zum Kieferhöhlenboden ist jedoch auf dem Pantomogramm besser zu erkennen.
2. Der *zystenähnliche radioluzente Defekt (kleine Pfeile)* ist auf dem Pantomogramm zu erkennen, auf der Waters-Aufnahme ist der Defekt jedoch leicht zu übersehen. Das Pantomogramm zeigt einen deutlich begrenzten radioluzenten Defekt in Verbindung mit einem verbliebenen Wurzelrest des zweiten oberen Molaren. Der Druck des langsamen Wachstums hat zur Verlagerung des Kieferhöhlenbodens in die Kieferhöhle geführt.

Abb. 14-5a und b Vergleich von Pantomogramm und Waters-Aufnahme mit einem sklerotischen (große Pfeile) und einem zystenähnlichen (kleine Pfeile) Defekt der Kieferhöhlen desselben Patienten.

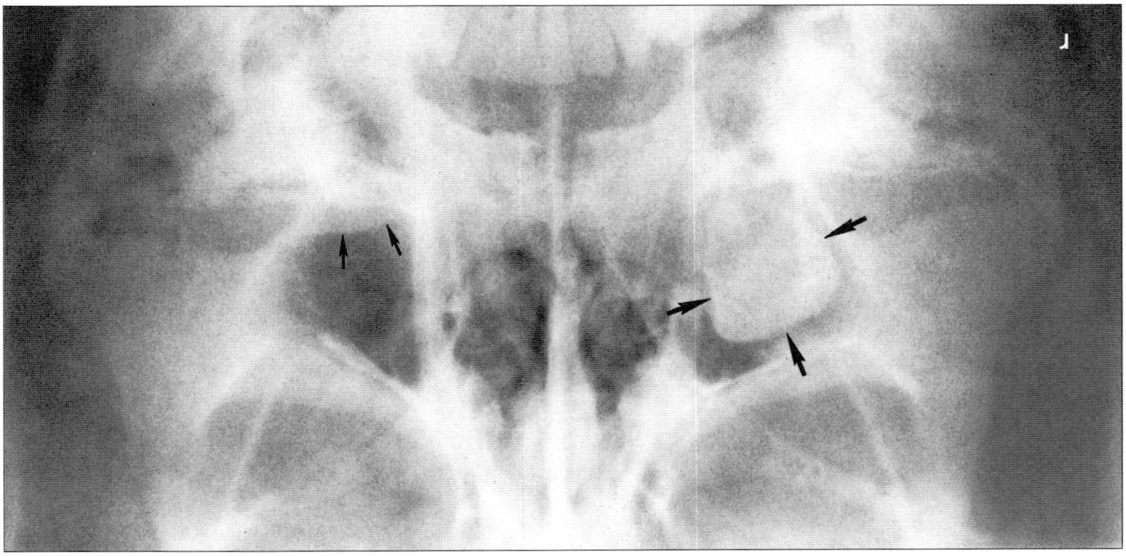

Abb. 14-5a Pantomogramm.

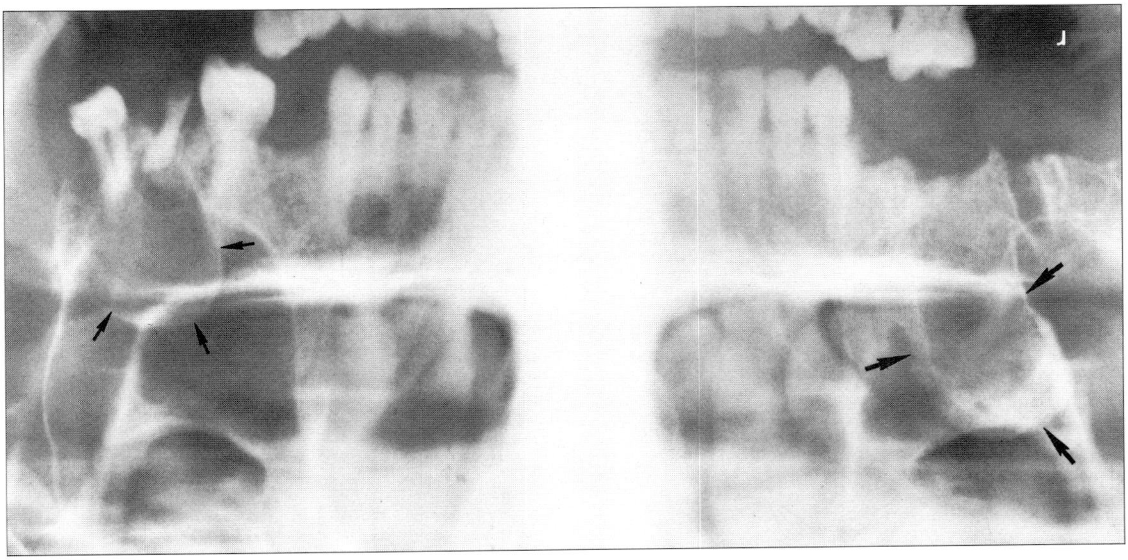

Abb. 14-5b Waters-Aufnahme.

Abnorme Röntgenbefunde

Die röntgenologische Untersuchung der Kieferhöhlen besteht im Absuchen der knöchernen Begrenzungen wie auch des Inhalts der Höhlen nach Strukturdefekten (Tabelle 14-3).

Die meisten Anomalien der Kieferhöhle sind primär entweder von der Schleimhautauskleidung oder von der knöchernen Wand der Kieferhöhle ausgehend. Die am häufigsten anzutreffenden primären Defekte sind Zysten, Polypen und infektiöse oder allergische Entzündungen. Primäre Tumoren der Kieferhöhlen sind selten. Maligne Tumoren treten dreimal häufiger auf als benigne Tumoren, wobei das „schuppige Zell-Karzinom" vorherrschend ist (*Dodd* und *Jing,* 1977).

Sekundäre Anomalien der Kieferhöhlen sind durch Defekte verursacht, die außerhalb der Kieferhöhle ihren Ursprung haben und sie durch direkte Ausbreitung mit einbeziehen. Sie treten gewöhnlich in Verbindung mit Infektionen der Oberkieferzähne oder verschiedenen odontogenen Zysten oder Tumoren auf. Die Inspektion der Kieferhöhlenwände in Nachbarschaft von solchen Defekten kann eine Verlagerung der Wand in die Kieferhöhle zeigen.

Grundsätzlich sind Filmbefunde von Kieferhöhlentumoren unspezifisch und spiegeln in erster Linie die Wachstumsrate des Tumors wider. Entzündliche Veränderungen, Zysten und Polypen produzieren jedoch häufig bestimmte Muster, die bei ihrer röntgenologischen Differenzierung helfen.

Zystenähnliche Verdichtungen

Zystenähnliche Verdichtungen in der Kieferhöhle stellen gewöhnlich entweder Polypen oder Schleimhautzysten dar. Die mucoantrale Zyste (MAC) ist als eine scharf abgegrenzte, gerundete oder eiförmige, uniforme opake Masse am Boden der Kieferhöhle zu erkennen, wie die Abb. 14-6a und b zeigen. Die mucoantrale Zyste stellt sich am besten im Pantomogramm dar, wo ihre Häufigkeit von 1,7 % bis 8,7 % reicht (*Allard* et al., 1981). Der Zustand ist gewöhnlich symptom-

Tabelle 14-3 Röntgenologische Zeichen einer Kieferhöhlenerkrankung

Filmzeichen	Physikalische Gewebsveränderungen
	Kieferhöhle
leichte Opazität	
– scharf begrenzt und gerundet (zystenähnlich)	Flüssigkeitsgefüllte Zyste oder Weichgewebsmasse
– scharf begrenzt und gerade	Flüssigkeits- und Luftspiegel (wenn in aufrechter Position aufgenommen)
– scharf begrenzt mit weitem Rand	Verdichtung der Membrana mucosa (etwas Zwischenraum bleibt)
– gesamte Kieferhöhle betroffen (wolkig)	– Kieferhöhle mit Flüssigkeit oder Weichgewebe gefüllt
Deutliche Opazität	– calcifizierendes Wachstum
– gut begrenzt und gerundet	
	Kieferhöhlenwände
Kontinuitätsverlust	Knochendestruktion oder Artefakt des Pantomogramms (Struktur außerhalb der Schärfeebene)
Expansion	Verlagerung der Kortikalis durch langsames Wachstum
Sklerosierung	Knochenumbildung als Antwort auf ein langsames Wachstum

Abb. 14-6a und b Die Aufnahmen zeigen die Ausdehnung einer mucoantralen Zyste (Pfeile). Der Canalis infraorbitalis (A) sollte nicht für eine Verbindung zwischen der Zyste und dem Orbitaboden gehalten werden. Beide Bilder sind im gleichen Größenverhältnis zum Original wiedergegeben.

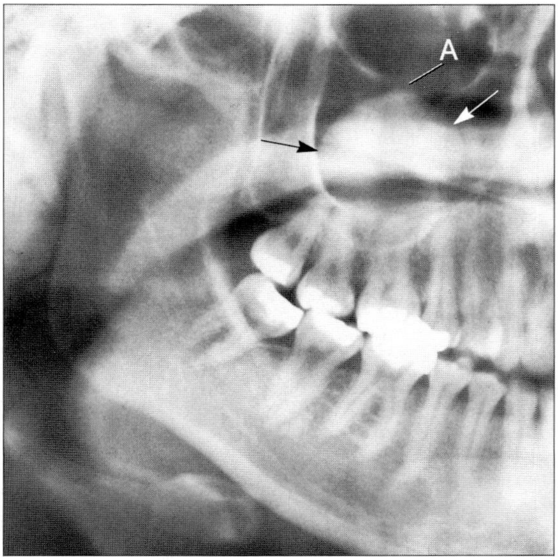

Abb. 14-6a Ausschnitt aus dem Pantomogramm, frühe Aufnahme.

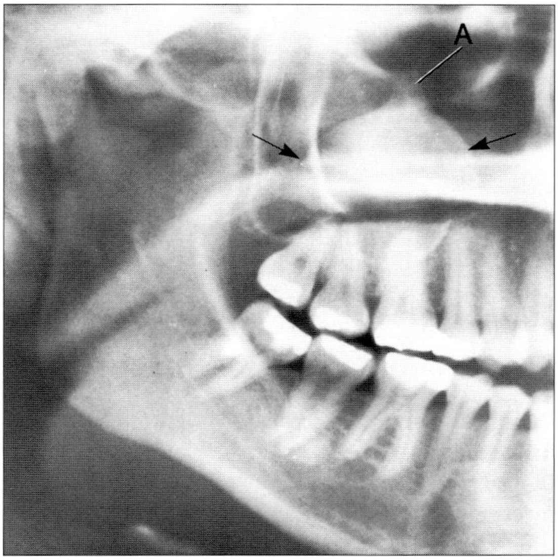

Abb. 14-6b Ausschnitt aus dem Pantomogramm, 1 Jahr später.

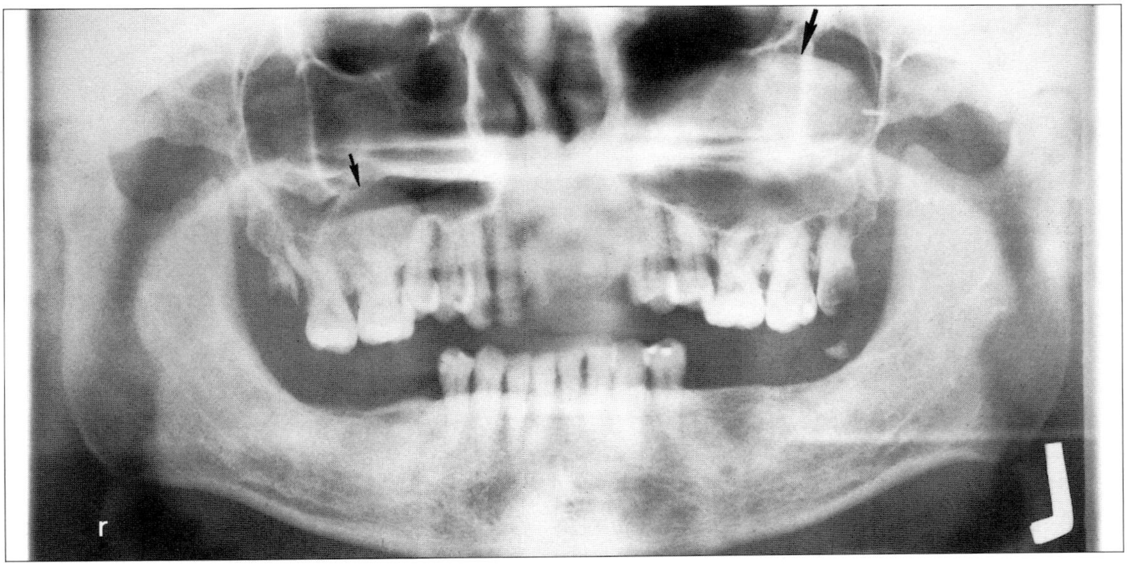

Abb. 14-7 Beidseitige mucoantrale Zysten auf einem Orthopantomogramm. Die rechte Zyste ist klein (kleiner Pfeil), dagegen füllt die linke Zyste (großer Pfeil) fast die gesamte Kieferhöhle aus.

los, wird bei der routinemäßigen Röntgenuntersuchung gefunden und macht nicht zwingend ein chirurgisches Eingreifen erforderlich. Kontrollaufnahmen können eine allmähliche Größenzunahme, eine gleichbleibende Größe oder einen Rückgang des Defektes zeigen (*Gothberg* et al., 1976). Beide Kieferhöhlen können betroffen sein, und gelegentlich dehnt sich die mucoantrale Zyste so weit aus, daß sie die Kieferhöhle füllt, wie in Abb. 14-7 gezeigt.

Polypen erscheinen im Gegensatz dazu als zahlreich gelappte, opake Massen mit unterschiedlicher Dichte. Sie treten weniger häufig als die mucoantrale Zyste auf und sind am besten auf der Waters-Aufnahme zu erkennen. Die meisten Polypen und mucoantralen Zysten sind die Folge einer chronischen Kieferhöhlenentzündung, wobei Polypen häufiger nach allergischen Kieferhöhlenveränderungen auftreten.

Verschattungen

Eine Verschattung der Kieferhöhle deutet gewöhnlich auf Veränderungen der Kieferhöhlenauskleidung hin.

Eine Entzündung kann zu einem Ödem oder zur Proliferation der Schleimhaut führen. Die häufigsten Filmmuster von Schleimhautveränderungen, wie von *Poyton* (1972) beschrieben, stellen eine örtlich begrenzte Verdickung am Boden der Kieferhöhle, eine gleichförmige Verdickung in der gesamten Kieferhöhlenumgebung, eine vollständige Verschattung mit Radioluzenz am Knochen sowie eine vollständige Verschattung der Kieferhöhle dar. Ebenso kann die Anwesenheit von Flüssigkeit (seröses Sekret, Pus, Schleim oder Blut) einen Luft-Flüssigkeitsspiegel zeigen, wenn die Aufnahme in aufrechter Haltung des Patienten gemacht wurde. Eine vollständige Verschattung entsteht, wenn die Kieferhöhle mit Flüssigkeit gefüllt ist und keine Luft verbleibt.

Eine Verschattung der Kieferhöhle als Folge eines Tumorwachstums in den knöchernen Wänden ist extrem selten, lokalisierte sklerotische Bezirke einer Osteoneogenese sind jedoch häufig bei lang dauernden Infektionen der Kieferhöhle zu finden (*Stafne,* 1969).

Rarefikationen (Verdünnungen)

Die Verdünnung von Kieferhöhlenwänden steht gewöhnlich im Zusammenhang mit schnell wachsenden Kieferhöhlendefekten, insbesondere malignen Tumoren. Die Zerstörung von Kieferhöhlenwänden kann jedoch auch auf einen chronisch-infektiösen oder allergischen Zustand zurückzuführen sein. *Towers* und *McAndrew* (1975) berichteten von Fällen mit Sinusitis maxillaris, die nur schwer von einem malignen Kieferhöhlentumor zu unterscheiden waren. Grundsätzlich deutet ein einseitiger klinischer Befund eines Kieferhöhlenschmerzes mit blutigem Nasensekret in Zusammenhang mit dem röntgenologischen Bild einer Zerstörung der Kieferhöhlenwände auf einen malignen Kieferhöhlentumor hin. Solche Befunde erfordern jedoch zur endgültigen Diagnose eine Gewebsanalyse.

Röntgenologische Merkmale, die sich bei allergischer und infektiöser Kieferhöhlenerkrankung unterscheiden, sind in Tabelle

Tabelle 14-4 Vergleich der allergischen und infektiösen Sinusitis maxillaris*

Filmbefunde	Allergisch	Infektiös
geschwollene Nasenmuscheln	deutliche Verdickung	unverändert
verdickte Kieferhöhlenauskleidung	muschelartig	glatt
Spiegelbildung (Flüssigkeit/Luft)	selten	häufig
Polypen	häufig	selten
Beteiligung der Sinus (pl.)	alle, gewöhnlich bilateral	unilateral bei odontogenen Infektionen

*) Weitgehend auf der Arbeit von *Dodd* und *Jing* (1977) basierend.

Abb. 14-8a und b Akute infektiöse Sinusitis maxillaris bei einem 40jährigen Patienten mit Schmerzen im Bereich der linken Kieferhöhle sowie eitrigem Ausfluß aus der Nase. Pantomogramm und Waters-Projektion.

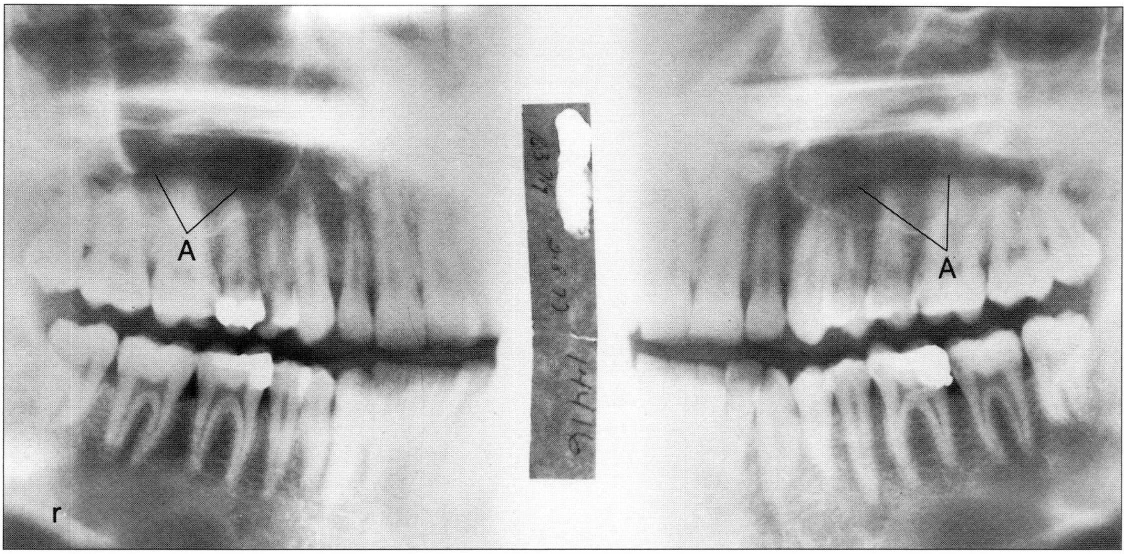

Abb. 14-8a Der Panorex-Filmausschnitt zeigt, daß die linke Kieferhöhle opaker als die rechte (r) erscheint. Der normale Schatten der Zunge (A) ist auf beiden Seiten zu erkennen und sollte nicht für eine Verdickung der Kieferhöhlenschleimhaut gehalten werden.

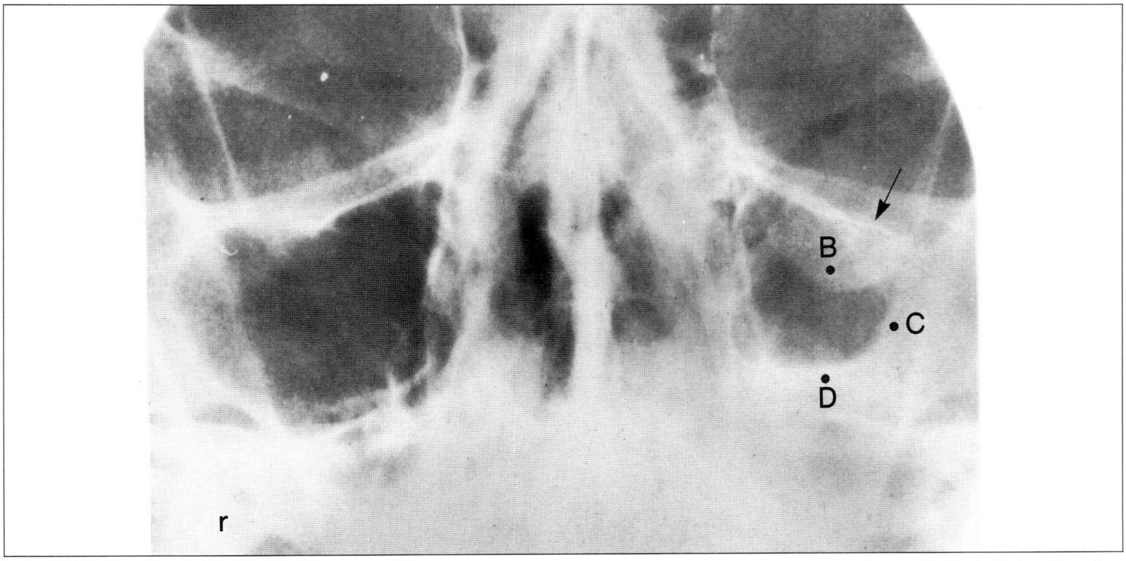

Abb. 14-8b Der Ausschnitt aus der Waters-Projektion zeigt eine normale rechte Kieferhöhle (r), die linke dagegen zeigt eine verdickte Auskleidung der oberen (B), seitlichen (C) und unteren (D) Wand. Die verdickte Auskleidung kann zu verringertem Gewebskontrast zwischen der Schleimhaut und der knöchernen Wand (Pfeil) führen, wodurch der Eindruck eines offensichtlichen Knochenverlustes entsteht, der jedoch nicht für eine Destruktion des Knochens gehalten werden sollte.

Abb. 14-9a und b Pyknodysostosis.

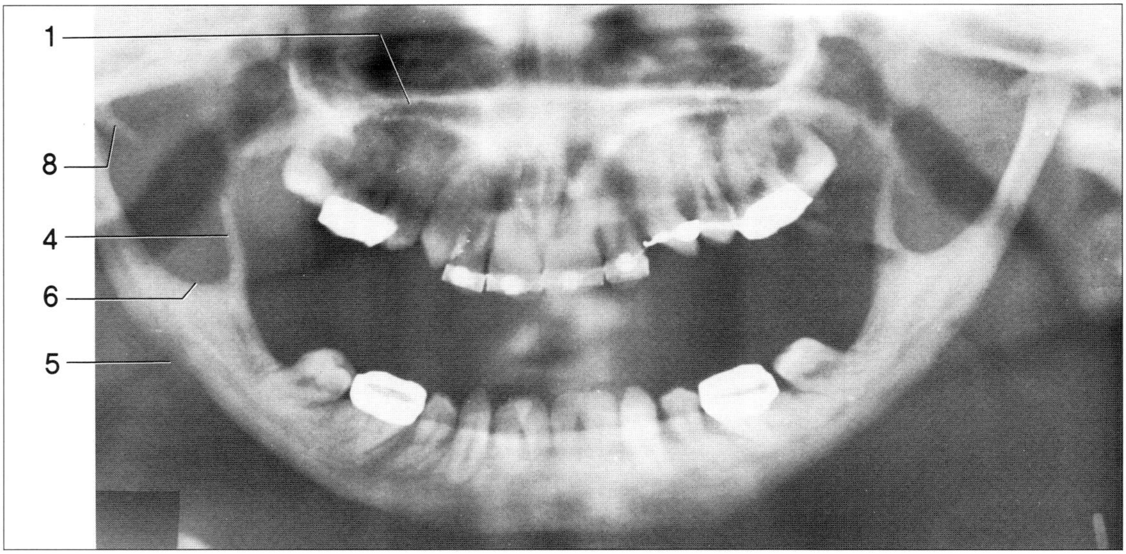

Abb. 14-9a Pyknodysostosis im Orthopantomogramm.

Abb. 14-9b Laterale kephalometrische Aufnahme.

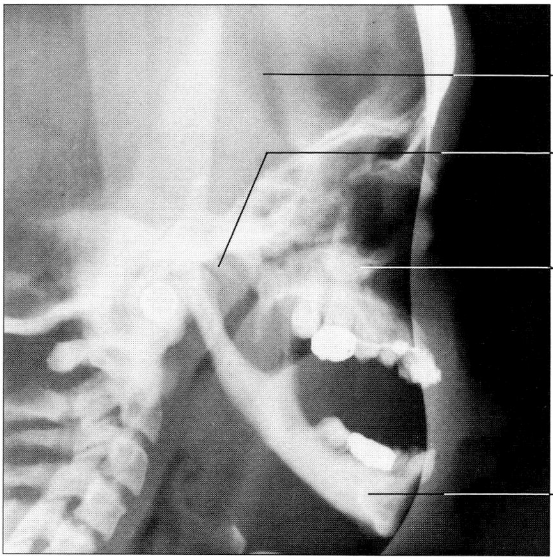

1. Fehlen der Kieferhöhlen
2. Hypoplastischer Sinus sphenoidalis
3. Offene Sutura frontoparietale
4. Hypoplastischer Processus coronoideus
5. Fehlender Kieferwinkel
6. Tiefe Incisura mandibulae
7. Verstärkte Radiopazität des Knochens
8. Fehlen des größten Teils des Jochbogens

Anmerkung: Die röntgenologischen Befunde von Pyknodysostosen beinhalten folgendes (*Standish* und *Gorlin,* 1970):

- Schädel-Dolichocephalie (Langschädel), offene Suturen, hypoplastische oder fehlende Nasennebenhöhlen, verstärkte Dichte der Schädelknochen, fehlender Kieferwinkel, unterentwickelte Gesichtsknochen, vorzeitiger Zahndurchbruch und Nichtanlage von Zähnen.
- Finger- und Zehenendglieder sind hypoplastisch.
- Alle Knochen zeigen verstärkte Dichte.

Abb. 14-10a bis c Ameloblastom in der Kieferhöhle.

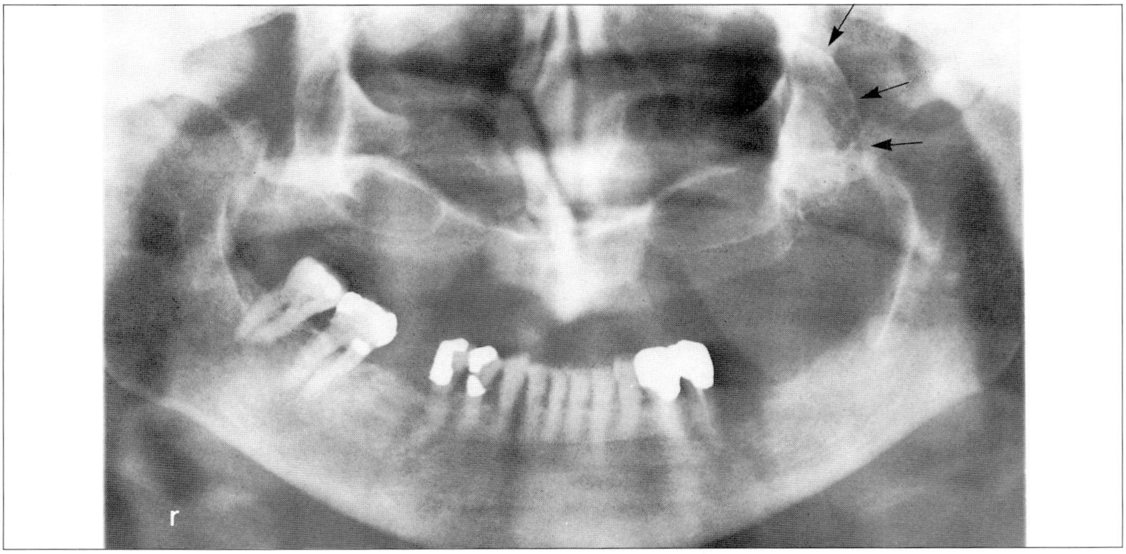

Abb. 14-10a Das Orthopantomogramm zeigt die Lageveränderung der Konvexität der linken hinteren Kieferhöhlenwand (Pfeile) durch ein multizentrisches Wachstum.

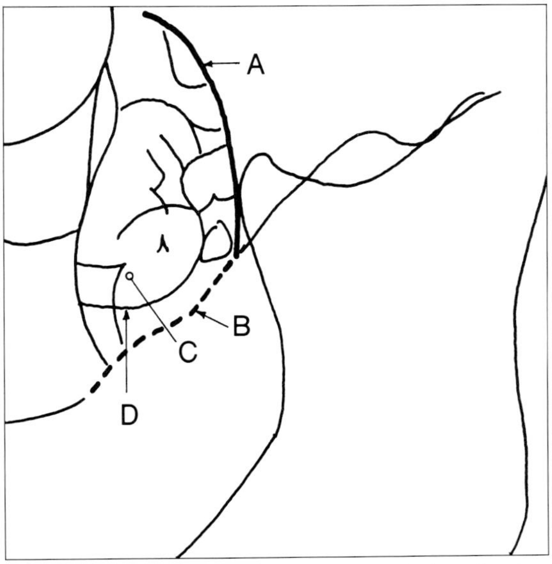

Abb. 14-10b Die Zeichnung zeigt Merkmale der Veränderung: Lageveränderung der Konvexität der hinteren Kieferhöhlenwand (A), Ausdünnung des Alveolarfortsatzes (B), Abschnitte verschiedener Größe (C), durch deutliche Septen unterteilt (D).

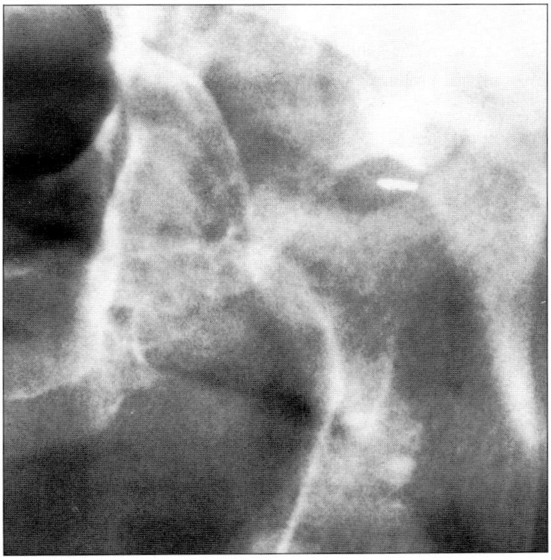

Abb. 14-10c Darstellung des betroffenen Gebietes; Reproduktion im Maßstab 1:1.

14-4 dargestellt. Gewöhnlich beschränken sich akute Kieferhöhlenerkrankungen auf die Auskleidung, chronische Zustände können jedoch sowohl die Schleimhäute als auch die knöchernen Wände betreffen (*Dodd* und *Jing,* 1977).

Die Abb. 14-8 bis 14-10 auf den Seiten 175 bis 177 zeigen Beispiele für Kieferhöhlenanomalien. Die vergleichende Untersuchung beider Kieferhöhlen wird bei der Suche nach abnormen Veränderungen helfen.

Literatur

1. *Allard, R. H. B., W. A. M. van der Kwast,* und *I. van der Waal:* Mucosal antral cysts. Oral Surg 51:2–9, 1981.
2. *Dodd, G. D.,* und *B. Jing:* Radiology of the nose, paranasal sinuses and nasopharynx. In: L. Robbins (ed.): Golden's Diagnostic Radiology. The Williams & Wilkins Co., Baltimore 1977.
3. *Gothberg, T. A.,* et al.: A clinical study of cysts arising from mucosa of the maxillary sinus. Oral Surg 41:52–58, 1976.
4. *Greenbaum, E. I., I. Rappaport,* und *W. Gunn:* The use of panoramic radiography in detection of posterior wall invasion by maxillary antrum carcinoma. Laryngoscope 72:256–265, 1969.
5. *Haidar, Z.:* Diagnostic limitations of orthopantomography with lesions of the antrum. Oral Surg 46:449–453, 1978.
6. *Lyon, H. E.:* Reliability of panoramic radiography in the diagnosis of maxillary sinus pathosis. Oral Surg 35:124–128, 1973.
7. *Ohba, T.,* und *H. Katayama:* Comparison of panoramic radiography and Water's projection in the diagnosis of maxillary sinus disease. Oral Surg 42:534–538, 1976.
8. *Potter, G. D.,* und *R. P. Gold:* Radiographic analysis of the skull. Med Radiogr Photogr 51:2–12, 1975.
9. *Poyton, H. G.:* Maxillary sinuses and the oral radiologist. Dent Radiogr Photogr 45:43–59, 1972.
10. *Shramek, J. M.,* und *I. Rappaport:* Panoramic x-ray screening for early detection of maxillary sinus malignancy. Arch Otolaryngol 90:347–351, 1969.
11. *Stafne, E. C.:* Oral Roentgenographic Diagnosis. 3rd ed. W. B. Saunders Co., Philadelphia 1969, pp. 107, 113.
12. *Standish, M. S.,* und *R. J. Gorlin:* Bone disorders affecting the jaws., pp. 539–541. In: Gorlin and H. Goldman (eds.): Thoma's Oral Pathology. Vol. 1. 6th ed. The C. V. Mosby Co., St. Louis 1970.
13. *Towers, J. F.,* und *P. G. L. McAndrew:* Maxillary sinusitis mimicking malignant disease. Oral Surg 39:718–723, 1975.

Kapitel 15

Traumatische Defekte der Kiefer

Röntgenologische Zeichen einer Fraktur sind die Frakturlinie sowie Lage- und Formveränderungen des Knochens (*Turlington,* 1975). Die Richtung des Röntgenstrahles zum Bruch bestimmt die Darstellungsmöglichkeit und das Erscheinungsbild der Fraktur auf dem Film. Daher ist eine dreidimensionale Analyse der vermuteten Frakturregion erforderlich, bevor röntgenologische Befunde mit Sicherheit als negativ angesehen werden können.

Variationen der röntgenologischen Darstellung von Frakturen

Aufnahmebefunde von Frakturen werden entscheidend von der Richtung des Zentralstrahles zum Bruchspalt bestimmt. Als Beispiel sei der Fall eines einzelnen vertikalen Bruches genannt. Der Bruch wurde an einem getrockneten menschlichen Unterkiefer erzeugt, der Bruchspalt wurde dann parallel, schräg und im rechten Winkel zum Zentralstrahl ausgerichtet, wie es in Abb. 15-1 dargestellt ist. Folgende Befunde zeigt das Pantomogramm:

1. Eine Frakturlinie (A) ist zu erkennen, wenn der Strahl parallel zur knöchernen Trennung verläuft.
2. Zwei Frakturlinien (A′, A″) erscheinen, wenn der Strahl schräg zur knöchernen Trennung (Bruchspalt) verläuft.
3. Keine Frakturlinie ist zu erkennen, wenn der Strahl senkrecht auf die Bruchfläche fällt.
4. Die Frakturlinie stellt sich bei der parallelen Projektion dunkler und deutlicher dar als die Frakturlinien bei einer schrägen Projektion.

Diese Merkmale geben Anhaltspunkte zur Interpretation von physikalischen Knochenveränderungen im Frakturspalt. Die sorgfältige Auswertung des röntgenologischen Erscheinungsbildes jeder Frakturlinie hilft dem Radiologen, den Verlauf des Bruchspaltes zu bestimmen. Betrachten Sie zum Beispiel die Unterschiede im Bruchmuster eines einzelnen, vertikalen Bruchspaltes, der gedreht durch den Knochen verläuft (Abb. 15-2a und b). Ein künstlich erzeugter Bruch durch einen getrockneten menschlichen Unterkiefer wurde im Standardpantomogramm dargestellt. Der obere (A) und der untere (B) Bruchspaltanteil wurden schräg bzw. seitlich vom Zentralstrahl getroffen. Beachten Sie, daß das Erscheinungsbild der Frakturlinien und die Anzahl der Linien den Verlauf des Bruchspaltes durch den Knochen widerspiegeln.

Die Richtung des Strahles durch den Bruch beeinflußt auch den röntgenologischen Nachweis von frakturbedingten Verschiebungen und Formveränderungen. Sie sind am besten erkennbar, wenn der Strahl die Bruchoberfläche tangential berührt. Insbesondere können sich verlagerte Segmente überlappen und eine undeutliche Zone größerer Dichte ergeben. Ergänzende Projektionen im rechten Winkel zueinander werden deutlich die tatsächliche knöcherne Trennung und Verschiebung darstellen.

Röntgenologische Anzeichen von Frakturen und ihre Interpretation sind in Tabelle 15-1 zusammengefaßt.

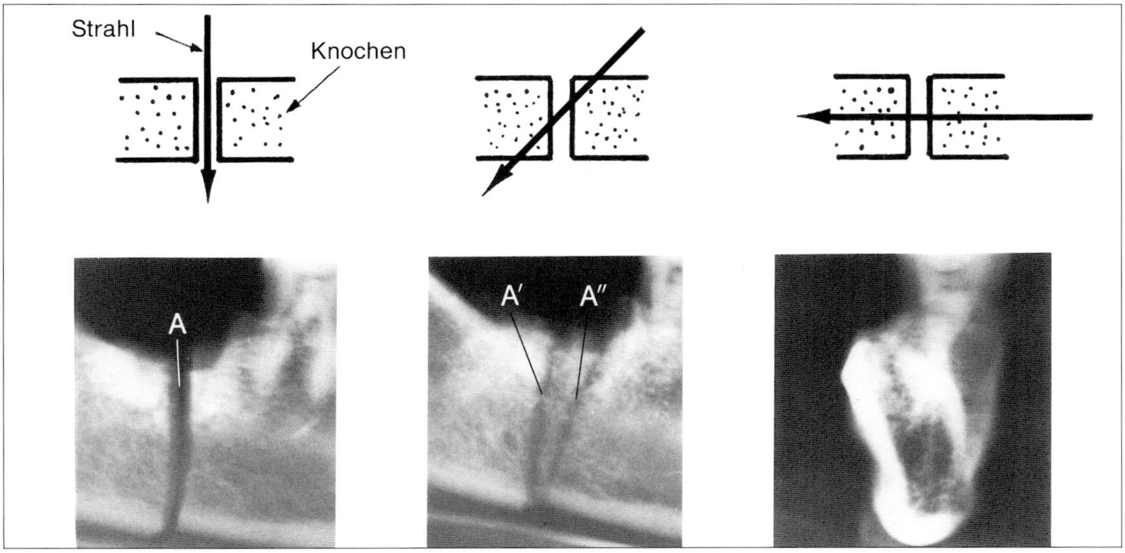

Abb. 15-1 Die Auswirkung der Strahlenrichtung auf die Darstellung der Frakturlinie bei einem vertikalen Knochenbruch. Ausschnitte aus Pantomogrammen zeigen den Bruchspalt parallel (links), schräg (Mitte) und senkrecht (rechts) zum Zentralstrahl mit gekennzeichneten Frakturlinien, die im Text beschrieben werden (Reproduktion im Maßstab 1 : 1).

Abb. 15-2a und b Interpretation des Bruchspaltverlaufes.
A = oberer Bruchspalt; B = unterer Bruchspalt.

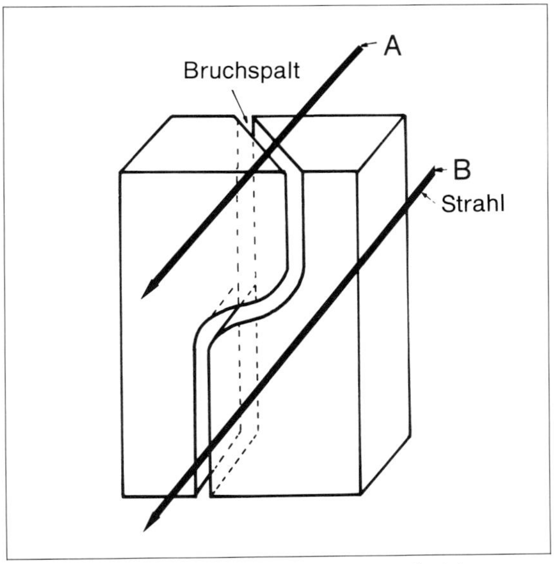

Abb. 15-2a Die Skizze zeigt den gedrehten, vertikalen Verlauf des Bruchspaltes und die Richtung des Strahlenganges (Pfeile).

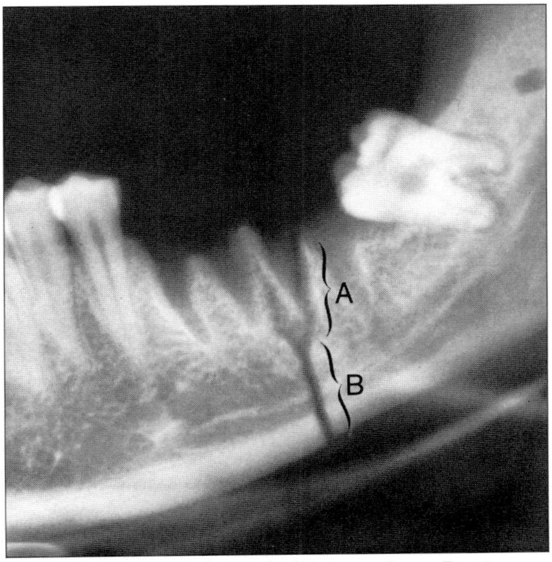

Abb. 15-2b Der Ausschnitt aus dem Pantomogramm zeigt einen gedrehten Bruchspalt (Reproduktion im Maßstab 1 : 1).

Tabelle 15-1 Interpretation von Knochenbrüchen im Röntgenbild

Röntgenologische Zeichen	Aussehen	Physikalische Knochenveränderungen
Frakturlinie	Einzeln, scharf, dunkel	1 Bruchspalt
	Doppelt, undeutlich, weniger dunkel	1 Bruchspalt, gedreht
	Doppelt, scharf, dunkel	2 Bruchspalte
Verschiebung	Stufe in der Kortikalis	Diskontinuität des Knochens
	Radiopakes Band	Überlappung von benachbarten Segmenten
Formveränderungen	Verminderte horizontale oder vertikale Knochenausdehnung	Überlappung von benachbarten Segmenten

Tabelle 15-2 Aufnahmen bei Verletzungen der Knochen im Gesichtsbereich

Frakturregion	Zusatzaufnahme zum Pantomogramm
	Unterkiefer
Kondylus	Towne- oder transorbitale Kiefergelenkaufnahme
Processus coronoideus	Unterkiefer, posterior-anterior (p.-a.)
Aufsteigender Ast	Unterkiefer, p.-a.
Kieferwinkel (Angulus mandibulae)	Unterkiefer, p.-a.
Kieferkörper	Aufbißaufnahme (okklusal)
Symphyse	Aufbißaufnahme (okklusal)
Alveolarfortsatz	Aufbißaufnahme (periapikal)
Zähne	Aufnahme (periapikal)
	Mittelgesicht
Jochbogen	Submental von der Wirbelsäule aus
Jochbein	Waters-Aufnahme (Kieferhöhlen, p.-a.)
Oberkieferknochen	Schädel, p.-a. und seitlich
Orbitarand	Caldwell-Aufnahme (p.-a., geneigt)
Orbitaboden	Waters-Aufnahme
Nasenbein	seitliche Aufnahme (Zahnfilm)

Die Bedeutung der Pantomographie für die Erkennung von Gesichtsfrakturen

Obwohl Pantomogramme die gesamte maxillofaziale Region des Schädels abbilden, ist nur die Mandibula deutlich zu erkennen. Die Überlagerung von Schatten der Mittelgesichtsstrukturen stört die Darstellung der anatomischen Grenzen von Jochbein, Maxilla und Nasenknochen. Das Pantomogramm liefert ein ungestörtes Bild der Mandibula, obwohl das Bild auf eine zweidimensionale Wiedergabe beschränkt ist. Daher werden ergänzende Aufnahmen von der vermutlichen Bruchregion in allen Fällen eines Mittelgesichtstraumas empfohlen.

Verletzungen des Unterkiefers sind am besten auf dem Pantomogramm zu erkennen, jedoch sind andere Aufnahmen im rechten Winkel zur Projektionsrichtung des Pantomogramms erforderlich, bevor Aufnahmebefunde mit Sicherheit als negativ eingestuft werden können. In Tabelle 15-2 sind die gebräuchlichsten Aufnahmen bei Schädelfrakturen zusammengestellt.

Häufigkeit von Frakturen in den verschiedenen Gesichtsregionen

Gesichtsfrakturen kommen in folgenden Strukturen, nach steigender Häufigkeit geordnet, vor: Jochbogen, Maxilla, Jochbein, Mandibula und Nasenbein (*Archer,* 1961). Die Inzidenz von Gesichtsfrakturen bei Kindern liegt bei ungefähr 5 % (*Rowe,* 1969; *Khosla* und *Boren,* 1971).

Unterkieferfrakturen sind doppelt so häufig wie Mittelgesichtsfrakturen, wenn man Nasenbeinfrakturen nicht mitrechnet (*Kelly* und *Harrigan,* 1975). Unterkieferfrakturen sind in folgenden Regionen, nach steigender Häufigkeit geordnet, zu finden: Processus coronoideus, Ramus, Alveolarfortsatz, Unterkieferkörper, Symphyse oder Parasymphyse, Winkel und Kondylus (*Olson* et al., 1982). Multiple Frakturen sind häufiger zu finden als Einzelfrakturen. *Kelly* und *Harrigan* (1975) berichteten, daß am häufigsten Frakturen des Kieferwinkels und der kontralateralen Corpusregion kombiniert auftreten. Die Lage der Fraktur im Unterkiefer ist abhängig vom Typ des Traumas. *Olson* et al. (1982) stellten fest, daß eine einzelne Kraft, die auf die Seite des Unterkiefers einwirkt, häufiger Winkel- und Körperfrakturen zur Folge hat. Eine auf die Kinnregion einwirkende Kraft führt häufiger zu Frakturen im Symphysen-, Alveolarfortsatz- und Kondylenbereich.

Erkennung von Unterkieferfrakturen

Die Abbildungen 15-3 bis 15-6 dienen der Übung. Der Leser sollte zuerst das Röntgenbild auf Frakturlinien, Verschiebungen und Formveränderungen des Knochens untersuchen; dann sollte die Zahl der Brüche und ihr Verlauf durch den Knochen bestimmt werden.

Abb. 15-3a bis c Fall 1: Bruch des linken Jochbogens. Der Bruch ist nicht behandelt worden, weil die Verlagerung sehr gering und ohne funktionelle oder ästhetische Beeinträchtigung war. Die übrigen Suturen des Jochbeins erschienen auf der Waters-Projektion (hier nicht gezeigt) intakt.

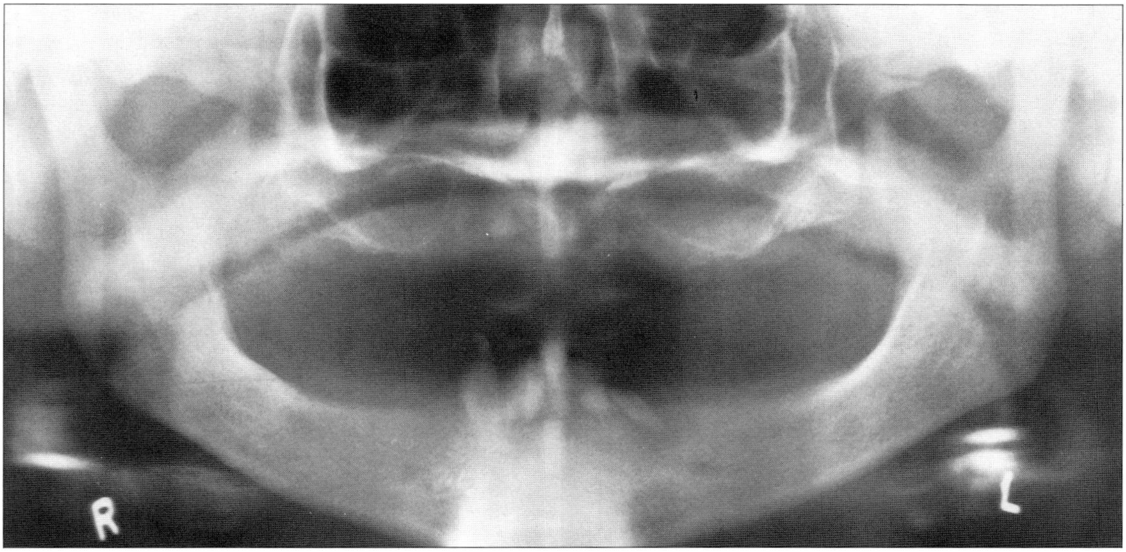

Abb. 15-3a Die Panelipseaufnahme läßt die Trennung der linken Sutura zygomaticotemporalis erkennen.

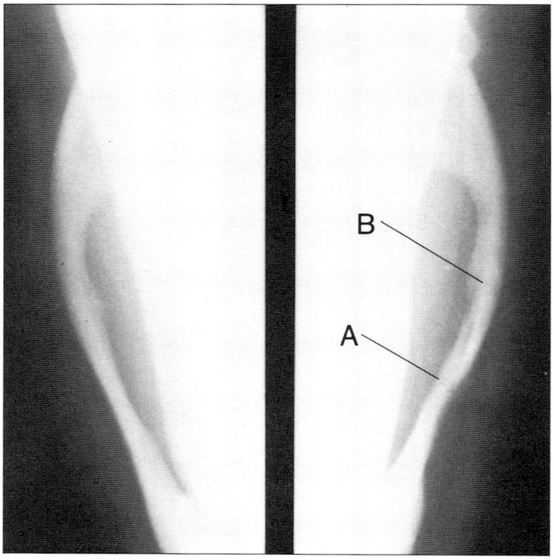

Abb. 15-3b Der Aufnahmevergleich beider Jochbogen (Ausschnitte der Schädelbasisaufnahme) zeigt eine geringfügige Verlagerung des linken Jochbein- (A) und Temporalissegmentes (B).

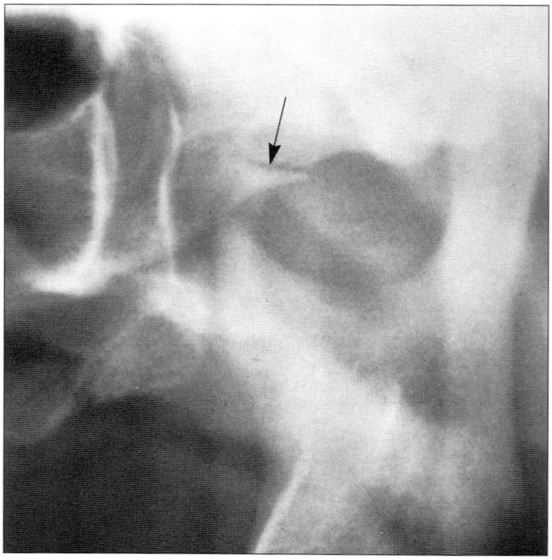

Abb. 15-3c Bruchstelle (Reproduktion im Maßstab 1 : 1).

Abb. 15-4a bis f Fall 2: Brüche des rechten Unterkieferkörpers und des linken Kondylus. Es besteht ein einzelner, gedrehter Bruchspalt des Unterkieferkörpers (A). Eine Stufe in der Kortikalis (B) spiegelt einen einfachen Bruchspalt zwischen dem Kondylus und dem Ramus mandibulae wider. Die untere Spitze des Ohrläppchens (C) kann leicht für eine Überlagerung von Bruchsegmenten gehalten werden.

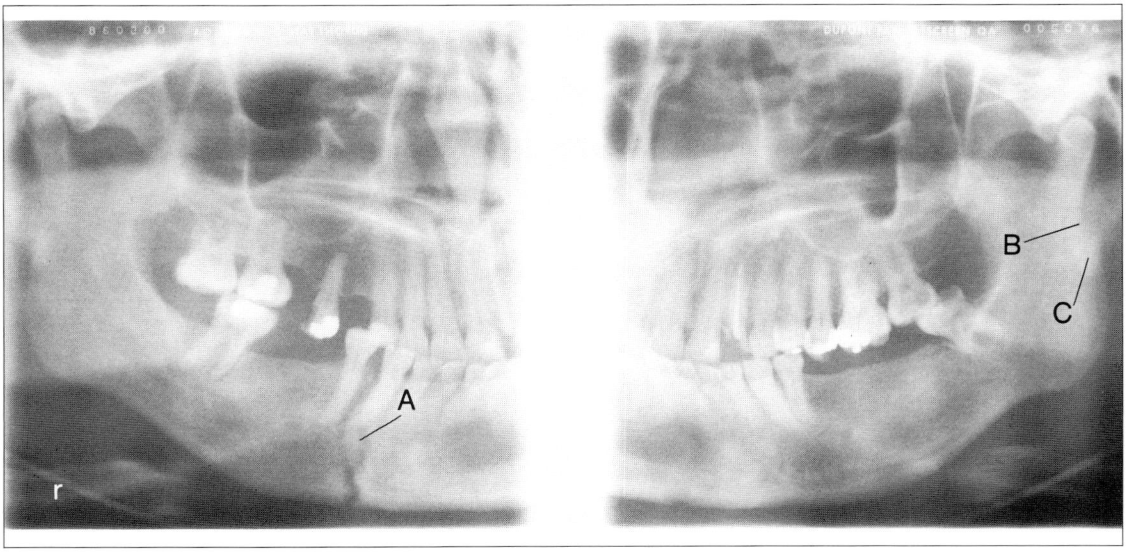

Abb. 15-4a Panorexaufnahme.

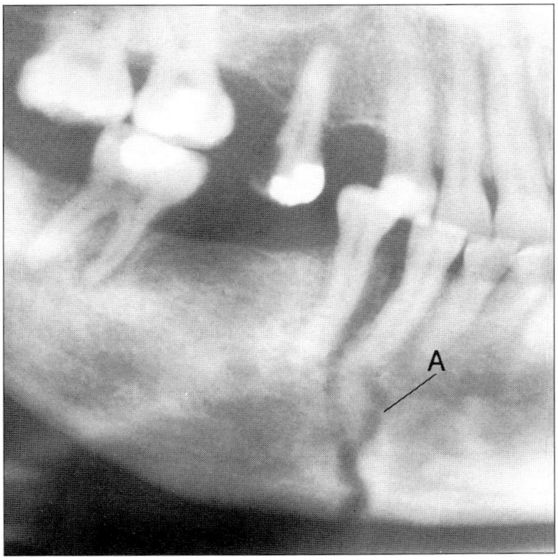

Abb. 15-4b Bruch des Unterkieferkörpers (Reproduktion im Maßstab 1:1).

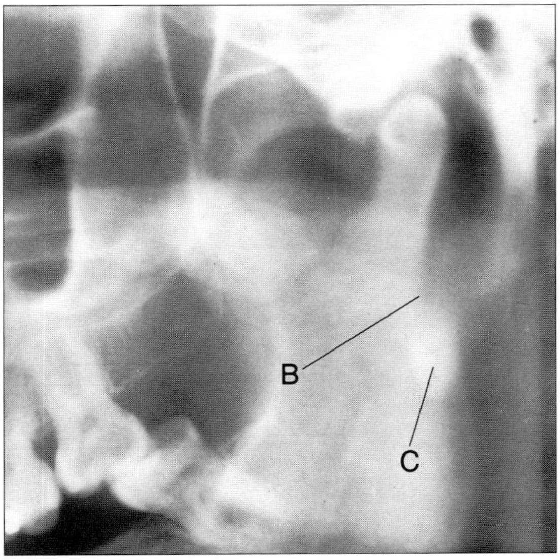

Abb. 15-4c Bruch des Kondylus (Reproduktion im Maßstab 1:1).

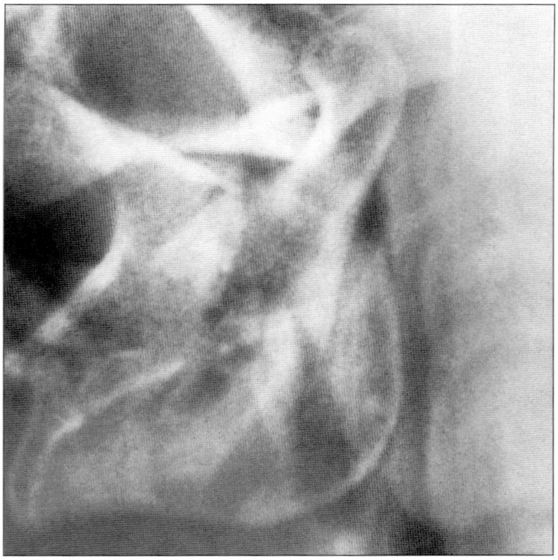

Abb. 15-4d Der Ausschnitt aus einer konventionellen seitlichen Unterkieferaufnahme zeigt die subkondyläre Fraktur.

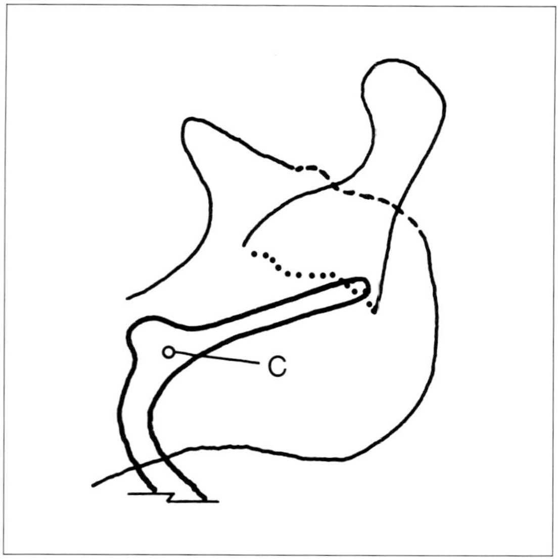

Abb. 15-4e Die Skizze zeigt die Bruchflächen des Kondylus (gepunktete Linie) und des aufsteigenden Astes (gestrichelte Linie) wesentlich deutlicher als das Pantomogramm. Das Zungenbein (C) kann leicht für eine Überlagerung von Bruchsegmenten gehalten werden.

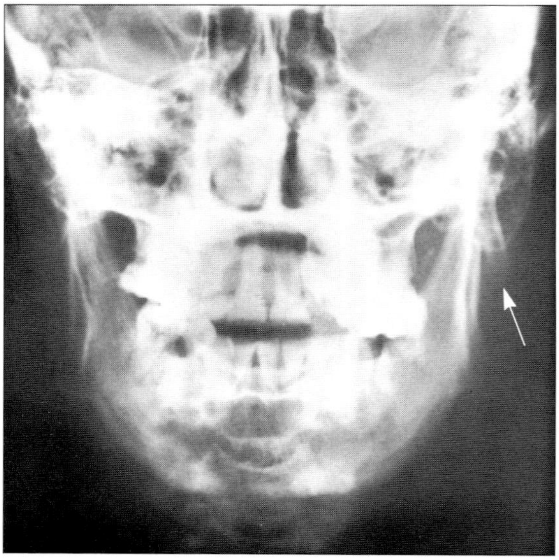

Abb. 15-4f Die posterior-anteriore Aufnahme zeigt die seitliche Verlagerung des Kondylenhalses der Mandibula (Pfeil).

Abb. 15-5a bis c Fall 3: Sagittale Fraktur des linken Unterkieferkörpers, sechs Monate, nachdem eine Reposition des Bruches versucht worden war.

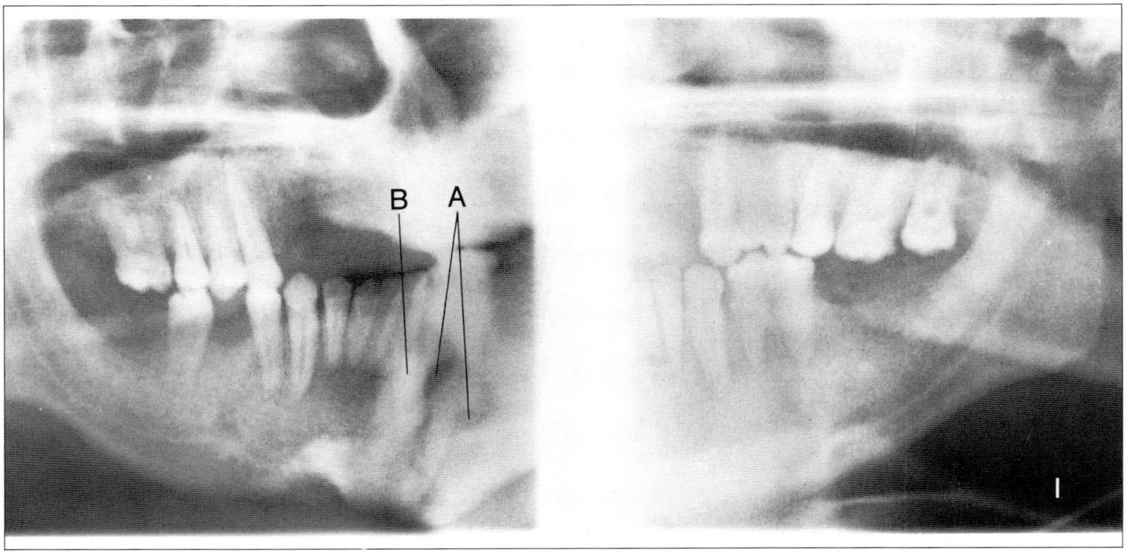

Abb. 15-5a Die Panorexaufnahme zeigt Unregelmäßigkeiten (die Kiefer wurden im rechten Winkel zur Standardposition ausgerichtet). Es findet sich keine Fraktur im linken Kiefer, aber der rechte Kiefer weist unregelmäßige Frakturlinien (A) und eine von der vorderen Mittellinie nach links zunehmende Dichte (B) auf.

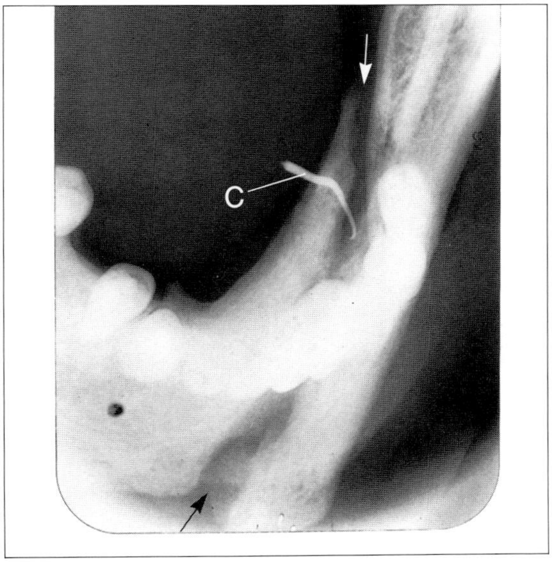

Abb. 15-5b Die Aufbißaufnahme mit senkrechter Projektionsrichtung zum Kieferkörper zeigt das tatsächliche Ausmaß des Bruches (Pfeile). Eine opake Markierung (Guttaperchaspitze) stellt den Gang eines fistelnden Bezirkes (C) dar (Reproduktion im Maßstab 1:1).

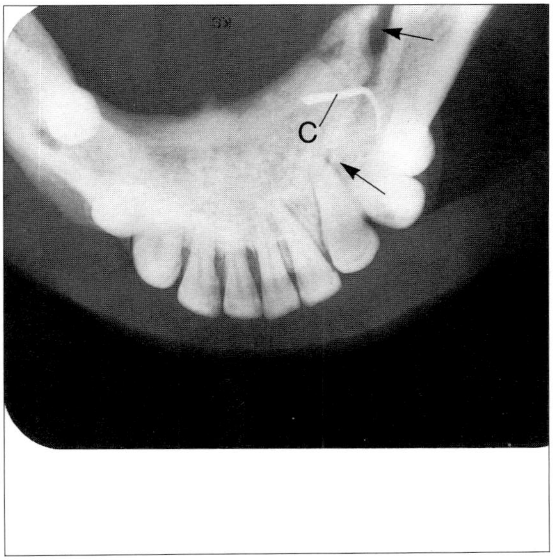

Abb. 15-5c Die Aufbißaufnahme mit abgewinkelter Projektionsrichtung zum Unterkiefer kann die tatsächliche Ausdehnung des Bruches (Pfeile) nicht darstellen (Reproduktion im Maßstab 1:1).

Abb. 15-6a bis c Fall 4: Brüche des rechten Kieferwinkels und des linken Kieferkörpers.

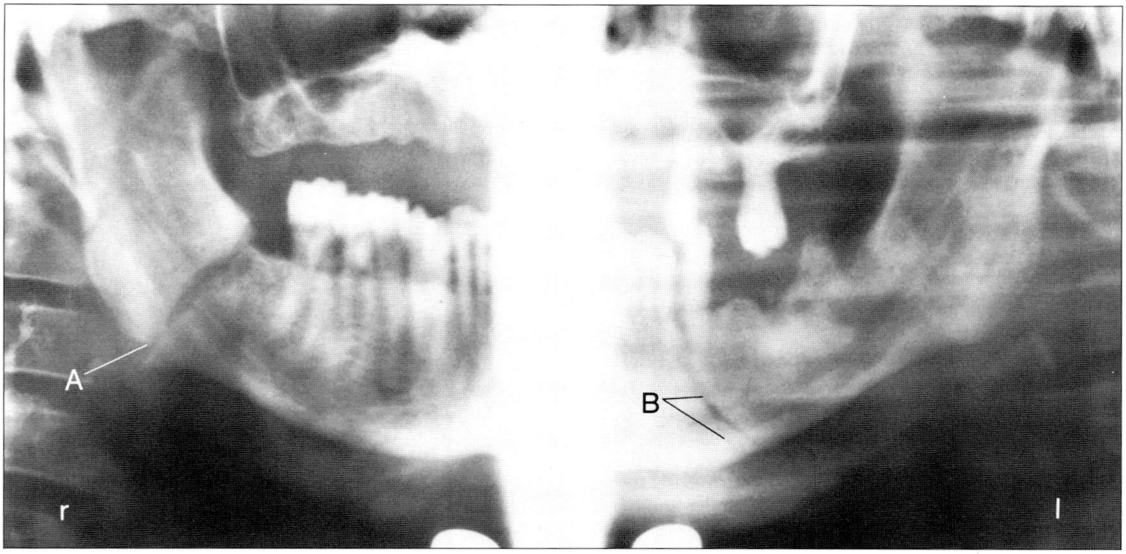

Abb. 15-6a Die Panorexaufnahme zeigt Unregelmäßigkeiten (die Kiefer stehen vor der Standardposition und der linke Kiefer ist näher am Film als der rechte Kiefer). Die Aufnahme zeigt eine einzelne Frakturlinie am Kieferwinkel (A) und eine einzelne spiralförmige Frakturlinie am Unterkieferkörper (B).

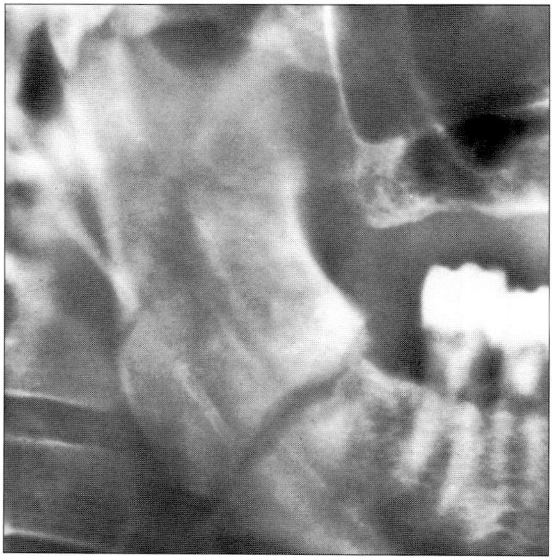

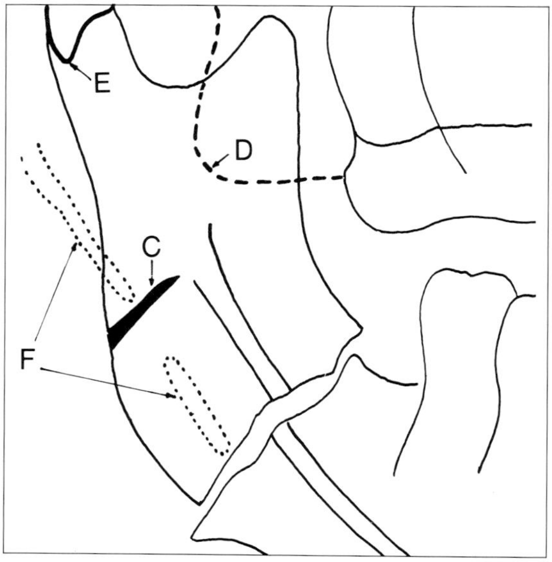

Abb. 15-6b Vergrößerung des rechten Ramus mandibulae.

Abb. 15-6c Die Skizze stellt normale Strukturen dar, die nicht für die Bruchspalte oder Überlagerungen von Bruchsegmenten gehalten werden sollten. Es handelt sich um den Mundrachenraum (C), den lateralen Flügelvorsatz (D), den Processus spinosus des Keilbeins (E) und die Opazität des Processus styloideus sowie des (verkalkten) Ligamentum stylohyoideum (F).

Literatur

1. *Archer, W. H.:* Oral Surgery. 4th ed. W. B. Saunders, Philadelphia 1961, pp. 764–765.
2. *Kelly, D. E.,* und *W. F. Harrigan:* A survey of facial fractures: Bellevue Hospital, 1948–1974. J Oral Surg 33:146–149, 1975.
3. *Khosla, U. M.,* und *W. Boren:* Mandibular fractures in children and their management. J Oral Surg 29:116, 1971.
4. *Olson, R. A.,* et al.: Fractures of the mandible: a review of 580 cases. J Oral Maxillofac Surg 1:23–28, 1982.
5. *Rowe, N. L.:* Fractures of the jaws in children. J Oral Surg 27:497, 1969.
6. *Turlington, E. G.:* Injuries to teeth, jaws, and zygomas. pp. 336–337. In: E. C. Stafne and J. A. Gibilisco (eds.): Oral Roentgenographic Diagnosis. 4th ed. W. B. Saunders Co., Philadelphia 1975.

Kapitel 16

Knochenheilung

Das Verständnis des Knochenheilungsprozesses ist eine wesentliche Voraussetzung für die röntgenologische Interpretation von physikalischen Knochenveränderungen nach erfolgter Parodontal- oder Pulpentherapie, chirurgischer Entfernung von Knochenzysten oder Tumoren, kieferorthopädischen Korrekturen, Rekonstruktionen der Kiefer sowie nach einer Fixation von Bruchsegmenten.

Reparaturmechanismen des Knochens

Reparativer, neuer Knochen bildet sich nach und nach in dünnen Schichten an der äußeren knöchernen Oberfläche ebenso wie an den inneren Oberflächen der Markgefäßräume. Dieser neue Knochen bildet sich zuerst in normalen subperiostalen Räumen und Gefäßräumen, die vom Ort des Defektes entfernt sind (*Boyne* und *Kruger,* 1962). Der Defekt selbst wird erst regeneriert, wenn die Organisation des Blutgerinnsels eine günstige Grundlage zur Regeneration geschaffen hat (*Boyne,* 1966). *Boyne* (1963) fand folgende Regionen der reparativen Knochenheilung bei verschiedenen Arten von Knochenverletzungen:

1. Bei zurückhaltender Osteotomie zeigte sich eine Knochenbildung an der gegenüberliegenden Kortikalis und Spongiosa.
2. Bei ausgedehnter Osteotomie zeigte sich keine Knochenbildung in der verbliebenen Spongiosa. Die Knochenheilung erfolgte nur an der Kortikalis.
3. Bei extremer Osteotomie, bei der nur die untere Kortikalis stehenblieb, bildete sich an der äußeren Kortikalis neuer Knochen.

Röntgenologische Befunde

Die röntgenologische Untersuchung der Knochenheilung basiert auf der Interpretation von Knochenveränderungen der Spongiosa und der Kortikalis. Periostaler und trabekulärer neuer Knochen hat eine Lamellenstruktur mit dünnschichtig organisierten Fasern und verkalkten Matrixstrukturen. Solche Knochenablagerungen beweisen eine direkte Knochenheilung an intakten knöchernen Oberflächen. Im Gegensatz dazu werden Spalten oder Unterbrechungen des Knochens zuerst von einem weniger dichten nichtlamellären Geflechtknochen gefüllt. Röntgenologisch bildet der Geflechtknochen unsichtbare Brücken zwischen knöchernen Segmenten. Er wird später durch opaken lamellären Knochen ersetzt.

Der röntgenologische Nachweis der Knochenheilung läßt sich am besten anhand einer Serie von Aufnahmen erbringen. Aufnahmen, die vor dem chirurgischen Eingriff gemacht wurden, können die kortikale Verdichtung oder Sklerose an der Defektgrenze zeigen. Solche Knochenbildungen werden vom Krankheitsprozeß angeregt und sollten sich nach dem Abklingen der Erkrankung zurückbilden. Auf einer Serie von Aufnahmen können Knochenbildungen nach Verletzungen leicht von Knochenumformungen und -heilungsprozessen nach einem chirurgischen Eingriff unterschieden werden.

Abb. 16-1a und b Ausheilung der Extraktionshöhle (Reproduktion im Maßstab 1:1).

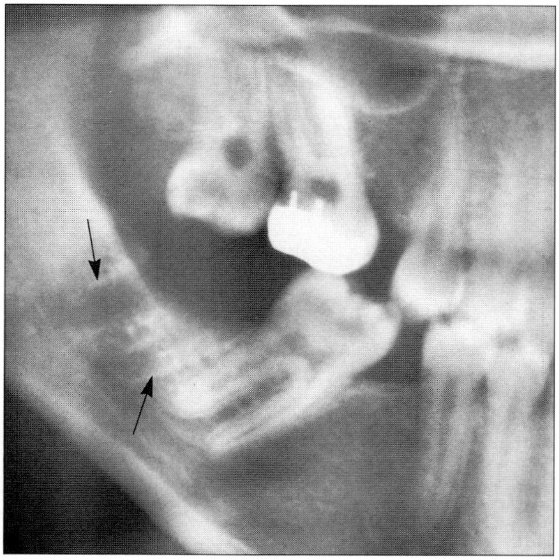

Abb. 16-1a Der Ausschnitt aus dem Pantomogramm zeigt die Lamina dura (Pfeile) drei Monate nach der Extraktion. Eine Osteomyelitis ist als Komplikation aufgetreten.

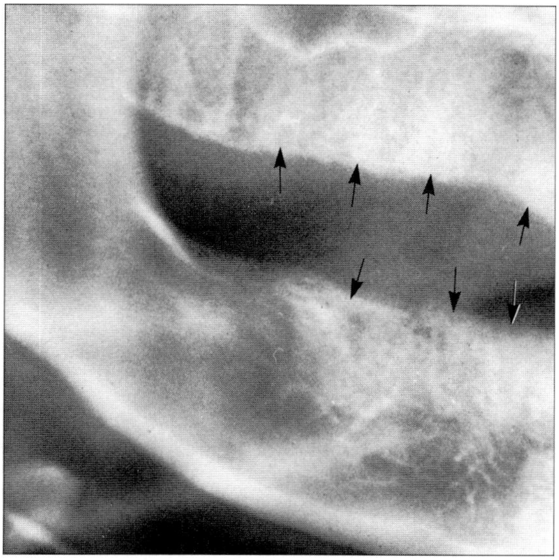

Abb. 16-1b Der Ausschnitt aus dem Pantomogramm zeigt eine Sklerose (Pfeil) der Extraktionshöhlen vier Monate nach einer Reihenextraktion von parodontal insuffizienten Zähnen.

Anmerkung: Nach ungefähr vier Monaten der Heilung gleicht die Architektur der Spongiosa im Bereich der Extraktionshöhlen der übrigen Spongiosastruktur des Alveolarknochens, die frühere Höhle ist nicht mehr auf dem Röntgenbild sichtbar. Histologische Untersuchungen von verheilenden Extraktionswunden durch *Evian* et al. (1982) zeigten eine zelluläre Proliferation und Ablagerung von Osteoid nach vier bis acht Wochen, Reifung des Knochens und Bildung eines trabekulären Musters nach acht bis zwölf Wochen sowie die Wiederherstellung der normalen trabekulären Form und Struktur zwischen der 12. und der 16. Heilungswoche.

Die Höhle bleibt nahezu über die gesamte Heilungsperiode radioluzent. Die Lamina dura wird nach und nach durch die normale Knochenheilung resorbiert. Im nekrotischen Knochen kann sie infolge einer Osteomyelitis jedoch auch unverändert bleiben (Abb. 16-1a).

Manchmal heilt die Höhle mit einer dichten Masse von feinen Trabekeln aus, die einen sklerotischen Knochen im Bereich der Höhle bilden. Diese Besonderheit kann sich auf Extraktionshöhlen beider Kiefer erstrecken und wird häufig zu einem andauernden Befund bei Patienten, die zu einer solchen Heilungsart neigen (Abb. 16-1b).

Serienaufnahmen können Knochenheilungsprozesse auch indirekt zeigen. Zum Beispiel neigen Zähne dazu, wenn sie durch einen verdrängenden Prozeß aus ihrer Lage verdrängt wurden, nach der Beseitigung des Defektes ihre alte Lage wieder einzunehmen. Die Zahnbewegung folgt dem neu gebildeten Knochen und erbringt den Nachweis für die Knochenheilung, wenn röntgenologisch noch keine Veränderungen des Knochens nachweisbar sind.

Der Knochenheilungsprozeß ist histologisch gleich, ungeachtet der Ausdehnung oder Lage des knöchernen Defektes. Im Gegensatz dazu können chirurgische und röntgenologische Befunde der Heilung in Abhängigkeit von der Lokalisation des Knochenschadens sehr unterschiedlich sein. Daher sind die folgenden Darstellungen der Knochenheilung (Abb. 16-1 bis 16-8) entsprechend ihrer Lage geordnet.

Abb. 16-2a bis d Zelluläre Knochenheilung und Zahnbewegungen bei einer zehnjährigen Patientin nach der operativen Entfernung einer Keratozyste im rechten Unterkieferkörper. Die verlagerten Zähne (A, B, C, D) bewegen sich in ihre frühere Lage zurück, nachdem sich der Defekt mit spongiösem Knochen nach und nach aufgefüllt hat. Zahn A wird von den angrenzenden Zähnen retiniert (Abb. 16-2b bis d), und Zahn B hat ein erweitertes Zahnsäckchen (Pfeil in Abb. 16-2d), das als eine follikuläre Zyste erkannt wurde. Die vordere Mandibula wird in Abb. 16-2a und c durch den Schatten einer Bleischürze (Punkt) teilweise verdeckt (vergleiche Kapitel 19).

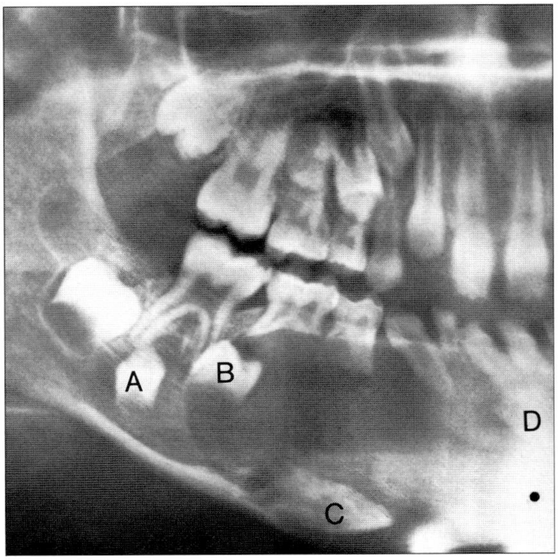

Abb. 16-2a Knochenheilung nach zwei Monaten.

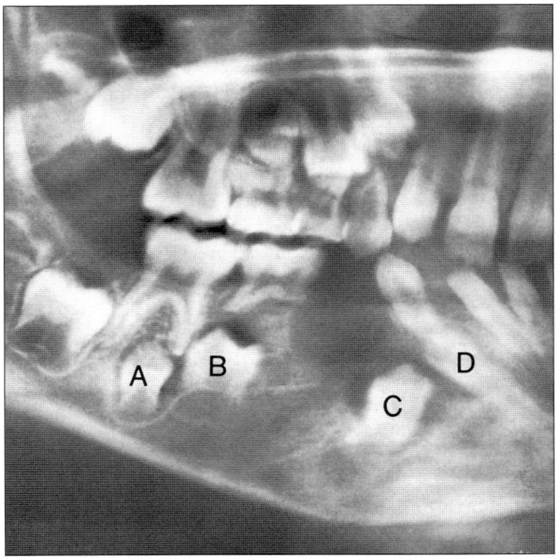

Abb. 16-2b Knochenheilung nach neun Monaten.

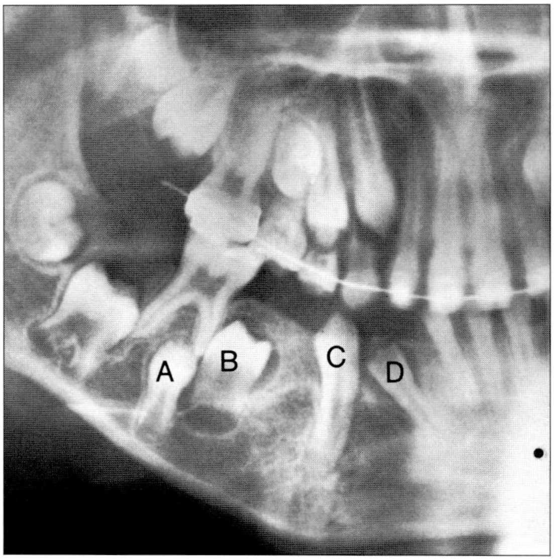

Abb. 16-2c Knochenheilung nach 27 Monaten.

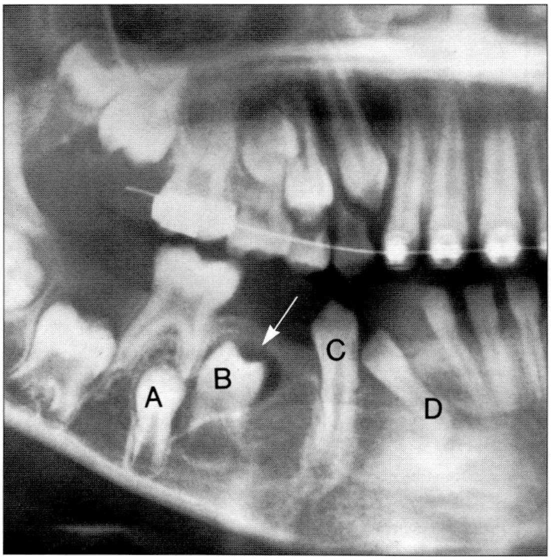

Abb. 16-2d Knochenheilung nach 30 Monaten.

Abb. 16-3a bis d Knochenheilung, belegt durch die Rückbildung von Knochenveränderungen, und Normalisierung der knöchernen Architektur des Canalis mandibularis. Verlauf nach der Zystostomie einer ausgedehnten Unterkieferzyste bei einer 60jährigen Patientin.

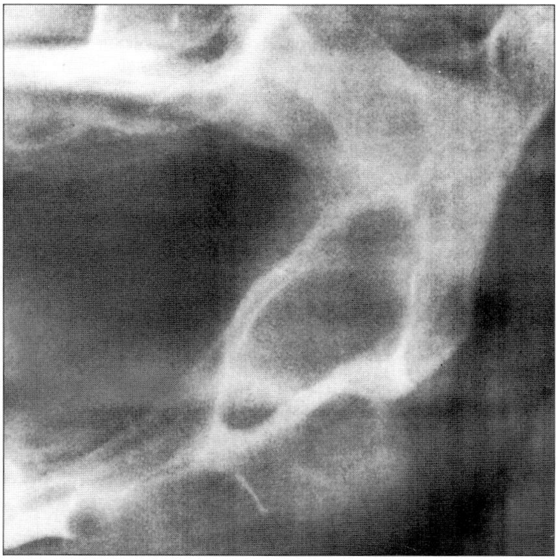

Abb. 16-3a Darstellung der Veränderungen im Unterkiefer.

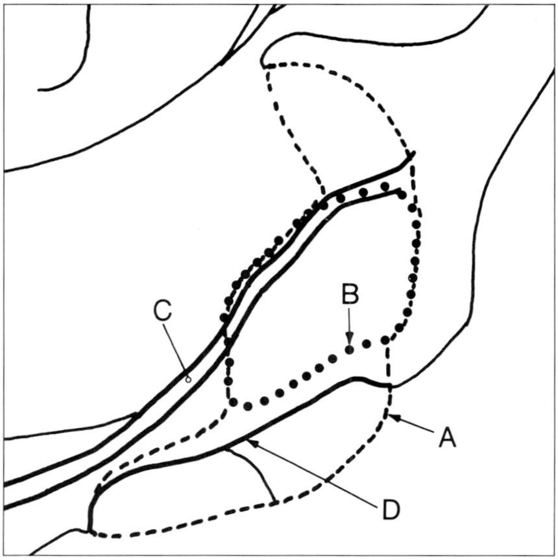

Abb. 16-3b Die Umzeichnung desselben Röntgenbildes zeigt die Ausdehnung der Veränderung (A), die Sklerosierung (B), die Verdrängung des Canalis mandibularis (C) und die Resorption der Kortikalis (D).

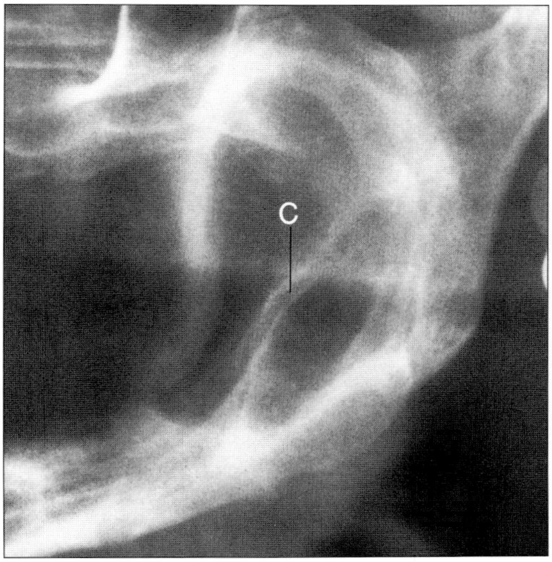

Abb. 16-3c Knochenheilung zwei Monate nach der Zystostomie (Marsupialisation).

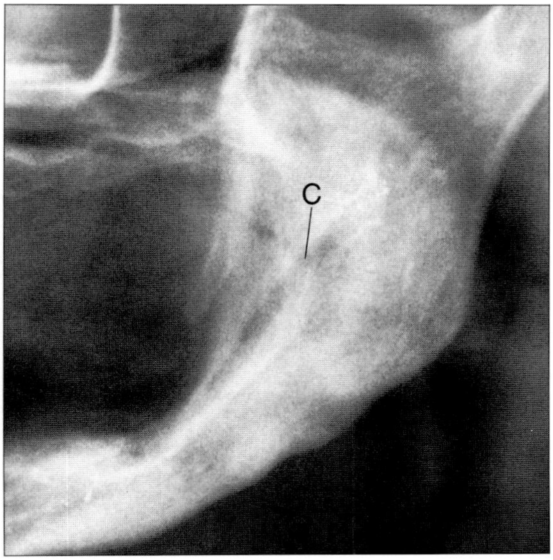

Abb. 16-3d Knochenheilung nach zehn Monaten. Beachten Sie bitte die Normalisierung der spongiösen und kortikalen Strukturen sowie den Verlauf des Canalis mandibularis (C).

Abb. 16-4a bis c Die Aufnahmereihe zeigt die Rekonstruktion des linken Unterkieferastes und -körpers mit autologem Beckenknochentransplantat bei einer 13jährigen Patientin nach der Resektion des Unterkieferastes und -körpers wegen eines Ameloblastoms.

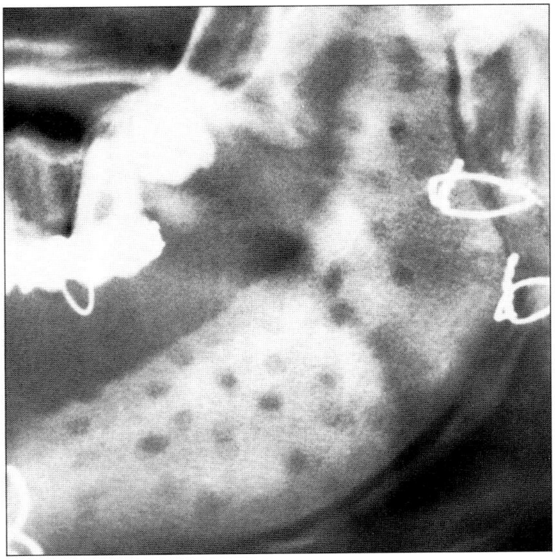

Abb. 16-4a Ausschnitt aus dem Pantomogramm, aufgenommen einen Tag nach der Operation, der das Knochentransplantat in situ zeigt. Druck mit Genehmigung der American Dental Association (*Berkman* et al., 1978).

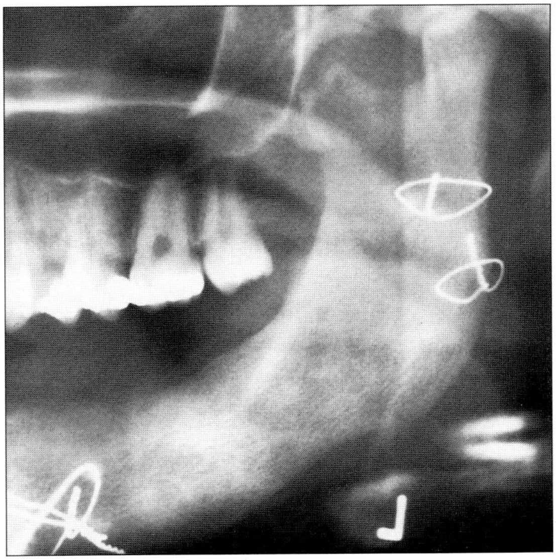

Abb. 16-4b Ausschnitt aus dem Pantomogramm, fünf Jahre postoperativ; der normale Unterkieferaufbau ist vollständig wiederhergestellt.

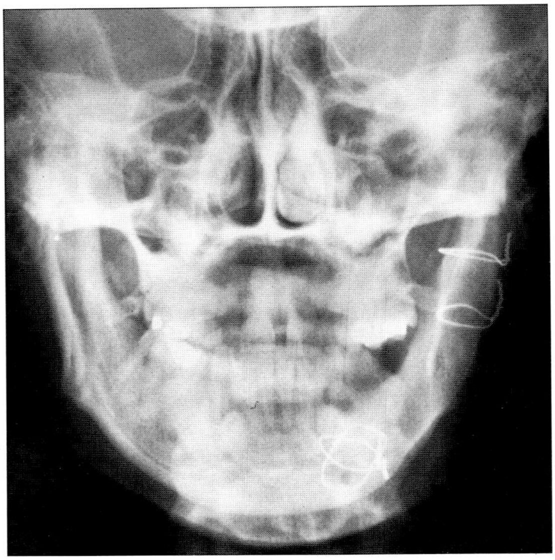

Abb. 16-4c Die cephalometrische Frontalaufnahme zeigt ebenfalls die Wiederherstellung der normalen Unterkieferarchitektur.

Anmerkung: Knochentransplantate heilen durch Substitution. Der Heilungsprozeß, wie von *Peacock* und *van Winkle* (1976) beschrieben, erfolgt durch allmählichen Ersatz des transplantierten Knochens durch den Wirtsknochen. Für den vollständigen Ersatz des Transplantats sind ca. sieben Monate erforderlich. In dieser Zeit bildet das Transplantat das Gerüst für die Knochenneubildung.

Abb. 16-5a und b Die Aufnahmereihe zeigt die Rückbildung eines Adenokarzinoms und die Knochenheilung (Reproduktion im Maßstab 1:1).

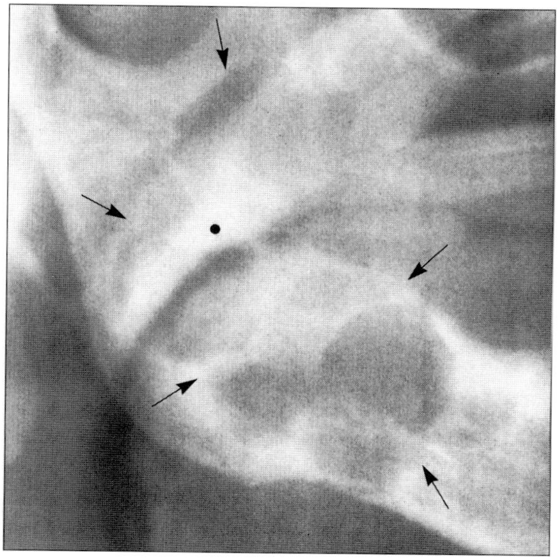

Abb. 16-5a Der Pantomogrammausschnitt zeigt die Metastase eines Adenokarzinoms im Unterkieferast und -körper, wie sie auf einer frühen Aufnahme zu erkennen ist.

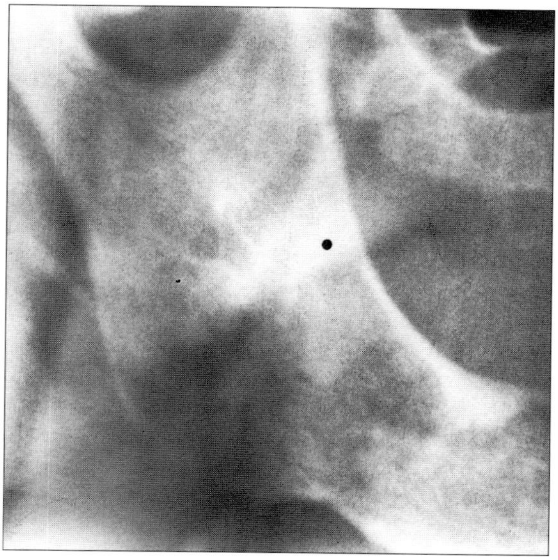

Abb. 16-5b Die Aufnahme zeigt zwei Jahre nach einer kombinierten Chemo- und Strahlentherapie die Wiederherstellung der normalen Unterkieferstruktur.

Anmerkung: Der Sekundärschatten (Punkt) des linken Unterkieferastes verdeckt teilweise Feinstrukturen.

Abb. 16-6a bis c Ausbildung des Kondylus nach einer linksseitigen Kondylektomie und Einbringung eines Silastikinterponats zur Beseitigung einer Ankylose des linken Kiefergelenks, wie sie auf Serienaufnahmen und einer Transorbitalaufnahme zu erkennen ist (Reproduktion im Maßstab 1:1).

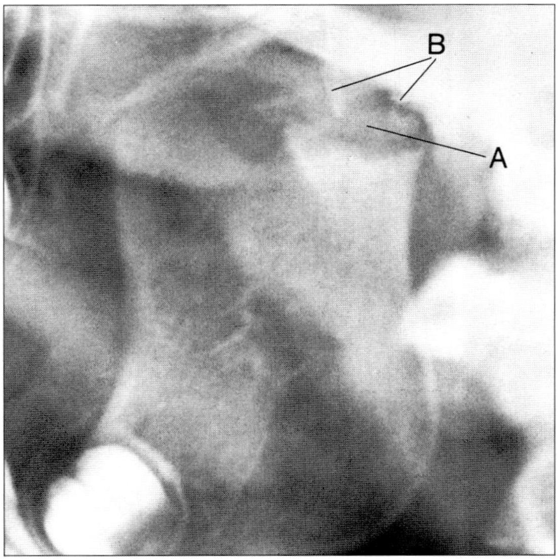

Abb. 16-6a Der Pantomogrammausschnitt zeigt zehn Tage nach der Operation im Bereich der Fossa glenoidalis das Silastikinterponat (A), das mit Drahtligaturen (B) der Stärke 4-0 (0,4 mm) am Jochbogen befestigt wurde.

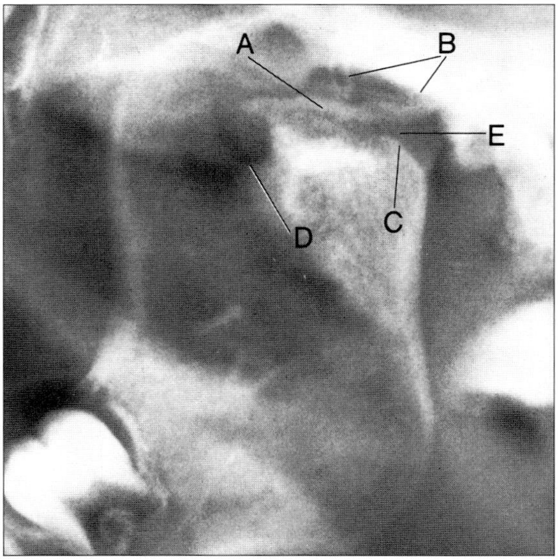

Abb. 16-6b 15 Monate nach der Operation zeigt der Pantomogrammausschnitt die Neubildung der (oberen) Kondylenoberfläche (C) und der Incisura mandibularis (D) sowie einen verbreiterten Gelenkspalt (E).

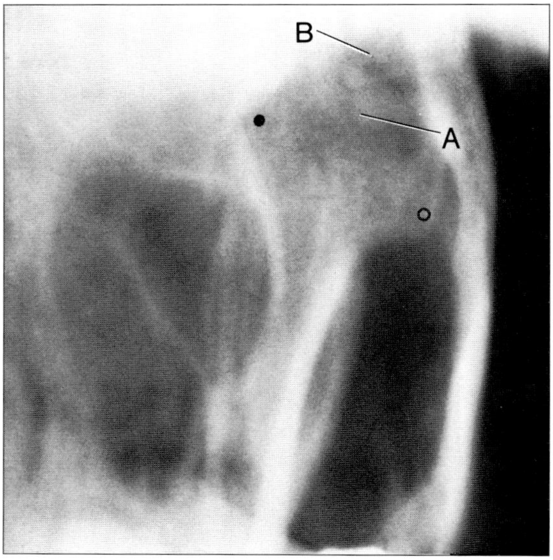

Abb. 16-6c Der Ausschnitt aus der transorbitalen Aufnahme, aufgenommen 15 Monate nach der Operation, zeigt die Ausbildung eines Gelenkköpfchens mit medialem (●) und lateralem (○) Pol.

Anmerkung: Das Pantomogramm gibt ein verzerrtes Bild des Kondylus wieder, das seine tatsächliche mediolaterale Ausdehnung nicht darstellen kann.

Abb. 16-7a bis c Umbildung des Kondylus in der Fossa glenoidalis einer 16jährigen Patientin nach einer subkondylären Fraktur und einer Verlagerung des Gelenkköpfchens nach anteromedial, auf den Pantomogrammausschnitten mit den markierten Umrissen des Kondylus (Pfeile) zu erkennen (Reproduktion im Maßstab 1:1).

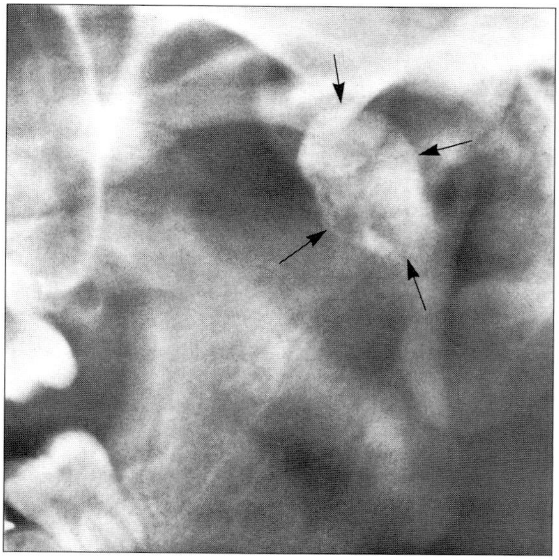

Abb. 16-7a Gebrochener Kondylus.

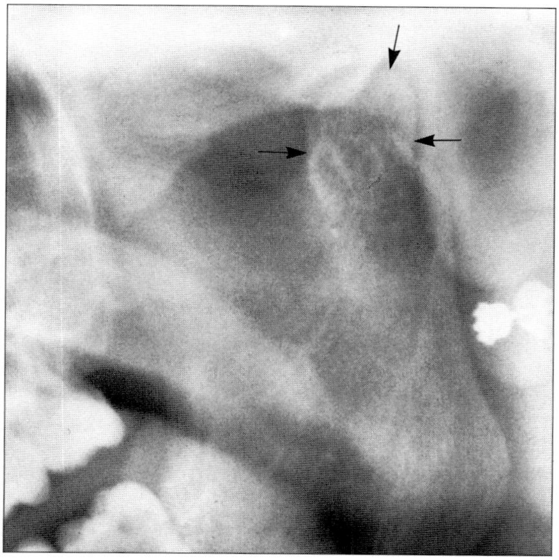

Abb. 16-7b Kondylus, elf Monate nach der Fraktur.

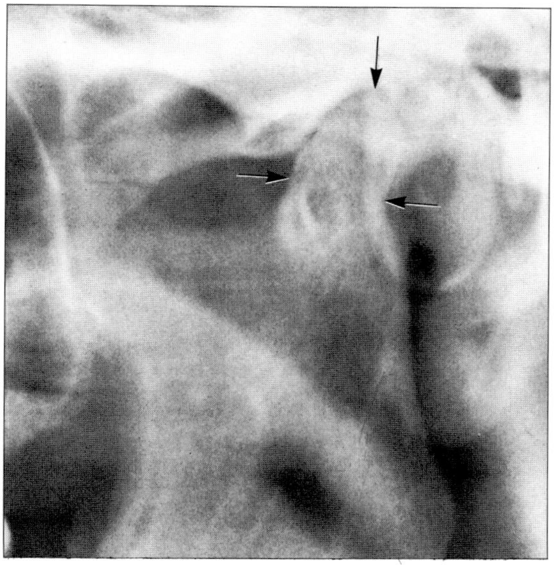

Abb. 16-7c Heilung des Kondylus nach 48 Monaten.

Abb. 16-8a und b Pantomogramme einer Neoplasie im Bereich der Mandibula bei einer beschwerdefreien 54jährigen Patientin. Die gutartige Neoplasie des linken Kondylus wurde im Alter von sechs Jahren entfernt. Die Abweichung des linken Kondylus vom normalen Wachstum ist durch Unterentwicklung der linken Unterkieferhälfte und durch eine Abweichung der vorderen Unterkiefermittellinie im Schlußbiß zum betroffenen Kiefergelenk hin zu erkennen. Diese Abweichung verstärkte sich bei der Mundöffnung. (A) Caput mandibulae in der Fossa infratemporalis; (B) (knöcherner) Sequester; (C) Ausbildung des Processus coronoideus mandibulae; (D) Kieferwinkel; (E) Corpus mandibulae.

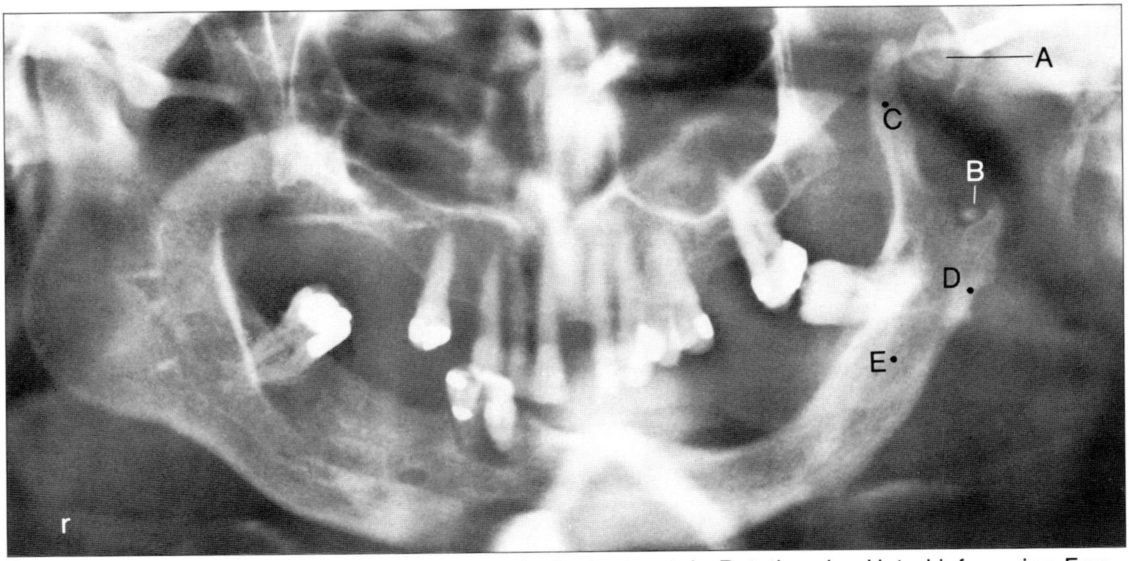

Abb. 16-8a Ohne Zahnersatz ergibt sich durch die horizontale Rotation des Unterkiefers eine Frontalansicht des rechten Kondylus (weiter entfernter Kondylus).

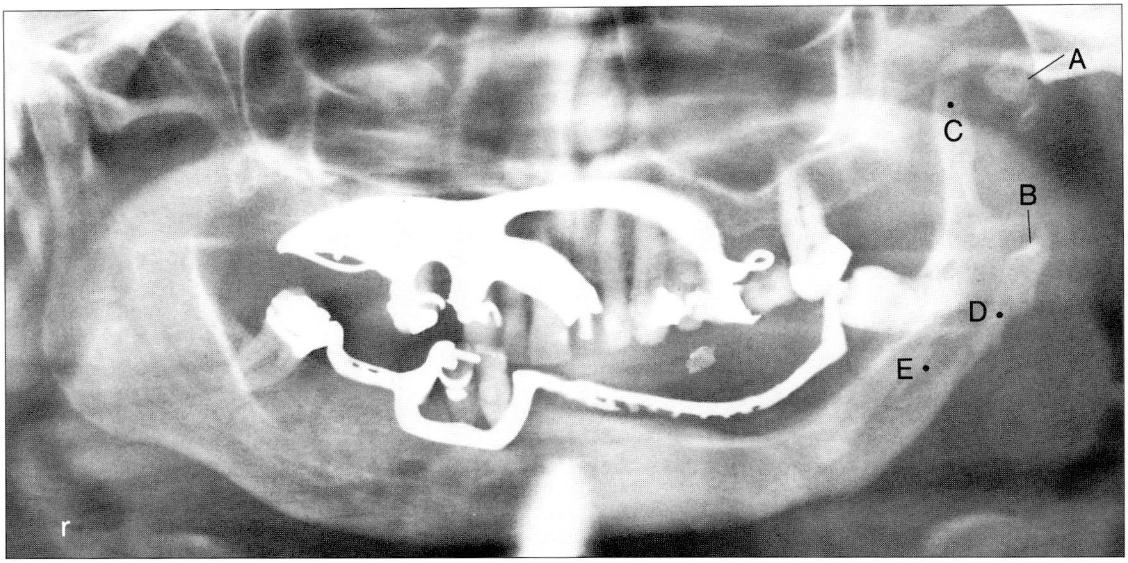

Abb. 16-8b Mit Zahnersatz ist diese Rotation vermindert, was eine schräge Ansicht des rechten Kondylus (näherer Kondylus) zur Folge hat.

Literatur

1. *Berkman, M. D.,* et al.: Clinical application of the functional matrix: mandibular reconstruction and monobloc functional therapy. J Am Dent Assoc 96:645–650, 1978.
2. *Boyne, P. J.:* Fluorescence microscopy of bone healing after mandibular ridge resection. Oral Surg 16:749, 1963.
3. *Boyne, P. J.:* Osseous repair of postextraction alveolus in man. Oral Surg 21:805, 1966.
4. *Boyne, P. J.,* und *G. O. Kruger:* Fluorescence microscopy of alveolar bone repair. Oral Surg 15:265, 1962.
5. *Evian, C. I.,* et al.: The osteogenic activity of bone removed from healing extraction sockets in humans. J Periodontol 53:81–85, 1982.
6. *Peacock, E. E.,* und *W., van Winkle Jr.:* Wound Repair. 2nd ed. W. B. Saunders Co., Philadelphia 1976, pp. 594–604.

Teil 5 Lagebestimmung von Strukturen

Kapitel 17

Verfahren zur Lagebestimmung

Eine kombinierte Untersuchung von Frontal- und Seitenaufnahmen des Schädels stellt die genaueste röntgenologische Methode zur Lagebestimmung von anatomischen Strukturen und Fremdkörpern im oder am Schädel dar. Frontal- und Seitenaufnahmen zeigen die mediolaterale bzw. anteroposteriore Lage der Struktur. Solche Aufnahmen stellen deutlich Anzahl und Lage von vorhandenen Fremdkörpern dar.

Im Gegensatz dazu sind Befunde von Fremdkörpern im Pantomogramm oft irreführend. Die röntgenologische Lage des Objektes ist von der Positionierung des Patienten abhängig. Weiterhin kann die tatsächliche Anzahl der vorhandenen Objekte nicht dargestellt werden. Zum Beispiel können dichte Objekte Sekundär-Schatten erzeugen, die man für Primär-Schatten halten kann (Abb. 17-1). Zusätzlich ergeben einige Objekte, die außerhalb der Kiefer liegen und deren Längsachsen parallel zur Bewegungsrichtung des Strahles verlaufen, Primär-Schatten auf den Kiefern. Solche Schatten werden gewöhnlich ohne eine zusätzliche Aufbißaufnahme übersehen. Beachten Sie in Abb. 17-2a und b die Aufnahmebefunde einer 50jährigen Patientin, die sich mit einer rezidivierenden Schwellung der Glandula submandibularis vorstellte. Das Pantomogramm ergab eine bohnenförmige Opazität (A), die auf einen Speichelstein im linken Ductus submandibularis hindeutete, ein kleines rundes Sklerosierungsfeld (B) über dem Canalis mandibularis und einen impaktierten Eckzahn (C). Eine Aufbißaufnahme, die vor dem chirurgischen Eingriff angefertigt wurde, zeigte einen zweiten, kleineren Stein (B) im Bereich der Glandula submandibularis, der auf dem Pantomogramm als sklerosierter Bezirk fehlinterpretiert worden war.

Während die Lagebestimmung von Strukturen außerhalb der Kieferbogen mindestens zwei Aufnahmen im rechten Winkel zueinander erfordert, kann die faziolinguale Beziehung von Kieferstrukturen oftmals ohne zusätzliche Aufnahmen mit einem einzigen Pantomogramm dargestellt werden. Die Lagebestimmung mit dem Pantomogramm geschieht entweder durch Vergleich der Perspektive, nach der „SLOB-Regel“ oder durch Vergleich von Schärfe und Verzerrungen.

Perspektivenvergleich

Die Beziehung einer Struktur auf dem Film zu anderen Strukturen, röntgenologische Perspektive genannt, ist durch die Position der Strahlenquelle festgelegt. Die röntgenologische Perspektive ändert sich, wenn man die Strahlenrichtung verändert. Wenn zwei Filme belichtet werden und man den Röntgentubus zwischen den Aufnahmen verschiebt, können Strukturen durch Vergleich beider Aufnahmen lokalisiert werden. *Strukturen, die weiter von der Strahlenquelle entfernt liegen, scheinen sich in Richtung der Verschiebung zu bewegen, während sich Strukturen, die zur Strahlenquelle hin gelegen sind, in die Gegenrichtung zu bewegen scheinen. Strukturen in derselben Ebene werden ihre relative Lage nicht verändern.*

Das Panorexgerät liefert zwei Ansichten der vorderen Ober- und Unterkieferstruk-

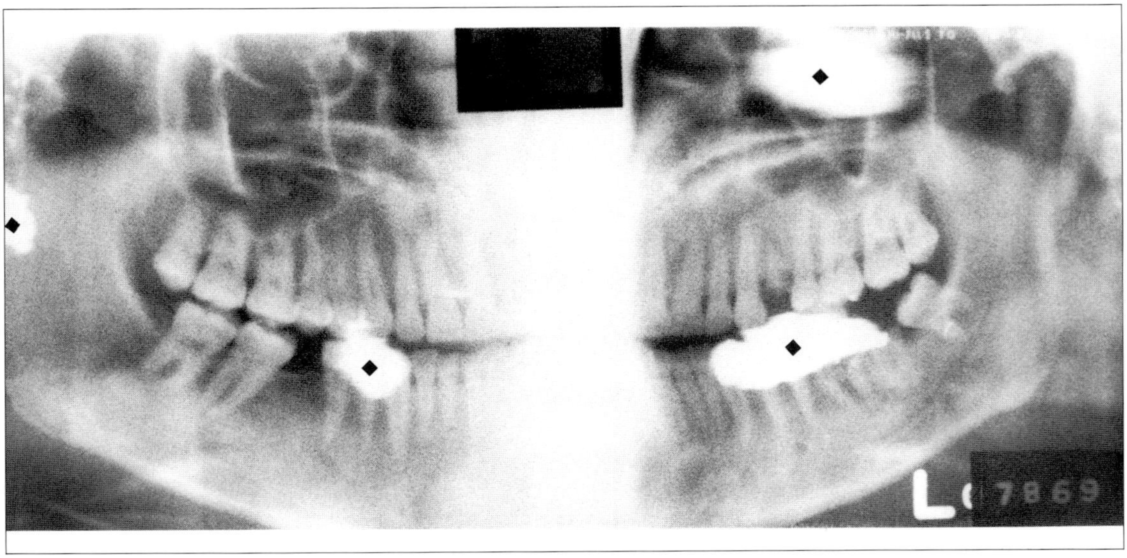

Abb. 17-1 Zwei Geschoßsplitter, die im Schädel steckengeblieben sind. Während die Panorexaufnahme vier Fragmente (◆) von unterschiedlicher Schärfe zeigte, ergaben Schädelaufnahmen (nicht gezeigt) ein Bruchstück seitlich vom rechten Kondylus und ein zweites im Zungengrund nahe der Mittsagittalebene.

Abb. 17-2a und b Speichelsteine des rechten Ductus submandibularis und der Drüse (Reproduktion im Maßstab 1:1). A = Opazität; B = Sklerosierung; C = impaktierter Eckzahn.

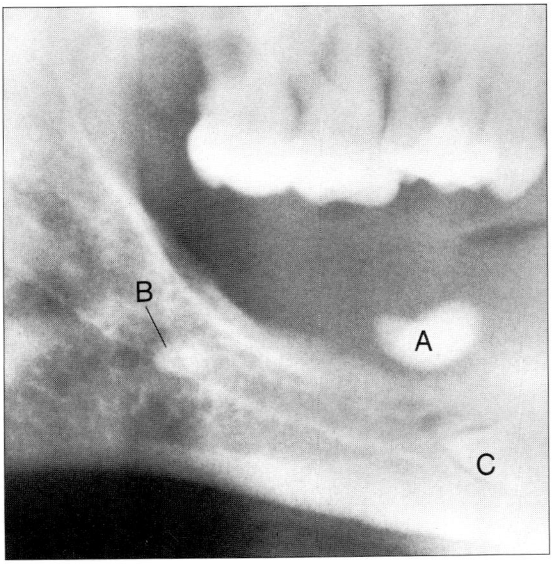

Abb. 17-2a Strukturen auf der Panorexaufnahme (Ausschnitt).

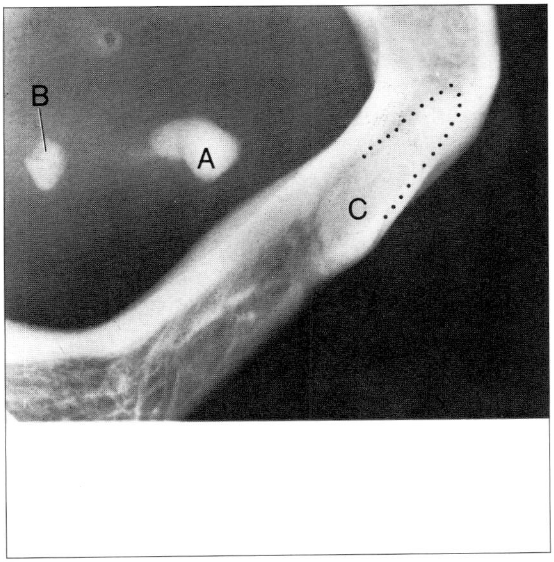

Abb. 17-2b Strukturen auf der Aufbißaufnahme.

turen auf einer einzigen Röntgenaufnahme. Beide Ansichten werden mit unterschiedlichen Projektionswinkeln aufgenommen und können zur Lagebestimmung von Strukturen herangezogen werden (*Turk* und *Katzenell,* 1970; *Chomenko,* 1975; *Matteson* und *Sanders,* 1976). Die folgende Beschreibung der Methode schließt schon früher vom Autor veröffentlichtes Material ein und wird mit Genehmigung der American Academy of Oral Medicine, Inc., neu abgedruckt (*Chomenko,* 1975).

Um Strukturen durch den Perspektivenvergleich lokalisieren zu können, muß der Röntgenologe die *Projektionsrichtung,* die *Bewegungsrichtung* und die *perspektivischen Effekte* kennen (Abb. 17-3).

1. *Auf der Panorexaufnahme* wird die rechte Seite von links und die linke Seite von rechts projiziert.
2. *Der Belichtungsumlauf* kann im oder gegen den Uhrzeigersinn erfolgen; wenn die rechte Seite zuerst abgelichtet wird, muß die Röntgenstrahlenquelle nach rechts schwenken, um die linke Seite abzulichten und umgekehrt. Beachten Sie bitte, daß die Richtung des Belichtungsumlaufs nur die Ablichtungsreihenfolge der rechten und linken Seiten beeinflußt. Da die Projektionsrichtung nicht betroffen ist, wird die Perspektive der Seiten nicht verändert.
3. *Die Lage der Strukturen* wird durch die Anwendung röntgenologischer Perspektivitätsregeln festgelegt. Vergleichen Sie beispielsweise die rechte und die linke Seite von Abb. 17-4 und beachten Sie dabei das Verhältnis der eingelagerten Metallteile zu den zentralen Oberkieferschneidezähnen. Lingual gelegene Strukturen (L) scheinen in die Gegenrichtung der Schwenkung gewandert zu sein; facial gelegene Strukturen (F) scheinen mit der Schwenkung mitgewandert zu sein. Strukturen (A und B), die auf derselben Ebene liegen, verändern ihre relative Position zueinander nicht.

SLOB-Regel

Anders als bei der perspektivischen Methode erfordert die Lokalisation von Strukturen mit Hilfe der SLOB-Regel (*S*ame on *L*ingual; *O*pposite on *B*uccal) kein vorheriges Wissen über die Strahlenbewegung (*Langlais* et al., 1979). Hierbei wird die Bewegung des Objekts von einer Seite des Films auf die andere mit der *Augenbewegung des Betrachters* verglichen. Betrachten Sie z. B. Abb. 17-4. Wenn die Struktur derselben Richtung folgt wie die Augenbewegung, von der rechten Filmseite zur linken und andersherum, so liegt sie lingual. Wenn sie sich jedoch der Augenbewegung entgegengesetzt von einer Filmseite zur anderen bewegt, liegt sie buccal.

Zusammenhänge zwischen Schärfe und Verzerrung

Die pantomographische Lokalisierung von Strukturen auf einer Einzelaufnahme basiert auf der Betrachtung von Strukturveränderungen bezüglich Schärfe und Verzerrung. Hierbei ist die facial-linguale Position der Strukturen folgendermaßen festgelegt: 1. *Innerhalb der Fokusrinne* sind die Strukturen hinten (lingual) und vorne (facial) entsprechend verlängert oder verkürzt. 2. *Außerhalb der Fokusrinne* ist die Bildverzerrung mit Verwischung gepaart, wobei die hinter der Rinne (lingual) gelegenen Strukturen stärker verzerrt und verwischt sind als die vor der Rinne (facial) liegenden Strukturen.

Literatur

1. *Chomenko, A. G.:* Structure localization with the Panorex. J Oral Med 30:29–31, 1975.
2. *Langlais, R. P., D. E. Langland* und *C. R. Morris:* Radiographic localization techniques. Dent Radiogr Photogr. 52:69–77, 1979.
3. *Matteson, S. R.,* und *S. S. Sanders:* Localization of objects in the anterior areas with a single Panorex radiograph. Oral Surg 42:847–850, 1976.
4. *Turk, M. H.,* und *J. Katzenell:* Panoramic localization. Oral Surg 29:212–215, 1970.

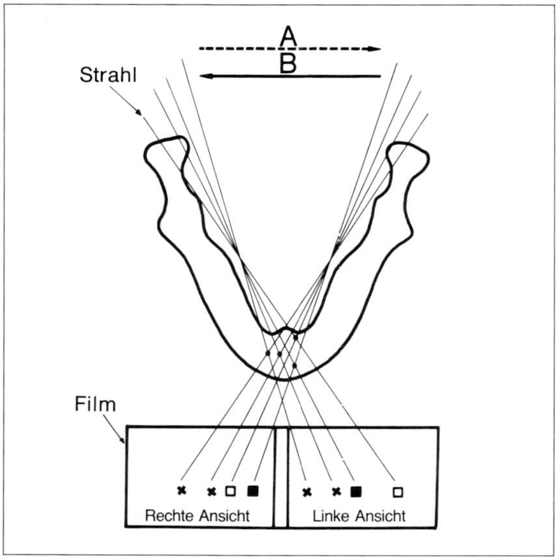

A Belichtungsumlauf im Uhrzeigersinn
B Belichtungsumlauf gegen den Uhrzeigersinn
● Position der Struktur
□ Lingual gelegene Struktur
■ Facial gelegene Struktur
x Strukturen auf einer Ebene

Abb. 17-3 Räumliche Zuordnung von Strukturen durch Perspektivenvergleich auf einem Panorexfilm. Die Zeichnung zeigt die Projektionsrichtung, die Tubusschwenkung und die scheinbare Wanderung der Strukturen auf der Aufnahme. Druck mit Genehmigung der American Academy of Oral Medicine (*Chomenko,* 1975).

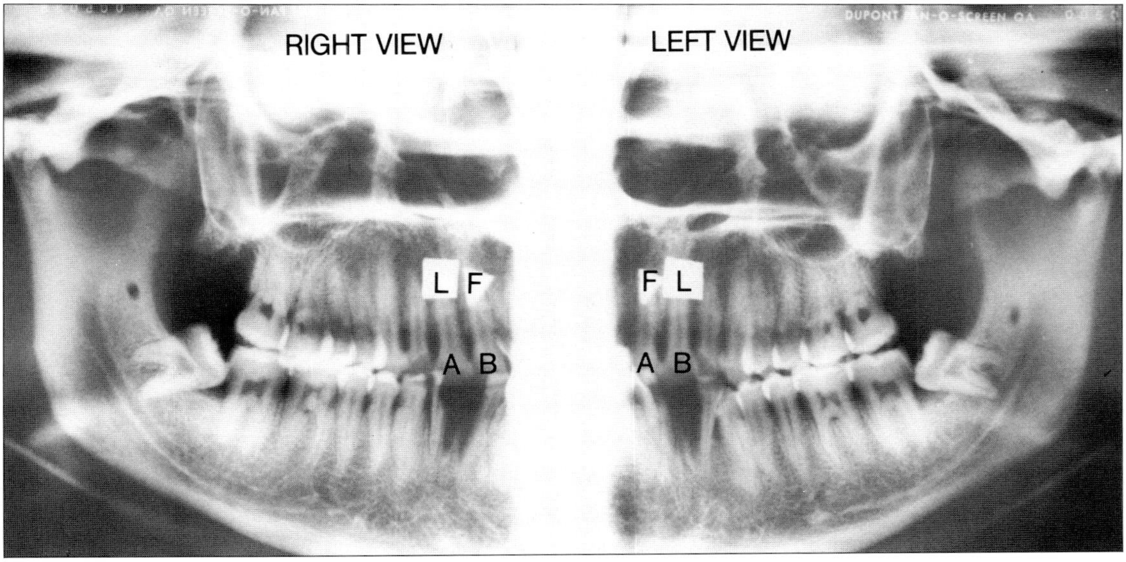

Abb. 17-4 Panorexaufnahme eines trockenen Schädels mit facial (F) und lingual (L) von den rechten (A) und linken (B) Oberkieferschneidezähnen angebrachten metallischen Objekten.

Kapitel 18

Übungen zur Lagebestimmung mit dem Pantomogramm

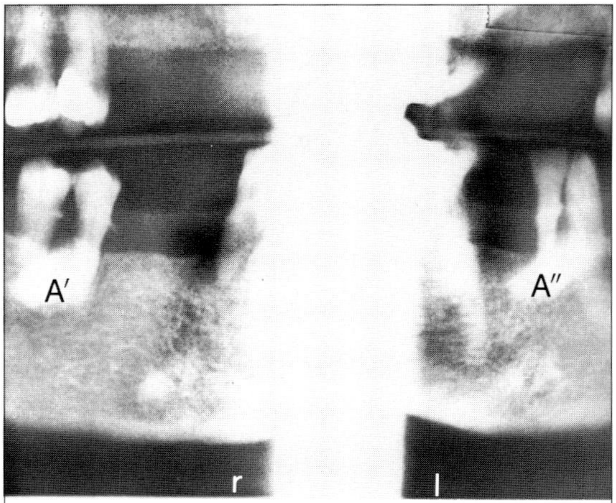

Abb. 18-1a Der Ausschnitt der Panorexaufnahme zeigt auf der rechten (r) und linken (l) Seite des Unterkiefers zwei rundliche Opazitäten (A′, A″), die auf Exostosen schließen lassen könnten.

Abb. 18-1a bis c Fall 1: Speichelstein im rechten Ductus submandibularis bei einer 40jährigen Patientin mit einer intermittierenden Schwellung im rechten Submandibularbereich vor und während des Essens.

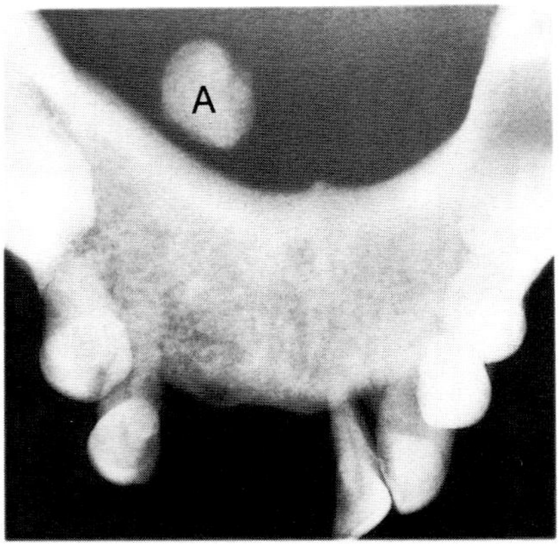

Abb. 18-1b Die Aufbißaufnahme zeigt eine einzelne Opazität (A) im Bereich des rechten Ductus submandibularis (Reproduktion im Maßstab 1:1).

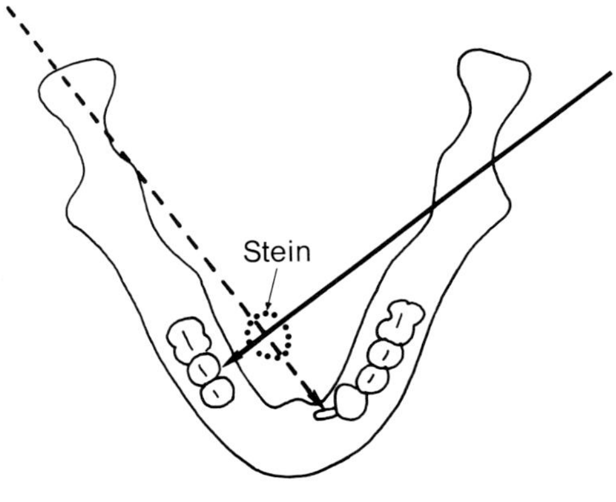

Abb. 18-1c Projektionsrichtung der rechten (durchgezogene Linie) und linken (gestrichelte Linie) Aufnahme des Steins und des Zahnbogens.

Anmerkung: Speichelsteine kommen am häufigsten im Ductus submandibularis und in der Speicheldrüse selbst vor. Im Pantomogramm sind solche Steine gewöhnlich mit dem Unterkiefer überlagert. Ohne Aufbißaufnahme oder positive klinische Befunde können sie leicht mit Exostosen verwechselt werden.

Abb. 18-2a bis c Fall 2: Verkalkter Gegenstand in der Nasenhöhle (Rhinolith), der bei der routinemäßigen Untersuchung eines beschwerdefreien Patienten festgestellt wurde.

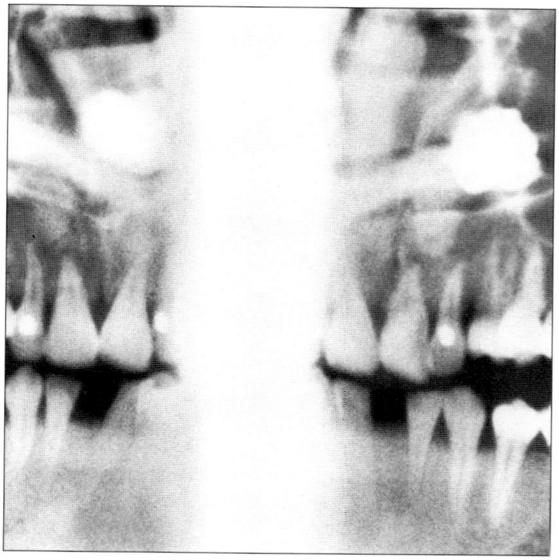

Abb. 18-2a Befund auf der Panorexaufnahme.

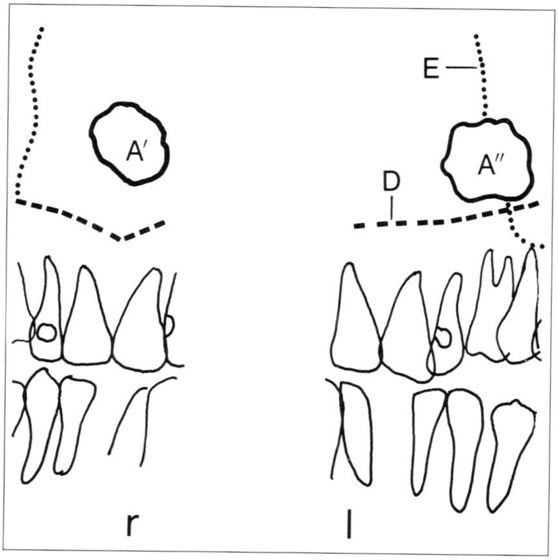

Abb. 18-2b Zeichnung der rechten (r) und linken (l) Aufnahme der Kiefer, die zwei ähnliche runde Opazitäten (A′, A″) in der vorderen und hinteren linken Oberkieferregion zeigt. Solche Befunde lassen einen einzelnen Fremdkörper vermuten, der aus zwei verschiedenen Richtungen projiziert wurde. Der Fremdkörper liegt dicht hinter der Fokusrinne, da die Opazität A″ schärfer als die Opazität A′ ist. D = Boden der Nasenhöhle; E = Wand der Kieferhöhle. Die Lagebestimmung nach der SLOB-Regel oder nach dem Perspektivenvergleich zeigt den Fremdkörper lingual vom Zahnbogen in der linken Nasenhöhle.

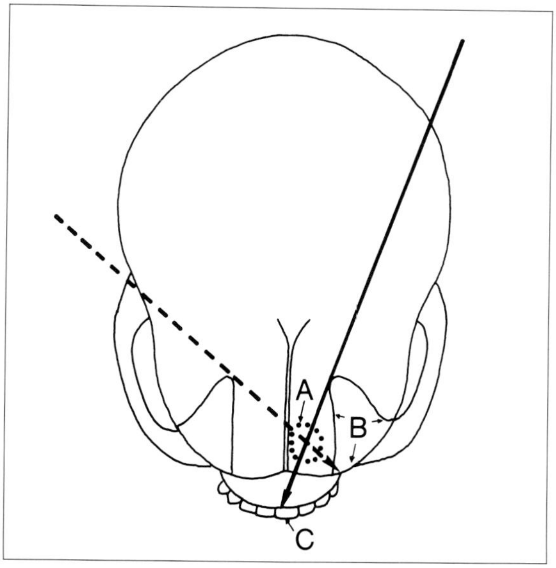

Abb. 18-2c Projektionsrichtung der rechten (durchgezogene Linie) und linken (gestrichelte Linie) Aufnahme des Fremdkörpers (A), der Kieferhöhle (B) und des linken zentralen Schneidezahnes (C). Skizze des Schädels, von oben gesehen.

Abb. 18-3a und b Fall 3: Umgedrehter Mesiodens mit der Krone in der Nasenhöhle; (a) Panorexaufnahme, (b) Zahnfilm.

Abb. 18-3a Die Panorexaufnahme zeigt die rechte (r) und linke (l) Ansicht des Mesiodens (o). Die Lagebestimmung nach der SLOB-Regel oder nach dem Perspektivenvergleich zeigt den Mesiodens palatinal von den bleibenden zentralen Schneidezähnen (•).

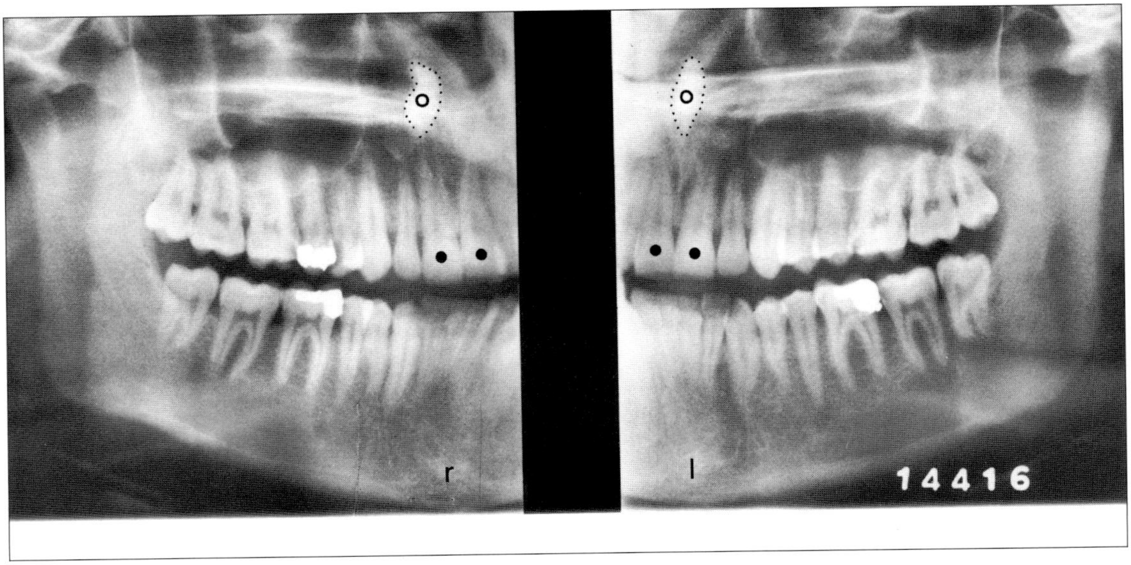

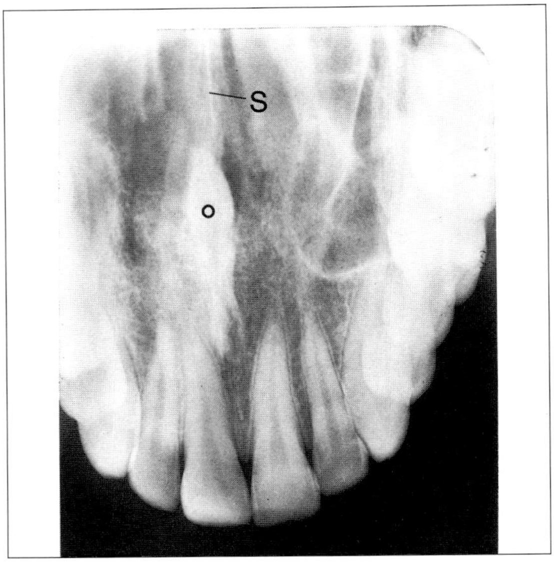

Abb. 18-3b Die Aufbißaufnahme zeigt den Mesiodens (o) etwas rechts vom Nasenseptum (S) (Reproduktion im Maßstab 1:1).

Anmerkung: Klinisch war eine spitze Vorwölbung auf dem Boden des rechten Nasenganges zu erkennen, die die Krone des Zahnes, mit Nasenschleimhaut bedeckt, darstellte.

Abb. 18-4a bis c Fall 4: Speichelstein in der rechten Glandula submandibularis bei einer 30jährigen Patientin mit Schmerzen und Schwellungen im Bereich der Speicheldrüse. Die Pantomogrammausschnitte zeigen eine kleine, runde Opazität (Pfeil). Beachten Sie auf beiden Aufnahmen die Beziehung der Opazität zu den Molaren des Unterkiefers (A, B). Die Lagebestimmung nach der SLOB-Regel oder dem Perspektivenvergleich zeigt die Opazität lingual von beiden Molaren (Reproduktion 1:1).

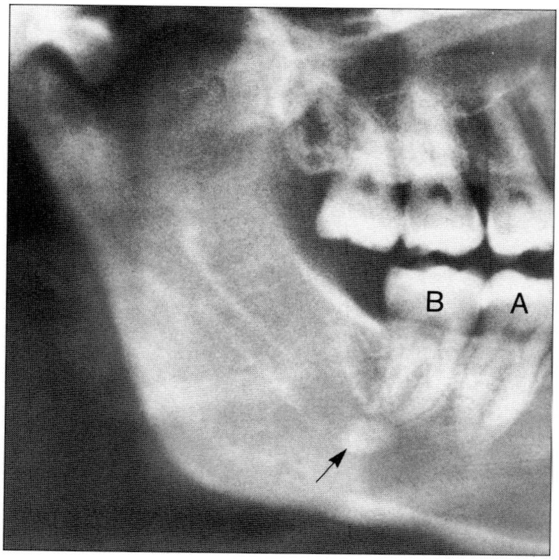

Abb. 18-4a Unterkiefer in Standardposition.

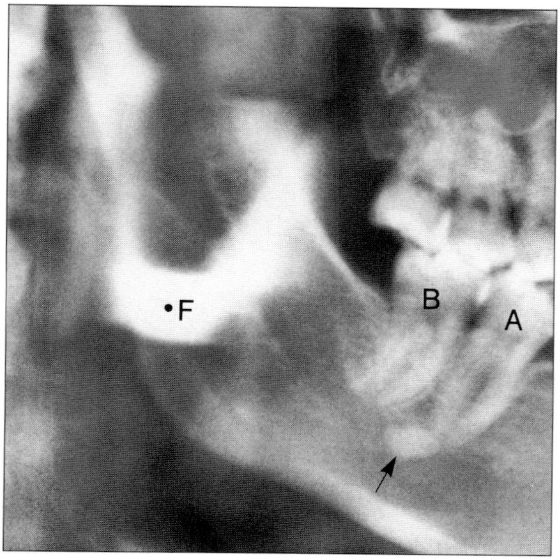

Abb. 18-4b Position mit vorgerücktem Unterkiefer. Sekundärschatten des linken Ohrringes.

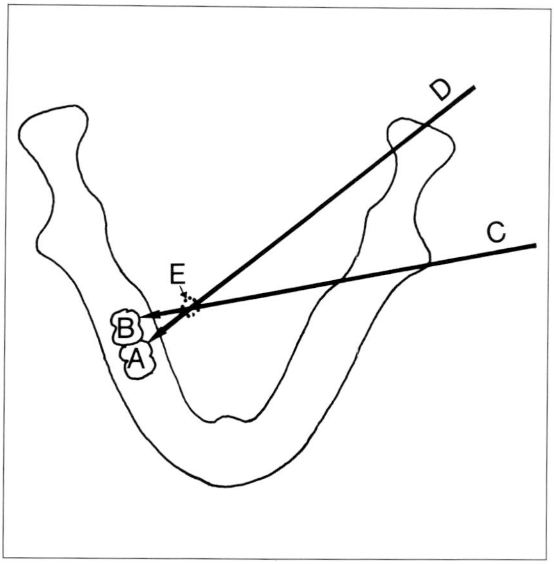

Abb. 18-4c Projektionsrichtung für Standardunterkieferposition (C) und vorgerückte Unterkieferposition (D). Beachten Sie, daß sich die Beziehung der Opazität (E) zu den Unterkiefermolaren (A, B) mit der Projektion ändert.

Abb. 18-5a und b Fall 5: Knochenfragmente in der Regio submandibularis nach einer Symphysenfraktur durch eine Pistolenkugel (acht Monate nach der Verletzung).

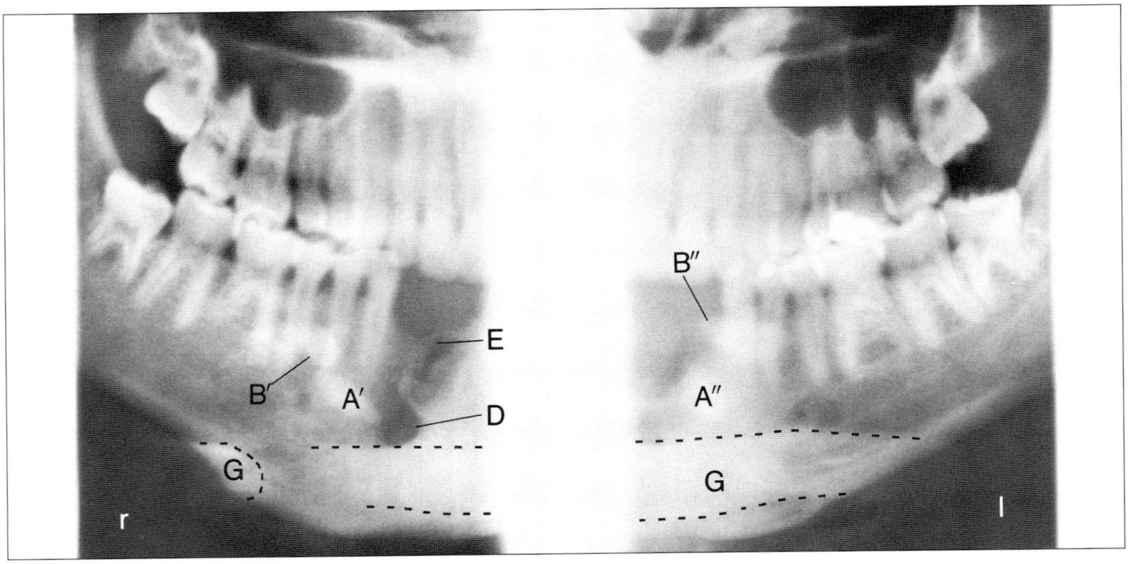

Abb. 18-5a Der Ausschnitt der Panorexaufnahme zeigt die rechte (r) und linke (l) Ansicht der Kiefer und Knochenfragmente (A, B), die Heilung der Fraktur (D) und den verbliebenen Defekt (E) im Alveolarfortsatz. Die Lagebestimmung nach der SLOB-Regel oder dem Perspektivenvergleich zeigt die Fragmente lingual vom Unterkieferbogen.
Anmerkung: Die Vorverlagerung des Unterkiefers verursacht die Überlagerung des Zungenbeins (G) mit dem Unterkieferkörper. – Eine Knochenneubildung im Unterkiefer wird vorgetäuscht (Abb. 18-5a).

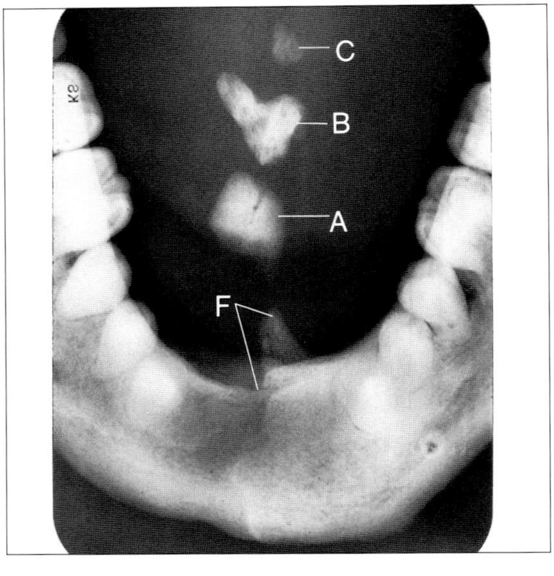

Abb. 18-5b Die Aufbißaufnahme zeigt drei Knochenfragmente (A, B, C) in der Medianebene. Beachten Sie den unvollständigen Umbau der Spina mentalis (F) (Reproduktion im Maßstab 1:1).

Abb. 18-6a und b Fall 6: Zusammengesetztes Odontom bei einer achtjährigen Patientin (*Chomenko,* 1975).

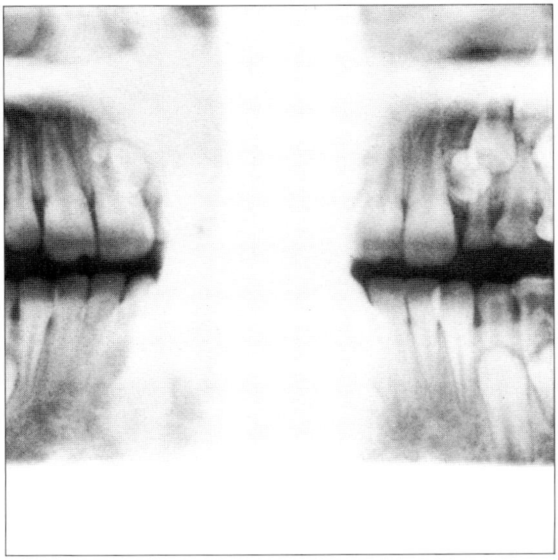

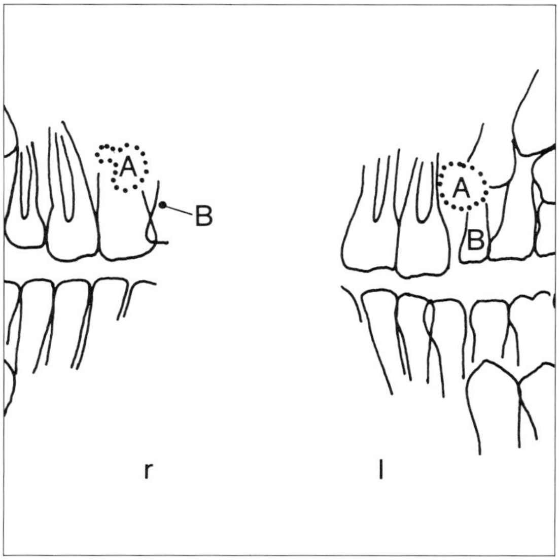

Abb. 18-6a Befund auf der Panorexaufnahme.

Abb. 18-6b Die Skizze zeigt die rechte (r) und linke (l) Ansicht der Kiefer. Die Lagebestimmung nach der SLOB-Regel oder dem Perspektivenvergleich zeigt die Veränderung (A) palatinal von den Schneidezähnen der ersten Dentition.

Abb. 18-7a und b Fall 7: Ein impaktierter, linker zentraler Schneidezahn (A), verbunden mit einem verbreiterten follikulären Spalt (B), der ein gemischtes Odontom (C) enthält. Die Lagebestimmung durch Schärfe- und Verzerrungsvergleich zeigt, daß der Zahn palatinal vom Zahnbogen (durch Verzeichnung fast nicht erkennbar) und das komplexe Odontom innerhalb des Zahnbogens (deutlich erkennbar) liegt.

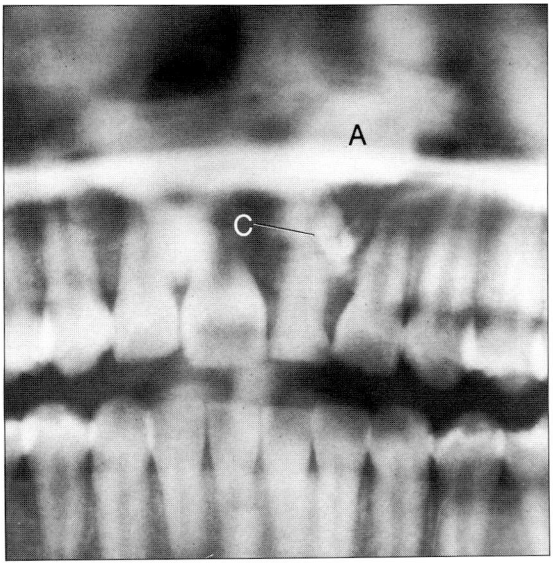

Abb. 18-7a Befund auf dem Ausschnitt einer Panellipseaufnahme (Reproduktion im Maßstab 1:1).

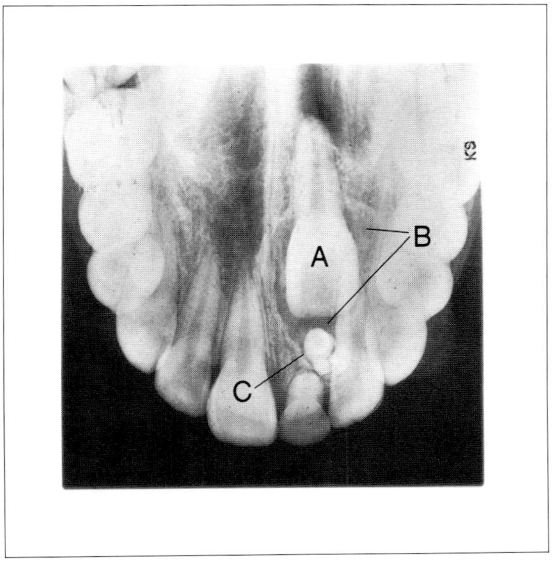

Abb. 18-7b Befund auf der Aufbißaufnahme (Reproduktion im Maßstab 1:1).

Abb. 18-8a bis c Fall 8: Mesiodens und impaktierter linker zentraler Schneidezahn (atypisch) bei einem beschwerdefreien 30jährigen Patienten.

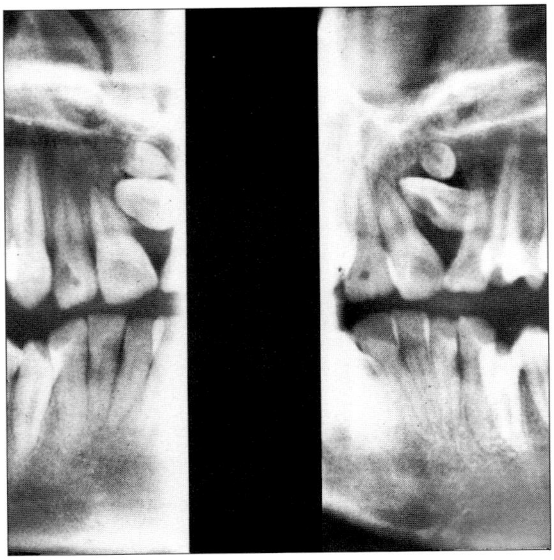

Abb. 18-8a Befund auf dem Ausschnitt der Panorexaufnahme.

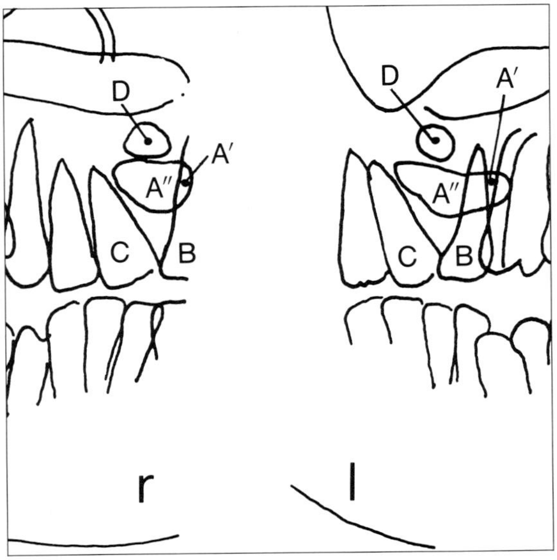

Abb. 18-8b Skizze der rechten (r) und linken (l) Kieferansicht. Die Lagebestimmung nach der SLOB-Regel oder dem Perspektivenvergleich zeigt die Wurzel (A') des rechten Schneidezahnes palatinal von der Krone (A''). Die Krone liegt in derselben Ebene wie der linke seitliche (B) und der rechte zentrale (C) Schneidezahn sowie der Mesiodens (D).

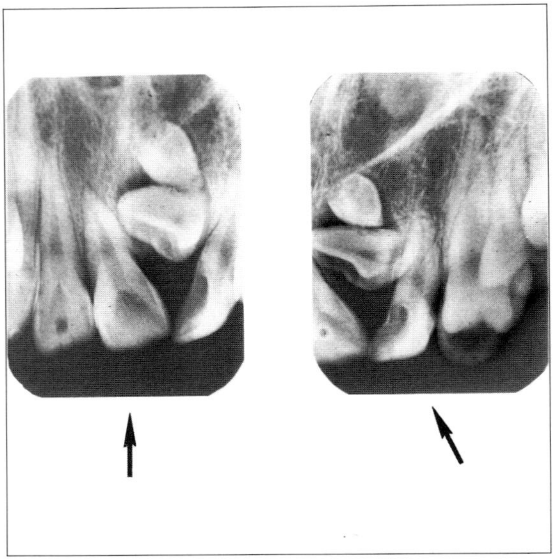

Abb. 18-8c Zahnfilme (von fazial). Zwischen den Aufnahmen wurde der Röntgentubus verschoben (Pfeile) (Reproduktion im Maßstab 1:1).

Anmerkung: Wenn man die Perspektive bei intraoralen Aufnahmen vergleicht, ist zu berücksichtigen, daß die fazialen Strukturen näher an der Strahlenquelle liegen als die lingualen (die Situation ist beim Pantomogramm umgekehrt). Demnach scheinen sich die lingualen Strukturen in Verschiebungsrichtung zu bewegen, während sich die fazialen Strukturen in entgegengesetzter Richtung bewegen (*Richards,* 1980).

Abb. 18-9a bis c Fall 9: Ein impaktierter rechter Eckzahn im Unterkiefer in Verbindung mit einer odontogenen Zyste bei einer beschwerdefreien 34jährigen Patientin.

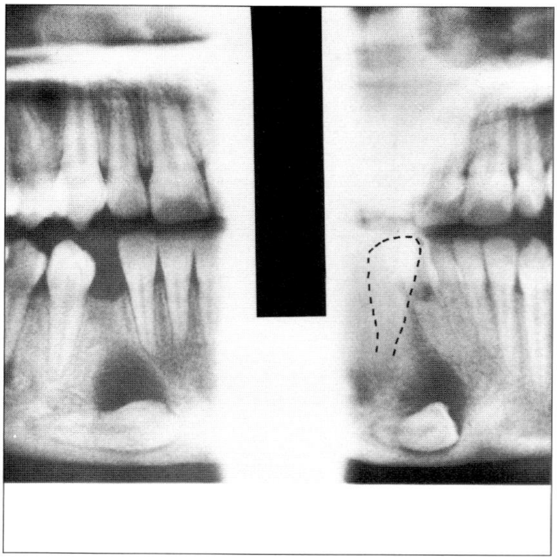

Abb. 18-9a Befund auf dem Panorexfilmausschnitt.

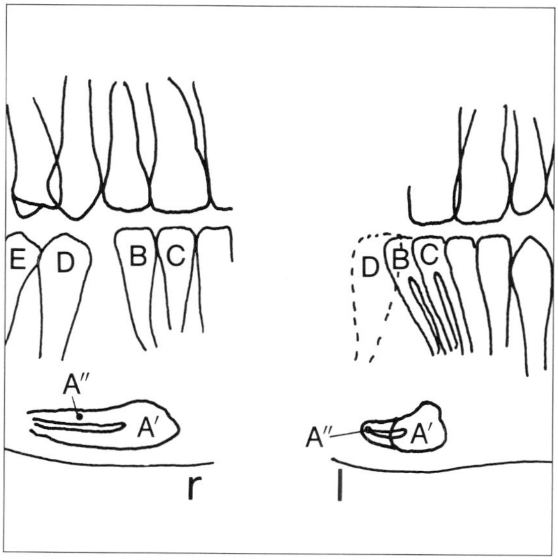

Abb. 18-9b Skizze der rechten (r) und linken (l) Kieferansicht. Die Lagebestimmung nach der SLOB-Regel oder dem Perspektivenvergleich zeigt, daß der impaktierte Eckzahn mit der Krone (A′) fazial von den Wurzelspitzen der Schneidezähne (B, C) und mit der Wurzel (A″) lingual von den Wurzelspitzen der Prämolaren (D, E) liegt.

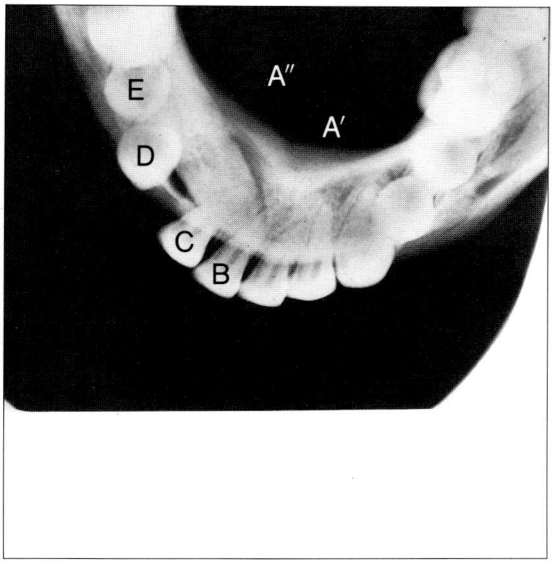

Abb. 18-9c Die Aufbißaufnahme zeigt die schräge Impaktierung des Eckzahnes, wobei die Krone fazial und die Wurzel lingual vom Zahnbogen liegt (Reproduktion im Maßstab 1:1).

Abb. 18-10a bis c Fall 10: Nasopalatinale Zyste (Canalis incisivus) bei einem 24jährigen Patienten mit rezidivierenden Schmerzen, Schwellung und Sekretion im Bereich der Papilla incisiva.

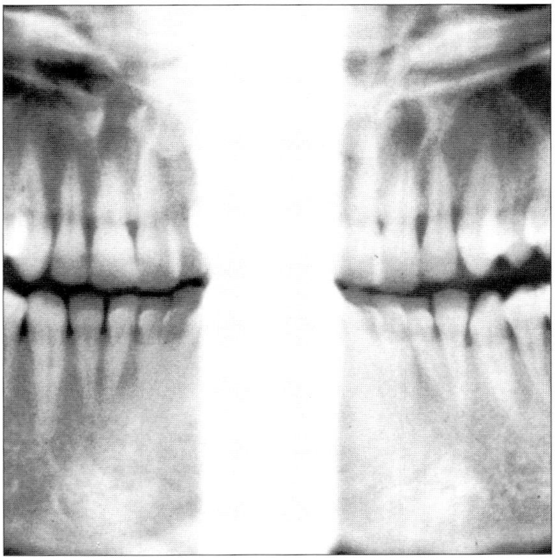

Abb. 18-10a Befund auf der Panorexaufnahme.

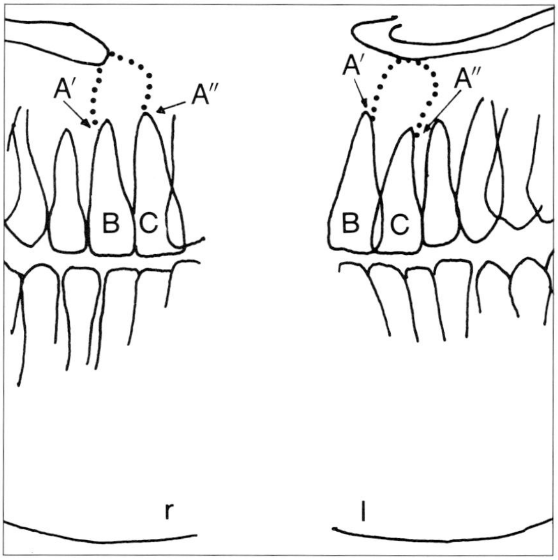

Abb. 18-10b Skizze der rechten (r) und linken (l) Kieferansicht. Beachten Sie die Beziehung der Zystenbegrenzung (A′, A″) zum rechten (B) und linken (C) zentralen Schneidezahn im Oberkiefer. Die Lagebestimmung nach der SLOB-Regel oder dem Perspektivenvergleich zeigt die Zyste palatinal von den zentralen Schneidezähnen.

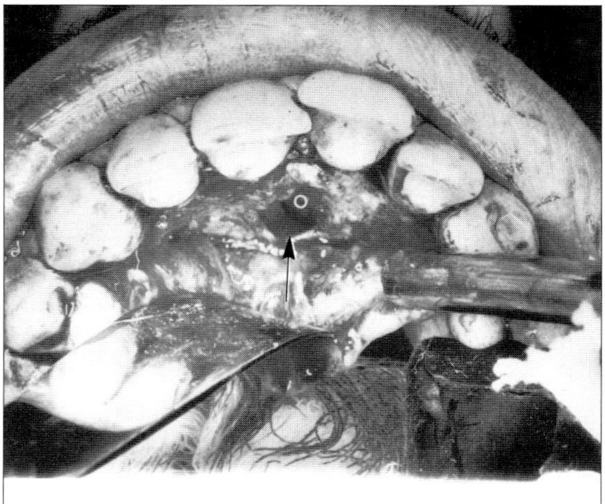

Abb. 18-10c Knöcherner Defekt (Pfeil) nach der Zystektomie. Bemerkenswert ist die Verlagerung des Gefäß-Nerven-Bündels (o) nach fazial.

Abb. 18-11a bis c Fall 11: Während der Extraktion in die Kieferhöhle luxierter linker oberer Weisheitszahn.

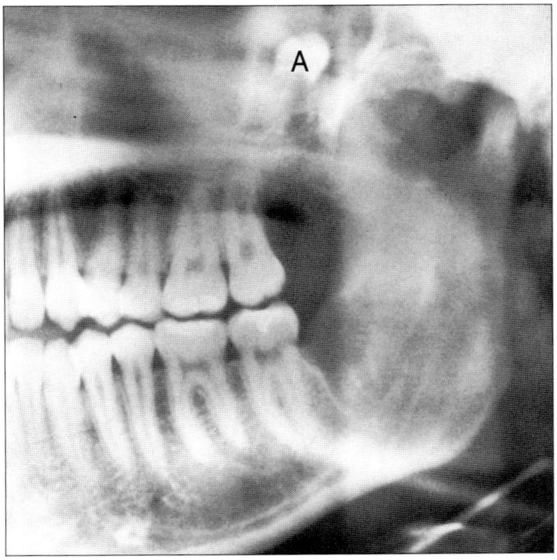

Abb. 18-11a Der Ausschnitt aus dem Pantomogramm zeigt den Zahn (A) im hinteren Bereich der linken Kieferhöhle.

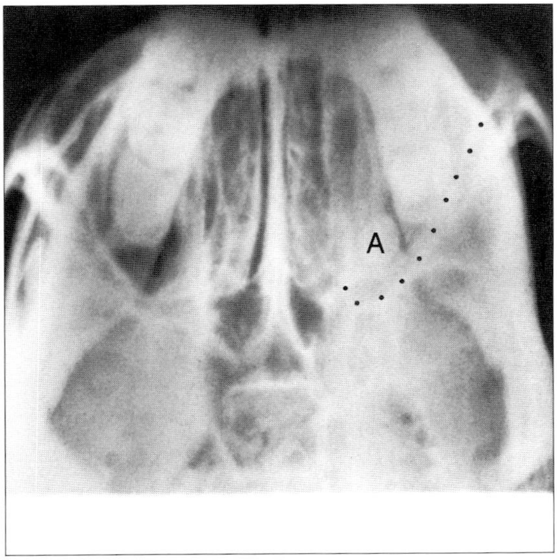

Abb. 18-11b Der Ausschnitt aus der Schädelbasisaufnahme zeigt den Zahn (A) in der Kieferhöhle. Beachten Sie, daß der Zahn vor der hinteren Kieferhöhlenwand (gepunktete Linie) liegt.

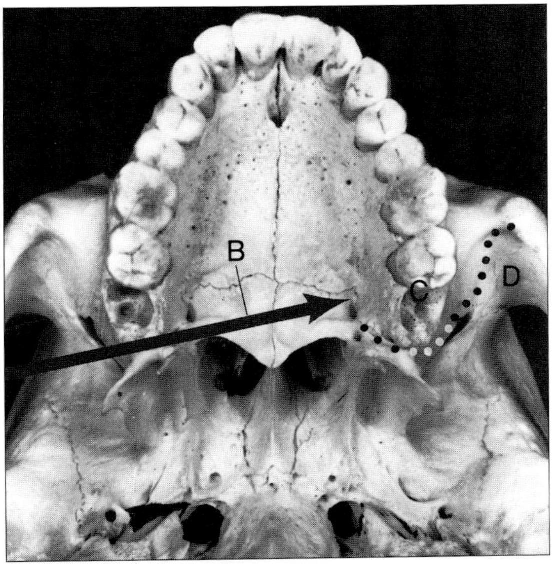

Abb. 18-11c Der Blick auf die Schädelbasis zeigt die Projektionsrichtung des Pantomogramms (B). Während das Pantomogramm die Fossa infratemporalis (D) und die Kieferhöhle (C) überlagert dargestellt, sind sie auf der Schädelbasisaufnahme getrennt zu erkennen. Hier können Objekte vor und hinter der posterioren Kieferhöhlenwand (gepunktete Linie) bzw. in der Kieferhöhle (C) und in der Fossa infratemporalis lokalisiert werden.

Literatur

Richards, A. G.: The buccal object rule. Dent Radiogr Photogr 53:37–56, 1980.

Teil 6 Korrektur von Fehlern in der Pantomographie

Kapitel 19

Vorbereitung und Positionierung des Patienten

Die meisten fehlerhaften Pantomogramme sind eine Folge mangelnder Sorgfalt bei der Vorbereitung und Positionierung des Patienten.

Vorbereitung

Persönliche Gegenstände des Patienten im Feld des Röntgenstrahls können Schatten verursachen, die den Blick auf entscheidende Kieferstrukturen verdecken. Sie können außerdem irreführende Schatten verursachen, die leicht für Anomalien der Kiefer gehalten werden können. Die folgende Eingruppierung der verschiedenen persönlichen Gegenstände des Patienten erleichtert die Interpretation der Aufnahme. Beachten Sie bitte bei Abb. 19-1a und b, daß die Beziehung von anatomischen Regionen zu entsprechenden Bildabschnitten den Röntgenologen in die Lage versetzt, die verschiedenen Objekte vorauszuahnen, die in den einzelnen Bildabschnitten auftreten können.

1. *Objekte in der medialen Region* (z. B. Halskette, Kette des Patientenumhanges (Serviette), Prothesen, Reißverschlüsse, Bleischürze, Nasenring) sind in der Nähe des vertikalen Zentrums des Films zu erkennen (A). Außerdem erscheinen Gegenstände aus dem mittleren Drittel der Region (1*) auf beiden Seiten der Filmmitte (B′ und B″), und Gegenstände aus dem hinteren Drittel der Region (1**) sind entfernt von der Filmmitte (C′ und C″) zu sehen.
2. *Objekte in der paramedialen Region* (z. B. Augenprothese, Brille) erscheinen auf beiden Seiten des Films. Linke und rechte Gegenstände bilden auf beiden Seiten der Bildmitte (B′ und B″) eine Schattenanordnung.
3. *Objekte in der lateralen Region* (z. B. Ohrringe, Hörgeräte, Haarschmuck wie Perlen, Haarklemmen oder Kämme) erscheinen auf beiden Seiten des Films von der Filmmitte entfernt (C′ und C″). Linke und rechte Gegenstände ergeben auf beiden Seiten des Films eine Schattenanordnung. Hier bilden Objekte hinter dem Ramus mandibulae einen umgekehrten Sekundärschatten auf der gegenüberliegenden Seite des Films, wenn der Gegenstand hinter dem Rotationszentrum des Röntgenstrahls liegt.

Positionierung

Wenn die Kiefer nicht in die Standardposition gebracht werden, führt dies zu einer großen Vielfalt von Unregelmäßigkeiten im Kieferbereich. Die normale pantomographische Darstellung der Kiefer gibt Anhaltspunkte für die Erkennung und Korrektur solcher Einstellungsfehler, wie in Teil 2 des Atlas dargestellt wurde.

Unregelmäßigkeiten können ebenso durch Bewegungen des Patienten während der Aufnahme verursacht sein. Bewegungen haben plötzliche Veränderungen in der Kontinuität und Dichte der Kiefer auf dem Film zur Folge, wovon beide Kiefer wie von einem vertikalen Schnitt betroffen sind.

Schließlich ergibt eine fehlerhafte Rücken- und Nackenhaltung oft einen ausgeprägten Sekundärschatten der Wirbelsäule, der den Verlust von Bilddetails in der vorderen Kieferpartie bewirken kann. Die Sekundärschatten der Wirbelsäule werden reduziert, wenn der Rücken des Patienten gewölbt und der Nacken aufgerichtet ist (*Gratt* et al., 1979).

Die häufigsten Fehler in der Pantomographie, die auf unzureichende Vorbereitung und Positionierung des Patienten zurückzuführen sind, sind in den Abbildungen 19-2 bis 19-6 dargestellt.

Abb. 19-1a und b Beziehung zwischen anatomischen Regionen und Bildabschnitten.

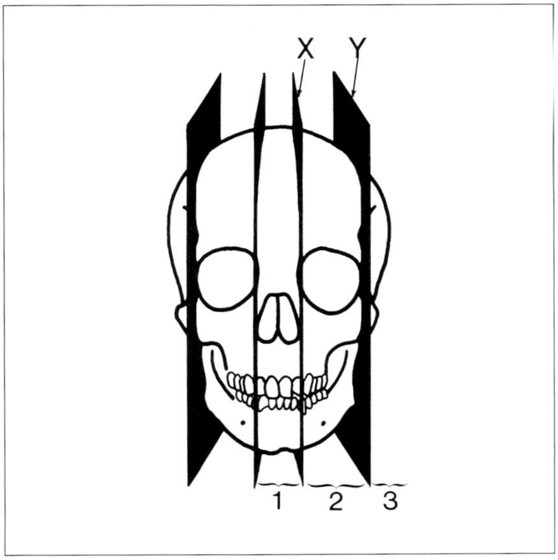

Abb. 19-1a Anatomische Regionen des Halses, Kopfes und Gesichtes in der Frontalansicht. Die mittleren Sagittalebenen (X) an den medialen Orbitarändern markieren die mediale Region (1). Die seitlichen Sagittalebenen (Y) an den seitlichen Orbitarändern teilen das übrige Gebiet in die paramedialen Regionen (2) zwischen den medialen und seitlichen Sagittalebenen und in die äußeren lateralen Regionen (3).

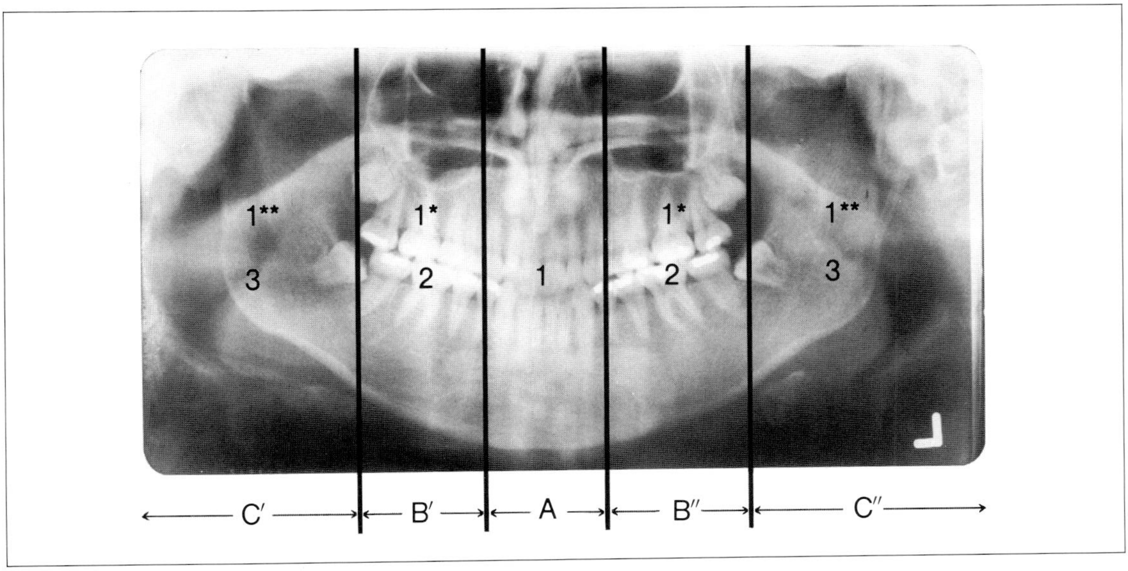

Abb. 19-1b Die entsprechenden Bildabschnitte (A, B, C) der anatomischen Regionen (1, 2, 3) sind auf dem Pantomogramm eingezeichnet und im Text erläutert.

Abb. 19-2a und b Persönliche Gegenstände des Patienten, die auf dem Orthopantomogramm in der *medialen* Region zu erkennen sind.

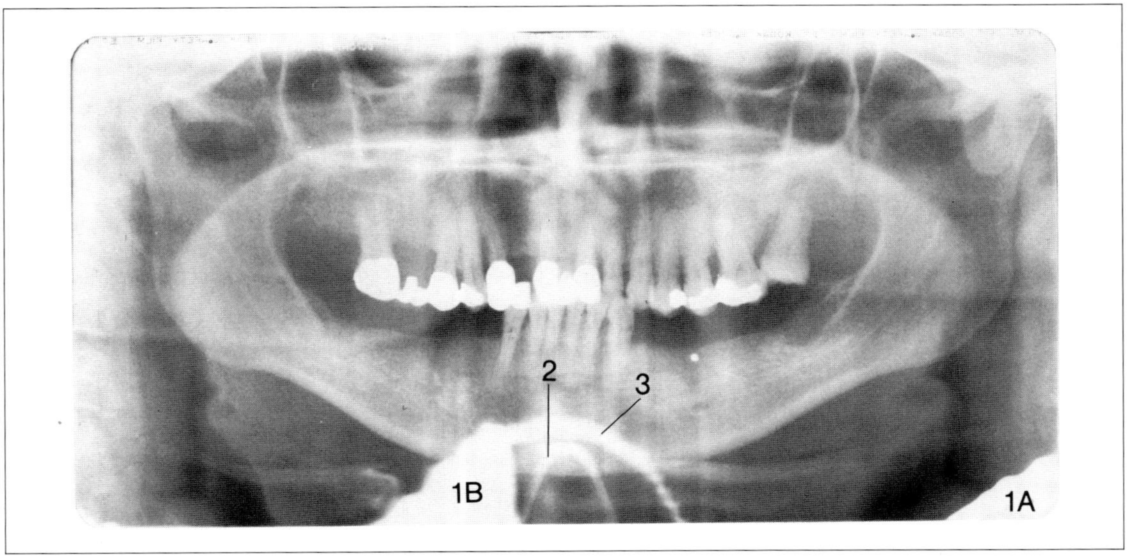

Abb. 19-2a Das Orthopantomogramm zeigt den Primär- (1A) und Sekundärschatten (1B) der Bleischürze, den Schatten einer Halskette (2) und eines Reißverschlusses am Kragen (3).

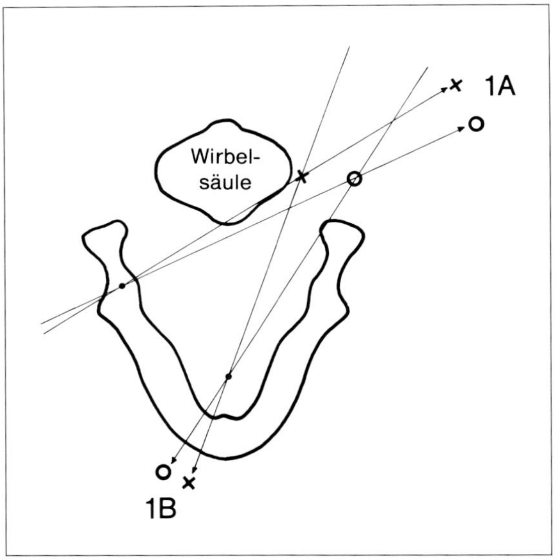

Abb. 19-2b Projektion der Bleischürze, die auf der linken Halsseite des Patienten liegt, mit medialem Rand (x) im Nacken und lateralem Rand (o) auf der Schulter. Beachten Sie, daß der Sekundärschatten (1B) umgekehrt ist und auf der gegenüberliegenden Seite der vorderen Kieferpartien liegt (vergleiche Abb. 19-2a).

Anmerkung: Wenn die Bleischürze im Nacken des Patienten liegt oder sich auf den Schultern des Patienten staucht, können die vorderen Kieferpartien teilweise vom Sekundärschatten der Schürze verdeckt sein. Da die rechte Kieferhälfte von der linken Seite und die linke Kieferhälfte von der rechten Seite projiziert werden, kommen die Sekundärschatten der Bleischürze auf den linken Kieferpartien von der rechten Seite des Patienten und umgekehrt (*Chomenko,* 1977).

Abb. 19-3a und b Zwei Aufnahmen mit Gegenständen des Patienten, die in der *paramedialen* Region zu erkennen sind.

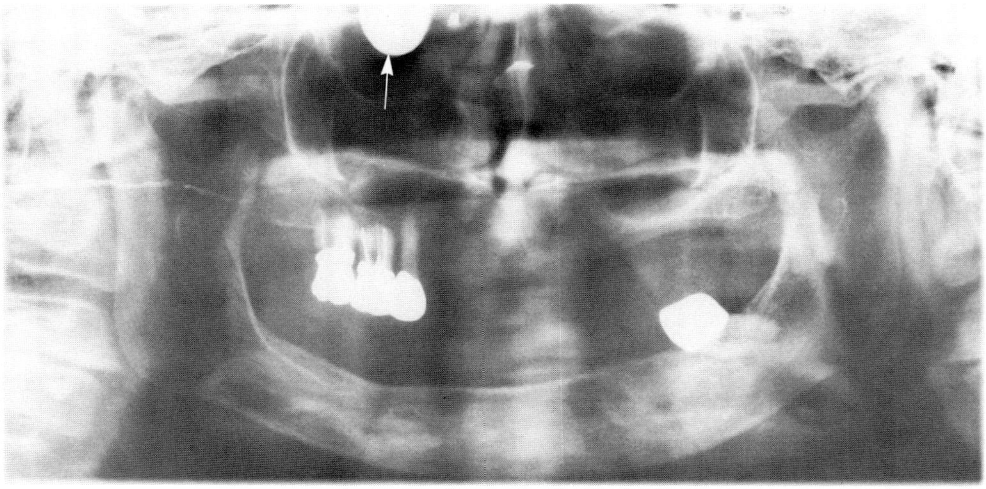

Abb. 19-3a Das Orthopantomogramm zeigt eine Augenprothese (Pfeil).

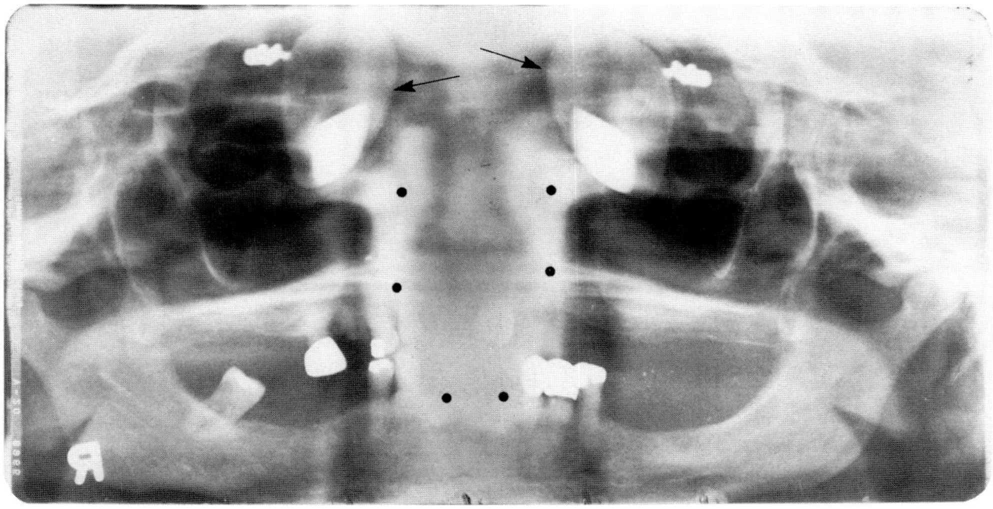

Abb. 19-3b Das Orthopantomogramm zeigt eine Brille (Pfeil).

Anmerkung: In Abbildung 19-3b führte die eingestellte Position mit angehobenem Kinn zur Projektion des Os occipitale (●), das anatomische Details der vorderen Kieferpartien verdeckt.

Abb. 19-4a bis c Drei Aufnahmen mit Gegenständen des Patienten in der *lateralen* Region.

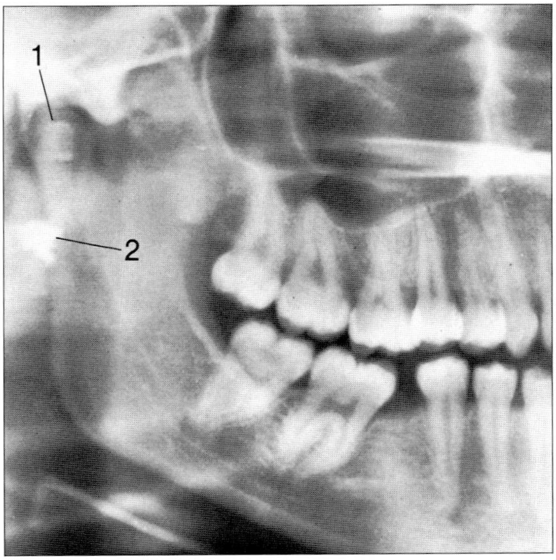

Abb. 19-4a Der Ausschnitt aus der Panorexaufnahme zeigt einen Haarclip (1), der den Kondylus überlagert, und einen Ohrring (2).

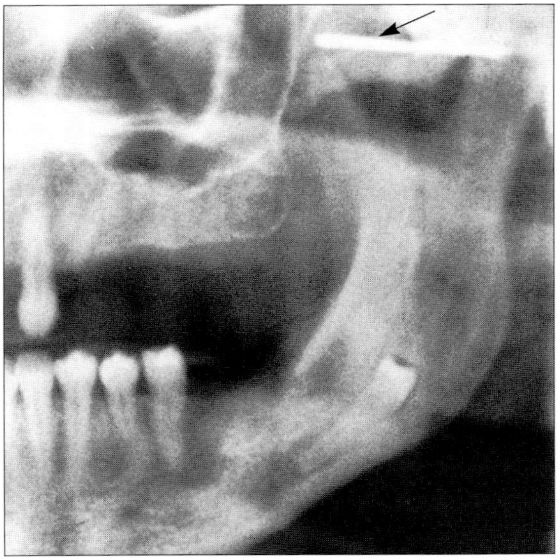

Abb. 19-4b Ausschnitt aus einer Panorexaufnahme mit einer Haarnadel (Pfeil).

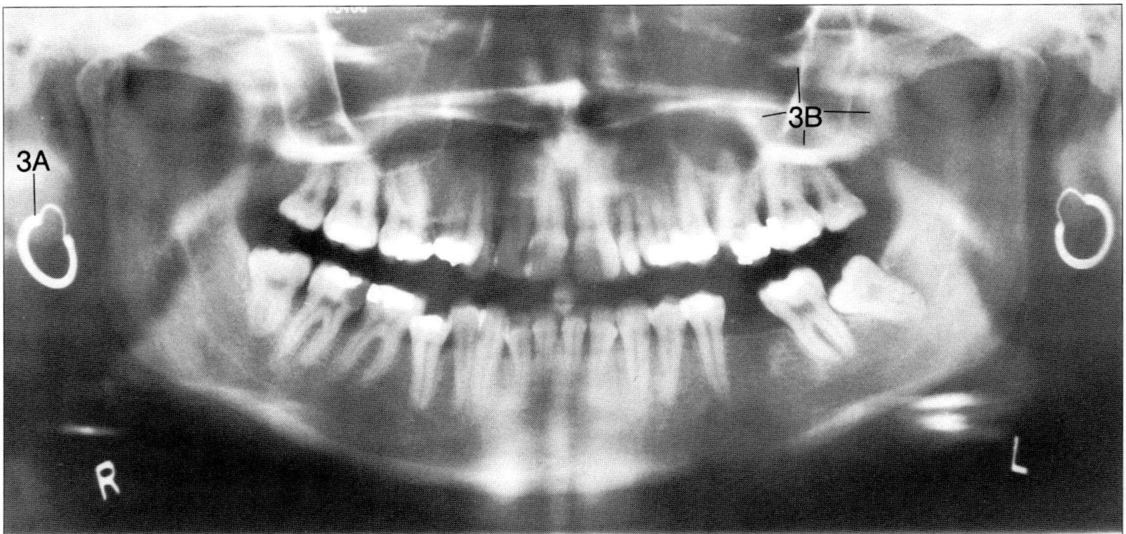

Abb. 19-4c Das Orthopantomogramm zeigt die Primär- (3A) und Sekundärschatten (3B) von Ohrringen. (Der rechte Ohrring ist gekennzeichnet.)

Anmerkung: Sekundärschatten von Ohrringen können bei flüchtiger Betrachtung der Aufnahme eine zystische Veränderung des Oberkiefers vortäuschen (*Mars,* 1974).

Abb. 19-5a bis c Ausgeprägte Wirbelsäulenschatten als Folge von fehlerhafter Ausrichtung der Rücken- und Halswirbelsäule.

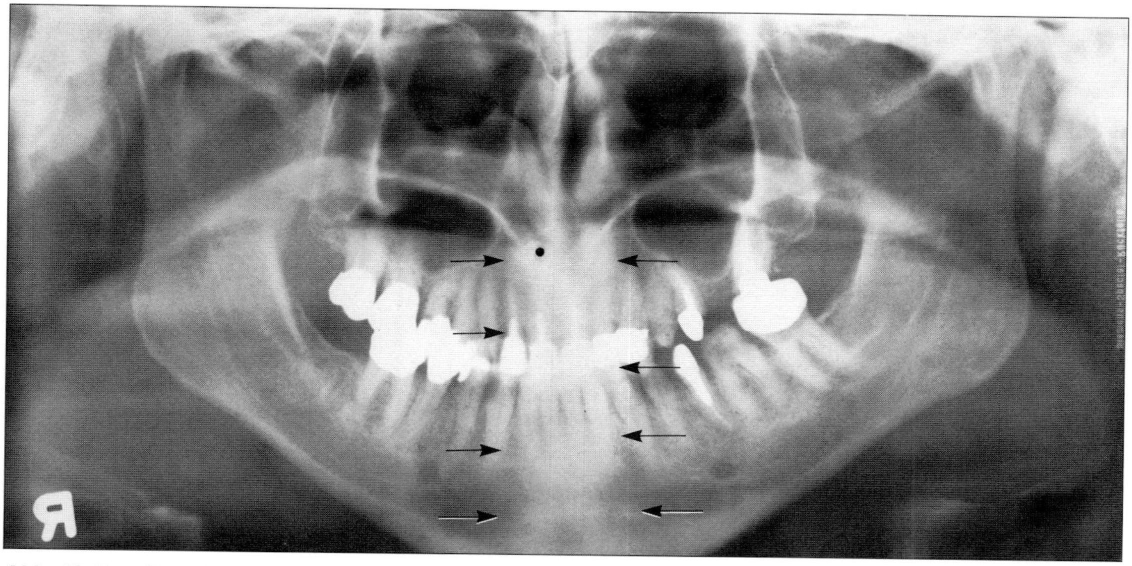

Abb. 19-5a Das Orthopantomogramm zeigt einen auffallenden Sekundärschatten der Halswirbelsäule (Pfeile), der Details in der vorderen Kieferregion undeutlich erscheinen läßt und einen Mesiodens (●) verdeckt.

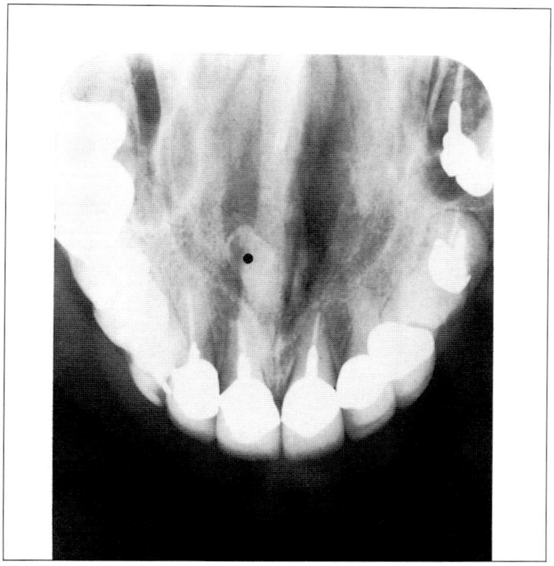

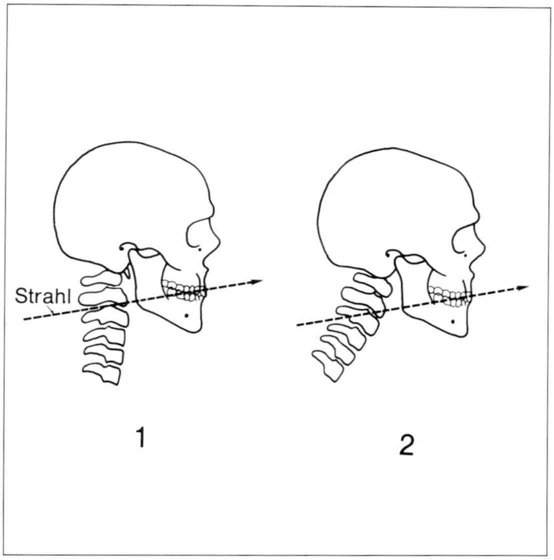

Abb. 19-5b Die Aufbißaufnahme desselben Patienten zeigt den Mesiodens (●) wesentlich deutlicher (Reproduktion im Maßstab 1:1).

Abb. 19-5c Die Skizze zeigt die richtige Position des Patienten (1) mit geradem Rücken und senkrechter Halswirbelsäule sowie eine falsche Position (2) mit gekrümmtem Rücken und vorgestrecktem Hals. Die falsche Positionierung des Patienten bewirkt eine schräge Projektion der Wirbelsäule und damit einen Anstieg der Opazität des sekundären Wirbelsäulenschattens (basierend auf der Arbeit von *Gratt* et al., 1979).

Abb. 19-6a bis d Zwei Fälle von Verzerrungen, die als vertikale Bänder über die Bilder verlaufen und durch eine Bewegung des Patienten verursacht wurden (Reproduktion aller Abbildungen im Maßstab 1:1).

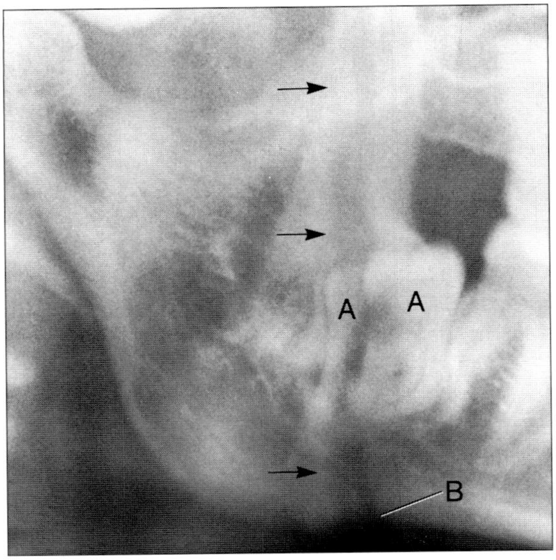

Abb. 19-6a Fall 1: Der Ausschnitt aus dem Pantomogramm zeigt eine Verzerrung (Pfeile), die ein doppeltes Bild des dritten Molaren (A) und eine Kontinuitätsunterbrechung der Unterkieferkortikalis (B) zur Folge hat.

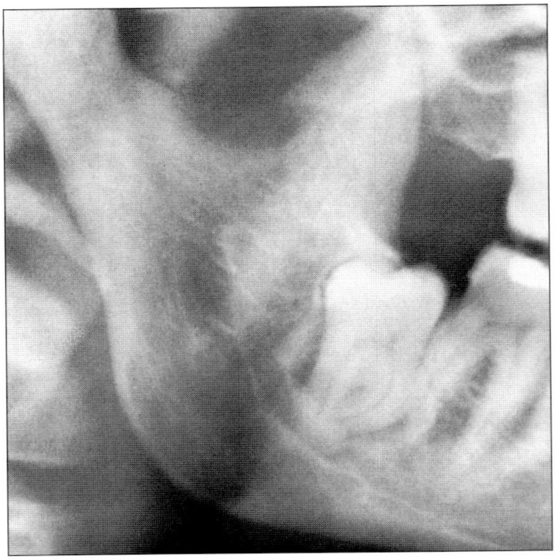

Abb. 19-6b Dasselbe Gebiet auf einem Pantomogramm, bei dessen Aufnahme sich der Patient nicht bewegte.

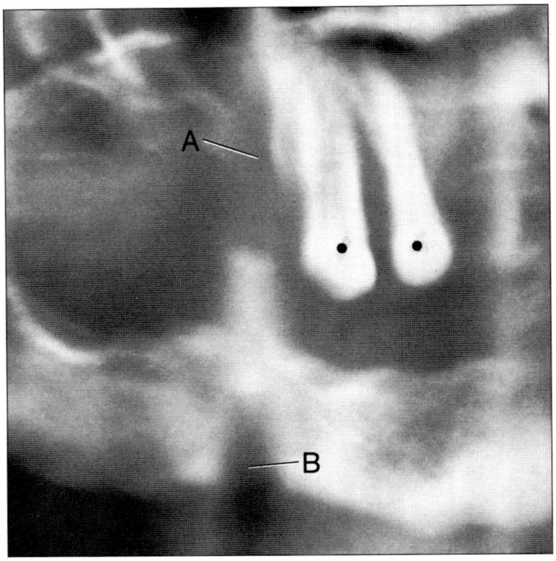

Abb. 19-6c Fall 2: Die auf dem Pantomogrammausschnitt gezeigte Unregelmäßigkeit läßt zwei Oberkieferzähne (●) sowie eine Kontinuitätsunterbrechung des Oberkieferalveolarfortsatzes (A) und des Unterkieferkörpers (B) erkennen.

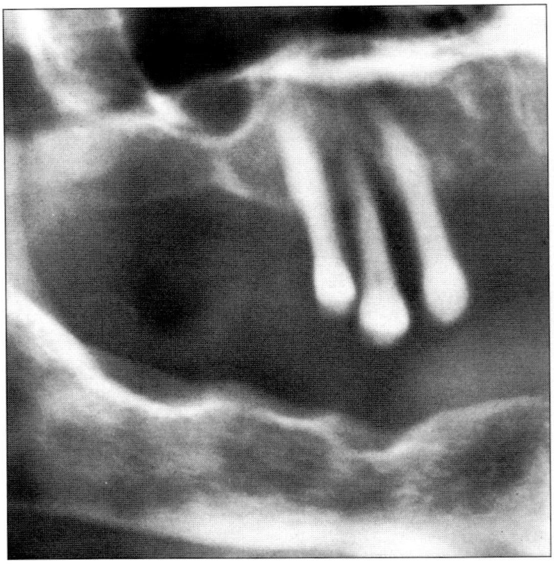

Abb. 19-6d Dasselbe Gebiet auf einem Pantomogramm, bei dessen Aufnahme sich der Patient nicht bewegte. Es zeigen sich drei Oberkieferzähne, der Oberkieferalveolarfortsatz und der Unterkieferkörper sind intakt.

Literatur

1. *Chomenko, A. G.:* Leaded apron artifact on panoramic radiograph. Oral Surg 44:489–490, 1977.
2. *Gratt, B. M.,* et al.: Use of an inclined footrest for panoramic dental radiography. Oral Surg 47:568–571, 1979.
3. *Mars, M.:* Ear-ring cysts of the jaws: an artifact of the orthopantomogram. Br Dent J 137:135–136, 1974.

Kapitel 20

Gerätefaktoren

Eine falsche Justierung des Panorama-Schichtaufnahme-Gerätes oder ein fehlerhafter Betrieb des Gerätes kann entweder einen lokal begrenzten oder einen vollständigen Verlust der Bildqualität zur Folge haben. Obwohl die Definition der Bildqualität unter den Röntgenologen sehr unterschiedlich ist, besteht die allgemeine Auffassung, daß eine Aufnahme für die Diagnose ausreichend Schärfe, Dichte (Schwärzung) und Kontrast sowie minimale Verzerrung aufweisen sollte.

Für eine gute Abbildungsqualität müssen die Umrisse von Kieferstrukturen scharf sein und der Kontrast zwischen benachbarten Strukturen muß zur Differenzierung ausreichen. Die genaue Wiedergabe der anatomischen Verhältnisse ist von einer fehlerfreien Funktion des Gerätes abhängig. Eine ungenaue Einstellung der Spannung (Kilovolt, kV) oder des Stroms (Milliampere, mA) kann die Abbildungsqualität beeinträchtigen. Ein fehlerhafter Betrieb des Gerätes kann sowohl die Qualität als auch die anatomische Genauigkeit des Bildes mindern.

Korrektur der Spannungs- und Stromstärkeeinstellung

Der Verlust von Bilddetails, die von der Einstellung der Spannung oder des Stroms abhängig sind, ist leicht zu korrigieren, wenn der Röntgenologe mit den Veränderungen des Bildes vertraut ist, die mit der jeweiligen Einstellung verbunden sind. Während Veränderungen der Spannung sowohl die Dichte als auch den Kontrast beeinflussen, wird durch die Veränderung des Stroms nur die Dichte verändert. Die in Abb. 20-1a bis c dargestellten Aufnahmebefunde sind wie folgt zu erklären:

1. Ein *Anstieg der Spannung* macht den Röntgenstrahl durchdringender. Das daraus resultierende Bild weist weniger Kontrast auf, weil der Unterschied in der Absorption zwischen benachbarten Strukturen vermindert ist.
2. Eine *höhere Spannung* führt weiterhin zu einer größeren Dichte, da die Strukturen stärker durchstrahlt werden. Diese Dichte wird durch eine Verringerung des Stroms reduziert.
3. Ein *Anstieg des Stroms* erhöht die Anzahl der Röntgenphotonen, aber ihre Durchdringungskraft bleibt unverändert. Das daraus resultierende Bild weist insgesamt eine größere Dichte mit unverändertem Kontrast auf.
4. Ein *höherer Strom* kann nicht die unzureichende Durchdringung der Gewebe korrigieren. Dichte Strukturen, die nicht

Tabelle 20-1 Fehler in der Einstellung der Spannung (kV) und der Stromstärke (mA)

Falsche Geräteeinstellung	Durchdringungskraft des Strahls	Dichte	Kontrast
Hohe Spannung	Zunahme (+)	(+)	(–)
Niedrige Spannung	Abnahme (–)	(–)	(+)
Hoher Strom	Unverändert (±0)	(+)	(±0)
Niedriger Strom	Unverändert (±0)	(–)	(±0)

Abb. 20-1a bis c Vergleich der Auswirkungen von Spannungs- und Stromstärkeeinstellungen auf die Dichte und den Kontrast des Bildes auf Ausschnitten von Pantomogrammen eines getrockneten Schädels. Die Filme durchliefen den gleichen Entwicklungsprozeß, wurden jedoch unterschiedlich belichtet (Spannung und Strom sind auf jedem Bild angegeben; Reproduktion im Maßstab 1:1).

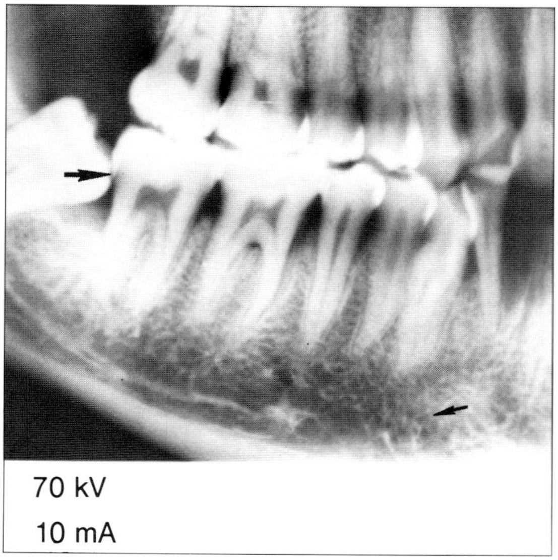

Abb. 20-1a

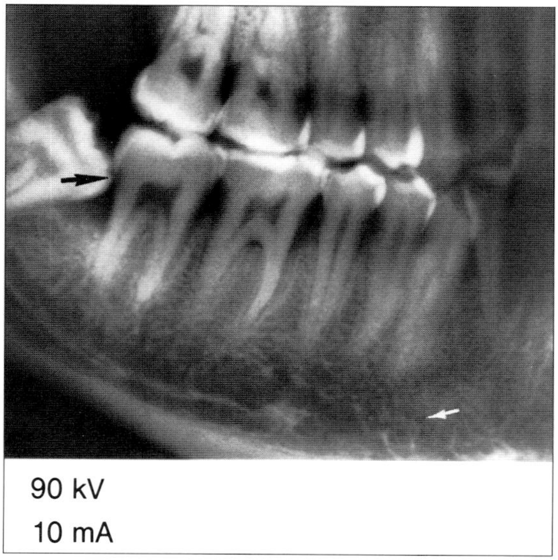

Abb. 20-1b

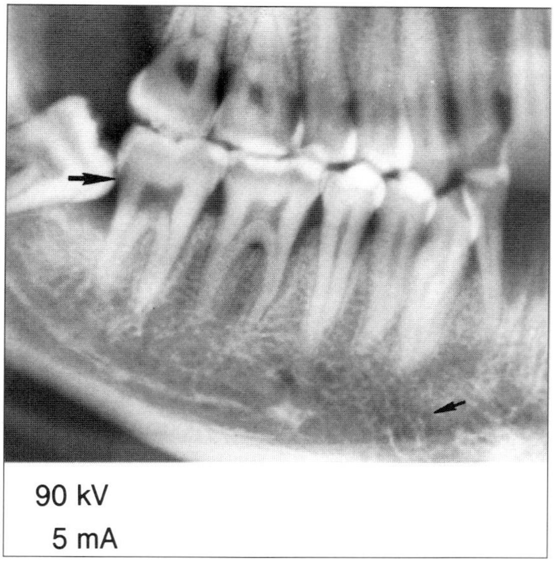

Abb. 20-1c

Vergleich der Abb. 20-1a und b: Wenn die Spannung bei gleichbleibender Stromstärke variiert, hat die Aufnahme mit der höheren Spannung weniger Kontrast und eine größere Dichte als die Aufnahme mit der geringeren Spannung. Die Zähne und die angrenzenden Gewebe (großer Pfeil) zeigen auf der Aufnahme mit der höheren Spannung mehr anatomische Details. Dagegen ist die feine Trabekelstruktur des Knochens (kleiner Pfeil) auf der Aufnahme mit höherer Spannung weniger deutlich zu erkennen.

Vergleich der Abb. 20-1b und c: Wenn der Strom bei gleicher Spannung verändert wird, hat die Aufnahme mit der höheren Stromstärke eine größere Dichte als die Aufnahme mit der niedrigeren Stromstärke. Die Trabekeldetails des Knochens (kleiner Pfeil) sind auf der Aufnahme mit niedrigerer Stromstärke deutlicher zu erkennen. Die anatomischen Details der Zähne und der sie umgebenden Gewebe (großer Pfeil) sind durch die Stromstärkeeinstellung nicht beeinflußt.

Tabelle 20-2 Örtlich begrenzte bzw. die gesamte Bildfläche betreffende gerätebedingte Qualitätsverluste

Erscheinungsbild auf dem Film	Gerätefaktoren
	Gesamte Bildfläche
Dichte hoch	Stromstärkeeinstellung (mA) zu hoch, Spannungseinstellung (kV) zu hoch, relative Empfindlichkeit der Film/Folien-Kombination zu hoch
Dichte niedrig	Stromstärkeeinstellung (mA) zu niedrig, Spannungseinstellung (kV) zu niedrig, relative Empfindlichkeit der Film/Folien-Kombination zu gering, Verstärkerfolien verdreht, Emulsionsseite des Films ist nicht der Folie zugewandt
Kontrast hoch	kV-Einstellung zu niedrig, Film/Folien-Kombination mit zu hohem Kontrast
Kontrast niedrig	kV-Einstellung zu hoch, Film/Folien-Kombination mit zu geringem Kontrast
Verwischung und Verzerrung über das gesamte Bild	Film- und Strahlbewegung nicht synchronisiert
leerer Film	Strahlenquelle ausgefallen, Film wurde nicht bewegt
	Örtlich begrenzt
Kontrast ungenügend und verwischtes Bild	Kein Kontakt zwischen Film- und Folienoberfläche
Leerer Bezirk an einer vertikalen Kante des Films, das Bild ist an der gegenüberliegenden Kante abgeschnitten	Kassette und Kassettenöffnung sind nicht auf den Start der Belichtung ausgerichtet
Streifen von unterschiedlicher Dichte an der vertikalen Filmkante	Film und Folie sind in der Kassette nicht ausgerichtet
Horizontaler weißer Bezirk an der Seite des Films und leichte Verwischung des Bildrandes	Strahl und Film sind vertikal nicht ausgerichtet
Horizontaler Schnitt am unteren Bildrand	Ungenaue vertikale Ausrichtung von Patient und Strahlenfeld
Vertikaler Streifen mit verminderter Dichte, aber keine Verzerrung	Spannungsabfall während der Belichtung
Vertikaler Streifen mit verstärkter Dichte, aber keine Verzerrung	Spannungsanstieg während der Belichtung
Vertikaler Streifen mit verstärkter Dichte und Verzerrung des Bildes	Unterbrechung der Kassettenbewegung während der Belichtung, gefolgt von einer Bewegung des Patienten
Vertikales dunkles Band in der Stärke der Kassettenöffnung (betroffener Bezirk zeigt keine Bilddetails)	Verschlossene Kassette in der Filmtrommel während der Belichtung

Abb. 20-2a und b Fehlende Verstärkung des Bildes, weil die Verstärkerfolien irrtümlicherweise verkehrt eingelegt wurden.

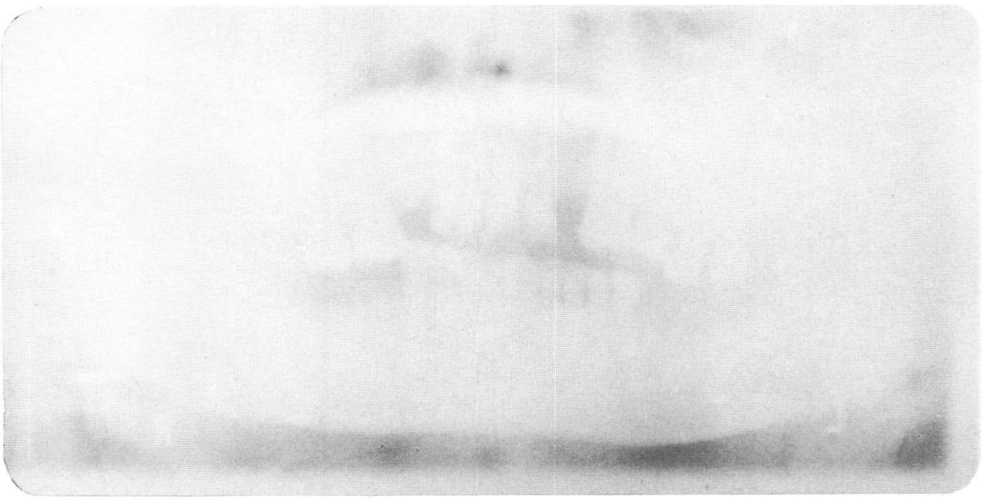

Abb. 20-2a Die Panellipseaufnahme zeigt ein unzureichendes Bild. Die dunklen Bezirke gehen auf direkte Strahleneinwirkung zurück.

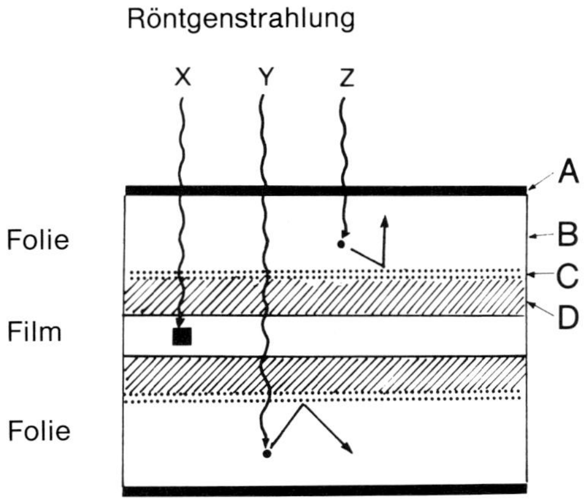

Abb. 20-2b Die Querschnittskizze der oben dargestellten Bedingungen zeigt die Verstärkerfolien verdreht, die Basis (D) dem Film zu- und die Schutzschicht (A) vom Film abgewandt. Die Reflexionsschicht (C) verhindert, daß das fluoreszierende Licht (Pfeil), das von den lumineszierenden Kristallen (●) in der Lumineszenzschicht (B) ausgeht, den Film erreicht. Die Filmdichte (■) resultiert aus der direkten Strahleneinwirkung (X). Die verbleibenden Strahlungsanteile (Y, Z) werden nicht abgebildet.

Anmerkung: Vorder- und Rückseite der Verstärkerfolie sind durch ihr Aussehen leicht zu unterscheiden. Die Vorderseite (Schutzschicht) ist weiß und matt, die Rückseite ist dunkel und glänzend. Die weiße, matte Oberfläche muß den Film berühren.

Abb. 20-3a und b Verlust von Bilddetails infolge falscher Spannungs- und Stromstärkeeinstellungen (Ausschnitte von Pantomogrammen desselben Patienten).

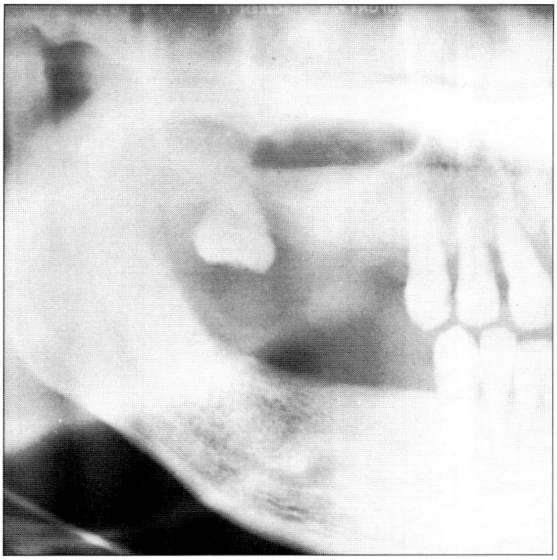

Abb. 20-3a 60 kV und 10 mA ergaben einen starken Kontrast, geringe Dichte, unzureichende Durchstrahlung der Gewebe und den Verlust der meisten anatomischen Details.

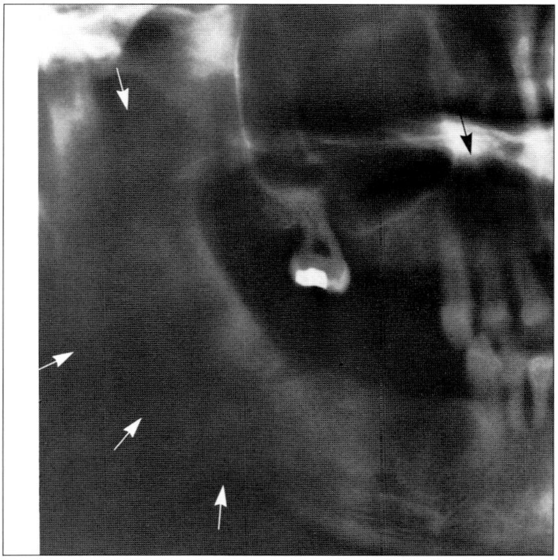

Abb. 20-3b 90 kV und 10 mA ergaben einen geringen Kontrast, große Dichte, ausreichende Durchstrahlung der Gewebe, jedoch eine erhöhte Strahlendosis sowie den Verlust von anatomischen Details in Regionen mit großer Dichte.

Anmerkung: Bei der Entscheidung, ob die Spannungs- oder Stromstärkeeinstellung korrigiert werden muß, ist es wichtig, ob anatomische Details fehlen oder dargestellt sind:

1. Das Fehlen von anatomischen Details in hellen Regionen (radiopaken Regionen) deutet auf eine Spannung hin, die für die Durchstrahlung des Gewebes nicht ausreicht.
2. Die Darstellung von anatomischen Details sowohl in Regionen mit hoher als auch in Regionen mit geringer Dichte weist auf eine korrekte Spannungseinstellung hin. Jedoch erfordern solche Aufnahmen eine geringere Stromstärke, wenn die Gesamtdichte zu hoch ist, oder eine höhere Stromstärke, wenn die Gesamtdichte zu gering ist.

Betrachten Sie die oben abgebildeten Aufnahmen; Abb. 20-3a weist in den hellen Regionen eine unzureichende Detailwiedergabe auf, so daß eine höhere Spannung erforderlich ist. Abb. 20-3b hat in den Regionen mit großer Dichte bei normaler Helligkeit des Röntgenbildbetrachters keine ausreichende Detailwiedergabe, bei größerer Helligkeit des Betrachters werden Details teilweise sichtbar, so daß eine geringere Stromstärke erforderlich ist.

Während helles Licht nützlich ist, um Details darzustellen, die durch übermäßige Strahlungsintensität (mA) verdeckt sind, kann es den Detailverlust durch übermäßige Durchstrahlung (kV) nicht ausgleichen. In der Praxis muß die Spannung reduziert werden, um einen stärkeren Gewebekontrast zu erzielen, wenn durch helles Licht die Detailwiedergabe nicht verbessert werden kann.

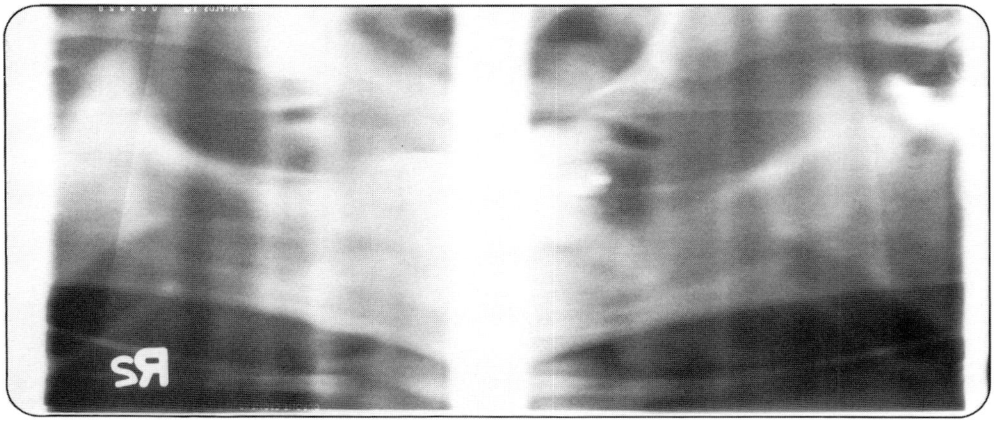

Abb. 20-4 Das gesamte Bild ist verwischt und verzerrt, weil die Bewegungen von Strahl und Film während der Belichtung der Panorexaufnahme nicht synchronisiert waren. Das Panorexgerät arbeitet nicht synchron, wenn die Ebenenmarkierung an der Basis des Stuhls nicht direkt unter dem Tubuskopf sichtbar ist.

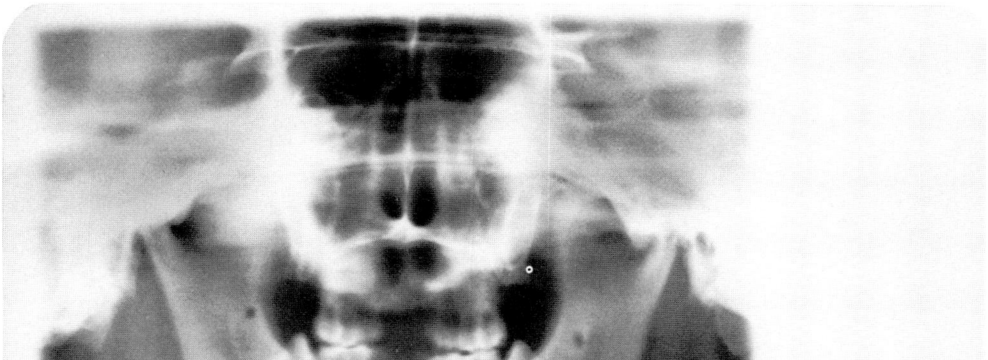

Abb. 20-5 Zusammengezogene Kiefer und verwischte Zahnbögen auf einer Panellipseaufnahme eines trockenen Schädels. Der Befund weist auf eine falsche Einstellung des Profil-Index bei der Aufnahme hin. Der Zahnbogen liegt vor der Fokusrinne, was ein zusammengezogenes und verwischtes Bild zur Folge hat.

Abb. 20-6a bis c Lokalisierte Verwischungen und geringer Kontrast infolge eines schlechten Kontaktes von Film und Verstärkerfolie, gezeigt am Pantomogramm eines trockenen Schädels. Film und Folie wurden durch einen Filmstreifen voneinander getrennt. Die größte Trennung entsprach der Stärke eines Films mit Doppelemulsion (Reproduktion der Abb. 20-6a und b im Maßstab 1:1).

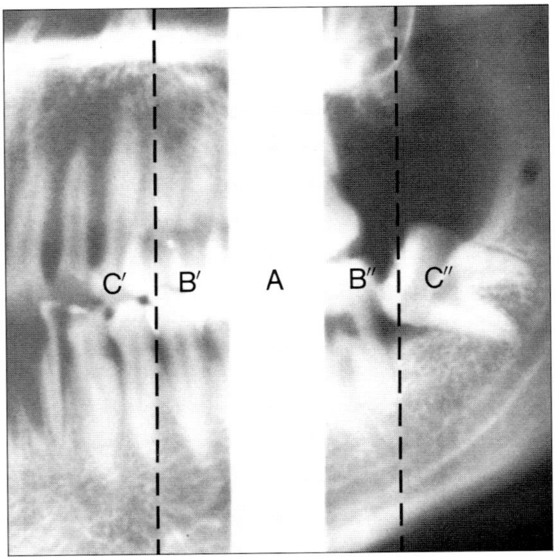

Abb. 20-6a Bildbereiche (B′, B″), die dem Trennstreifen anliegen, zeigen eine stärkere Verwischung und weniger Kontrast als die anderen Bildbereiche (C′, C″).

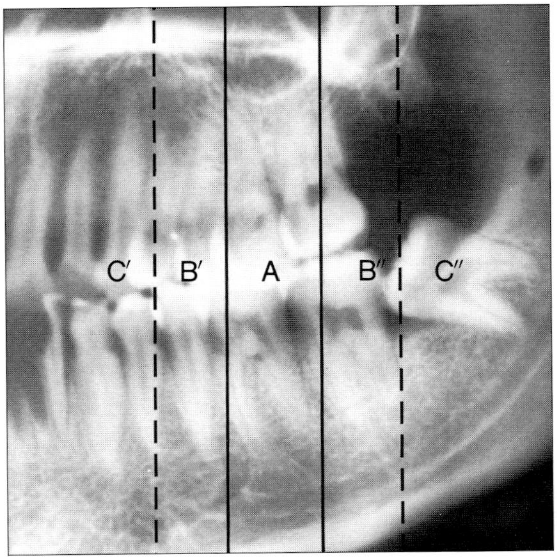

Abb. 20-6b Derselbe Kieferabschnitt zeigt bei gleichmäßigem Kontakt von Film und Folie in den Bildabschnitten B und C ähnliche Verwischung und ähnlichen Kontrast.

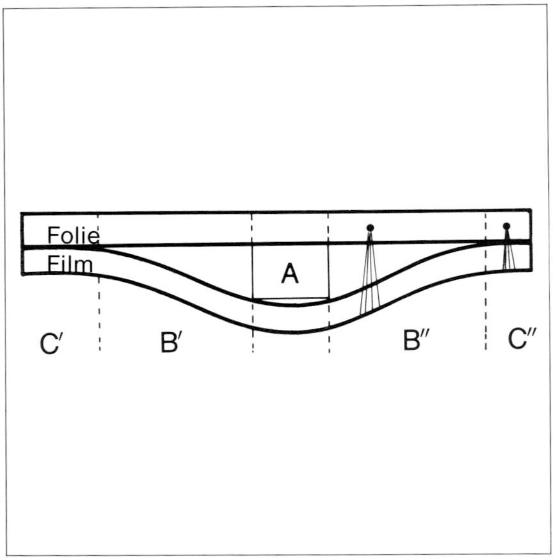

Abb. 20-6c Die Querschnittzeichnung zeigt die Filmbezirke (B′, B″), die von der Folie durch einen Filmstreifen (A) getrennt sind. Beachten Sie bitte, daß die Lichtstrahlen von der punktförmigen Quelle (●) in der Folie mit zunehmender Distanz divergieren. Ein diffuses Licht verstärkt die Verwischungen. Das Streulicht verursacht einen Nebel, der den Bildkontrast verringert.

Anmerkung: Ein schlechter Kontakt von Film und Folie kann durch verbogene Kassettenvorderseiten, verdrehte bzw. verzogene Kassettenrahmen, verbogene Folien, Fremdkörper zwischen Folie und Film oder abgenutzte Kassettenschlösser verursacht sein (DuPont und Co., 1970).

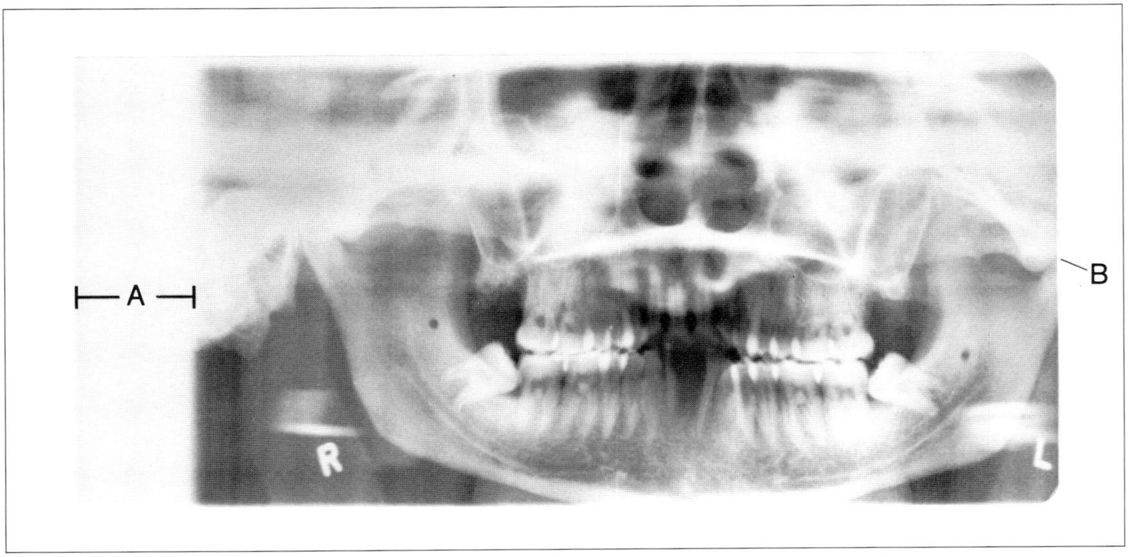

Abb. 20-7 Weißer Bezirk an einer senkrechten Kante (A) des Films und ein abgeschnittenes Bild auf der Gegenseite (B). Kassette und Kassettenöffnung stimmen nicht überein.

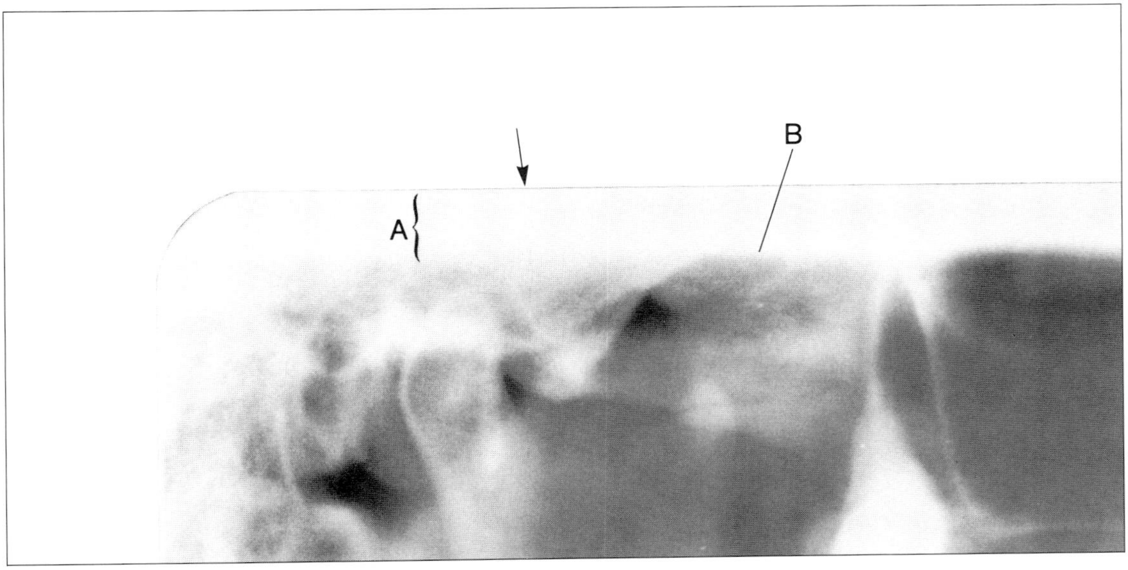

Abb. 20-8 Heller Bezirk und ein abgeschnittenes Bild an der horizontalen Filmkante (Pfeil) als Folge einer ungenauen Ausrichtung des Röntgentubus auf die Kassettenöffnung. Der Ausschnitt aus dem Pantomogramm zeigt die obere rechte Filmecke mit einem weißen Bezirk (A) und einer leichten Verwischung der Bildgrenze (B) (Reproduktion im Maßstab 1:1).

Abb. 20-9a und b Streifen mit unterschiedlicher Dichte an der senkrechten Filmkante ergeben sich, wenn Film und Folie nicht genau ausgerichtet sind.

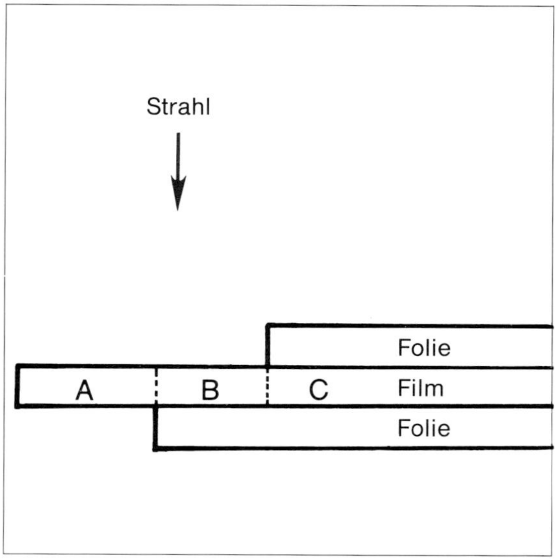

Abb. 20-9a Die Querschnittzeichnung zeigt die Beziehung der Folien zu den Filmabschnitten A, B und C. Abschnitt A wurde durch keine Folie belichtet, Abschnitt B durch eine, und Abschnitt C wurde durch beide Verstärkerfolien belichtet.

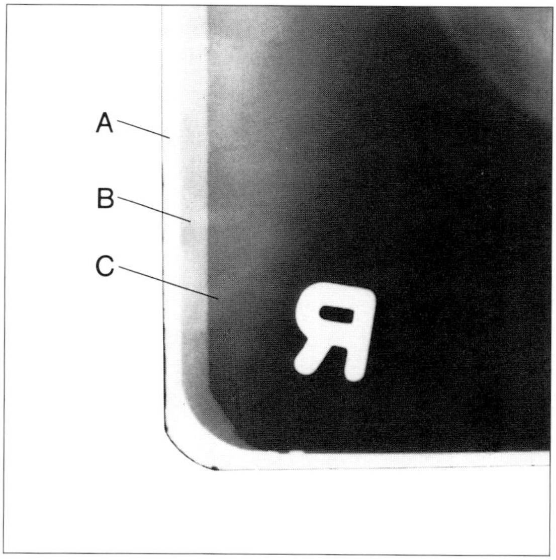

Abb. 20-9b Das entstandene Bildmuster. Die Bezirke A, B und C sind dieselben wie in Abb. 20-9a (Reproduktion im Maßstab 1:1).

Anmerkung: Die Verstärkerfolien sind in der Kassette auf Filzkissen montiert. Diese Kissen können sich verschieben, ebenso wie die Folien selbst sich lösen oder verschieben können.

durchstrahlt worden sind, bleiben ohne erforderliche Dichte (Schwärzung), unabhängig davon, wie hoch der Strom eingestellt wird.

In der Pantomographie wird die Spannungseinstellung dem Patienten entsprechend individuell gewählt, da es erforderlich ist, alle wichtigen Kieferstrukturen zu durchdringen. Patienten mit überdurchschnittlich großen Kiefern benötigen eine höhere Kilovolteinstellung als Patienten mit kleineren Kiefern. Die sorgfältige Analyse von Bildkontrast und Dichte gibt Anhaltspunkte zur Erkennung von falscher Kilovolt- und Milliampere-Einstellung (Tab. 20-1).

Erkennung gerätebedingter Fehler

Fehler im Pantomogramm, die auf Gerätefaktoren zurückzuführen sind, können durch ihr Erscheinungsbild auf dem Film entsprechend Tabelle 20-2 erkannt werden. Die Tabelle zeigt Filmbefunde, bei denen die Kiefer in der Standardposition aufgenommen wurden und der belichtete Film fehlerfrei entwikkelt wurde.

Gerätebedingte Fehler sind in den Abbildungen 20-2 bis 20-13 dargestellt.

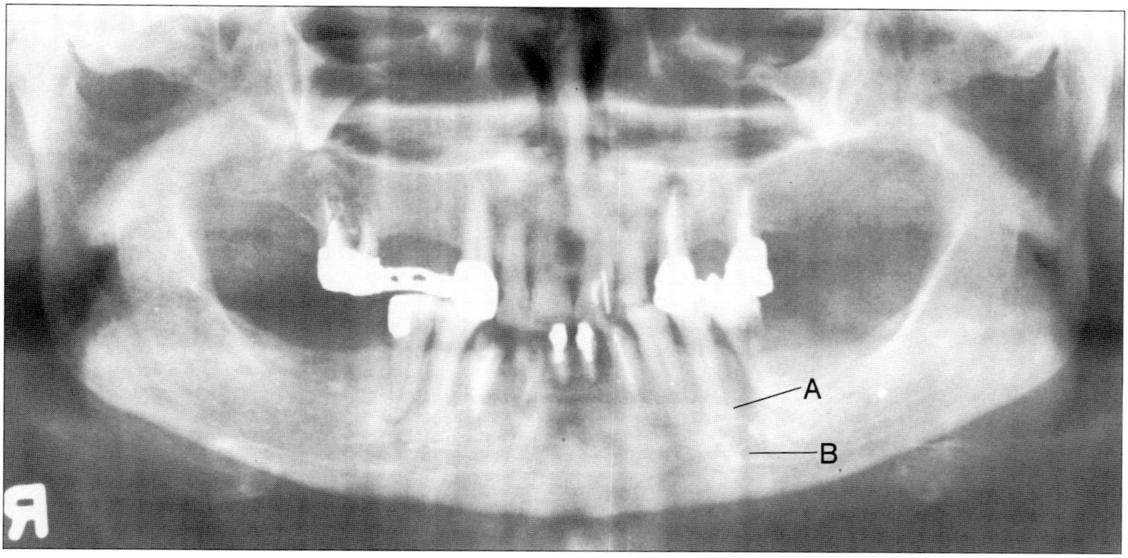

Abb. 20-10 Abwechselnde vertikale Streifen mit verminderter und erhöhter Dichte ohne Verzerrungen im Bild sind Hinweise auf Spannungsschwankungen während der Belichtung. Der helle (A) und der dunkle (B) Streifen stellen entsprechend einen Spannungsabfall bzw. einen Spannungsanstieg dar.

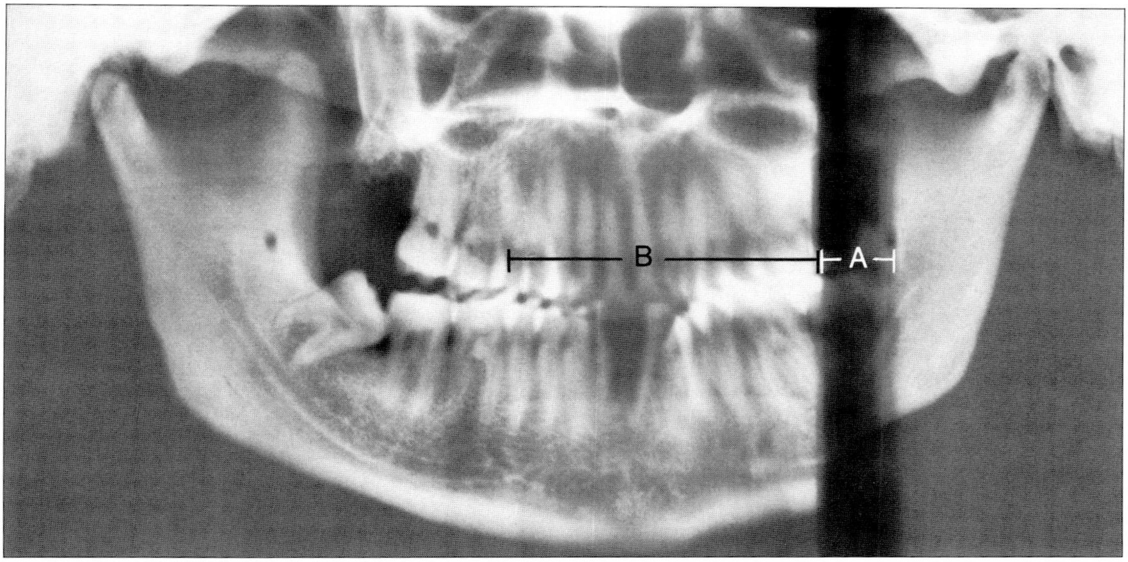

Abb. 20-11 Ein vertikaler Streifen mit verstärkter Dichte (A) sowie eine Verwischung und Verzerrung des Bildes (B) wurden durch eine unterbrochene Kassettenbewegung und eine anschließende Bewegung des Patienten verursacht. Die Kassette berührte die Schultern des Patienten, so daß dieser sich bewegte.

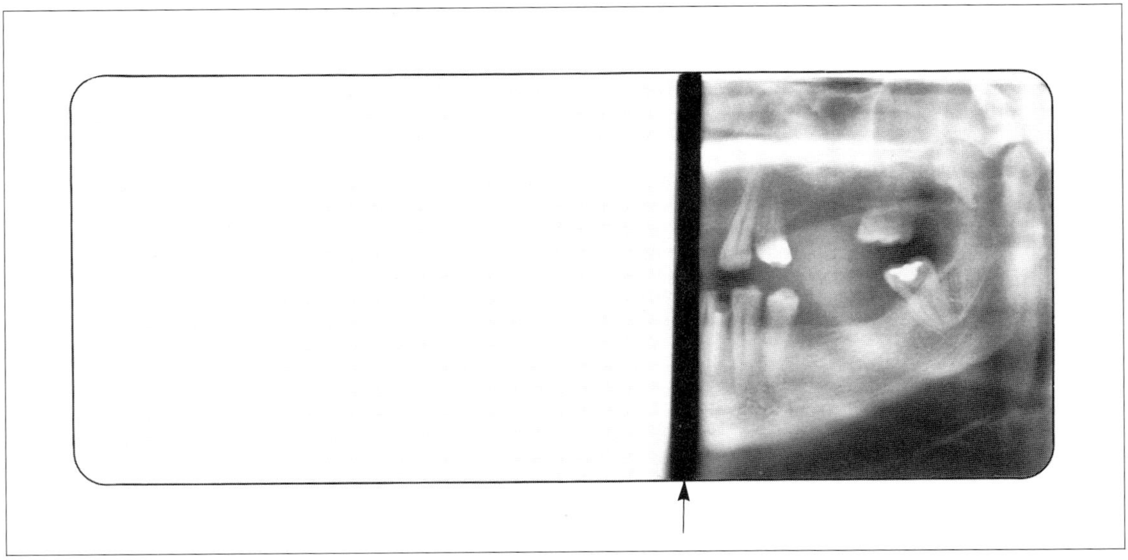

Abb. 20-12 Ein abgeschnittenes Bild und ein vertikaler Streifen von der Breite der Kassettenöffnung (Pfeil) auf der Panellipseaufnahme als Folge einer Blockierung der Kassette während der Belichtung.

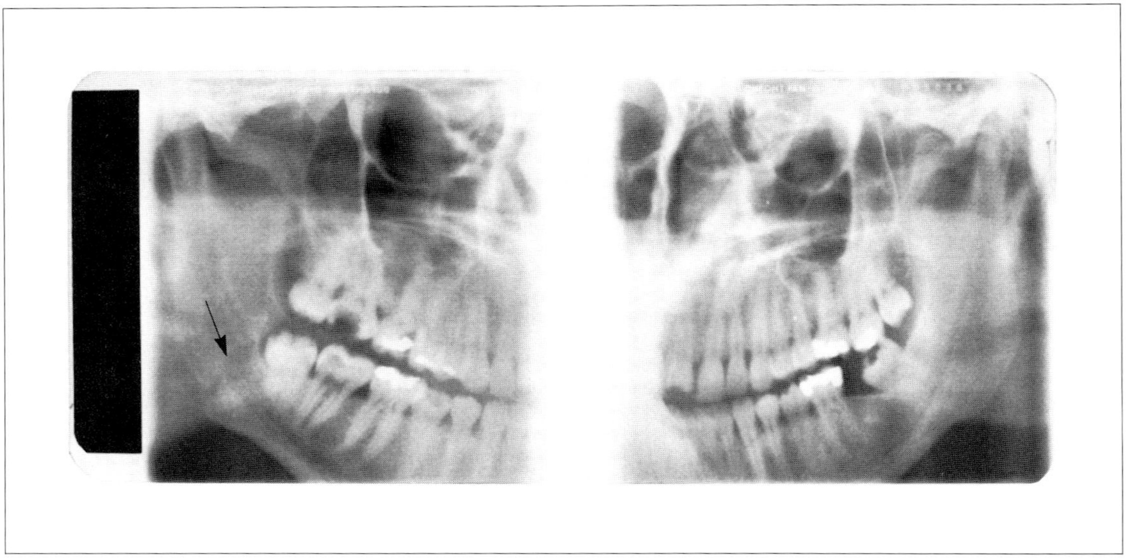

Abb. 20-13 Das an der Unterkante abgeschnittene Bild ist durch eine ungenaue vertikale Ausrichtung von Patient und Strahlenfeld entstanden. Auf der Panorexaufnahme ist der untere Teil der Mandibula abgeschnitten. Die Aufnahme zeigt einen einzelnen Frakturspalt (Pfeil). Eine korrigierte Aufnahme (hier nicht gezeigt) ergab jedoch einen zweiten Bruchspalt im rechten Unterkieferkörper.

Literatur

DuPont & Co. Split-second exposure: the story of Cronex Xtra-Life intensifying screens. Photography Department of E. I. DuPont de Nemours & Co., Wilmington, Del., 1970.

Kapitel 21

Filmentwicklung

Die Entwicklung ist der Vorgang der Umwandlung des unsichtbaren Bildes auf einem belichteten Film in die sichtbare Form. Sie ist der erste Schritt bei der Bearbeitung des Films, gefolgt von der Fixierung, Wässerung und Trocknung, die das Bild dauerhaft machen.

Die Filmentwicklung liefert die zur Darstellung anatomischer Details erforderliche Dichte und den erforderlichen Kontrast. Das Einhalten der vom Filmhersteller empfohlenen Zeit- und Temperaturdaten für die Entwicklung, die Vorbereitung der Lösungen und die richtige Behandlung des Films sichern die bestmögliche Wiedergabe der anatomischen Details. Abweichungen von diesen Entwicklungsanweisungen können den teilweisen oder völligen Verlust der anatomischen Details zur Folge haben.

Dichte und Kontrast

Die Entwicklung gemäß den Angaben des Filmherstellers, normale Entwicklung genannt, ergibt bestmögliche Bilddichte und optimalen Kontrast, d. h. erstens eine Dichte, die ausreicht, um dem Röntgenologen alle wichtigen Bildanteile mit einer normalen Helligkeit des Röntgenbildbetrachters darzustellen, ohne daß die Lichtintensität verändert werden müßte, und zweitens einen Kontrast, der ausreicht, um die Dichteunterschiede benachbarter Strukturen leicht zu erkennen.

Eine Unterentwicklung liefert eine geringe Dichte und einen schwachen Kontrast. Die entstehenden Dichteunterschiede der benachbarten Strukturen reichen zur Differenzierung nicht aus. Eine ungenügende Entwicklung kann auf eine zu kurze Entwicklungszeit, eine zu geringe Temperatur des Entwicklers oder einen verwässerten oder verbrauchten Entwickler zurückzuführen sein.

Eine Überentwicklung ergibt zu hohe Dichte und zu starken Kontrast, so daß die Detailwiedergabe beeinträchtigt wird. Sie kann durch eine zu lange Entwicklungszeit, eine zu hohe Entwicklertemperatur oder einen zu stark konzentrierten Entwickler hervorgerufen werden.

In Abb. 21-1a und b werden die Auswirkungen unterschiedlich starker Entwicklung auf die Abbildungsqualität gezeigt.

1. Bei *Unterentwicklung* (Abb. 21-1a, linkes Bild) hat das Bildbeispiel nicht die erforderliche Dichte und den nötigen Kontrast zur Darstellung von anatomischen Details.
2. Die *normale Entwicklung* (Abb. 21-1a, Mitte) liefert ein Optimum an Dichte und Kontrast zur bestmöglichen Darstellung der Details. Die unterschiedliche Tönung über einen breiten Dichtebereich läßt die anatomischen Bestandteile der Zähne deutlich werden: Die Krone (1A), das Pulpenkavum (1B) und die Wurzel (1C) sind zu erkennen. Ebenso werden die den Zähnen benachbarten Gewebe wie der Parodontalspalt (2A), die Lamina dura (2B), der interdentale Knochen (2C) sowie die trabekulären Knochen (3A) und die trabekulären Zwischenräume (3B) dargestellt (Abb. 21-1b).
3. Bei *Überentwicklung* (Abb. 21-1a, rechtes Bild) verhindern zu hohe Dichte und zu

Abb. 21-1a und b Einfluß der Entwicklung auf Dichte und Kontrast des Bildes.

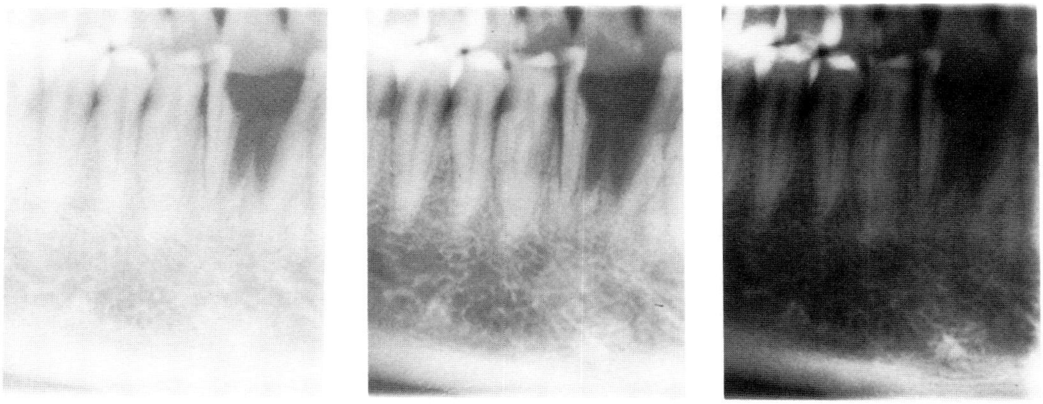

Abb. 21-1a Die Ausschnitte aus Pantomogrammen wurden gleich stark belichtet, jedoch unterschiedlich entwickelt (Reproduktion im Maßstab 1:1). Die Filme wurden halb so lange (links), normal (Mitte) und doppelt so lange (rechts) in den Entwickler getaucht, wobei die anderen Entwicklungsbedingungen konstant blieben.

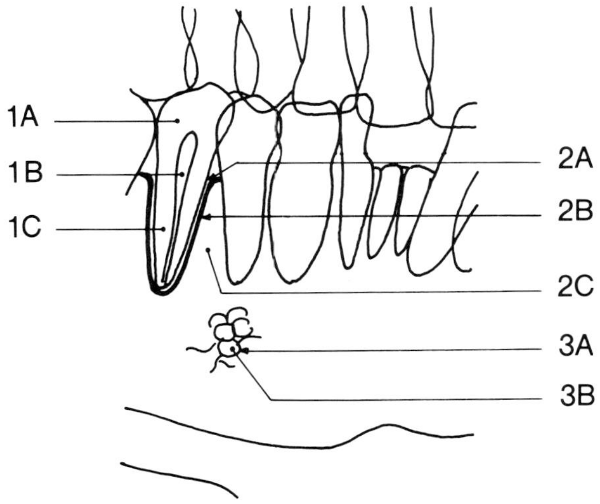

Abb. 21-1b Die Umzeichnung des Films in Abb. 21-1a. 1A = Krone; 1B = Pulpenkavum; 1C = Wurzel; 2A = Parodontalspalt; 2B = Lamina dura; 2C = interdentales Knochenseptum; 3A = trabekulärer Knochen; 3B = trabekuläre Zwischenräume.

starker Kontrast die Darstellung anatomischer Details. Im mittleren Bereich sind die Abstufungen in der Tönung unzureichend. Anatomische Details der Zähne und des Knochens sind teilweise – auch bei starker Beleuchtung – undeutlich.

In engen Grenzen steigen sowohl die Dichte als auch der Kontrast proportional mit dem Grad der Entwicklung an. Eine stärkere Entwicklung hat zur Folge, daß die Dichte in den am schwächsten belichteten Bezirken des Films schnell zunimmt und dabei den Kontrast mindert. Wenn die Entwicklung über eine zu lange Zeitspanne erfolgt, ist der ganze Film geschwärzt (*Chesney* und *Chesney,* 1981).

Grundschleier und Fließspuren

Die Umwandlung von unbelichteten Silberhalogenidkörnchen zu schwarzem, metallischem Silber nimmt mit der Entwicklung zu und ergibt eine Hintergrunddichte, Schleier oder Nebel genannt. Ein leichter Nebel, durch die normale Entwicklung verursacht, wird in der Röntgenologie toleriert. Ein ungewollter Nebelanteil, der die Darstellung der Details beeinträchtigt, muß vermieden werden. Solche Nebelanteile werden normalerweise durch Fehler bei der Entwicklung verursacht (Eastman Kodak Co., 1977). Der Entwicklungsnebel kann durch Überentwicklung, verunreinigten oder verbrauchten Entwickler, eine hohe Lösungstemperatur oder einen stark konzentrierten Entwickler verursacht sein. Die entstehende Hintergrunddichte vermindert den Bildkontrast, abhängig von Art und Umfang des Entwicklungsfehlers.

Betrachten Sie zum Beispiel Abbildung 21-2: Der Verlust von Kontrast ist am stärksten bei verunreinigtem Entwickler, in dem sich belichtete Teilchen langsam entwickeln, während sich unbelichtete Körnchen schnell entwickeln. Der Nebel kann ebenso von der Filmlagerung oder -behandlung herrühren, wie im Kapitel 22 dargestellt wird.

Schließlich fördert eine angemessene Bewegung einen gleichmäßigen Entwicklungsgrad. Durch übermäßige Bewegung kann sich die Lösung derart verteilen, daß sich zufällige dunkle Fließspuren auf dem Film ergeben (Abb. 21-3). Solche Fließspuren sind bei schwachem Entwickler oder einer hohen Entwicklungstemperatur häufiger. Unzureichende Bewegung bei vertikaler Entwicklung des Films kann dunkle und helle Abflußstreifen in Bereichen mit geringer bzw. hoher Dichte verursachen. Solche Streifen ergeben sich, weil alkalische Bromide als ein Produkt der Entwicklung den Entwicklungsprozeß stören (*Neblette,* 1962).

Betrachten Sie als Beispiel die Abb. 21-4: Ein Bereich hoher Dichte (A) bildet an dieser Stelle eine Konzentration von alkalischen Bromiden, die nach unten fließen und die Entwicklung in den Bereichen mit geringer Dichte stören (B). Umgekehrt enthält ein Bereich mit geringer Dichte bei der Entwicklung wenig alkalische Bromide, so daß ein relativ frischer Entwickler nach unten fließt und eine verstärkte Entwicklung der Bereiche mit hoher Dichte bewirkt.

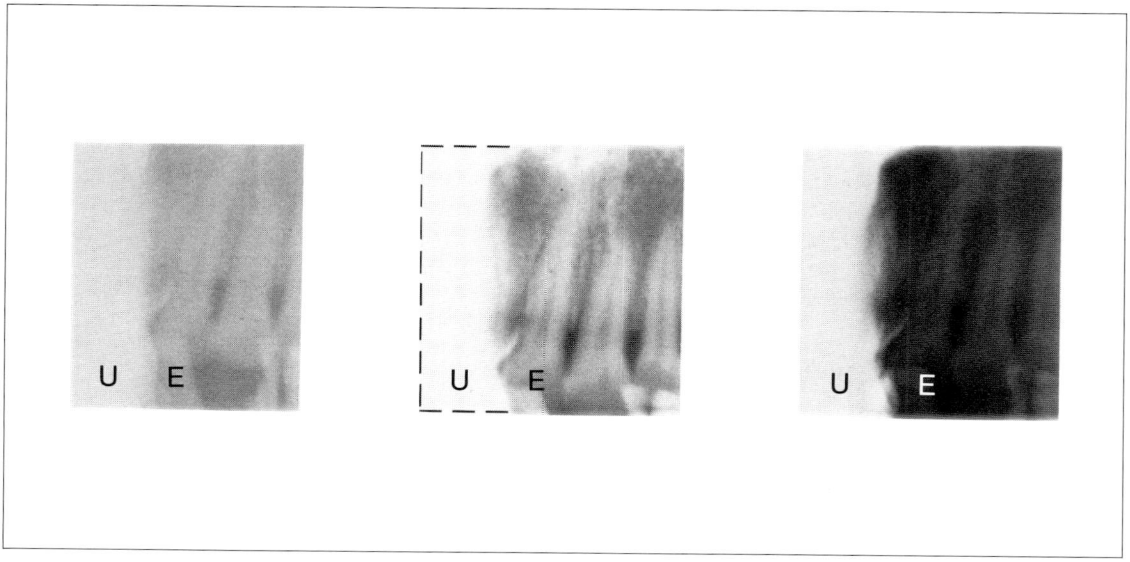

Abb. 21-2 Auswirkungen der Verschleierung auf Bilddetails. Pantomogrammausschnitte eines trokkenen Schädels zeigen unterschiedlich starke Verschleierungen in unbelichteten (U) und belichteten (E) Filmbereichen. Die Filme wurden gleich belichtet, jedoch unterschiedlich entwickelt: Unterentwicklung bei einer verunreinigten Lösung (links), normale Entwicklung (Mitte) und Überentwicklung durch verlängerte Entwicklungszeit (rechts) (Reproduktion im Maßstab 1:1).

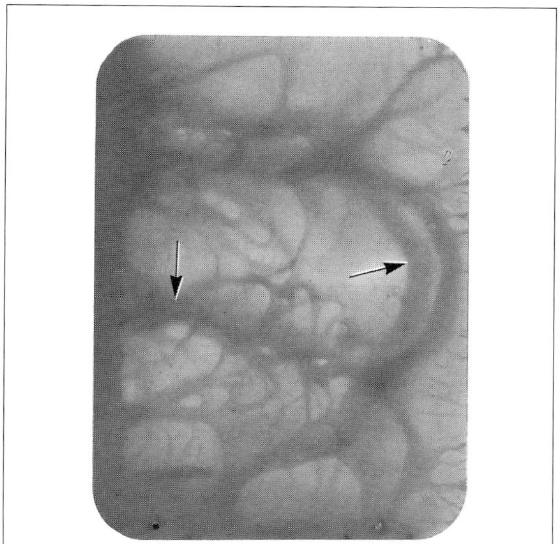

Abb. 21-3 Dunkle Fließspuren (Pfeile) als Folge einer kräftigen Bewegung des Films während der Entwicklung mit verbrauchter Lösung.

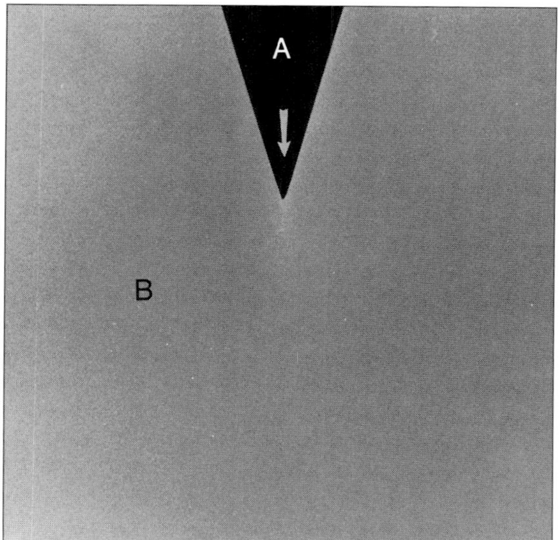

Abb. 21-4 Abflußstreifen infolge unzureichender Bewegung während der vertikalen Entwicklung des Films, deren Entstehung im Text erläutert wird. Der Pfeil zeigt die Flußrichtung der Entwicklungsprodukte an.

Erkennung von Entwicklungsfehlern

Entwicklungsfehler einer korrekt belichteten Panoramaaufnahme können am Erscheinungsbild des Films entsprechend Tabelle 21-1 erkannt werden.

Die Abbildungen 21-5 bis 21-8 zeigen durch Entwicklungsfaktoren bedingte Fehler in Pantomogrammen.

Tabelle 21-1 Entwicklungsbedingte Fehler im Pantomogramm

Erscheinungsbild auf dem Film	Entwicklungsfaktoren
Gesamte Bildfläche	
Dichte und Kontrast hoch	Überentwicklung
Dichte und Kontrast gering	Unterentwicklung
Hohe Dichte und geringer Kontrast (Grauschleier)	Extreme Überentwicklung, hohe Lösungstemperatur
Geringe Dichte und geringer Kontrast (Grauschleier)	Verbrauchter oder verschmutzter Entwickler
Örtlich begrenzt	
Dichte und Kontrast ungleichmäßig	Extrem kurze Entwicklungsdauer verbunden mit einer hohen Entwicklungstemperatur
Vereinzelte dunkle Fließspuren	Filmbewegung zu heftig
Horizontale helle oder dunkle Streifen	Unzureichende Bewegung bei vertikaler Filmentwicklung
Grauschleier und hohe Dichte auf der einen Seite sowie geringe Dichte und geringer Kontrast auf der anderen Seite	Entwickler wurde nicht gerührt; es bildeten sich Schichten mit konzentriertem Entwickler am Boden und verdünntem Entwickler an der Oberfläche

Abb. 21-5a und b Unterschiede in Dichte und Kontrast durch falsche Entwicklung.

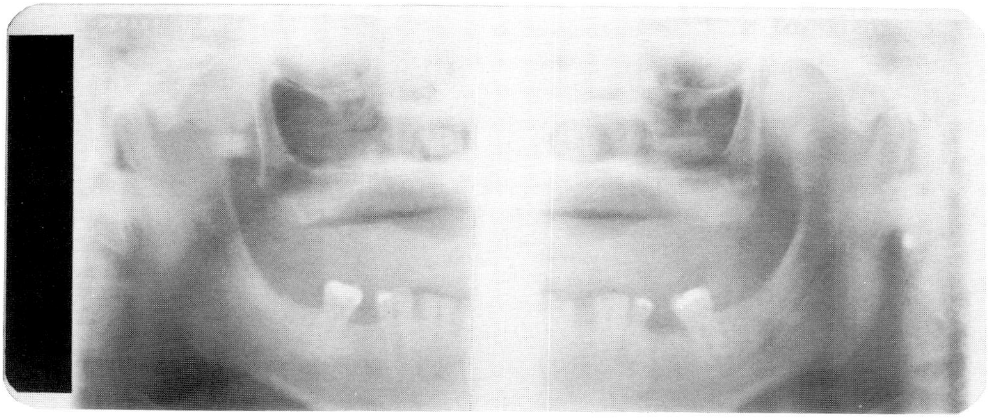

Abb. 21-5a Die Panorexaufnahme zeigt geringe Dichte und geringen Kontrast infolge von Unterentwicklung.

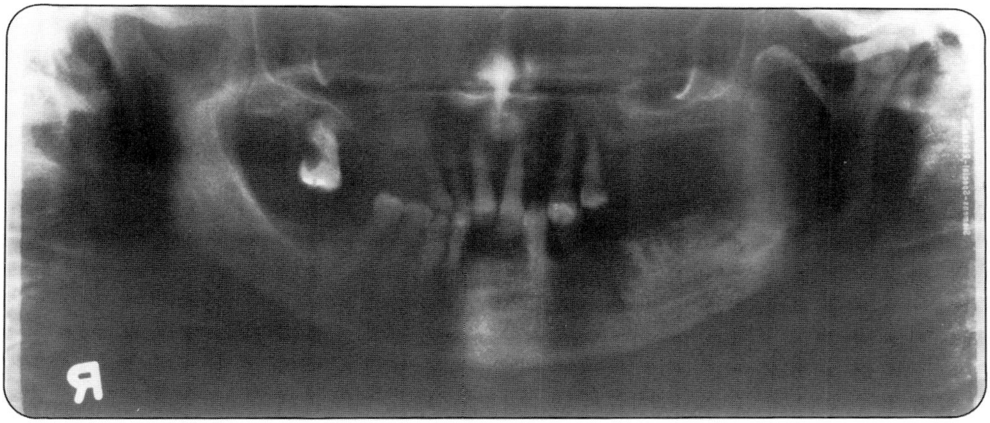

Abb. 21-5b Das Orthopantomogramm zeigt eine hohe Dichte und einen geringen Kontrast infolge von Überentwicklung. Der Schleier hat die Differenzierbarkeit der Bereiche mit mittlerer Dichte reduziert.

Anmerkung: Die Dichte und die Detailzeichnung sind wichtige Anhaltspunkte dafür, ob Entwicklungs- oder Gerätefaktoren korrigiert werden müssen:

- Geringe Weichgewebsdichte und das Fehlen heller Details weisen auf Unterentwicklung hin.
- Hohe Weichgewebsdichte und das Fehlen heller Details weisen auf eine geringe Spannung hin.
- Hohe Weichgewebsdichte sowie das Vorhandensein von hellen Details und Schattendetails können entweder durch Überentwicklung oder durch zu große Stromstärke bedingt sein. Wenn kein Schleier zu erkennen ist, kann man eine Überentwicklung nicht von zu hoher Stromstärkeeinstellung unterscheiden.

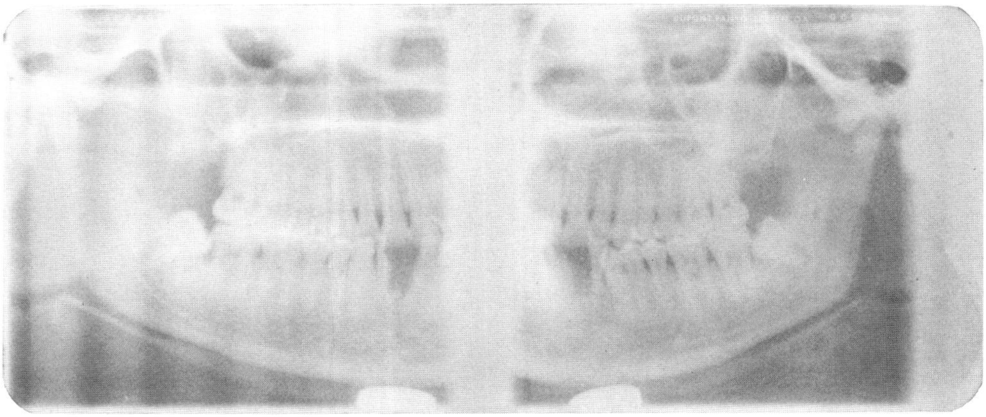

Abb. 21-6 Grauschleier auf der gesamten Panorexaufnahme durch einen verunreinigten Entwickler. Die geringe Wirkung des Entwicklers führt zu einem Bild mit geringer Dichte. Die Verunreinigung der Lösung ergibt eine ausgeprägte Hintergrundverschleierung, die den Bildkontrast reduziert.

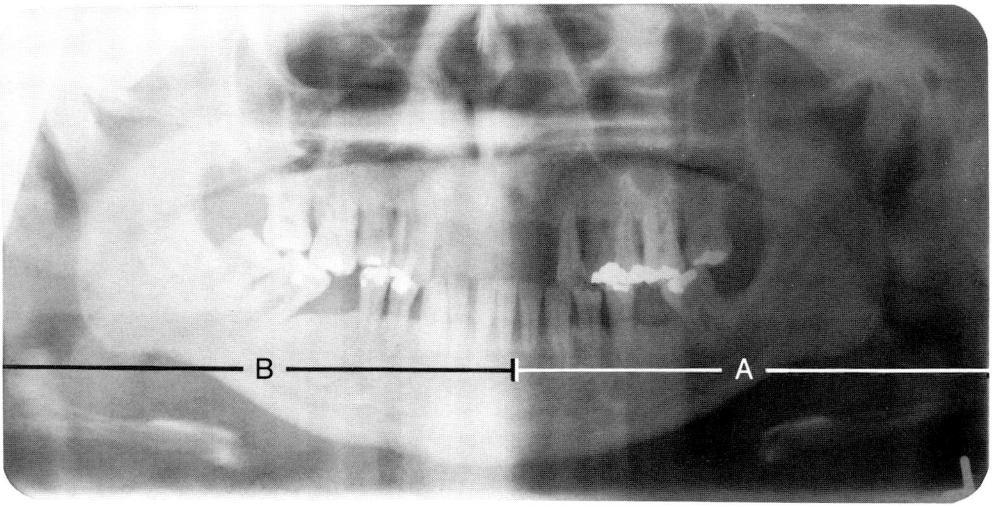

Abb. 21-7 Grauschleier auf der einen Seite, unzureichende Dichte und unzureichender Kontrast auf der anderen Seite weisen auf unterschiedlich stark konzentrierte Schichten in der Lösung hin. Solche Schichten bilden sich, wenn die Lösung über eine längere Zeitspanne ruhig steht. Dann bilden sich Schichten mit konzentriertem Entwickler am Boden bzw. verdünntem Entwickler an der Oberfläche. Filmabschnitt A ist in der Nähe des Behälterbodens überentwickelt und verschleiert, Abschnitt B ist im oberen Behälterbereich unterentwickelt.

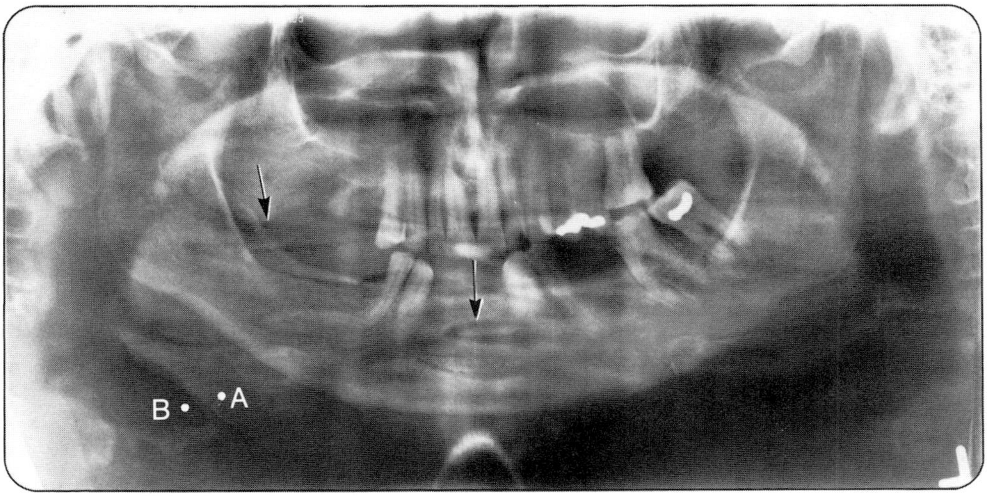

Abb. 21-8 Die unregelmäßigen dunklen Fließspuren (Pfeile) auf dem Orthopantomogramm entstanden durch heftige Bewegung des Films bei kurzer Entwicklungszeit und hoher Entwicklungstemperatur. Außerdem weisen unregelmäßige Dichte und unregelmäßiger Kontrast (A, B) auf unterschiedliche Entwicklerwirkung hin. Eine unregelmäßige Entwicklung ergibt sich häufig, wenn die Entwicklungsdauer wegen einer hohen Temperatur der Lösung verkürzt wird. Fließspuren infolge heftiger Filmbewegungen sind häufiger, wenn der Film mit verbrauchtem Entwickler entwickelt wird.

Literatur

1. *Chesney, D. N.,* und *M. O. Chesney:* Radiographic Imaging. Blackwell Scientific Publications, Oxford 1981, pp. 124–126.
2. *Neblette, C. B.:* Photography: Its Materials and Processes. 6th ed. Van Nostrand Reinhold Co., New York 1962, pp. 349–350.
3. Radiography Markets Division. Radiodontic Pitfalls. Eastman Kodak Co., Rochester, N. Y. 1977.

Kapitel 22

Filmartefakte

Röntgenaufnahmen können Schatten aufweisen, die keine anatomische Grundlagen haben. Diese Schatten werden Filmartefakte genannt. Sie können sowohl bei *normaler* Filmentwicklung entstehen als auch durch *falsche* Lagerung, Handhabung oder Entwicklung des Films verursacht werden.

Artefakte bei normaler Handhabung

Kanteneffekt

Bei der normalen Entwicklung des Films können Nebenprodukte der Entwicklung die Randdichte von benachbarten Filmbezirken verändern und beim Übergang von Regionen mit hoher zu Regionen geringer Dichte dunkle und helle Bezirke erzeugen. Diese Streifen, Kanteneffekt genannt, zeigen einen meßbaren Wechsel der „Kantendichte", der dazu beiträgt, die Sichtbarkeit der Bildgrenzen zu erhöhen (*Chomenko* und *Zukor,* 1976). Strukturüberlagerungen sind die häufigsten Ursachen für Kanteneffekte auf Pantomogrammen und konventionellen Aufnahmen. Die Bildgrenzen von Lippen, Nase, Ohren, Zähnen, Alveolarfortsatz, Jochbogen und Flügelfortsätzen zeigen häufig eine erhöhte Dichte (Abb. 21-1a bis d). Solche Kantendichten haben keine anatomische Grundlage und sollten nicht für Knochenstrukturen oder Frakturen gehalten werden.

Der Kanteneffekt entsteht, weil alkalische Bromide, ein Nebenprodukt der Entwicklung, den Entwicklungsprozeß stören (*Baines,* 1967; *Mees,* 1966). Benachbarte Bezirke mit starker und schwacher Belichtung werden eine hohe bzw. geringe Dichte bei der Entwicklung ergeben. Die Dichte im Randbereich verändert sich, wenn alkalische Bromide und Entwickler über eine gemeinsame Grenze diffundieren.

1. In einem Filmbezirk mit stärkerer Belichtung wird sich bei der Entwicklung eine örtliche Konzentration von alkalischen Bromiden bilden, die den Entwicklungsvorgang im Bereich hoher Dichte sowie durch Diffusion auch in benachbarten Bereichen mit geringer Dichte verlangsamen.
2. Filmbezirke mit geringer Belichtung erfordern eine geringe Entwicklung; frischer Entwickler, der weniger alkalische Bromide enthält, diffundiert in Bereiche mit hoher Dichte und verstärkt dort die Entwicklung.

Der Kanteneffekt wird durch die Bewegung des Entwicklers beeinflußt. Mangelhafte Bewegung führt zu einer vermehrten lokalen Ansammlung von Entwicklungsprodukten. Der Kanteneffekt verstärkt sich, wenn die Filme einfach in den Entwicklungsbehälter eingehängt werden. Selbst wenn der verbrauchte Entwickler ständig mit neuer Lösung aufgefrischt wird, wie bei Entwicklungsautomaten, ist der Kanteneffekt nicht vollständig aufgehoben, da die Entwicklungsprodukte in der Emulsion nicht restlos entfernt werden.

Eine visuelle Analogie zum Kanteneffekt ist das „Mach-Band-Phänomen". *Ernst Mach*

Abb. 22-1a bis d Verstärkte Grenzdichte (Kanteneffekt) ohne anatomische Grundlage. Die Mikrodensitometrische Messung durch die Bildgrenzen zeigt eine meßbare Veränderung der Grenzdichte (Reproduktion der Abb. 22-1a, c und d im Maßstab 1:1).

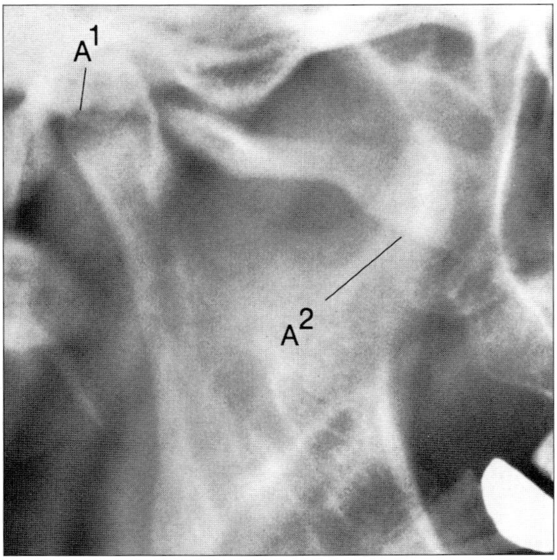

Abb. 22-1a Der Pantomogrammausschnitt zeigt das Jochbein über dem Kondylus (A^1) und dem Processus coronoideus (A^2).

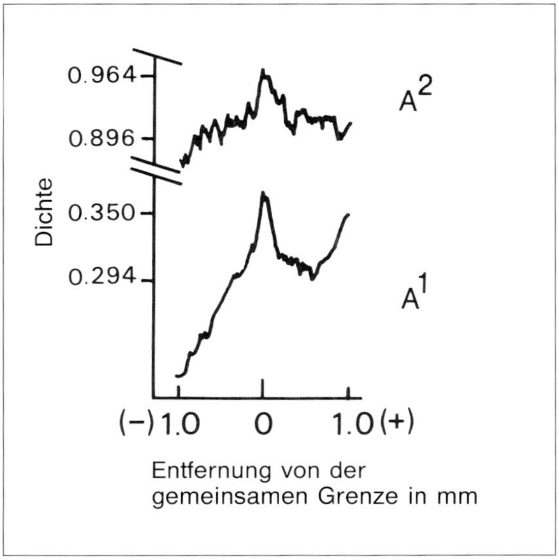

Abb. 22-1b Grafische Darstellung der Ergebnisse der Dichtemessung von A^1 und A^2. Die Messung erfolgte durch die Grenzen, die in Abb. 21-1a gekennzeichnet sind. Sie begann an einem Punkt in der Nähe der Grenze. + = Region mit hoher Dichte; – = Region mit geringer Dichte; 0 = Punkt der größten Dichte im dunklen Bereich.

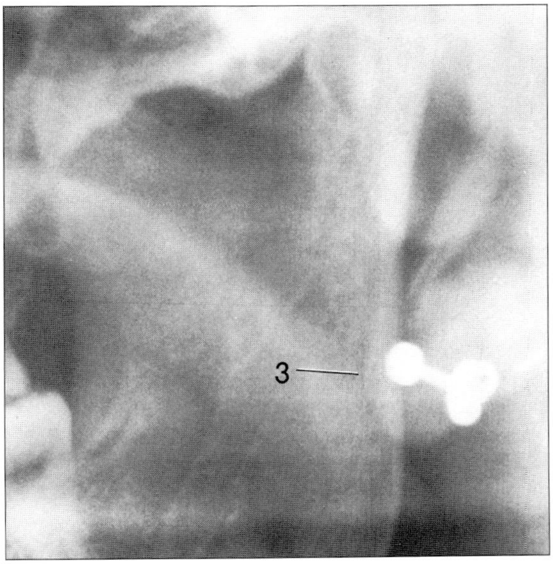

Abb. 22-1c Der Pantomogrammausschnitt zeigt eine Überlagerung der Grenze des Ohres (3) mit dem Ramus mandibulae.

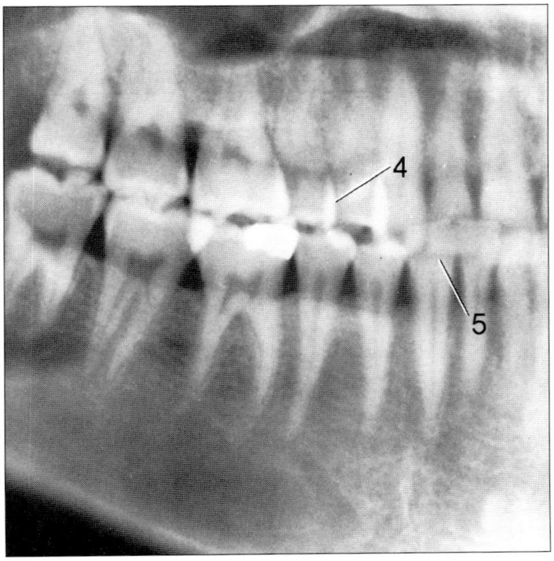

Abb. 22-1d Der Pantomogrammausschnitt zeigt eine approximale (4) und inzisale (5) Überlagerung der Kronenbegrenzungen.

entdeckte im 19. Jahrhundert die Eigenschaft des Auges, Grenzen zu verstärken. Er beobachtete einen dunklen und einen hellen Streifen an der Grenze zwischen zwei verschiedenen Helligkeitszonen beim Wechsel vom geringeren zum höheren Helligkeitsbereich. Seine Theorie, daß die Zonen, auch Bänder genannt, neurologischen Ursprungs sind, ist oft bestätigt worden (*Moses,* 1970; *Kling* und *Riggs,* 1972). Das „Mach-Band" ist im Gegensatz zum Kanteneffekt eine optische Täuschung. Weil der Informationsgehalt einer Röntgenaufnahme von der Betrachtung einer Fotografie abgeleitet wird, tragen sowohl der Kanteneffekt als auch das „Mach-Band" zu offensichtlichen Grenzdichten des Bildes bei.

Durch falschen Umgang mit dem Film entstandene Artefakte

Falsche Lagerung, Handhabung oder Bearbeitung des Filmmaterials können verwirrende Schatten hervorrufen, die die Bildqualität beeinträchtigen. Diese Erscheinungen sind besser zu verstehen, wenn man sich den Aufbau eines modernen Röntgenfilms vor Augen hält. Die wesentlichen Bestandteile eines Films, dargestellt in Abb. 22-2, sind eine flexible, transparente Basis, die dem Film eine ausreichende Festigkeit gibt, eine empfindliche Emulsionsschicht, die aus Gelatine und verteilten Silberhalogenidkörnchen besteht, eine Unterschicht, die die Emulsion mit der Basis verbindet, und eine dünne transparente Schutzschicht, die die Emulsion vor Abrieb schützt (Eastman Kodak Co., 1972; *Chesney* und *Chesney,* 1981).

Beschädigungen der Emulsionsschicht

Ein falscher Umgang mit dem Film kann eine Vielfalt von verschiedenen Artefakten ergeben, weil sich die Emulsionsschicht leicht durch physikalische oder chemische Einwirkungen verändert. Die Silberkörnchen in der Emulsionsschicht reagieren z. B. empfindlich auf Licht, Temperatur, Druck und chemische Einflüsse (Abb. 22-3). Eine Beschädigung der Emulsionsschicht kann durch eine zerstörte Schutzschicht hervorgerufen werden. Solche Defekte sind normalerweise mit großen Abrasionskräften verbunden. Während trockene Filme abrasionsfest sind, können nasse Filme leicht beschädigt werden. Sie weisen dann tiefe Rillen in der Emulsion auf (Abb. 22-4a). Eine große Abrasionskraft, die auf eine nasse Filmoberfläche einwirkt, hinterläßt in der Emulsion eine tiefe Rille (A). Dieselbe Kraft hinterläßt bei Einwirkung auf einen trokkenen Film nur eine flache Rille (B), die man am besten bei schräger Betrachtung der Oberfläche erkennt.

Eine Beschädigung der Emulsion kann auch durch ausgeprägte Temperaturschwankungen entstehen. Die Basis und die Emulsionsschicht weisen eine unterschiedlich starke thermische Expansion und Kontraktion auf. Große Temperaturunterschiede zwischen den Entwicklungslösungen oder eine hohe Temperatur bei der Trocknung können Kontraktions- oder Expansionsrisse verursachen (Abb. 22-4b).

Reste des Entwicklers oder Fixierers in der Emulsion beeinträchtigen die Qualität und die Dauerhaftigkeit des Bildes. Die Fixierlösung wandelt unbelichtete Silberkörnchen in lösliche Salze um, die durch die Wässerung aus der Emulsionsschicht entfernt werden. Entwicklerflüssigkeit im Fixierbad oder in der Emulsionsschicht wandelt die wasserlöslichen Salze zu metallischem Silber um. Auf diese Weise gebildete Silberablagerungen verbleiben in der Emulsion und verschleiern den ganzen Film. Diese Erscheinung wird dichroitischer Schleier genannt (*Langford,* 1965). In der Emulsion verbleibende lösliche Salze und Fixierer lösen sich auf und hinterlassen beständige gelbe oder braune Flecken auf dem Film.

Die häufigsten Artefakte auf dem Pantomogramm sind in Tabelle 22-1 zusammengefaßt. Sie werden in den Abbildungen 22-5 bis 22-20 dargestellt.

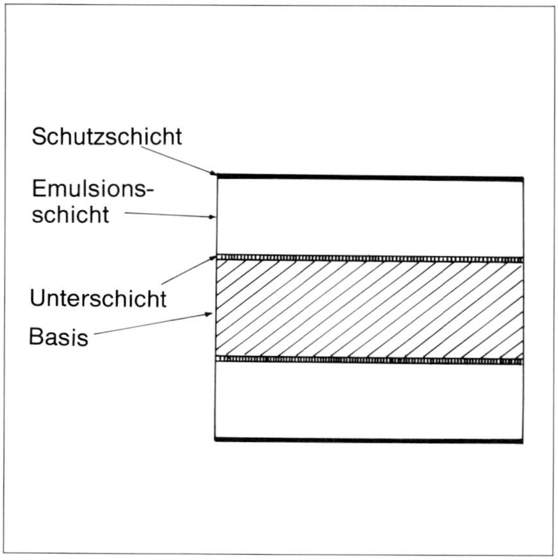

Abb. 22-2 Darstellung der Schichten eines Doppelemulsionsfilms im Querschnitt.

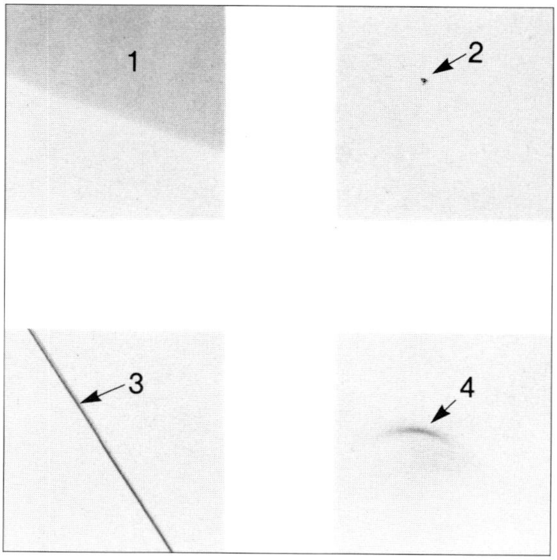

Abb. 22-3 Reaktion der Silberpartikel auf Hitze (1), Druck (2), leichte bis mäßige Abrasion (3) und einen Knick (4).

Abb. 22-4a und b Beschädigungen der Emulsionsschicht.

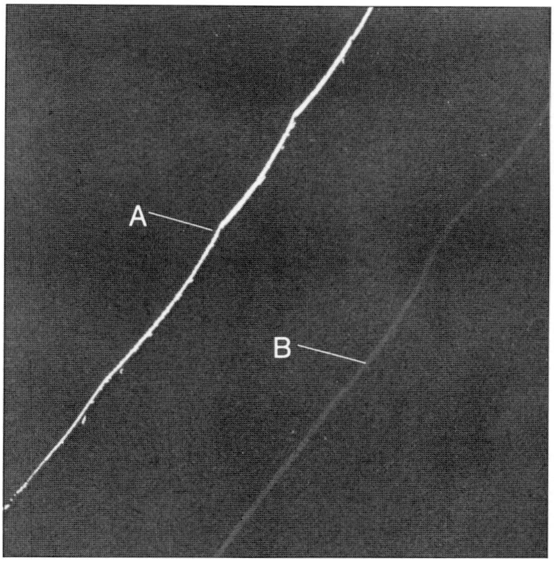

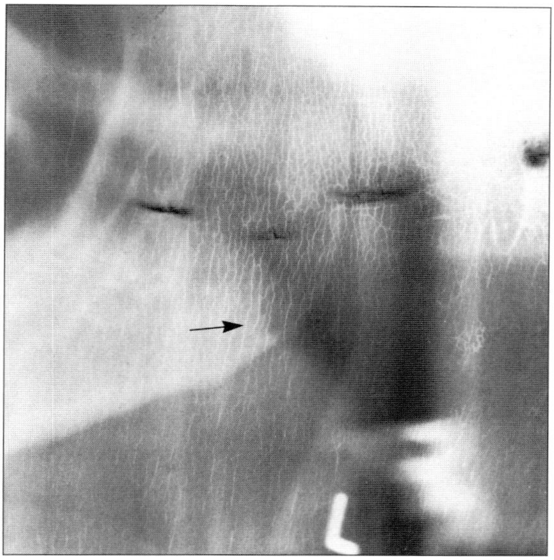

Abb. 22-4a Die Auswirkungen einer großen Abrasionskraft auf einen nassen (A) und trockenen (B) Film, wie im Text erläutert.
Abb. 22-4b Eine zu hohe Trocknungstemperatur bei der automatischen Entwicklung des Films führte zur Bildung eines Netzmusters (Pfeil). Beachten Sie die vier schwarzen Stellen, die auf eine Umwandlung der Silberpartikel durch Abrasion während der Entwicklung zurückgehen (Reproduktion im Maßstab 1:1).

Anmerkung: Abb. 22-4a zeigt bei einer 2,5fachen Vergrößerung die Emulsionskörnungs- und Dichteunterschiede, wie sie bei der normalen Entwicklung auftreten. Diese Merkmale sind nur bei einer Vergrößerung zu erkennen.

Tabelle 22-1 Artefakte durch falsche Behandlung des Films

Erscheinung auf dem Film	Falsche Behandlung
	Lagerung
Grauschleier* auf dem gesamten Film	Überlagerter Film oder zu hohe Lagertemperatur
Schwarzer Schleier** auf einem Teil des Films oder auf dem gesamten Film	Film mit Tageslicht belichtet
	Handhabung
Grauschleier auf einem Teil des Films oder auf dem gesamten Film	Unzureichender Filter in der Dunkelkammerbeleuchtung; Dunkelkammerbeleuchtung zu hell oder weniger als 1,2 m vom Arbeitsfeld entfernt
Großer weißer Fleck und Grauschleier	Fixierer wurde vor der Entwicklung auf den Film geschüttet, wodurch der Entwickler verunreinigt wurde
Schwarzer Schleier	Film mit Tageslicht belichtet
Kleiner weißer Fleck	Getrockneter Fixierer auf der Verstärkerfolie, Luftblasen während der Entwicklung auf dem Film oder kleiner, einzelner Gegenstand auf der Verstärkerfolie
Grauer Fleck mit dunklem Rand	Entwickler vor der Entwicklung auf dem Film verschüttet
Schwarzer Streifen	Silberpartikel durch mäßige Abrasionskraft umgewandelt
Weißer Streifen	Die Emulsionsschicht des Films wurde durch starke Abrasion beschädigt oder eine Haarsträhne lag während der Belichtung zwischen der Verstärkerfolie und dem Film
Schwarze Streifen, die ein baumartiges Muster bilden	Entladung von statischer Aufladung („Entladungsblitz“)
Schwarze C-förmige Markierung	Silberpartikel wurden durch Biegen oder Falten des Films vor der Entwicklung umgewandelt
	*Entwicklung****
Grauschleier schräg über dem Film	Der Deckel des Entwicklungsbehälters wurde entfernt, was eine ausgedehnte Beleuchtung durch das Dunkelkammerlicht während der senkrechten Filmentwicklung zur Folge hatte
Schwarzer Streifen	Zusätzliche Silberpartikel wurden durch mäßige Abrasionskraft zu Beginn der Entwicklung umgewandelt

* Der betroffene Bezirk zeigt einige Bilddetails.
** Der betroffene Bezirk zeigt keine Bilddetails.
*** Das Aussehen fehlerhaft entwickelter Filme wird in Kapitel 21 beschrieben.

Tabelle 22-1 Fortsetzung

Erscheinung auf dem Film	Falsche Behandlung
Weißer Streifen	Die Emulsionsschicht wurde durch starke Abrasion während der Entwicklung beschädigt
	Zwischenwässerung
Grauschleier auf einem Teil des Films oder auf dem gesamten Film	Die Zwischenwässerung wurde nach der Entwicklung ausgelassen, wodurch der Fixierer mit Entwickler verunreinigt wurde
	Fixierung
Dunkler Fleck, dessen Umriß mit einem lichtdichten Bereich auf einem benachbarten Film übereinstimmt	Zwei Filme waren während der Fixierung in Kontakt
Schwarze Fließspuren unter einem schwarzen senkrechten Streifen an einer Kante des Films	Die senkrechte Kante des Films stand oberhalb der Oberfläche des Fixierers, was zu einem Fließen des Entwicklers in darunterliegende Bezirke führte, in denen die Fixierung stattfand; zusätzlich wurde der unfixierte Filmbezirk oberhalb des Lösungsspiegels durch Tageslicht belichtet
Weißer Streifen	Emulsion durch starke Abrasion beschädigt
Ausgewaschenes Bild	Der Film wurde über Nacht im Fixierer belassen, wodurch das Bild ausgeblichen wurde
Braunes Bild	Unzureichende Fixierung oder Kontakt zweier Filme, wodurch eine vollständige Fixierung verhindert wurde
	Schlußwässerung
Niederschläge auf der Filmoberfläche	Reste des Fixierers durch unvollständige Schlußwässerung des Films in der Emulsionsschicht
Weißer Streifen	Emulsionsschicht durch starke Abrasion beschädigt
Mosaikmuster (Netzmuster)	Emulsionsschicht des Films durch abwechselnde Ausdehnung und Schrumpfung beim Wechsel von einer warmen in eine kalte Lösung verändert (Kodak, 1976)
	Trocknung
Netzmuster	Zu hohe Trocknungstemperatur
Braune Niederschläge auf der Filmoberfläche	Entwickler oder Fixierer wurde nach dem Bearbeitungsprozeß auf der Oberfläche vergossen

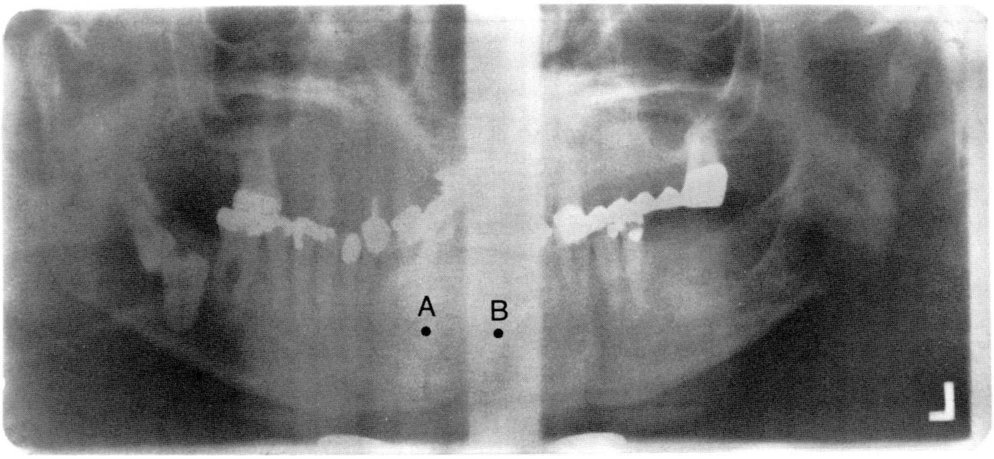

Abb. 22-5 Eine Überlagerung des Films verursachte einen Grauschleier auf der gesamten Aufnahme. Die Panoramaaufnahmen mit weiteren Filmen derselben Packung zeigten ähnliche Grauschleier. Zu beachten ist, daß der Schleier gleichmäßig und sowohl auf belichteten (A) als auch auf unbelichteten (B) Filmbezirken vorhanden ist.

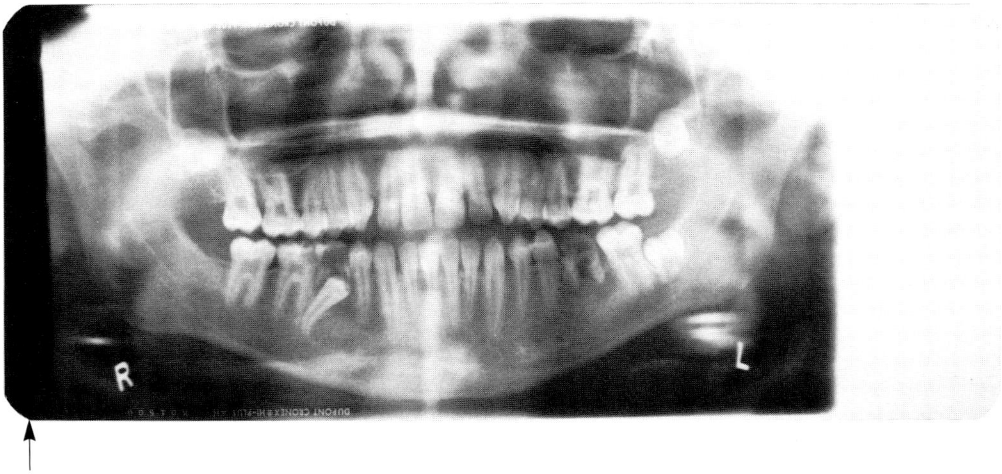

Abb. 22-6 Der bandartige schwarze Schatten an der senkrechten Kante des Films (Pfeil) entstand durch das Anschalten der Raumbeleuchtung, bevor der Film vollständig in das automatische Entwicklungsgerät eingezogen war.

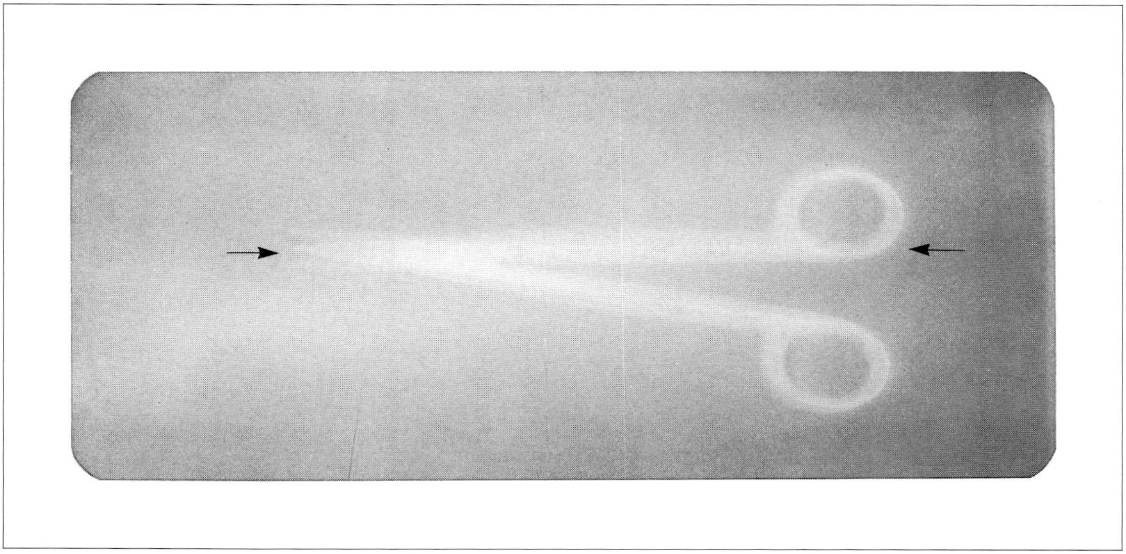

Abb. 22-7 Der Grauschleier entstand durch lange Belichtung des Films mit der Dunkelkammerbeleuchtung. Ein neuer Film wurde unterhalb der Dunkelkammerleuchte in den Arbeitsbereich gelegt. Auf den unbelichteten Film wurde eine chirurgische Schere gelegt, deren Bild (Pfeile) nach einer Beleuchtungszeit von vier Minuten zu erkennen ist.

Anmerkung: Um die Dunkelkammerleuchte zu überprüfen, werden Film und Objekt der Beleuchtung für eine Minute ausgesetzt. Wenn der entwickelte Film ein Bild des Objektes zeigt, ist die Lampe nicht in Ordnung. Ein Grauschleier durch die Dunkelkammerbeleuchtung wird folgendermaßen vermieden (Kodak, 1972):

1. Benutzen Sie den richtigen Filter, wie er vom Filmhersteller empfohlen wird.
2. Grundsätzlich sollte die Glühlampe nicht stärker als 15 Watt sein, einige Filme erfordern eine Glühlampe mit 7,5 Watt.
3. Die Dunkelkammerleuchte muß von der Arbeitsfläche mindestens 1,2 Meter entfernt sein.
4. Die Handhabung des Films unter Dunkelkammerbeleuchtung darf nicht länger sein als vom Filmhersteller empfohlen (im Durchschnitt sollte der Film nicht länger als 1 Minute der Dunkelkammerbeleuchtung ausgesetzt werden).

Abb. 22-8a und b Grauschleier auf dem gesamten Film, zu sehen auf zwei Panorexaufnahmen eines trockenen Schädels. In beiden Fällen wurde die Dunkelkammertür kurz geöffnet, wobei der Film dem Tageslicht ausgesetzt wurde. Vergleichen Sie den unterschiedlich starken Schleier der Filme, die dem Tageslicht vor bzw. nach der Belichtung durch die Verstärkerfolienfluoreszenz ausgesetzt waren.

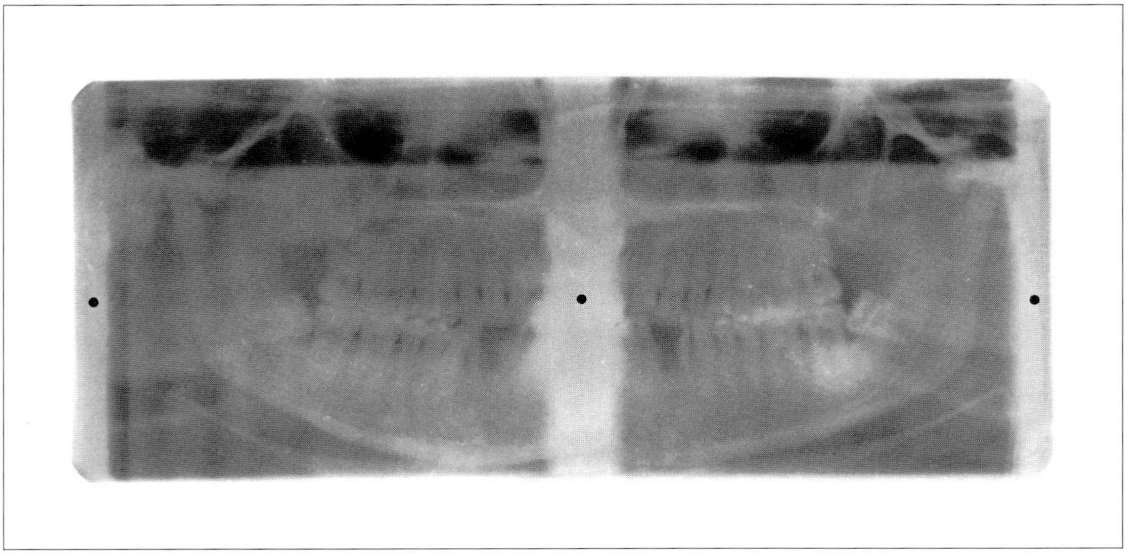

Abb. 22-8a Vor der Belichtung durch die Verstärkerfolienfluoreszenz.

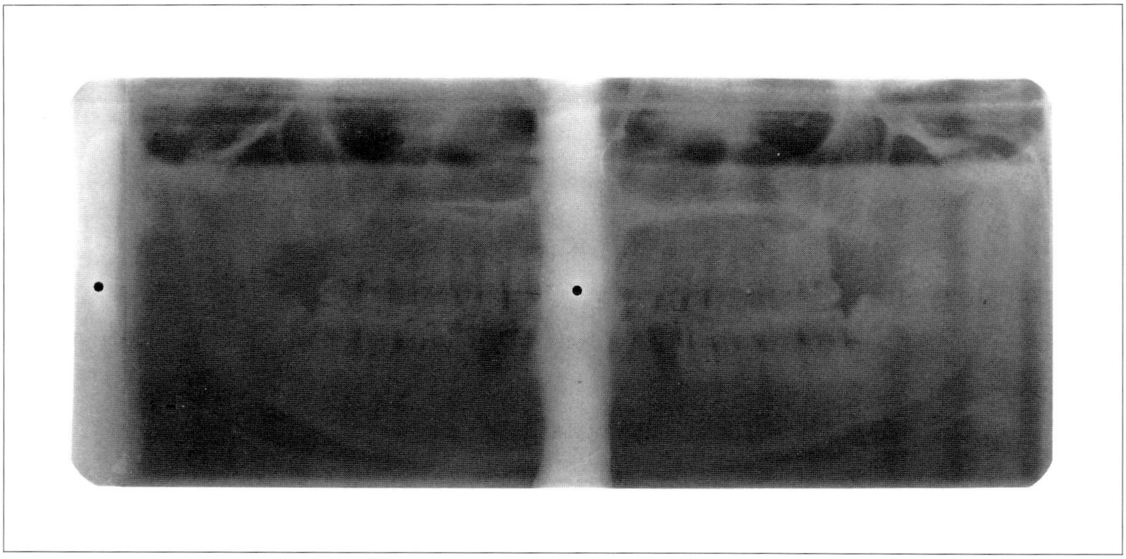

Abb. 22-8b Nach der Belichtung durch die Verstärkerfolienfluoreszenz.

Anmerkung: Abb. 22-8b zeigt eine viel höhere Schleierdichte als Abb. 22–8a, weil die Emulsion auf Beleuchtung viel empfindlicher reagiert, nachdem der Film durch die Fluoreszenz der Verstärkerfolie belichtet wurde (Kodak, 1972). Filmbezirke, die nicht durch die Fluoreszenz der Verstärkerfolie belichtet worden sind (Punkte), zeigen eine ähnliche Dichte.

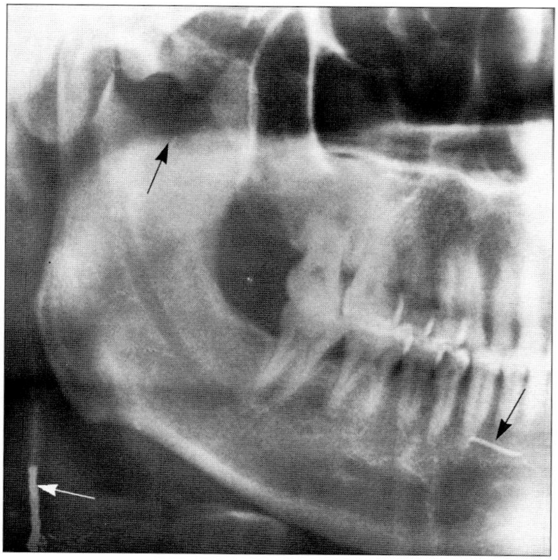

Abb. 22-9 Weiße Punkte und Striche durch getrockneten Fixierer auf der Oberfläche der Verstärkerfolie. Der Pantomogrammausschnitt zeigt Punkte und Striche (Pfeile) von verschiedener Größe und Form.

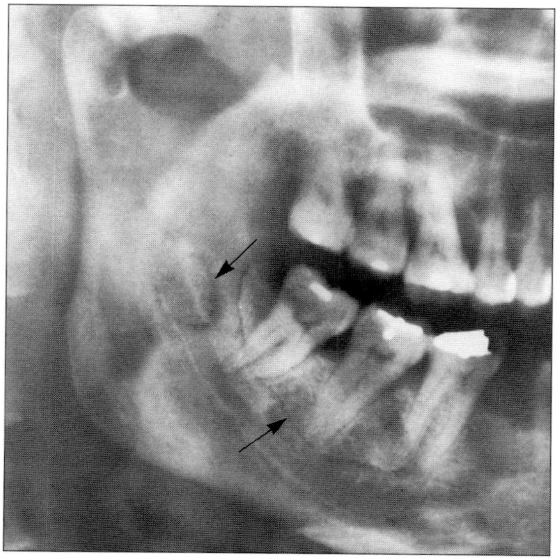

Abb. 22-10 Graue Flecken mit dunklen Rändern, entstanden durch Entwicklerflüssigkeit, die vor der Entwicklung auf die Filmoberfläche gelangte. Der Ausschnitt aus einem Pantomogramm zeigt zwei Flecken mit verstärkter Randdichte (Pfeile).

Anmerkung: Ein feiner Strich entsteht, wenn ein trockener Film mit mäßiger Kraft zerkratzt wird. Dieselbe Kraft ergibt einen breiten Streifen, wenn ein nasser Film zerkratzt wird.

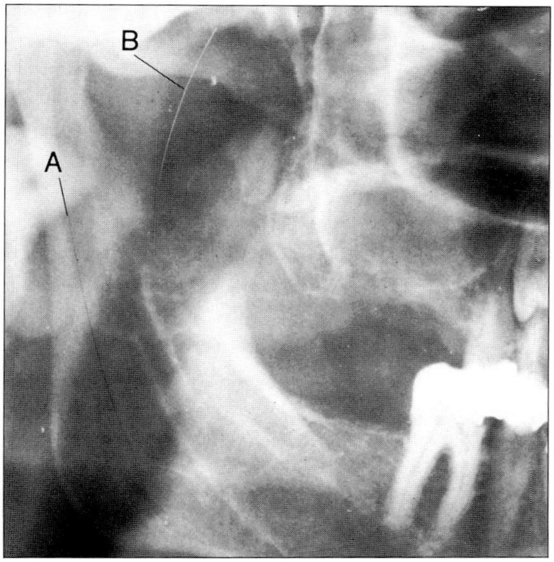

Abb. 22-11 Auf dem Pantomogrammausschnitt sind verschiedene Striche zu sehen, die vor bzw. nach der Entwicklung entstanden sind. Der schwarze Strich (A) entstand dadurch, daß die Silberkörnchen durch Abrasion vor oder während der Entwicklung umgewandelt wurden. Der weiße Strich (B) entstand durch die Beschädigung der Emulsionsschicht nach der Entwicklung.

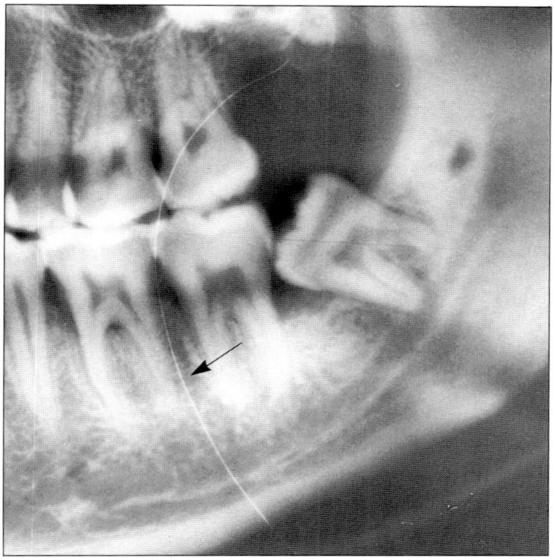

Abb. 22-12 Der Ausschnitt aus dem Pantomogramm zeigt einen weißen Strich (Pfeil), der durch eine an der Oberfläche der Verstärkerfolie hängende Haarsträhne entstand.

Abb. 22-13a und b Die Spuren auf dem Film sind durch statische Aufladung infolge schneller Bewegung des Films (Reibung) entstanden.

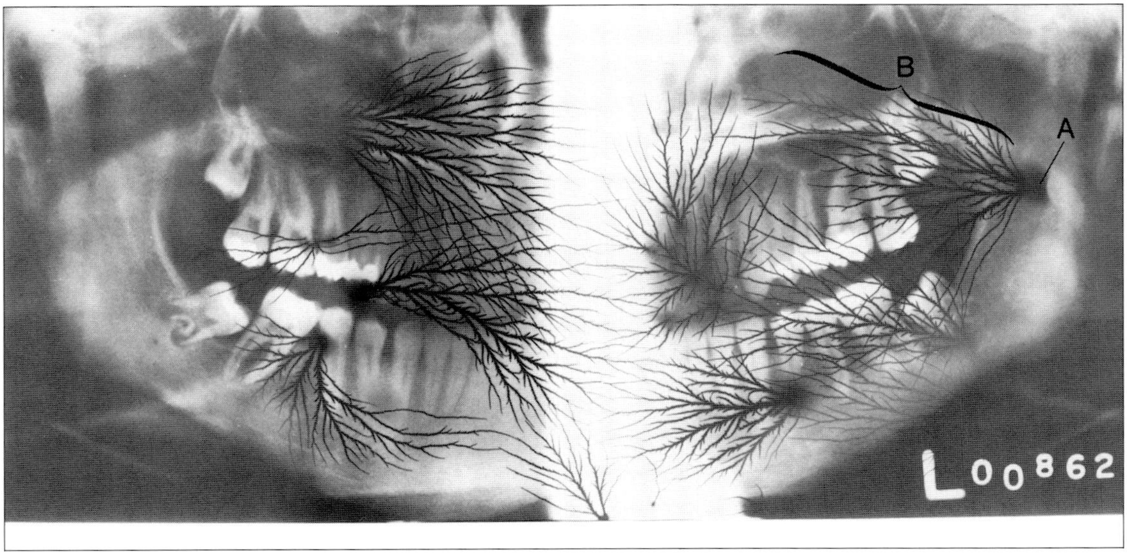

Abb. 22-13a Fall 1: Die Panorex-Aufnahme zeigt schwarze Striche, die ein baumartiges Muster bilden. Solche Striche geben den Punkt der elektrischen Entladung (A) und die Ausstrahlung vom Punkt der Entladung (B) wieder.

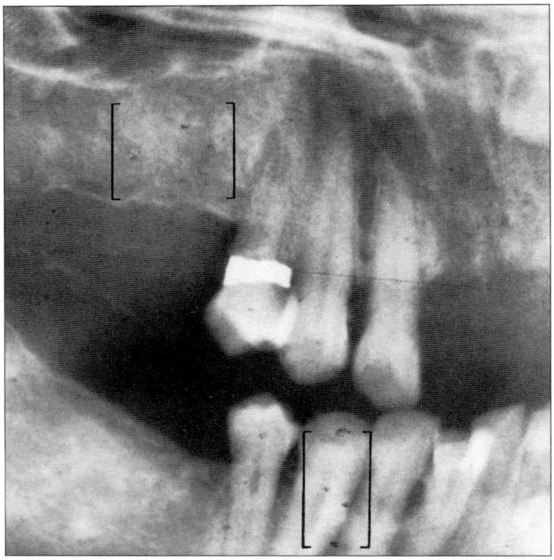

Abb. 22-13b Fall 2: Der Ausschnitt aus einem Pantomogramm zeigt Gruppen von schwachen Markierungen (Klammern), verursacht durch Staubpartikel, die von der Oberfläche eines aufgeladenen Filmes angezogen worden sind (Reproduktion im Maßstab 1:1).

Anmerkung: Um die statische Aufladung der Filme gering zu halten, sollten Sie schnelle Bewegungen, die zu Reibung führen, vermeiden, für eine relative Luftfeuchtigkeit von ungefähr 45 % und möglichst für Staubfreiheit in der Dunkelkammer sorgen (Kodak, 1976).

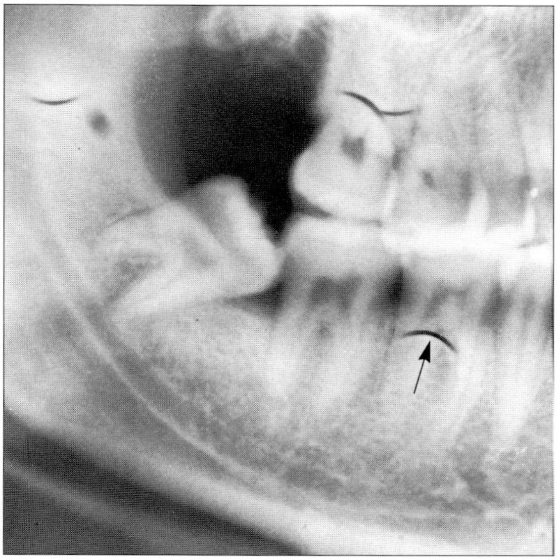

Abb. 22-14 Schwarze, C-förmige Spuren (Pfeil) entstehen, wenn die Silberkörnchen in der Emulsion durch Knicken des Films vor oder während der Entwicklung lichtempfindlicher gemacht werden (Reproduktion im Maßstab 1:1).

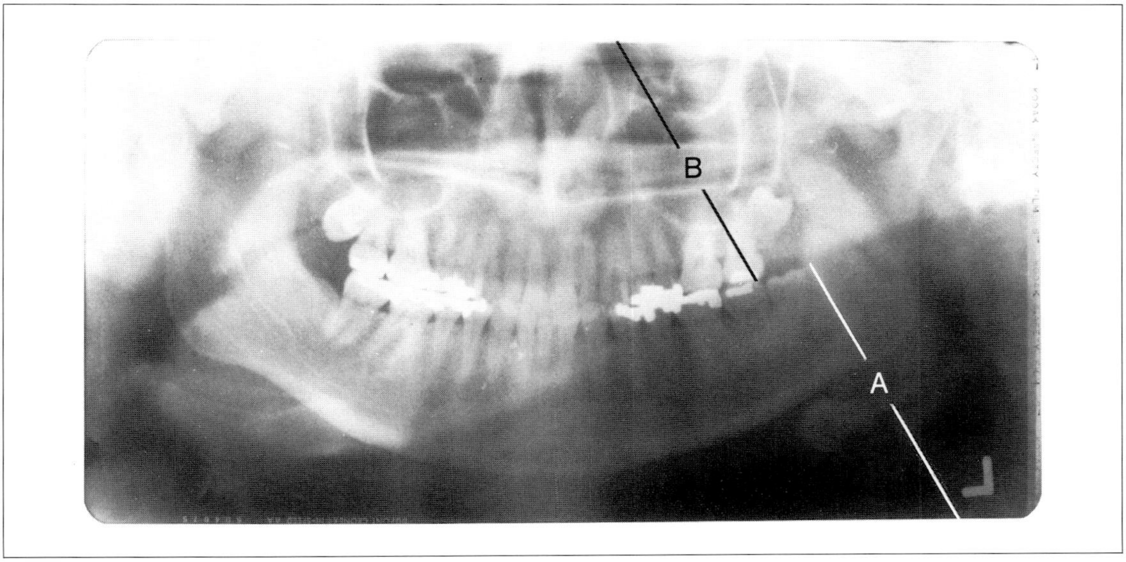

Abb. 22-15 Ein schräg über den Film verlaufender Grauschleier deutet auf eine zu starke Belichtung durch die Dunkelkammerbeleuchtung während der senkrechten Entwicklung des Films hin. Der Filmabschnitt A war der Dunkelkammerbeleuchtung ausgesetzt, der Abschnitt B wurde durch die Behälterwand abgeschirmt. Solch ein Schleier wird durch Auflegen eines Deckels auf den Entwicklungsbehälter vermieden.

Abb. 22-16a und b Grauschleier durch Verunreinigung des Fixierers durch aktiven Entwickler. Wiederholtes Unterlassen der Zwischenwässerung zwischen Entwickler und Fixierer führte zur Übertragung von aktivem Entwickler und somit zur Verunreinigung des Fixierers.

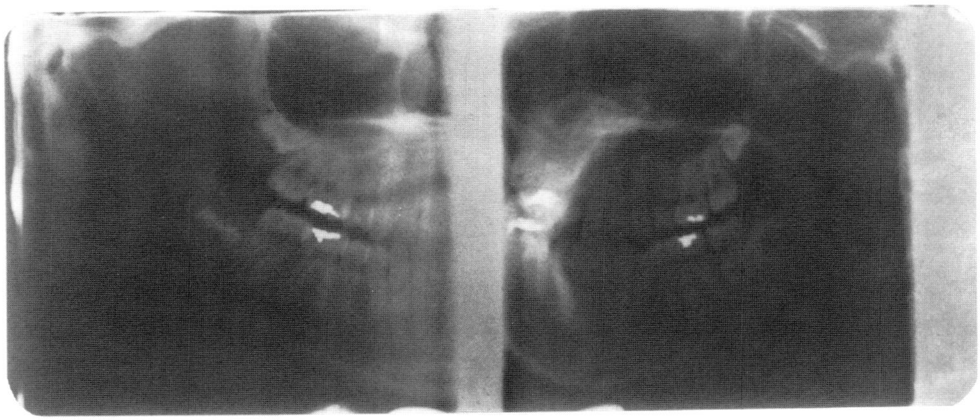

Abb. 22-16a Auf dem Pantomogramm sind die meisten anatomischen Details vom Grauschleier verdeckt.

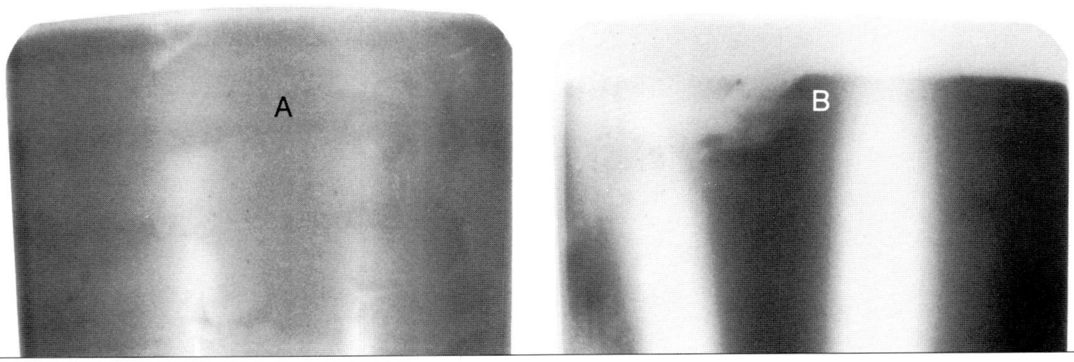

Abb. 22-16b Auf der Photographie erscheint die Filmoberfläche (A) viel matter (weniger Licht reflektiert) als eine normale Filmoberfläche (B).

Anmerkung: Die Verunreinigung des Fixierers mit Entwickler führt zu Silberablagerungen an der Filmoberfläche, wodurch diese matt wird (*Langford,* 1965). Die Filme, die dem Entwickler entnommen werden, müssen vor der Fixierung gründlich unter laufendem Wasser gespült werden, um eine Verunreinigung des Fixierers durch Entwickler zu vermeiden.

Abb. 22-17a und b Ein dunkler Fleck durch einen Film-zu-Film-Kontakt während der Fixierung kann für einen Defekt im Kiefer gehalten werden. Panoramaaufnahme und Zahnfilme desselben Patienten.

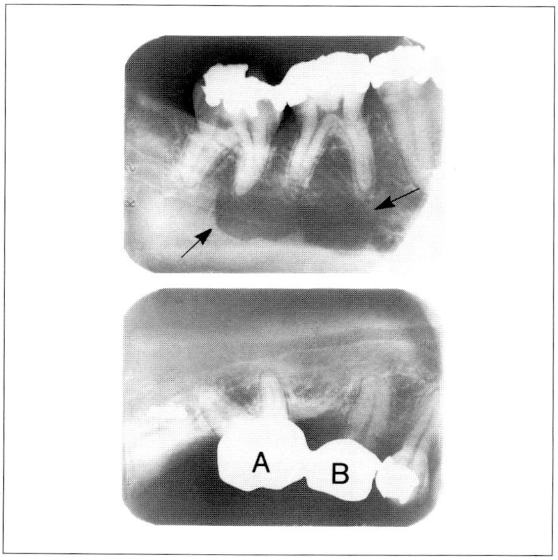

Abb. 22-17a Oben: Der Zahnfilm vom rechten Unterkiefer zeigt einen deutlich begrenzten muschelförmigen radioluzenten Bezirk (Pfeile). Unten: Der Zahnfilm vom linken Unterkiefer ist umgekehrt gezeigt. Beachten Sie, daß der Umriß der Metallkronen (A, B) mit dem radioluzenten Bezirk des oberen Films übereinstimmt, wenn beide Filme übereinander projiziert werden (Reproduktion im Maßstab 1:1).

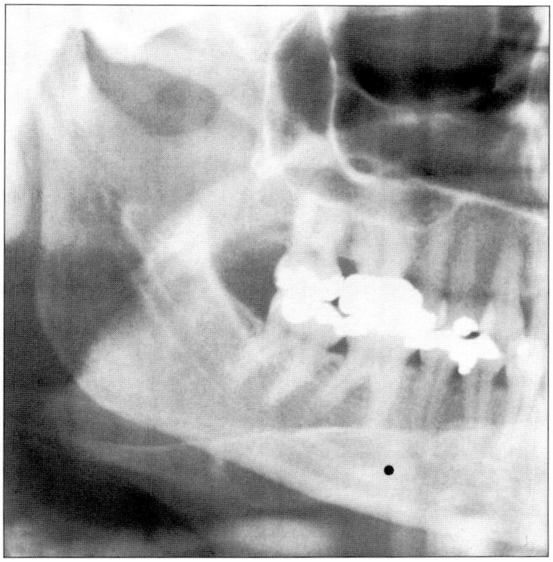

Abb. 22-17b Der Ausschnitt aus dem Pantomogramm zeigt die normale Trabekelstruktur ohne einen radioluzenten Bezirk. Der röntgenopake Schatten (Punkt) stellt die Überlagerung des Zungenbeins auf den Unterkieferkörper dar.

Anmerkung: In Abb. 22-17a ist die scheinbare Radioluzenz im oberen Film ein Artefakt, der durch einen längeren Kontakt der Filme während der Fixierung verursacht wurde. Der Bereich der metallischen Kronen auf dem unteren Film erforderte wenig Entwicklung und enthielt relativ frischen Entwickler. Während der Fixierung diffundierte frischer Entwickler vom unteren Film in benachbarte Bezirke des oberen Films, was hier zu einer verstärkten Entwicklung führte.

Abb. 22-18a bis c Schwarze Fließspuren unter einem senkrechten schwarzen Streifen entstanden durch zu wenig Fixierflüssigkeit. Solche Fließspuren können verwirrende Schatten verursachen, die nicht als Anomalien des Kiefers gedeutet werden sollten; dargestellt an Panoramaaufnahmen und Zahnfilmen desselben Patienten (Abb. 22-18b und c in Originalgröße).

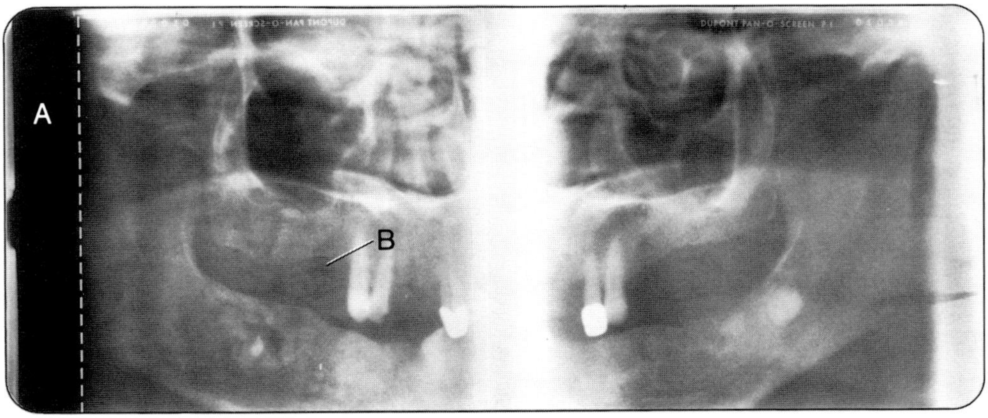

Abb. 22-18a Die Panorex-Aufnahme zeigt einen Bereich mit einem schwarzen Schatten (A) sowie Fließspuren (B), die in den Bereich unterhalb der Oberfläche des Fixierers (gestrichelte Linie) reichen.

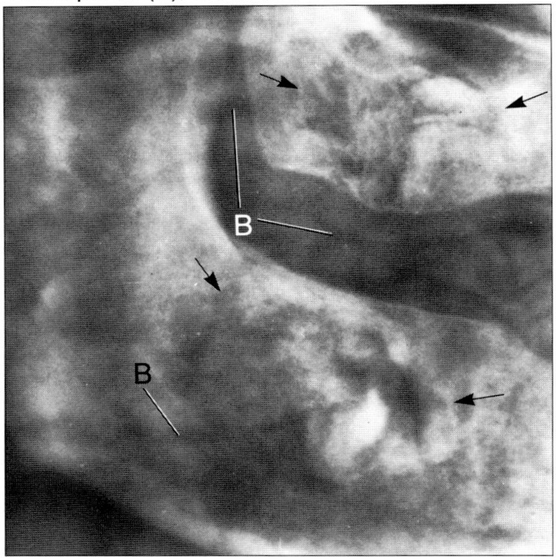

Abb. 22-18b Die rechten Kieferabschnitte zeigen zahlreiche Fließspuren (B), die Kieferdefekte verdecken (Pfeile).

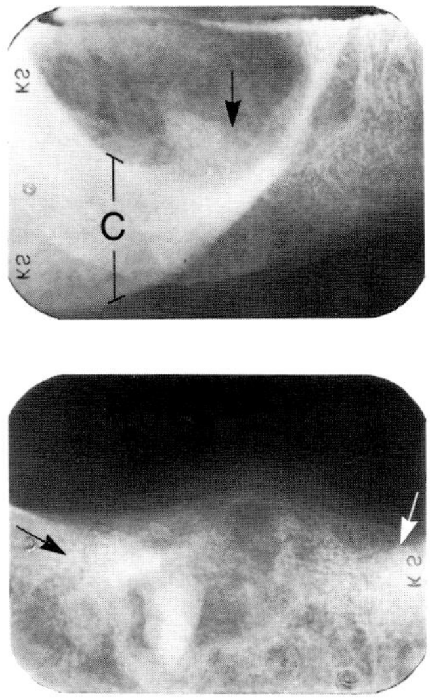

Abb. 22-18c Die Zahnfilme derselben Kieferabschnitte zeigen die tatsächlichen röntgenologischen Merkmale der Defekte (Pfeile).
Der Defekt der Maxilla im Oberkiefer (oben) ist teilweise durch das Jochbein (C) verdeckt.

Anmerkung: Dieser Fall verdeutlicht, wie wichtig es ist, sowohl Volumen als auch Aktivität der Lösungen zu kontrollieren und nachzufüllen. Der schwarze Schatten im Filmbereich oberhalb des Fixierers entstand, als die Raumbeleuchtung eingeschaltet wurde, bevor der fehlende Fixierer nachgefüllt wurde.

Abb. 22-19a bis d Vergleich von Flecken durch Entwickler und Fixierer, die nach der Bearbeitung des Filmes auf die Oberfläche geraten sind. Zwei Fälle sind an Pantomogrammausschnitten dargestellt (Abbildungen im Maßstab 1:1)

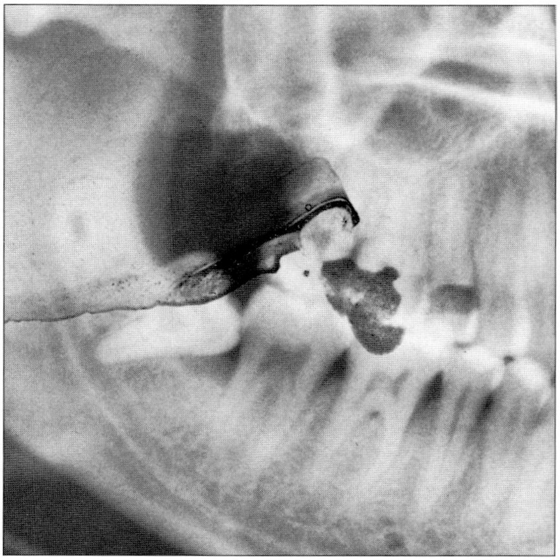

Abb. 22-19a Fall 1: Film mit Entwickler auf der Oberfläche (auf dem Originalfilm braun).

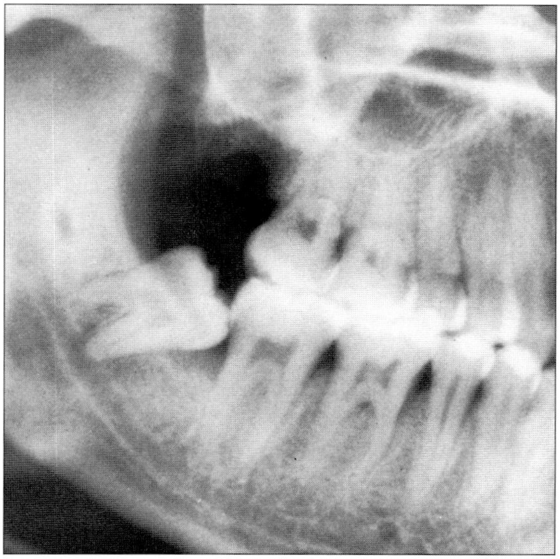

Abb. 22-19b Derselbe Film nach Reinigung der Oberfläche.

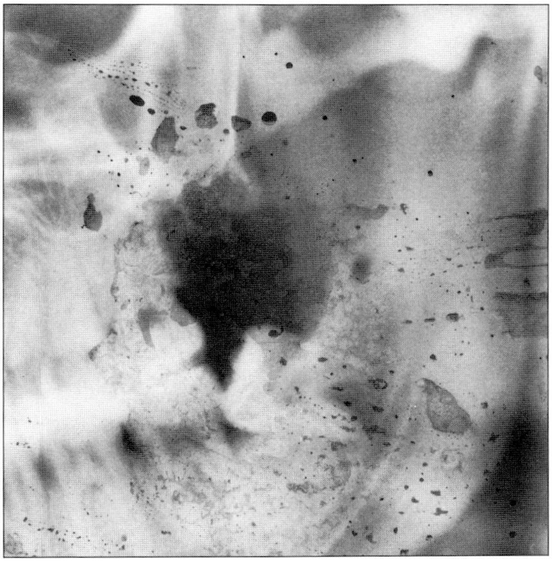

Abb. 22-19c Fall 2: Film mit Spuren vom Fixierer auf der Oberfläche (auf dem Originalfilm braun).

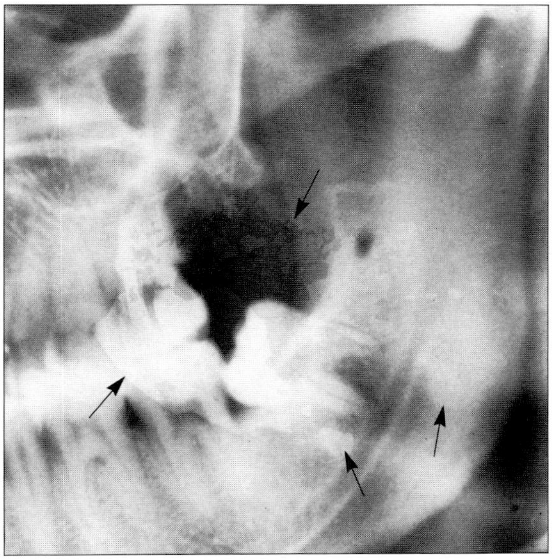

Abb. 22-19d Derselbe Film nach Reinigung der Oberfläche. Beachten Sie bitte die durch den Fixierer verursachten Flecken in der Emulsion (Pfeile).

Anmerkung: Braune Flecken können entweder durch Zersetzung von Entwicklerbestandteilen, durch Produkte der Entwicklung, durch Fixierer oder durch lösliche Silbersalze entstehen. Solche Flecken sind dauerhaft, wenn die Emulsionsschicht mitbetroffen ist. Die korrekte Entwicklung des Films macht die Emulsionsschicht frei von zersetzenden Substanzen und verhindert Flecken in der Emulsion.

Abb. 22-20a und b Ausgewaschenes Bild, weil der Film über Nacht in konzentriertem Fixierer belassen wurde. Panorexaufnahmen eines trockenen Schädels.

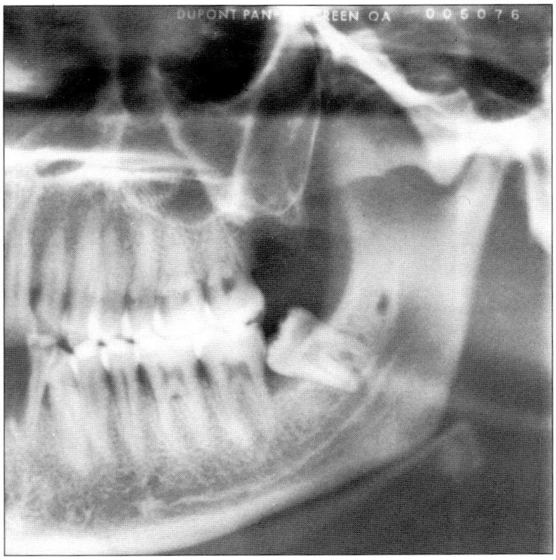

Abb. 22-20a Nach normaler Fixierung.

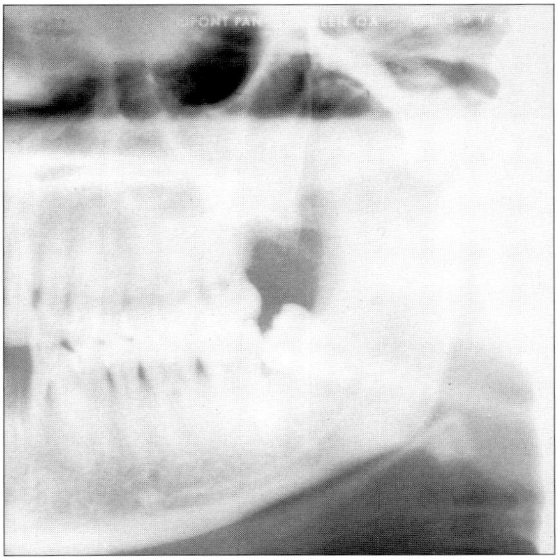

Abb. 22-20b Nach verlängerter Fixierung (über Nacht).

Literatur

1. *Baines, H.:* The Science of Photography. 2nd ed. Fountain Press, London 1967, p. 133.
2. *Chesney, D. N.,* und *M. O. Chesney:* Radiographic Imaging. Blackwell Scientific Publications, Oxford 1981, pp. 14–19.
3. *Chomenko, A. G.,* und *A. Zukor:* Images without structure: edge effect in dental radiology. Quintessence Int 11:81–85, 1976.
4. *Kling, J. W.,* und *L. A. Riggs:* Experimental Psychology. Vol. 1. Sensation and Perception. 3rd ed. Holt Rinehart and Winston, Inc., New York 1972, p. 290.
5. Kodak Technical Information, F-5. Kodak Professional Black-and-White Films. 2nd ed. Eastman Kodak Co., Rochester, N. Y., 1976.
6. *Langford, M. J.:* Basic Photography. Focal Press, London 1965, pp. 299–300.
7. *Mees, C. E. K.:* The Theory of Photographic Process. 3rd ed. Macmillan Publishing Co., New York 1966.
8. *Moses, R. A.:* Adler's Physiology of the Eye. 5th ed. The C. V. Mosby Co., St. Louis 1970, p. 545.
9. Radiography Markets Division. X-rays in Dentistry. Eastman Kodak Co., Rochester, N. Y. 1972.

Teil 7

Röntgenologische Übungsbeispiele

Kapitel 23

Fallstudien

Anleitung

Die folgenden zehn röntgenologischen Fälle werden in derselben Weise gezeigt, wie der Untersucher sie in der klinischen Praxis sah. Jeder Fall wird in zwei Teilen dargestellt, um eine Selbstkontrolle zu erleichtern.

Teil 1 umfaßt die Hauptbeschwerden, die Vorgeschichte der bestehenden Erkrankung, die allgemeine medizinische Vorgeschichte, den klinischen Befund, den röntgenologischen Befund sowie die Differentialdiagnose. Ein Laborbefund wird nur angegeben, wenn er zum Verständnis der Erkrankung beiträgt.

Teil 2 beinhaltet den chirurgisch-pathologischen Bericht und die Diskussion.

Um eine möglichst realistische Überprüfung zu erreichen, sollten Sie nach den klinischen Befunden unterbrechen und sich den röntgenologischen Abbildungen des Falles zuwenden. Suchen Sie die Filme nach Defekten in der Kieferstruktur ab, z. B. nach Knochenzerstörung, Knochenneubildung sowie nach Ausdehnung und Verlagerung von anatomischen Details. Beschreiben Sie die Erscheinungsform des Defektes und alle Knochenveränderungen der benachbarten Bezirke. Bestimmen Sie dann zum Schluß die Wachstumsrate der Veränderung. Nun sollten Sie Ihre Befunde mit den im Text dargestellten röntgenologischen Befunden vergleichen.

Bevor Sie das röntgenologische Muster der Veränderung deuten, sollten Sie die Krankengeschichte, die klinischen, die Labor- sowie die röntgenologischen Befunde gegeneinander abwägen. Erstellen Sie dann eine Differentialdiagnose, indem Sie nur die Erkrankungen mit einbeziehen, die den Befund erläutern. Jetzt sollten Sie Ihre Ergebnisse mit der im Text dargestellten Differentialdiagnose vergleichen und zum chirurgisch-pathologischen Bericht sowie zur Diskussion übergehen.

Fall 1

Teil 1

Hauptbeschwerden

Ein 59 Jahre alter Spanier stellte sich zur Untersuchung einer schmerzlosen Schwellung im linken Oberkiefer vor.

Vorgeschichte der bestehenden Erkrankung

Der Patient hatte die Schwellung vor sieben Monaten das erste Mal bemerkt. Während der beiden letzten Monate hat die Schwellung zugenommen, so daß die Oberkiefertotalprothese nicht mehr richtig paßte. Eine vor vier Jahren angefertigte Panoramaaufnahme zeigte eine zystenähnliche Veränderung im Bereich der Beschwerden, der Patient ließ sich damals jedoch nicht weiter behandeln.

Allgemeine medizinische Vorgeschichte

Dem Patienten war vor sieben Jahren eine künstliche Herzklappe eingesetzt worden. Seitdem wurde er prophylaktisch mit Antikoagulantien behandelt.

Klinischer Befund

Abb. 23-1a zeigt eine schwammartige, schmerzfreie Auswölbung des linken Oberkieferalveolarfortsatzes (Pfeile). Die darüberliegende Mukosa war unauffällig mit Ausnahme eines kleinen bläulichen Bezirkes (Punkt) an der prominentesten Stelle des Alveolarfortsatzes. Die Aspiration mit einer 16er Punktionsnadel erbrachte 1 cm^3 einer dunklen, zähen Flüssigkeit (Pfeil).

Röntgenologischer Befund

Während die frühere Aufnahme (Abb. 23-1b) eine deutlich begrenzte, radioluzente Veränderung mit sklerotischem Rand (A′) und intakter Kortikalis des Alveolarfortsatzes (B′) zeigte, war auf den späteren Aufnahmen (Abb. 23-1c und d) eine unscharf begrenzte radioluzente Veränderung (A″) mit Zerstörung der Alveolarfortsatzkortikalis (B″) und eine Verlagerung der vorderen Wand der Kieferhöhle (C) nach medial zu erkennen.

Differentialdiagnose

Sowohl der klinische als auch der röntgenologische Befund deuteten auf eine Zyste hin. Die Verlagerung der Kieferhöhle nach medial machte die Einbeziehung der Kieferhöhle durch direkte Ausdehnung des Wachstums wahrscheinlicher. Die unterschiedlichen röntgenologischen Strukturen auf der früheren Aufnahme und den späteren Aufnahmen spiegelten langsames bzw. schnelles Wachstum wider.

Teil 2

Chirurgisch-pathologischer Bericht

Der eindrucksvolle Befund umfaßte die vollständige Zerstörung der bukkalen Kortikalis, einen tiefen knöchernen Defekt, der ein sackartiges Weichgewebe enthielt, das mit einer dunklen, ungewöhnlichen Flüssigkeit gefüllt war, sowie eine intakte Knochenwand, die den Defekt von der Kieferhöhle abgrenzte. Eine Probeexzision der dünnen Zystenwand ergab, daß es sich um eine Keratozyste handelte.

Diskussion

Odontogene Keratozysten bewirken Knochenzerstörungen an einer oder auch in seltenen Fällen an mehreren Stellen. Solche Zysten finden sich dreimal häufiger im Unterkiefer als im Oberkiefer (*Gorlin,* 1970). Multiple odontogene Keratozysten treten zusammen mit multiplen Basalzellkarzinomen und skelettalen Anomalien auf (*Gorlin* et al., 1965).

Keratozysten bilden eine dünne Wand, die leicht zerreißt und nicht ohne Schwierigkeiten entfernt werden kann (*Pindborg,* 1967). Es

Abb. 23-1a bis d Fall 1: Photographien und Röntgenaufnahmen mit den im Text erläuterten Befunden.

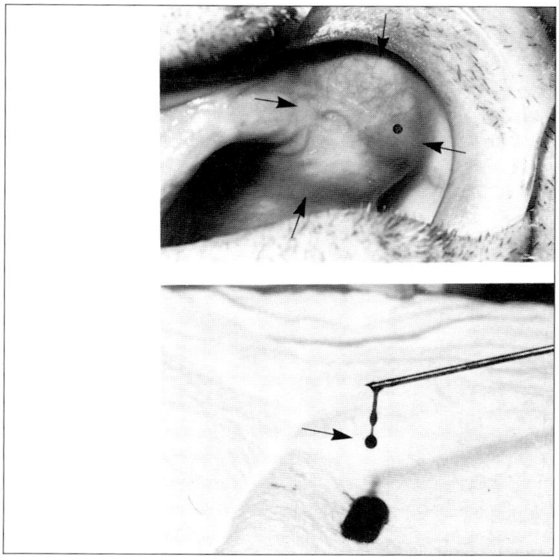

Abb. 23-1a Photographien des linken Oberkieferalveolarfortsatzes (oben) und der aus dem Defektbereich aspirierten Flüssigkeit (unten).

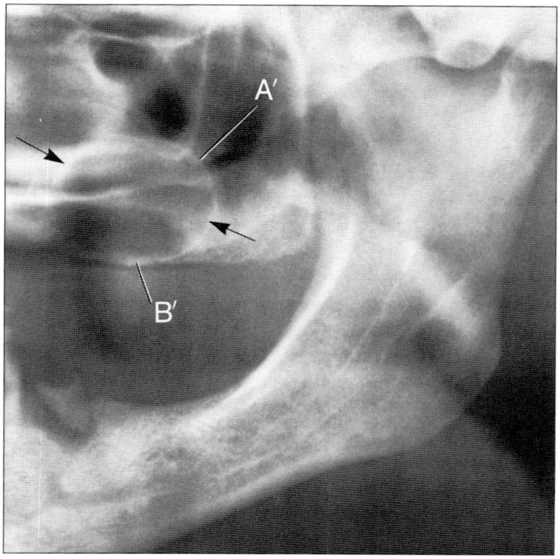

Abb. 23-1b Der Ausschnitt aus dem Pantomogramm zeigt den Defekt (Pfeile) vor vier Jahren.

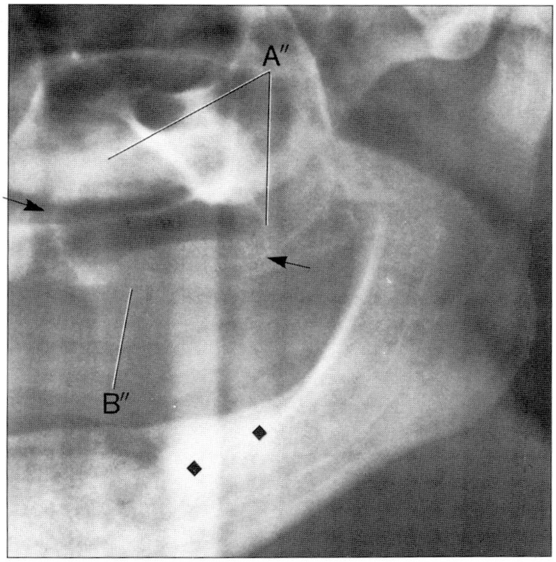

Abb. 23-1c Der Ausschnitt aus dem Pantomogramm zeigt die aktuelle Ausdehnung des Defektes (Pfeile).

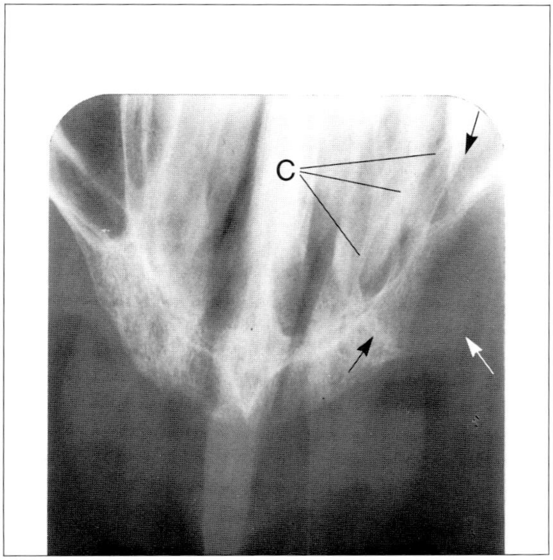

Abb. 23-1d Die Aufbißaufnahme zeigt ebenfalls die aktuelle Ausdehnung des Defektes (Reproduktion im Maßstab 1:1).

Anmerkung: Die senkrechten Streifen mit verringerter Dichte (◆) in Abbildung 23-1c sind auf Spannungsschwankungen während der Aufnahme zurückzuführen, wodurch anatomische Details verdeckt bleiben.

wurde von einer Rezidivquote von 30 bis 50 % berichtet, so daß der Heilungsverlauf durch regelmäßige Röntgenkontrollaufnahmen überwacht werden sollte.

Die Bildung von Keratin ist eine Fähigkeit des Epithels ektodermaler Herkunft. Das Vorhandensein von Keratin besagt nicht unbedingt, daß es sich um eine Keratozyste handelt. Andere odontogene Zysten können ebenso wie eine Vielzahl von odontogenen Tumoren gelegentlich Keratin produzieren (*Regezi* et al., 1975).

Fall 2

Teil 1

Hauptbeschwerden

Ein 43jähriger Mann stellte sich zur Untersuchung einer schmerzhaften, harten Auftreibung im rechten Unterkiefer vor.

Vorgeschichte der bestehenden Erkrankung

Der Patient hatte zwei Jahre lang gelegentlich leichte Schmerzen in diesem Bereich. Vor einem Jahr beobachtete er eine leichte Schwellung, die während der letzten sechs Monate an Größe zugenommen hatte. Der rechte erste Molar im Unterkiefer wurde in der Kindheit gezogen, da er durch Karies zerstört war.

Allgemeine medizinische Vorgeschichte

Ohne Bedeutung.

Klinischer Befund

Es bestand eine Vorwölbung der bukkalen Kortikalis zwischen den Wurzeln des zweiten Prämolaren und des zweiten Molaren. Die darüberliegende Mukosa war leicht gerötet und von einer fließenden Fistel perforiert. Die benachbarten Zähne waren vital. Der zweite Prämolar hatte bei der Exkavation ein intaktes Pulpendach.

Röntgenologischer Befund

Die Aufnahmen zeigten einen kleinen radioluzenten Defekt zwischen den Wurzelspitzen des zweiten Prämolaren und des zweiten Molaren im Unterkiefer. Auf dem Pantomogramm (Abb. 23-2a) war die Defektgrenze sklerosiert (A) und im Zentrum (B) war keine Trabekelstruktur zu erkennen. Dagegen zeigte der Zahnfilm (Abb. 23-2b) einen unscharf begrenzten Defekt (C) und eine deutliche Trabekelstruktur (B′) im Zentrum. Die Aufbißaufnahme (Abb. 23-2c) ergab einen bukkal liegenden knöchernen Knoten mit Ausdünnung (D) und Perforation (E) der darüberliegenden Kortikalis. Das Pantomogramm stellte den intakten Canalis mandibularis (F) und das Foramen mentale (G) dar. Das Erscheinungsbild auf den Aufnahmen spiegelte ein langsames Wachstum wider.

Differentialdiagnose

Nach der Vorgeschichte sowie dem klinischen und röntgenologischen Befund erschien eine chronische Osteomyelitis mit einer reaktiven Knochenneubildung sehr wahrscheinlich.

Abb. 23-2a bis c Fall 2: Röntgenaufnahmen mit markierten Strukturen, die im Text erläutert werden (Reproduktion der Abbildungen im Maßstab 1:1).

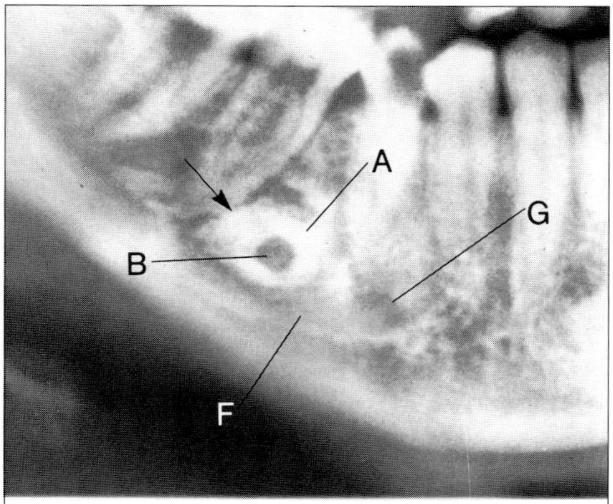

Abb. 23-2a Ausschnitt aus dem Pantomogramm mit dem Defekt (Pfeil).

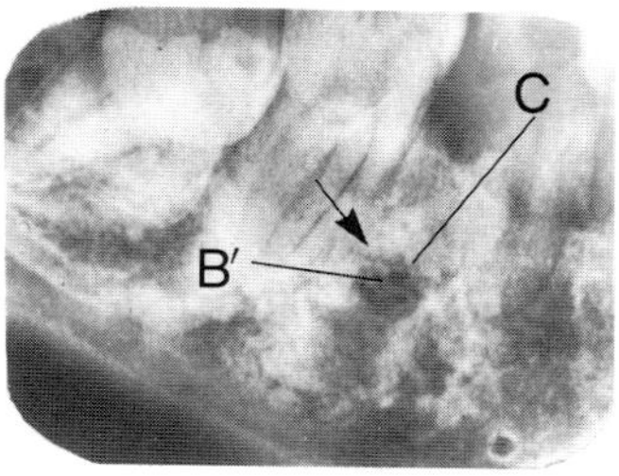

Abb. 23-2b Zahnfilm des Defektes (Pfeil).

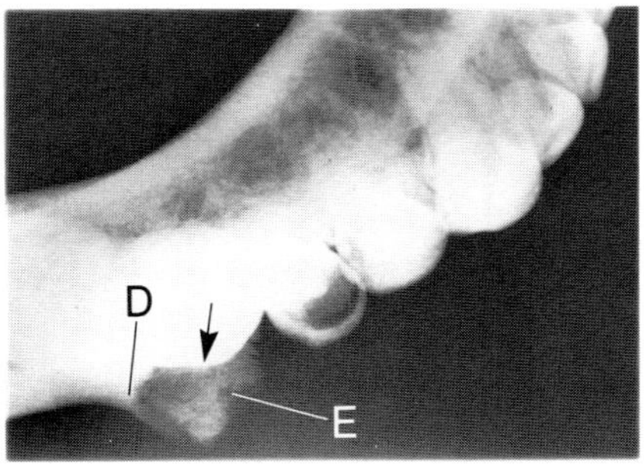

Abb. 23-2c Aufbißaufnahme vom Defektbereich (Pfeil).

Teil 2

Chirurgisch-pathologischer Bericht

Die gründliche chirurgische Untersuchung ergab eine Perforation der bukkalen Kortikalis durch eine knotige Masse, die aus feinem, spongiosaartigem Knochen bestand. Außerdem führte eine Fistel nahe der Knotenmitte in den Kiefer. Die gesamte Masse wurde zur Biopsie kürettiert und die Gewebeanalyse ergab eine eitrige Osteomyelitis mit Bereichen einer chronischen Periostitis.

Diskussion

Eine Periostitis im Kieferbereich tritt am häufigsten in jüngeren Altersgruppen auf, wobei sie ausschließlich im Unterkiefer, gewöhnlich in der Molarenregion, zu finden ist (*Kay* und *Killey,* 1970).

Die röntgenologische Struktur der Osteomyelitis kann unterschiedliche Ausmaße der Knochenzerstörung, Sequestrierung und Knochenneubildung zeigen. Wenn Knochenneubildung vorherrscht, kann eine Osteomyelitis nicht von knochenbildenden Tumoren unterschieden werden. Gewöhnlich ist das Periost der Ausgangspunkt für die Knochenneubildung, in seltenen Fällen kann jedoch eine spongiöse Knochenneubildung überwiegen.

Fall 3

Teil 1

Hauptbeschwerden

Eine 60jährige Frau stellte sich zur routinemäßigen Kontrolluntersuchung ihrer Zähne vor. Die Röntgenaufnahmen des linken Unterkieferkörpers zeigten einen Fremdkörper sowie eine Zerstörung des benachbarten Knochens.

Vorgeschichte der bestehenden Erkrankung

Vor 40 Jahren wurde der Patientin mitgeteilt, daß ein Amalgamfragment nach der Extraktion des unteren linken ersten Molaren im Knochen verblieben war. Der Bereich blieb symptomlos. Vor 30 Jahren wurde eine Kontrollaufnahme angefertigt, die einen radiopaken Körper zeigte, der von normalem Knochen umgeben war.

Allgemeine medizinische Vorgeschichte

Ohne Bedeutung.

Klinischer Befund

Die orale Mukosa erschien normal. Es bestand keine Ausdehnung, Schwellung oder Empfindlichkeit des Kiefers in diesem Bereich.

Röntgenologischer Befund

Die aktuellen Aufnahmen (Abb. 23-3a und b) zeigten eine Knochenauflösung (A) um den Fremdkörper (B) herum. Die Defektgrenze war undeutlich, während das Zentrum einen Verlust der Trabekelstruktur zeigte. Diese Merkmale deuteten auf ein schnelles Wachstum hin. Eine vor 30 Jahren angefertigte Aufnahme (Abb. 23-3c) zeigte eine normale Trabekelstruktur in der Nähe des Fremdkörpers.

Differentialdiagnose

Das röntgenologische Muster der Knochenauslösung war unspezifisch. Das Erscheinungsbild konnte auf schnellwachsende Zysten, Granulome, Tumoren, ein frühes Stadium einer fibroossären Erkrankung oder Knochenmarkdefekte hinweisen. Aufgrund des vorhandenen Fremdkörpers waren jedoch eine Zyste oder ein Granulom wahrscheinlicher.

Abb. 23-3a bis c Fall 3: Röntgenaufnahmen mit markierten Strukturen, die im Text erläutert werden (Reproduktion der Abbildungen im Maßstab 1:1).

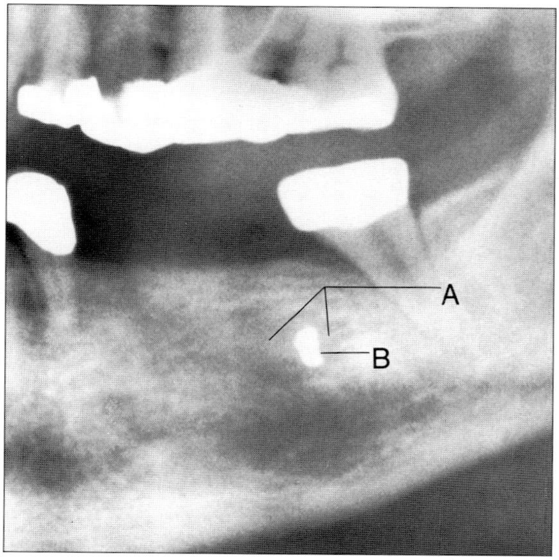

Abb. 23-3a Der Ausschnitt aus dem Pantomogramm zeigt den Defekt und den Fremdkörper im linken Unterkieferkörper.

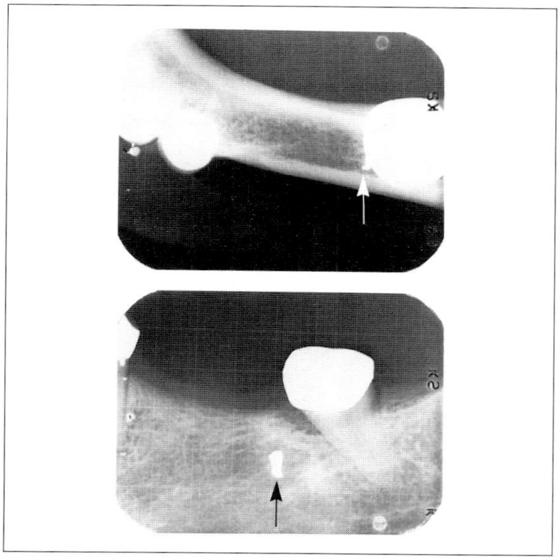

Abb. 23-3b Aufbißaufnahme (oben) und Zahnfilm (unten) mit einem Gitter, um die Lokalisation des Fremdkörpers (Pfeil) zu erleichtern.

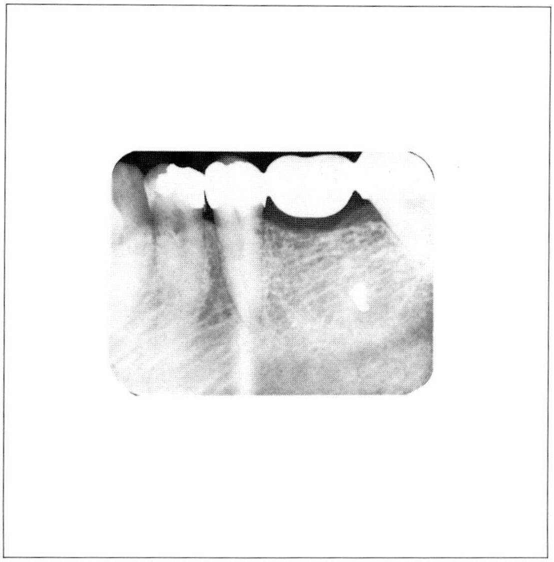

Abb. 23-3c Der vor 30 Jahren aufgenommene Zahnfilm derselben Kieferregion.

Teil 2

Chirurgisch-pathologischer Bericht

Die Auflösungen und der Fremdkörper wurden auf der Aufbißaufnahme und dem Zahnfilm mit Hilfe eines Filmgitters lokalisiert. Die chirurgische Untersuchung ergab einen Defekt im Knochen, der Weichgewebe und einen metallischen Gegenstand enthielt. Die Biopsie des Weichgewebsinhaltes sowie eines Bereiches des angrenzenden Spongiosaknochens zeigte blutbildendes Mark und normalen Spongiosaknochen.

Diskussion

Osteoporotische Knochenmarkdefekte werden gewöhnlich bei routinemäßigen Röntgenuntersuchungen entdeckt. Solche Schäden sind symptomlos, erscheinen als radioluzente Bereiche und stellen blutbildendes oder fettes Knochenmark dar. Eine Analyse von 197 Fällen von herdförmigen osteoporotischen Knochenmarkdefekten durch *Barker* et al. (1974) zeigte, daß das Filmmuster des Defektes von einer schwach begrenzten Radioluzenz, die keine Trabekelstruktur im Zentrum zeigt, bis zu einer scharf begrenzten Radioluzenz mit sklerosiertem Rand und dünner Trabekelstruktur im Zentrum reicht. Diese Defekte werden am häufigsten in der Molarenregion im Unterkiefer bei Frauen mittlerer Altersgruppen beobachtet.

Fall 4

Teil 1

Hauptbeschwerden

Ein 70jähriger Schwarzer stellte sich mit den Prothesen in der Hand vor und behauptete: „Meine falschen Zähne sind geschrumpft."

Vorgeschichte der bestehenden Erkrankung

Der Patient war seit 30 Jahren zahnlos. Mehr als zehn Prothesen wurden für ihn in dieser Zeit angefertigt. Die neuen Prothesen paßten jeweils nur wenige Jahre, dann wurden sie zu eng und erforderten häufige Korrekturen. Schließlich waren die Prothesen für den Alveolarfortsatz zu klein.

Allgemeine medizinische Vorgeschichte

Der Patient war vor 20 Jahren wegen einer „gebrochenen Hüfte" ins Krankenhaus eingeliefert worden. Eine eingehende Untersuchung des Skelettsystems ergab eine generalisierte Knochenerkrankung. Der Patient wies den Befund jedoch zurück, da „die Hüfte ohne Schwierigkeiten heilte".

Klinischer Befund

Die Alveolarfortsätze des Ober- und Unterkiefers wiesen eine feste und unempfindliche Aufwölbung auf. Die darüberliegende Mukosa erschien normal. Die Prothesen zeigten an der Basis deutlich die Spuren der ausgeprägten Korrekturen (Abb. 23-4a), die zum Verlust der Oberflächendetails führten.

Röntgenologischer Befund

Das Pantomogramm (Abb. 23-4b) zeigte eine erhöhte Dichte der Kiefer, eine ausgeprägte Höhe der Alveolarfortsätze (A), eine Verschattung des Tubers (B) und schwach begrenzte, über die Kiefer verteilte sklerotische Flecken (C). Der Canalis mandibularis (D) und das Foramen mentale (E) schienen intakt zu sein. Diese Befunde deuteten auf ein langsames Wachstum hin.

Laborbefund

Die Ergebnisse der Blut- und Urinuntersuchung lagen im Normbereich (Serum-Ca, anorganisches Phosphat, alkalische Phosphatase, Urin-Ca und Phosphat im Urin).

Differentialdiagnose

Die Vorgeschichte sowie der klinische und röntgenologische Befund deuteten auf Morbus Paget hin. Obwohl der Spiegel der alkalischen Phosphatase ein Hinweis für die osteoblastische Aktivität ist, schließt ein normaler Wert der alkalischen Phosphatase Morbus Paget nicht aus. Die Werte sind während der aktiven Krankheitsstadien erhöht, können jedoch in den Phasen der Rückbildung normal sein.

Abb. 23-4a und b Fall 4: Photographie und Panorexaufnahme mit markierten Strukturen, die im Text erläutert werden.

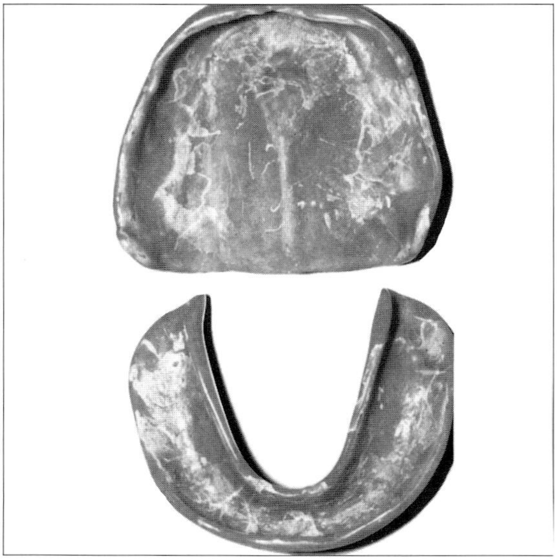

Abb. 23-4a Photographie der Gewebeseiten der Prothesen. Die gleichmäßige Verbreiterung der Alveolarfortsätze wird durch die Weite der Prothesenbasen deutlich.

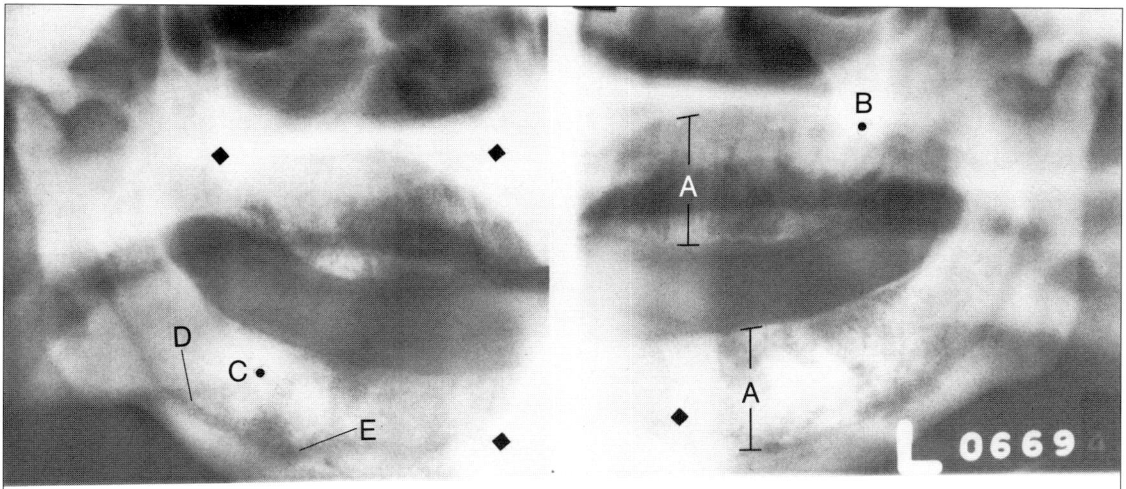

Abb. 23-4b Die Panorexaufnahme zeigt das Aussehen der Ober- und Unterkieferveränderungen in einer Phase mit normalem Spiegel der alkalischen Phosphatase.

Anmerkung: In Abb. 23-4b sind in Bereichen mit ausgeprägter Knochenbildung helle Bezirke (◆) ohne anatomische Details zu sehen, was auf eine unzureichende Gewebsdurchdringung durch die Röntgenstrahlen hinweist.

Teil 2

Chirurgisch-pathologischer Bericht

Das Ergebnis der Probeexzision von Ober- und Unterkiefer war Ostitis deformans (Morbus Paget). Die Untersuchung des Skelettsystems ergab, daß Becken, Femur, Schädel, Wirbel im Lumbalbereich, Klavikula und Humerus ebenfalls betroffen waren.

Diskussion

Ostitis deformans ist eine generalisierte Knochenerkrankung, bei der nur in 15 % der Fälle auch die Kiefer betroffen sind, und zwar Oberkiefer häufiger als Unterkiefer (*Stafne* und *Austin,* 1938; *Tillman,* 1962). Das röntgenologische Aussehen der Ostitis deformans verändert sich mit dem Krankheitsstadium. Auf frühen Aufnahmen erkennt man eine Resorption von spongiösem Knochen. Es folgt die Wiederherstellung der normalen Trabekelstruktur durch den vom Tumor neu gebildeten Knochen, der ein gleichmäßig gefülltes Muster bildet, das „Grundglas" oder auch „Milchglas" genannt wird. Mit zusätzlicher Knochenbildung zeigt der betroffene Knochen schwach begrenzte sklerotische Flecken, die „Baumwolle" genannt werden. In den Kiefern zeigt das röntgenologische Muster normalerweise sowohl Knochenzerstörung als auch -bildung; dagegen weisen die Schädelknochen oft fest umrissene Bezirke mit Knochenzerstörung auf (Osteoporosis circumscripta), die ohne Knochenneubildung bleiben (*Wilner* und *Sherman,* 1970).

Fall 5

Teil 1

Hauptbeschwerden

Eine 55jährige Frau wurde zur Untersuchung und Behandlung eines symptomlosen Defektes im Bereich des rechten Unterkiefers überwiesen.

Vorgeschichte der bestehenden Erkrankung

Die Patientin hatte von der bestehenden Veränderung erstmals bei einer kurz zuvor durchgeführten routinemäßigen zahnärztlichen Untersuchung erfahren. Die Röntgenaufnahmen ergaben eine ausgedehnte Radioluzenz im rechten Unterkieferast.

Allgemeine medizinische Vorgeschichte

Ohne Bedeutung.

Klinischer Befund

Es bestand eine feste Vorwölbung der anterioren Ramusregion, die eine horizontale Verlagerung der inneren und äußeren Wände des Alveolarfortsatzes zur Folge hatte. Der rechte Weisheitszahn im Unterkiefer hatte fortgeschrittene Karies, war aber vital. Der knöcherne Defekt distal vom Weisheitszahn wurde sondiert, jedoch verhinderte eine fibröse Wand ein Eindringen in den Defekt. Der Aspirationsversuch zeigte eine leere Höhle ohne Flüssigkeit oder Gewebsmasse.

Röntgenologischer Befund

Die Aufnahmen (Abb. 23-5a und b) zeigten einen deutlich abgegrenzten Defekt mit sklerotischem Rand (A) ohne zentrale Trabekelstruktur (B). Außerdem war eine Verdickung und Vergrößerung der anterioren Kortikalis (C) des Unterkieferastes sowie eine Verlagerung des Nervus alveolaris inferior (D) zu sehen. Diese Merkmale deuteten auf langsames Wachstum hin.

Differentialdiagnose

Die Aufnahme ließ eine follikuläre Zyste vermuten, die vom Follikel des durchgebrochenen Weisheitszahnes ausgegangen war. Das Fehlen einer knöchernen Abgrenzung zwischen dem Defekt und der Krone machte eine Primordialzyste unwahrscheinlich. Während Ameloblastome oftmals odontogenen Zysten ähneln, sind sie leicht von Zysten durch Aspirationsbiopsie zu unterscheiden.

Abb. 23-5a und b Fall 5: Röntgenaufnahmen mit markierten Strukturen, die im Text erläutert werden (Reproduktion der Abbildungen im Maßstab 1:1).

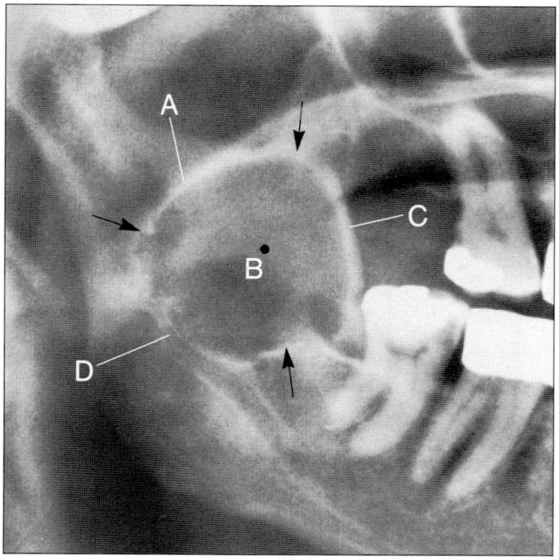

Abb. 23-5a Der Ausschnitt aus dem Pantomogramm mit dem Defekt (Pfeile) im rechten Ramus mandibulae.

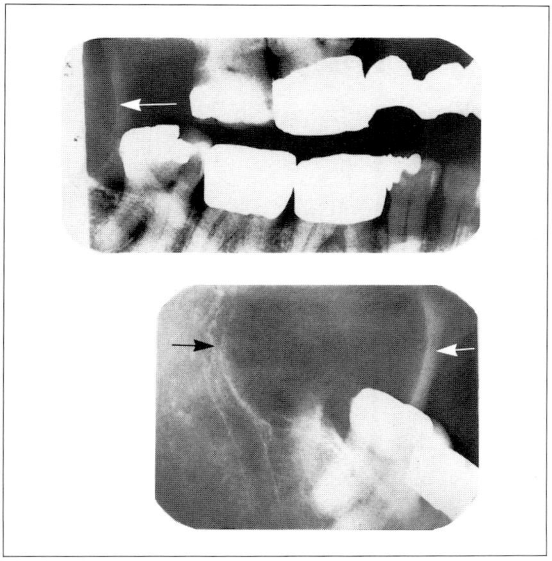

Abb. 23-5b Der Defekt (Pfeile) war zuerst bei einer routinemäßigen Bißflügelaufnahme aufgefallen (oben) und dann auf dem Zahnfilm (unten) zu erkennen.

Teil 2

Chirurgisch-pathologischer Bericht

Die eingehende chirurgische Untersuchung ergab einen ausgedehnten knöchernen Hohlraum, der einen zystenähnlichen, mit Cholesterinmassen und amorphem Material gefüllten Sack enthielt. Der knöcherne Defekt war vom Sulkus des angrenzenden Weisheitszahnes durch eine dicke fibröse Wand getrennt. Eine Probeexzision der Zystenwand ergab eine odontogene Zyste.

Diskussion

Odontogene Zysten können entweder eine multizentrische oder eine monozentrische Knochendestruktion zeigen, jedoch ist der monozentrische Typ häufiger. Die Wände dieser Zysten können sich ameloblastisch verändern. Deshalb ist eine gründliche Untersuchung der Zystenwand erforderlich, besonders wenn die Röntgenaufnahme sowohl auf schnelles als auch auf langsames Wachstum in benachbarten Bereichen hinweist. Die follikuläre Zyste entsteht aus einem Zahnfollikel, nachdem sich die Krone des Zahnes vollständig ausgebildet hat. Deshalb liegt die Krone im Zystenlumen. Die Zyste kann jedoch infolge des Zahndurchbruchs auf eine Seite verdrängt sein, wodurch sie einer Primordialzyste ähnelt. Einen umfassenden Überblick über follikuläre Zysten liefert die Arbeit von *Harnisch* (1974).

Fall 6

Teil 1

Hauptbeschwerden

Ein 54jähriger Patient war zur Untersuchung und Behandlung einer schmerzlosen, aber ausgeprägten Schwellung des linken Unterkieferkörpers überwiesen worden.

Vorgeschichte der bestehenden Erkrankung

Vor neun Jahren wurden erstmals zystenähnliche Veränderungen im zahnlosen Bereich des Unterkieferkörpers hinter dem linken ersten Prämolaren festgestellt, es wurde jedoch keine Probeexzision durchgeführt. Der Patient hatte in den letzten zwei Jahren eine schmerzlose Schwellung bemerkt, die im Laufe des letzten Jahres zunahm.

Allgemeine medizinische Vorgeschichte

Der Patient reagierte allergisch auf Penicillin.

Klinischer Befund

Im hinteren Bereich des Unterkieferkörpers bestand linksseitig eine Auftreibung, die sich horizontal vom ersten Prämolaren bis zum Ramus mandibulae und vertikal von der Okklusionsebene bis zum Unterrand des Kiefers erstreckte. Die Schleimhaut war unauffällig und sensibel.

Röntgenologischer Befund

Die Aufnahmen (Abb. 23-6a bis c) zeigten einen scharf begrenzten, multizentrischen Defekt mit sklerotischer Randzone (A), schwacher zentraler Trabekelstruktur (B) und Flecken mit diffuser Sklerosierung (C) sowie eine Ausdünnung und Ausweitung der Kortikalis (D) und eine Verlagerung des Nervus alveolaris inferior (E). Das Erscheinungsbild deutete auf ein langsames Wachstum hin.

Differentialdiagnose

Die Röntgenaufnahmen ließen an ein Myxom, Ameloblastom, ameloblastisches Fibroodontom, an eine fibröse Dysplasie oder an ein ossifizierendes Fibrom denken. Jedoch machten die verstreuten, unscharf begrenzten sklerotischen Bereiche eine fibröse Dysplasie oder ein ossifizierendes Fibrom wahrscheinlicher.

Abb. 23-6a bis c Fall 6: Röntgenaufnahmen mit markierten Strukturen, die im Text erläutert werden.

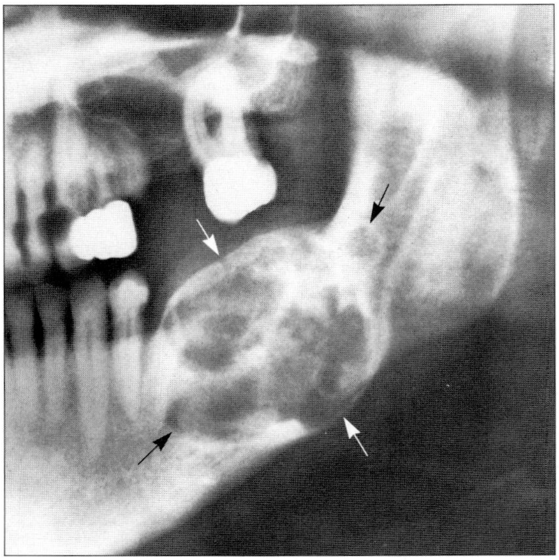

Abb. 23-6a Der Pantomogrammausschnitt zeigt den Defekt im linken Unterkieferkörper.

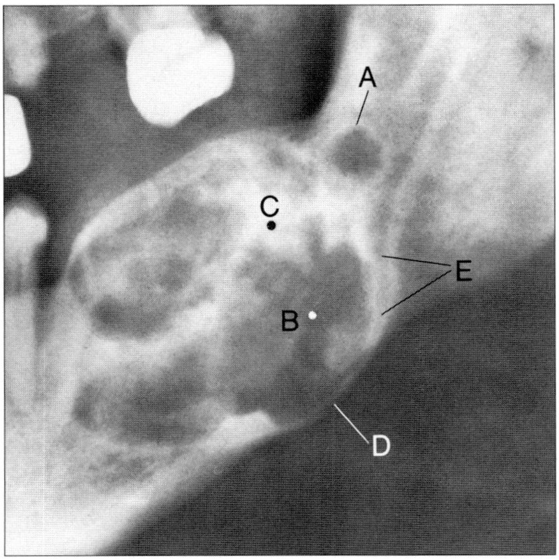

Abb. 23-6b Reproduktion derselben Aufnahme im Maßstab 1:1.

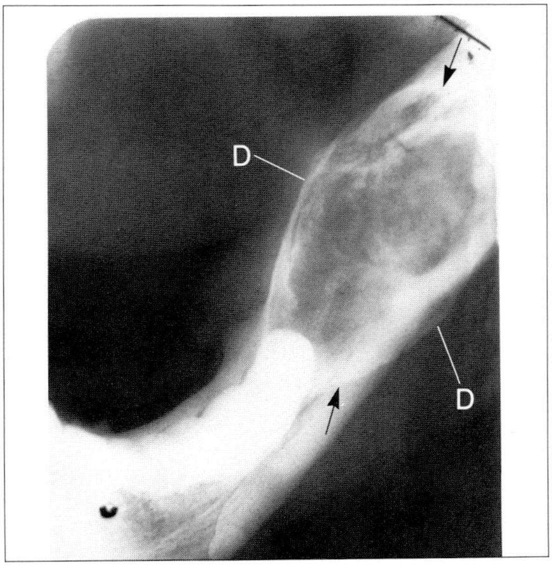

Abb. 23-6c Derselbe Defekt auf der Aufbißaufnahme (Reproduktion im Maßstab 1:1).

Teil 2

Chirurgisch-pathologischer Bericht

Die Probeexzision zweier weit auseinanderliegender Bereiche des Defektes wurde in beiden Fällen als ein proliferativer osteofibröser Defekt in Zusammenhang mit einer fibrösen Dysplasie bestimmt.

Diskussion

Die fibröse Dysplasie kann einen oder mehrere Knochen betreffen. Die monostotische Form ist 20- bis 30mal häufiger als die polyostotische Variante. Sie ist bei Frauen doppelt so häufig wie bei Männern zu finden und betrifft die Gesichtsknochen in ungefähr 10 bis 15 % aller Fälle (*Standish* und *Gorlin,* 1970). Die Erkrankung tritt am häufigsten in den ersten drei Lebensjahrzehnten auf.

Das röntgenologische Aussehen der fibrösen Dysplasie hängt stark vom Stadium und von der Lage des Defektes ab. Der Rand des Defektes ist während der aktiven Krankheitsphase unscharf begrenzt, er wird jedoch beim Rückgang sklerotisch. Das „Milchglas"-Phänomen ist häufiger bei frühen Defekten zu erkennen, während sich sklerotische Bezirke hauptsächlich im fortgeschrittenen Stadium zeigen. Ausdehnung und Ausdünnung der Kortikalis treten häufig zusammen mit starkem zentralem Wachstum auf. *Gibson* und *Middlemiss* (1971) untersuchten 46 Fälle mit monostotischer fibröser Dysplasie und fanden, daß die Defekte im Bereich der Maxilla hauptsächlich Sklerosierungen zeigen, während bei den Defekten im Bereich der Mandibula und der langen Knochen vorwiegend scharf begrenzte Radioluzenzen mit dünner Trabekelstruktur zu finden sind.

Fall 7

Teil 1

Hauptbeschwerden

Ein 59jähriger Patient wurde von seinem Hausarzt zur Abklärung einer Veränderung im Mundbereich überwiesen.

Vorgeschichte der bestehenden Erkrankung

Der Patient hatte in den letzten vier Wochen gelegentlich Schmerzen im zahnlosen Bereich des ersten Molaren im rechten Unterkiefer. Vor zwei Wochen bemerkte er, daß diese Stelle nach dem Essen blutete.

Allgemeine medizinische Vorgeschichte

Vor einem Jahr wurde die Diagnose eines schuppigen Spindelzellkarzinoms der Lunge gestellt; der Zustand blieb jedoch unbehandelt. Seit zwei Jahren bestand das Endstadium einer Nierenerkrankung mit unbekannter Ätiologie, so daß eine Dialysebehandlung erforderlich wurde.

Klinischer Befund

Es war ein geröteter Bezirk von ungefähr 2 cm Durchmesser erkennbar, der sich von der bukkalen Oberfläche des rechten zahnlosen Alveolarfortsatzes bis zum Zungengrund erstreckte. Die Oberfläche der Veränderung erschien granuliert und zeigte mehrere ulzerierte Stellen. Ein Sensibilitätsverlust bestand nicht. Die übrige Schleimhaut war normal, Lymphknoten waren nicht palpabel.

Röntgenologischer Befund

Das Pantomogramm (Abb. 23-7a) zeigte einen scharf abgegrenzten, radioluzenten Defekt mit Zerstörung der Kortikalis (A) entlang einer glatten Front und Aushöhlung der Spongiosa (B). Der Zahnfilm und die Aufbißaufnahme (Abb. 23-7b und c) konnten im Gegensatz dazu die tatsächliche Ausdehnung des Knochenverlustes nicht darstellen. Das Erscheinungsbild deutete auf ein schnelles Wachstum hin.

Differentialdiagnose

Die Vorgeschichte ließ an eine Metastase des Lungenkarzinoms denken, jedoch sprachen das klinische und das röntgenologische Bild für einen primären Tumor der oralen Mukosa, der den Knochen durch direkte Ausbreitung zerstörte.

Abb. 23-7a bis c Fall 7: Röntgenaufnahmen mit markierten Strukturen, die im Text erläutert werden (Reproduktion der Abbildungen im Maßstab 1:1).

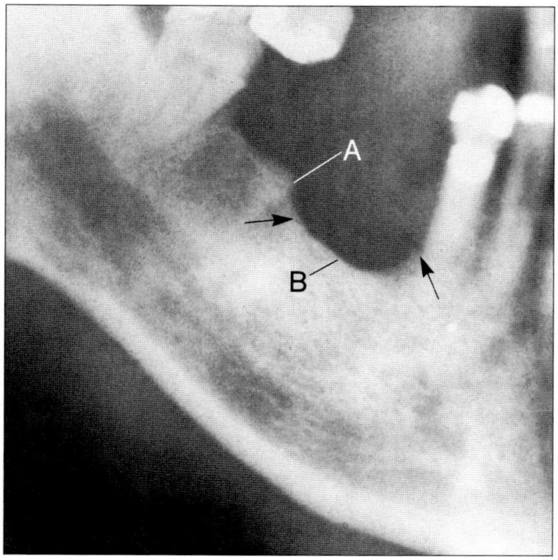

Abb. 23-7a Der Ausschnitt aus dem Pantomogramm zeigt den Defekt (Pfeile) im rechten Unterkieferkörper.

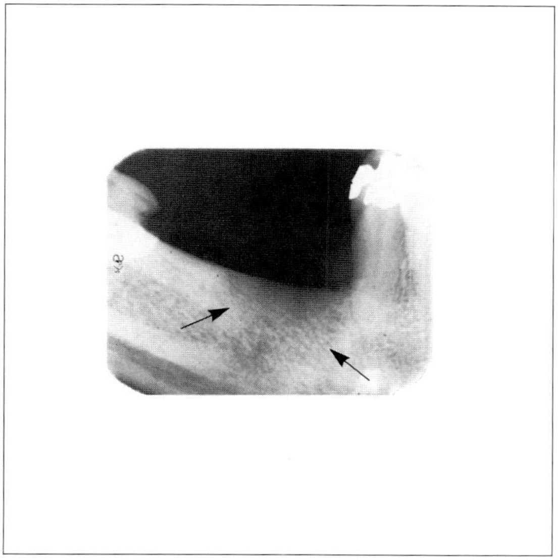

Abb. 23-7b Zahnfilm desselben Defektes (Pfeile).

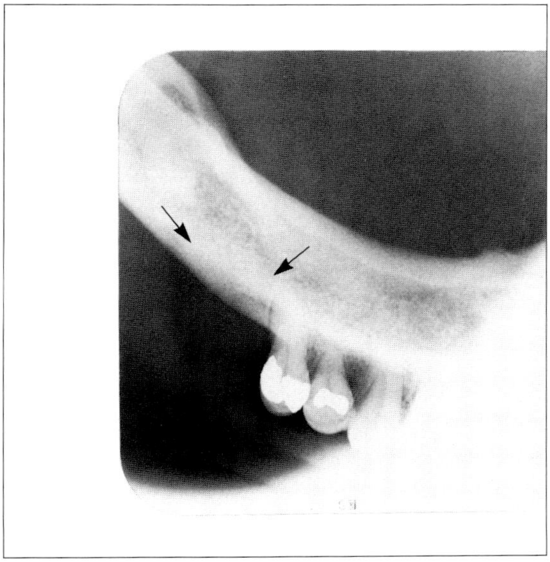

Abb. 23-7c Ausschnitt aus der Aufbißaufnahme desselben Defektes (Pfeile).

Anmerkung: Während das Pantomogramm die notwendige Schattentrennung zur Darstellung des Defektes lieferte, ergaben der Zahnfilm und die Aufbißaufnahme ein Gesamtbild von allen Kieferschichten, wodurch der Defekt verschattet wurde.

Teil 2

Chirurgisch-pathologischer Bericht

Es wurde eine Exzision des Tumors bis zum Knochen durchgeführt. Die angrenzende Kortikalis war zerstört, so daß sich spongiöser Knochen zeigte. Die Untersuchung des Weichgewebes ergab einen Mukoepidermoidtumor (hochgradig) mit einem größeren schuppigen Anteil. Das morphologische Erscheinungsbild des Tumors unterschied sich deutlich vom Tumor der Lunge.

Diskussion

Der Mukoepidermoidtumor kommt ungefähr doppelt so häufig in den größeren Speicheldrüsen vor wie in den intraoralen kleineren Drüsen. Es können – aufgezählt nach abnehmender Häufigkeit – der Gaumen, die Wangenschleimhaut, die Zunge, der Mundboden und die Lippen betroffen sein (*Eversole,* 1970). Ein zentraler Mukoepidermoidtumor, der im Kiefer entsteht, ist selten (*Smith* et al., 1968; *Browand* und *Waldron,* 1975).

Die Veränderung des Kiefers durch direkte Ausbreitung eines malignen Tumors führt zu einer kugelförmigen Radioluzenz im Knochen. Im vorliegenden Fall hatte die Zerstörung der Kortikalis entlang einer glatten Front, gefolgt von einer schnellen Zerstörung der Spongiosa, einen konkaven Knochendefekt zur Folge.

Fall 8

Teil 1

Hauptbeschwerden

Eine 40jährige Spanierin stellte sich zur Untersuchung einer Schwellung im linken Unterkiefer vor.

Vorgeschichte der bestehenden Erkrankung

Die Patientin wurde vor zwölf Monaten das erste Mal routinemäßig untersucht. Die Röntgenaufnahmen zeigten einen Defekt im linken zahnlosen Unterkieferkörper. Sie wurde zu einer gründlichen Untersuchung wiederbestellt, zu der sie jedoch nicht erschien. Sechs Monate später beobachtete sie eine schmerzlose Auftreibung im Bereich des Defektes, die während der vergangenen drei Monate noch an Größe zugenommen hatte.

Allgemeine medizinische Vorgeschichte

Ohne Bedeutung.

Klinischer Befund

Die Lingualfläche des zahnlosen linken Unterkieferalveolarfortsatzes wies eine schmerzlose, komprimierbare Vorwölbung auf. Die darüberliegende Mukosa erschien normal.

Röntgenologischer Befund

Die aktuellen Aufnahmen (Abb. 23-8a und b) zeigten einen multizentrischen Defekt mit undeutlich abgegrenztem Rand (A), schwacher zentraler Trabekelstruktur (B) und einem umschriebenen opaken Bezirk (C). Am Rand des Defektes war ein Wurzelrest (D) mit normalem Parodontalspalt zu erkennen. Der Canalis mandibularis (E) erschien intakt. Beim Vergleich der aktuellen mit der früheren Aufbißaufnahme (Abb. 23-8c) war eine zunehmende Knochenzerstörung und Ausdehnung des Defektes zu erkennen. Die abnehmende Stärke der Kortikalis (F′, F″) deutete auf ein schnelles Wachstum hin.

Differentialdiagnose

Das röntgenologische Bild einer multizentrischen Knochenauflösung und einer diffusen Knochenneubildung deutete auf eine osteofibrotische Erkrankung hin.

Abb. 23-8a bis c Fall 8: Röntgenaufnahmen mit den im Text gekennzeichneten Strukturen (alle Abbildungen in Originalgröße).

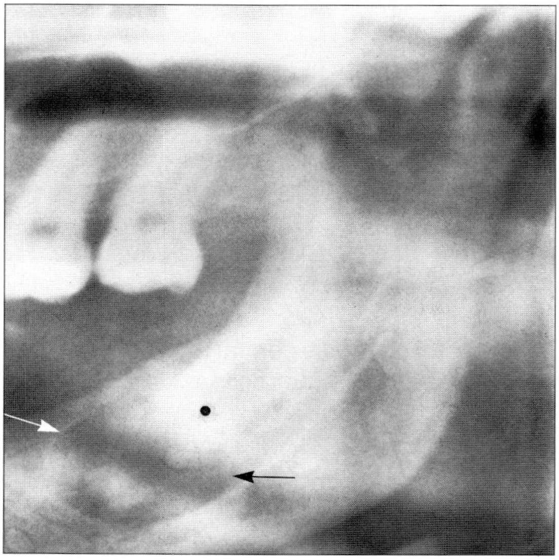

Abb. 23-8a Der Ausschnitt aus dem Pantomogramm zeigt die derzeitige Ausdehnung des Defekts (Pfeile).

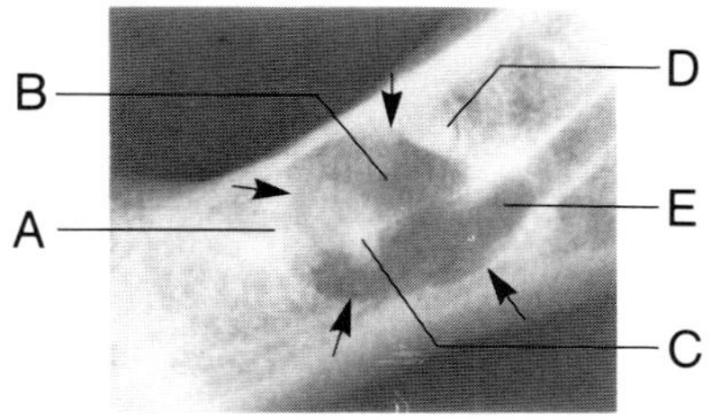

Abb. 23-8b Die derzeitige Ausdehnung des Defektes auf dem Zahnfilm.

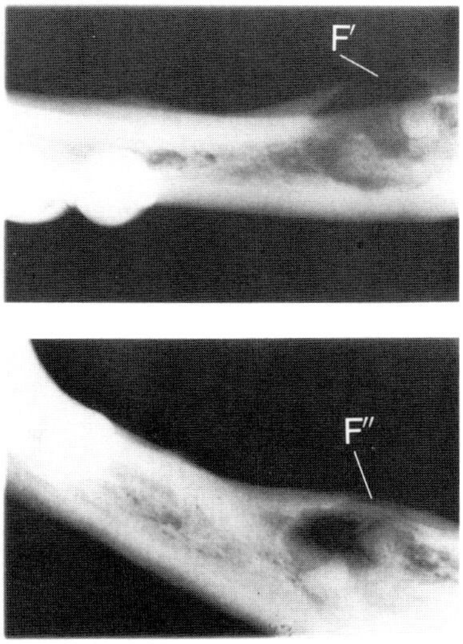

Abb. 23-8c Die Ausschnitte aus den Aufbißaufnahmen zeigen die Ausdehnung des Defekts zum gegenwärtigen Zeitpunkt (oben) und vor einem Jahr (unten).

Anmerkung: Ein Fehler in der Einstellung des Patienten bei der Panoramaaufnahme führt zu erheblicher Verwischung und Verzerrung des Defektes. Außerdem verdeckt der umgekehrte Sekundärschatten (Punkt) des rechten Unterkieferastes teilweise den Defekt.

Teil 2

Chirurgisch-pathologischer Bericht

Die chirurgische Untersuchung des Defektes ergab eine Knochenhöhle ohne Gewebe, jedoch mit Blut gefüllt. Die kortikale Wand des Canalis mandibularis war intakt, der angrenzende Knochen darüber, lingual und darunter war dagegen zerstört. Der gesamte Defekt war von spongiosaähnlichem Knochen eingegrenzt, der sich bei der histologischen Untersuchung der an zwei verschiedenen Stellen entnommenen Proben als ossifizierendes Fibrom herausstellte.

Diskussion

Das ossifizierende Fibrom ist eine von mehreren Kieferveränderungen, die gemeinsam als gutartige osteofibrotische Defekte parodontaler Genese bezeichnet werden.

Obwohl die klinische, röntgenologische und histologische Bestimmung dieser Art von Veränderungen widersprüchlich ist, scheint eine allgemeine Übereinstimmung zu bestehen, daß diese Veränderungen von Zellen im Zahnhalteapparat ausgehen.

Zum Beispiel sahen *Waldron* und *Giansanti* (1973) solche Veränderungen (ossifizierendes Fibrom, zementifizierendes Fibrom, zemento-ossifizierendes Fibrom, periapikale Zement-Dysplasie, periapikales Zementom und periapikales Osteofibrom) als ein Spektrum von osteofibrotischen Prozessen an, die von Zellen im Zahnhalteapparat ausgehen, welche die Fähigkeit haben, Zement, Knochen und fibröses Gewebe zu bilden. *Hammer* et al. (1968) gaben einen Überblick über 249 Fälle, die zeigten, daß Veränderungen aus dieser Gruppe nur schwer durch den klinischen oder röntgenologischen Befund zu bestimmen sind. Als Gruppe können diese Veränderungen sowohl multizentrische als auch monozentrische Knochendestruktionen und unterschiedlich starke Knochenneubildung zeigen. Der Unterkiefer ist häufiger als der Oberkiefer betroffen.

Fall 9

Teil 1

Hauptbeschwerden

Eine 25jährige spanische Frau stellte sich zur Untersuchung einer schmerzhaften Schwellung im rechten Unterkiefer vor.

Vorgeschichte der bestehenden Erkrankung

Dieser Bereich war während der vergangenen 2 Jahre mehrmals schmerzhaft gewesen, der Grad und die Dauer des Schmerzes hat jedoch nicht zugenommen. Erst vor drei Tagen bemerkte sie eine empfindliche Vorwölbung an dieser Stelle.

Medizinische Vorgeschichte

Die Patientin litt unter Herzrhythmusstörungen, zahlreichen Medikamentenallergien und Morbus Recklinghausen (zahlreiche subkutane Neurofibrome, Café-au-lait-Flecken der Haut, mentale Retardation und epileptische Anfälle).

Klinischer Befund

Distal und apikal des ersten unteren rechten Molaren bestand eine eindrückbare, schmerzhafte Vorwölbung der bukkalen Kortikalis. Die darüberliegende Schleimhaut war gerötet. Zahlreiche gelblich-braune Flecken waren im Bereich des Gesichtes, des Nackens und der Hände zu erkennen.

Röntgenologischer Befund

Betrachten Sie bitte Abb. 23-9a und b:
Das Pantomogramm zeigte einen multizentrischen, radioluzenten Defekt mit undeutlich begrenztem Rand (A) und schwacher Trabekelstruktur (B) im Zentrum. Die fehlende Knochenneubildung spricht für ein schnelles Wachstum.

Differentialdiagnose

Multizentrische Knochenauflösungen findet man beim Ameloblastom, Myxom, Riesenzellgranulom, Frühstadium der osteofibroti-

Abb. 23-9a und b Fall 9: Röntgenaufnahmen mit markierten Strukturen, wie im Text erläutert.

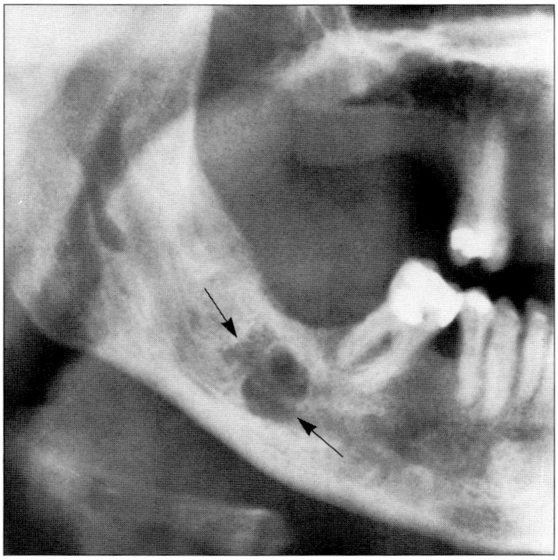

Abb. 23-9a Der Ausschnitt aus dem Pantomogramm zeigt den Defekt (Pfeile) im rechten Unterkieferkörper.

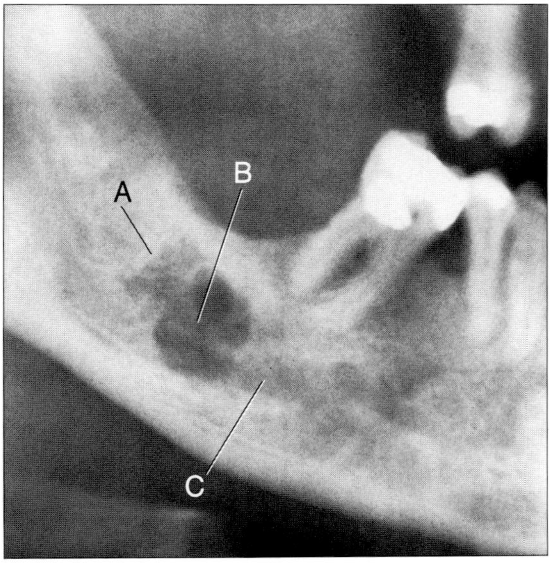

Abb. 23-9b Derselbe Defekt in Originalgröße abgebildet.

schen Erkrankung, bei der traumatischen Knochenzyste und beim Neurofibrom. Neurofibrome der Kiefer folgen dem Verlauf des Nervus trigeminus und können eine Erweiterung des Canalis mandibularis verursachen.

Solche Defekte sind jedoch selten, selbst bei der Neurofibromatose M. Recklinghausen.

Teil 2

Chirurgisch-pathologischer Bericht

Die gründliche chirurgische Untersuchung zeigte eine Perforation der bukkalen Kortikalis und einen unregelmäßigen Spongiosadefekt, der granulomatöses Gewebe enthielt. Die Probeexzision ergab ein Riesenzellgranulom. Die gesamte Knochenhöhle wurde kürettiert, die histologische Untersuchung bestätigte den Befund.

Diskussion

Das Riesenzellgranulom tritt häufiger bei jungen Patienten auf, wobei Frauen häufiger betroffen sind als Männer. Im Unterkiefer ist es doppelt so häufig zu finden wie im Oberkiefer (*Waldron* und *Shafer,* 1966). Bei Patienten mit zahlreichen oder beidseitigen Riesenzellgranulomen ist an Erkrankungen der Nebenschilddrüsen zu denken.

Riesenzellgranulome können multizentrische oder monozentrische Knochenauflösungen bewirken. Während der Proliferationsperiode ist der Defektrand normalerweise undeutlich begrenzt, dagegen findet man in der Remissionsphase meistens einen scharf begrenzten, sklerotischen Rand vor. Im Zentrum kann die Trabekelstruktur unterschiedlich stark verlorengehen. Riesenzelldefekte der Kiefer werden entweder als Granulome oder als Tumoren klassifiziert, diese Bestimmung wird jedoch nicht allgemein anerkannt. Die verschiedenen Wachstumsraten erklären die offensichtlichen Unterschiede sowohl der klinischen als auch der röntgenologischen Befunde bei Riesenzelldefekten (*Richter* et al., 1973).

Fall 10

Teil 1

Hauptbeschwerden

Ein 14jähriger schwarzer Junge wurde zur Untersuchung und Behandlung eines beschwerdefreien, impaktierten Zahnes überwiesen.

Vorgeschichte der bestehenden Erkrankung

Bei einer kürzlich durchgeführten zahnärztlichen Kontrolluntersuchung fanden sich im rechten Unterkiefer ein impaktierter zweiter und ein verlagerter erster Prämolar der zweiten Dentition. Der zweite Molar der ersten Dentition war vor einem Jahr verlorengegangen.

Allgemeine medizinische Vorgeschichte

Ohne Bedeutung.

Klinischer Befund

Eine feste, nicht schmerzhafte Vorwölbung der bukkalen Kortikalis erstreckte sich vom ersten Prämolaren zum zweiten Molaren. Die darüberliegende Schleimhaut erschien normal. Der erste Prämolar war nach distal gekippt und leicht rotiert. Der zweite Prämolar war nicht zu sehen.

Röntgenologischer Befund

Die Aufnahmen (Abb. 23-10a und b) zeigten einen impaktierten zweiten Prämolaren (A) ohne erkennbares Zahnsäckchen. Der Zahnfilm stellte eine normale Trabekelstruktur (B″) um den impaktierten Zahn dar. Das Pantomogramm zeigte jedoch eine schwache Trabekelausbildung (B′), die bis zur Wurzel des ersten Prämolaren reichte (C). Sowohl der Eckzahn (D) als auch der erste Prämolar waren verdrängt. Das Foramen mentale (E) und der Canalis mandibularis (F) erschienen jedoch intakt. Die Verdrängung der Zähne deutete auf ein langsames Wachstum hin.

Differentialdiagnose

Die Verdrängung von normalen anatomischen Strukturen stellte das wichtigste röntgenologische Anzeichen für den Defekt dar. Der fehlende Follikularraum und die Verlagerung der Zähne deuteten auf einen Tumor oder eine vom Zahnsäckchen ausgehende Zyste hin.

Abb. 23-10a bis d Fall 10: Röntgenaufnahmen und Photo mit im Text erläuterten Strukturen.

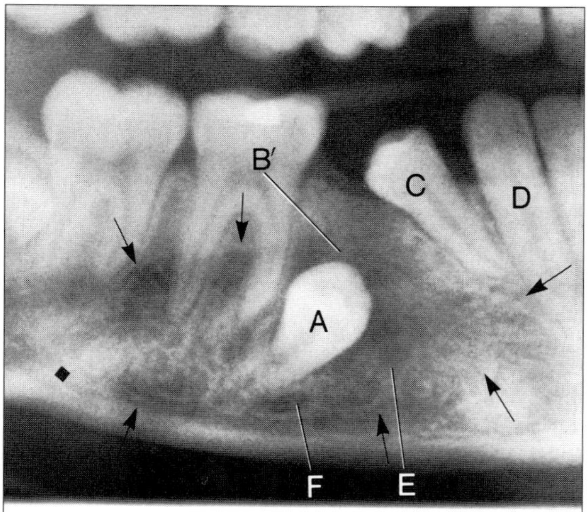

Abb. 23-10a Der Ausschnitt aus dem Pantomogramm zeigt den Defekt (Pfeil) im rechten Unterkieferkörper (Reproduktion in Originalgröße).

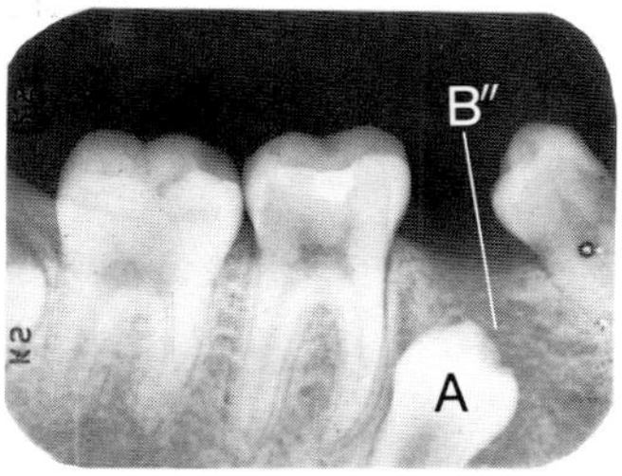

Abb. 23-10b Zahnfilm von derselben Region (Reproduktion in Originalgröße).

Anmerkung: Die Radiopazität (◆) in Abb. 23-10a ist durch die Überlagerung des Sekundärschattens der Kinnauflage des Panorex-Geräts entstanden, wodurch eine Knochenstruktur vorgetäuscht wird.

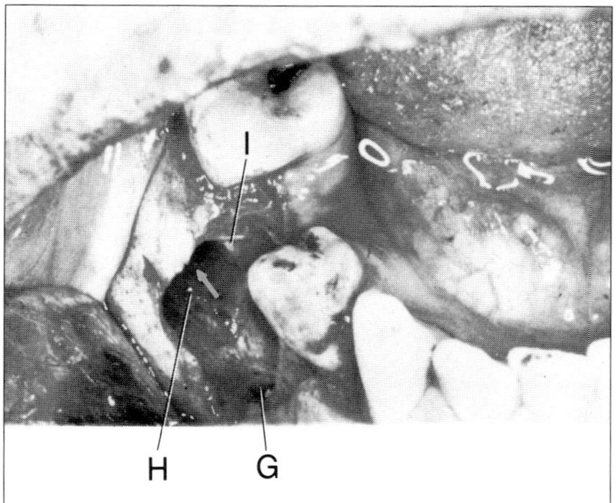

Abb. 23-10c Das Photo vom Operationsgebiet zeigt die Extraktionshöhle (G) und den knöchernen Defekt (H), der sich nach distal fortsetzt (Pfeil). Eine kortikale Knochenschicht (I) trennt den knöchernen Defekt von den benachbarten Wurzeln.

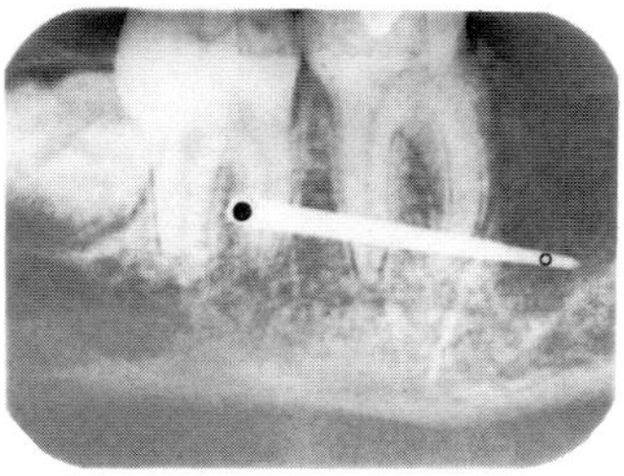

Abb. 23-10d Zahnfilm nach der Ausräumung der Gewebsmasse. Ein Guttaperchastift in der Knochenhöhle macht die Ausdehnung von mesial (○) nach distal (●) deutlich.

Teil 2

Chirurgisch-pathologischer Bericht

Die eingehende chirurgische Untersuchung ergab eine vorgewölbte bukkale Kortikalis von normaler Dicke und einen ausgedehnten Spongiosadefekt, der mit Weichgewebe gefüllt war. Das Weichgewebe reichte vom rechten unteren Eckzahn bis zum zweiten Molaren und war mit dem Zahnhalteapparat des impaktierten Zahnes verbunden. Nachdem das Weichgewebe entfernt worden war, zeigte sich, daß der Defekt bukkal vom Zahnbogen lag und von den Wurzeln der anderen Zähne durch eine Kortikalisschicht abgegrenzt ist (Abb. 23-10c). Die anteriore und posteriore Begrenzung wurde mit Hilfe eines röntgenopaken Markers (Abb. 23-10d) dargestellt. Die histologische Untersuchung des Gewebes ergab ein odontogenes Myxom.

Diskussion

Odontogene Myxome sind selten (*Dahlin*, 1967). Der Literaturüberblick von *White* et al. (1975) und die Analyse von neun Fällen zeigte, daß Myxome meistens im zweiten und dritten Lebensjahrzehnt überwiegend in den posterioren Kieferanteilen gefunden werden. Männer und Frauen sind ungefähr gleich häufig betroffen.

Odontogene Myxome können entweder multizentrische oder monozentrische Knochenzerstörungen hervorrufen. Wenn solche Defekte mit dem Follikel eines impaktierten Zahnes in Verbindung stehen, ähnelt das röntgenologische Bild einer odontogenen Zyste.

Literatur

1. *Barker, B. F., J. L. Jensen,* und *F. V. Howell:* Focal osteoporotic bone marrow defect of the jaws: an analysis of 197 new cases. Oral Surg 38:404–412, 1974.
2. *Browand, B. C.,* und *C. A. Waldron:* Central mucoepidermoid tumors of the jaws. Oral Surg 40:631–643, 1975.
3. *Dahlin, D. C.:* Bone Tumors: General Aspects and Data of 3,987 Cases. 2nd ed. Charles C. Thomas, Springfield, Ill., 1967.
4. *Eversole, L. R.:* Mucoepidermoid carcinoma: review of 815 reported cases. J Oral Surg 28:490–494, 1970.
5. *Gibson, M. J.,* und *J. H. Middlemiss:* Fibrous dysplasia of bone. Br J Radiol 44:1–13, 1971.
6. *Gorlin, R. J.:* Cysts of the jaws, oral floor, and neck. pp. 455–458. In: R. Gorlin and H. Goldman (eds.): Thoma's Oral Pathology. Vol. 1. 6th ed. The C. V. Mosby Co., St. Louis 1970.
7. *Gorlin, R. J.,* et al.: The multiple basal-cell nevi syndrome. Cancer 18:89–104, 1965.
8. *Hamner, J. E., H. H. Scofield,* und *J. Cornyn:* Benign fibro-osseous jaw lesions of periodontal membrane origin. Cancer 22:861–878, 1968.
9. *Harnisch, H.:* Clinical Aspects and Treatment of Cysts of the Jaws. Quintessenz Verlag, Berlin 1974, pp. 49–61.
10. *Kay, L. W.,* und *H. C. Killey:* Inflammatory diseases of the jawbones. pp. 361–363. In: R. Gorlin and H. Goldman (eds.): Thomas Oral Pathology. Vol. 1. 6th ed. The C. V. Mosby Co., St. Louis 1970.
11. *Pindborg, J. J.:* Variations in odontogenic cyst epithelium. pp. 120–127. In: E. Husted and E. Hjrting-Hansen (ed.): Trans. 2nd Congr. Int. Assoc. Oral Surg., Munksgaard, Copenhagen 1967.
12. *Regezi, J. A., R. M. Courtney,* und *D. A. Kerr:* Keratinization in odontogenic tumors. Oral Surg 39:447–455, 1975.
13. *Richter, K. J., F. C. Grammer,* und *L. Boies, Jr.:* Central giant cell lesion in the angle of the mandible: review of the literature and report of case. J Oral Surg 31:26–30, 1973.
14. *Smith, R. L., D. C. Dahlin,* und *D. E. Waite:* Mucoepidermoid carcinomas of the jawbones. J Oral Surg 26:387–393, 1968.
15. *Stafne, E. C.,* und *L. T. Austin:* A study of dental roentgenograms in cases of Paget's disease (osteitis deformans), osteitis fibrosa cystica, and osteoma. J Am Dent Assoc 25:1202–1214, 1938.
16. *Standish, M. S.,* und *R. J. Gorlin:* Bone disorders affecting the jaws. pp. 541–543. In: R. Gorlin and H. Goldman (eds.): Thoma's Oral Pathology. Vol. 1. 6th ed. The C. V. Mosby Co., St. Louis 1970.
17. *Tillman, H. H.:* Paget's disease of bone: a clinical, radiographic, and histopathologic study of twenty-four cases involving the jaws. Oral Surg 15:1225–1234, 1962.
18. *Waldron, C. A.,* und *W. G. Shafer:* The central giant cell reparative granuloma of the jaws; an analysis of 38 cases. Am J Clin Pathol 45:437–447, 1966.
19. *Waldron, C. A.,* und *J. S. Giansanti:* Benign fibro-osseous lesions of the jaws: a clinical-radiologic-histologic review of sixty-five cases. Oral Surg 35:340–350, 1973.
20. *White, D. K.,* et al.: Odontogenic myxoma: a clinical and ultrastructural study. Oral Surg 39:901–916, 1975.
21. *Wilner, D.,* und *R. S. Sherman:* Roentgen diagnosis of Pagets disease (osteitis deformans). Dent Radiogr. Photogr. 43:47–59, 1970.

Anhang A

Die Kodierung (Verschlüsselung) der in diesem Atlas gezeigten Kieferdefekte basiert auf dem Verzeichnis („Aufnahmesystem“) der „Anwendung der Internationalen Klassifikation der Erkrankungen im Zahn-, Mund-, Kiefergelenksbereich“.*

Neoplasien

Code	*Defekt*	*Seite*
M8430/3	Mykoepidermoid-Karzinom	279
M9120/0	Hämangiom	123
M9150/3	Malignes Hämangioperizytom	144
M9191/0	Osteoides Osteom	111
M9262/0	Ossifizierendes Fibrom	109, 115, 281
M9274/0	Zementifizierendes Fibrom	131
M9281/0	Zusammengesetztes Odontom	125, 211
M9282/0	Komplexes Odontom	125
M9310/0	Ameloblastom	123, 131, 177
M9320/0	Odontogenes Myxom	285
M9321/0	Odontogenes Fibrom	131, 137
M8510/3	Adenocarcinom	195
M9180/3	Osteoblastisches Sarkom	131

Erkrankungen des Blutes und der blutbildenden Organe

Code	*Defekt*	*Seite*
282.60	Sichelzellanämie	143
289.90	Osteoporotischer Knochenmarksdefekt	99, 271

* Zweite Ausgabe, World Health Organization; Genf, Schweiz, 1978.

Erkrankungen des Verdauungstraktes

Code	*Defekt*	*Seite*
461.0X	Akute Sinusitis Maxillaris	175
473.0X	Chronische Sinusitis Maxillaris	173
520.10	Mesiodens	212, 223
521.40	Externe Zahnresorption	137
521.6X	Ankylose eines Zahnes	139
522.6X	Chronische apikale Periodontitis (apikales Granulom)	129, 141
522.72	Periapikaler Abszeß	129
522.80	Radikuläre Zyste	99, 121, 141
523.41	Chronische Periodontitis	121, 139
526.01	Keratozyste	105, 133, 192, 267
526.02	Odontogene Zyste	129, 131, 135, 213, 275
526.12	Nasopalatinale Zyste	214
526.21	Traumatische Knochenzyste	115
526.3X	Riesenzellgranulom	283
526.41	Osteomyelitis	142, 269
526.5X	Alveoläre Ostitis	191
526.80	Osteoradionekrose	121
526.86	Statischer Knochendefekt	117, 141
526.85	Fibröse Dysplasie	111, 278

Erkrankungen des Muskel- und Skelettsystems sowie der benachbarten Gewebe

Code	*Defekt*	*Seite*
714.08	Rheumatische Arthritis des Kiefergelenks	157
715.V8	Osteoarthritis des Kiefergelenks	161
718.58	Ankylose des Kiefergelenks	159
731.08	Ostitits deformans	273

Angeborene Anomalien

Code	*Defekt*	*Seite*
749.20	Gaumenspalte mit Lippenspalte („LKG“)	119
756.54	Osteopetrosis	142
756.09	Pyknodysostosis	176

Anhang B

Zusammenstellung der in diesem Atlas benutzten Handelsnamen und Hersteller

Handelsname	Eigenschaften	Hersteller
	Pantomographische Röntgengeräte	
Orthopantomograph	– altes Modell – fixierte Schärfeebene – „Fokusrinne“ im hinteren Kieferabschnitt weit, im vorderen dagegen schmal	Siemens AG
Orthopantomograph OP-5	– neues Modell – fixierte Schärfeebene – „Fokusrinne“ im hinteren Kieferabschnitt weit, im vorderen dagegen schmal	Siemens AG
Panorex	– Split-Mode-Operation (Unterbrechung) – fixierte Schärfeebene – „Fokusrinne“ ziemlich gleichmäßig und weit	Pennwalt Corp. Sunnyvale, California
Panorex 2	– sowohl Split-Mode-Operation (Unterbrechung) als auch kontinuierliche Betriebsart – fixierte Schärfeebene – Split-Mode-Betrieb ergibt eine ziemlich gleichmäßige und weite Fokusrinne – kontinuierliche Betriebsart ergibt eine weite Fokusrinne im hinteren und eine schmale im vorderen Kieferbereich	Pennwalt Corp. Sunnyvale, California
Panellipse	– variable Schärfeebene – Fokusrinne weit im hinteren Kieferbereich, im vorderen dagegen schmal	General Electric Co., Milwaukee, Wis.
	Verstärkerschirme	
Cronex xtra Life-Screens – Calcium tungstate (aufgelistet nach steigender Unschärfe)		E. J. DuPont de Nemours & Co. Wilmington, Del.
Detail	sehr geringe Geschwindigkeit	
Fast Detail	geringe Geschwindigkeit	
Par Speed	mittlere Geschwindigkeit	
Hi-Plus	hohe Geschwindigkeit	

Kodak X-Omatic Regula – non-Calcium tungstate	hohe Geschwindigkeit und hohe Schärfe	Eastman Kodak Co., Rochester N.Y.
	Filme	
X-Omat RP	doppelte Emulsion, hoher Kontrast	Eastman Kodak Co.
X-Omat SB	einfache Emulsion, geringer Kontrast	Eastman Kodak Co.
X-Omat S	doppelte Emulsion, mittlerer Kontrast	Eastman Kodak Co.
X-Omat G	doppelte Emulsion, hoher Kontrast	Eastman Kodak Co.
Blue Brand	doppelte Emulsion, hoher Kontrast	Eastman Kodak Co.

Stichwortsachregister

O

P

R